Inhaltsverzeichnis

Vorwort

Infolge des demografischen Wandels werden in Zukunft immer mehr alte Menschen in Deutschland zu pflegen sein. Laut des statischen Bundesamtes hat sich die Lebenserwartung in 130 Jahren mehr als verdoppelt. Frauen werden derzeit in Deutschland ca. 82 Jahre alt, Männer leben im Durchschnitt ca. 77,5 Jahre. Die Alterungsprozesse des menschlichen Organismus sind weder rückgängig zu machen, noch können sie nach bisherigen wissenschaftlichen Erkenntnissen aufgehalten werden.

Altersphysiologische Veränderungen beginnen auf zellulärer Ebene. Mit zunehmendem Alter ändern die Gewebe des menschlichen Körpers ihre Zusammensetzung, Organe sind in ihren Funktionsreserven eingeschränkt. Stresssituationen äußerer oder innerer Art können schlechter bewältigt werden.

Altern ist nicht mit Krankheit gleichzusetzen, dennoch führen altersphysiologische Veränderungen zu einer erhöhten Krankheitsanfälligkeit bestimmter Organsysteme. Insbesondere Erkrankungen des Bewegungsapparates und des Herz-Kreislauf-Systems sowie Tumoren und Demenzen treten mit zunehmendem Lebensalter häufiger auf.

Durch meine langjährige Dozententätigkeit im Altenpflegebereich war es mir ein großes Bedürfnis, die Veränderungen in der Anatomie und Physiologie des alternden Menschen und die sich daraus ergebenden Pflegemaßnahmen darzustellen.

Dieses Buch soll Kenntnisse über die Anatomie und Physiologie des alternden Menschen vermitteln und so helfen, verständiger, verlässlicher und mit mehr Empathie zu pflegen. Bedürfnisse können besser erkannt werden. Missverständnissen, oftmals bedingt durch die Alterung der Sinnesorgane, kann vorgebeugt werden.

Zudem kann das vorliegende Buch auch wichtige Hinweise für aktives Altern aufzeigen. Ein entsprechender Lebensstil mit ausreichend körperlicher Aktivität, gesunder Ernährung, Reduktion von Risikofaktoren und positiver Lebenseinstellung bietet durchaus Chancen, gesund alt zu werden.

Dr. Eva Braun

1 Einführung

1.1 Einführung in die Anatomie

Die wörtliche Übersetzung des griechischen Wortes „Anatomie" als „Zergliederungs-kunst" wird diesem Begriff nicht ganz gerecht.

In der Pflegeausbildung ist es in der Regel nicht üblich, sich Wissen über anatomische Strukturen mittels Präparieren anzueignen und so eine dreidimensionale Vorstellung zu gewinnen. Dadurch erhält die Anatomie für viele Auszubildende einen abstrakten Charakter, obwohl sie doch so

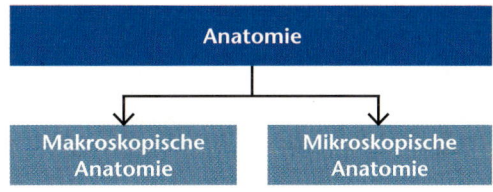

nahe ist, was das Erlernen nicht unbedingt vereinfacht. Besser ist es Anatomie als die Lehre vom Aufbau des menschlichen Körpers zu definieren. Hierbei ist es die Aufgabe dieser Wissenschaft den menschlichen Organismus im Großen und Kleinen zu erfassen. Dadurch kann die Anatomie in zwei große Bereiche gegliedert werden.

Alle anatomischen Strukturen, die mit den bloßen Augen (makroskopisch) ohne Hilfsmittel gesehen werden können, sind Gegenstand der makroskopischen Anatomie. Dabei bezieht sich diese Betrachtungsweise nicht nur auf die äußerlich sichtbaren Gegegenheiten des menschlichen Körpers, sondern auch auf Einzelheiten, die nach dem Auf- und Auseinanderschneiden des Körpers zu erkennen sind.

Alle Erkenntnisse, die über den menschlichen Körper mit Auflösungshilfen (Mikroskopen) gewonnen werden können, werden zur mikroskopischen Anatomie gerechnet. Heute finden sowohl Licht- als auch Elektronenmiskroskope Anwendung. Es wird der Feinbau von Organen, Geweben und Zellen untersucht. Die Gewebelehre (s. S. 30) beschäftigt sich mit den verschiedenen Bauelementen von Organen, die als Ganzes den menschlichen Körper bilden. Die Grundlage hierfür ist die Zellenlehre (s. S. 15). Die Zelle gilt als kleinstes Element aller Lebewesen sowohl im gesunden als auch im kranken Zustand.

Makroskopische Anatomie

Die makroskopische Anatomie, die sich mit der Beschreibung von Körperstrukturen mithilfe der bloßen Augen beschäftigt, lässt sich nach mehreren Aspekten untergliedern.

Erst alle Gesichtspunkte vereint ergeben ein vollständiges Bild von anatomischen Strukturen des Körpers.

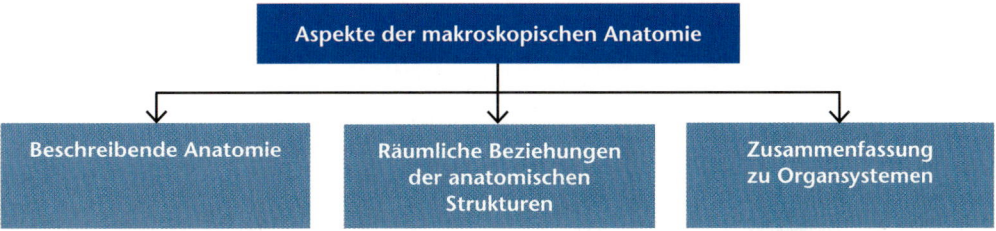

Die beschreibende (deskriptive) Anatomie ist eine Vorgehensweise, bei der anatomische Strukturen rein beschreibend erfasst werden. Sie ist die Grundlage dafür, dass krankhafte (pathologische) Prozesse überhaupt erkannt werden.

Beispiel Leber: Die gesunde Leber hat eine dunkelrot-braune Farbe und wiegt etwa 1.500 g. Ihre Oberfläche ist spiegelnd glatt. Das Organ ist weich und verformbar und passt sich den Nachbarorganen an. Ist die Leber in ihrer Größe geschrumpft, die sonst spiegelnd glatte Oberfläche runzlig und knotig verändert, das Organ verhärtet, weist dies auf einen krankhaften Prozess hin. Es ist das Endstadium von jahrelangen Lebererkrankungen.

Die beschreibende Anatomie wird stets ergänzt durch die Erfassung von räumlichen Beziehungen der anatomischen Strukturen zueinander (topographische Anatomie). Für die Orientierung am und im Körper werden standardisierte Lage- und Richtungsbezeichnungen (s. S. 66) verwendet.

Dieses Wissen über Lagebeziehungen der anatomischen Strukturen zueinander hat in der Praxis besonderen Wert.

Beispiel: Im menschlichen Körper gibt es Regionen, an denen der Knochen unmittelbar der Haut aufliegt, wie an der Ferse oder dem Kreuzbein. In der Regel befindet sich zwischen Knochen und Haut Muskelgewebe. Dies hat insofern praktische Bedeutung, da an Stellen, wo Muskelgewebe fehlt und das Unterhautfettgewebe relativ dünn ist, besonders schnell Druckgeschwüre auftreten können.

Eine weitere Methode der makroskopischen Anatomie ist es, anatomische Strukturen, die einer bestimmten Funktion dienen, zu Organsystemen zusammenzufassen. Solch eine Systematik erleichtert das Erlernen von anatomischen Strukturen.

Üblicherweise werden folgende Organsysteme am menschlichen Körper unterschieden:
- Bewegungsapparat
  - Aktiver Bewegungsapparat (Knochen)
  - Passiver Bewegungsapparat (Skelettmuskulatur)
- Haut
- Verdauungssystem
- System der Atmungsorgane
- System der Harn- und Geschlechtsorgane
- Herz- und Kreislaufsystem
- Nervensystem mit Sinnesorganen
- Immunsystem
- Hormonsystem

1.2 Einführung in die Physiologie

Während die Anatomie ihren Schwerpunkt im Erfassen von Formen und Strukturen des Körpers hat, beschäftigt sich die Physiologie mit den normalen Funktionen des menschlichen Organismus. Trotz dieser Unterscheidung können Physiologie und Anatomie nicht vollständig voneinander getrennt werden. Die Funktion eines Gewebes ist immer eng mit seinem anatomischen Aufbau verbunden

Die Physiologie greift auf andere Wissenschaften, vor allem Biologie, Chemie und Physik, zurück, um Funktionen in den Zellen, Geweben und Organen zu beschreiben.

Die systematische Anatomie, die anatomische Strukturen mit gleicher Funktion zu Organsystemen zusammenfasst, ist eng mit der Physiologie verknüpft. Jedem Organsystem können spezielle Funktionen zugeordnet werden. Alleinige anatomische Kenntnisse ohne physiologische Zusammenhänge wären in der Pflegeausbildung wenig hilfreich.

Organsystem	Hauptfunktionen
Bewegungsapparat (Knochen, Skelettmuskulatur)	Bewegung und mechanische Stabilität
Haut	Schutzhülle, die das Körperinnere von der Umwelt abgrenzt
Verdauungssystem	Lieferung von Nährstoffen, Ausscheidung von unverdaulichen Nahrungsresten
System der Atmungsorgane	Lieferung von Sauerstoff, Abatmung von Kohlendioxid
System der Harnorgane	Regulation des Wasserhaushaltes, Ausscheidung von harnpflichtigen Substanzen
Herz-Kreislauf-System	Transport von Nährstoffen und Sauerstoff zu allen Zellen des Körpers
Nervensystem	Koordination aller Körperfunktionen durch elektrische Signale und Ausschüttung chemischer Botenstoffe (Transmitter)
Hormondrüsen	Koordination von Körperfunktionen durch Herstellung und Ausschüttung von chemischen Botenstoffen (Hormone)
Immunsystem	Verteidigung gegen Krankheitserreger und körperfremde Stoffe

1.3   Bedeutung der Anatomie und Physiologie in der Pflege

Wie wichtig anatomisches und physiologisches Wissen für eine verstehende Pflege sind, soll anhand einer Prophylaxemaßnahme demonstriert werden. Ohne anatomische und physiologische Kenntnisse wäre verlässliche Pflege ein Arbeiten „wie im Dunkeln".

Beispiel: Eine häufig durchgeführte Maßnahme ist die Kontrakturenprophylaxe bei immobilen Personen. Mithilfe des anatomischen Aufbaus eines Gelenkes sowie der Funktion wird es verständlich, warum ein unbenutztes Gelenk durchbewegt werden muss. Ein Gelenk, eine bewegliche Verbindung von zwei Knochen, wird von einer Kapsel umgeben. Diese Kapsel wird von Bändern und Muskelendstücken (Sehnen) verstärkt. Wird ein Gelenk nicht regelmäßig bewegt, verkürzen sich Muskeln, die Gelenkkapsel schrumpft und im Extremfall können die am Gelenk beteiligten Knochen miteinander verwachsen. Eine Kontraktur mit Funktions- und Bewegungseinschränkung ist eingetreten.

Das Verstehen von vielen Erkrankungen ist nur möglich, wenn Vorkenntnisse in der Anatomie und Physiologie über dieses Organsystem vorhanden sind. Anatomie und Physiologie sind somit Grundlage für die Krankheitslehre der Organsysteme.

Beispiel: Das Krankheitsbild und die Folgen der Herzmuskelschwäche (Herzinsuffizienz) sind nur schwer zu erfassen, ohne den anatomischen Aufbau und die Funktion des Herzens zu kennen. Die Herzinsuffizienz wird als Unfähigkeit des Herzens, das vom

Organismus benötigte Blutvolumen zu fördern, definiert. Ohne das Wissen, dass die Herzmuskelkraft entscheidend ist, wie efffektiv das Herz-Kreislauf-System arbeitet, wäre diese Erkrankung relativ unverständlich.

Eine zuverlässige Beobachtung von kranken Menschen wäre ohne Kenntnisse über normale Funktionen des Körpers nur schwer möglich. Einerseits könnten Veränderungen nicht auffallen, andereseits könnte die Beobachtung von kranken Menschen nicht präzise beschrieben werden.

Beispiel: Beobachtung des Pulses: Der Puls ist die durch die Pumpkraft des Herzens entstehende Druckwelle des Blutes in den Arterien. Unter Pulsfrequenz wird die Anzahl der tastbaren Druckwellen (Pulswellen) pro Minute verstanden. Ohne Kenntnisse über die Normalwerte der Pulsfrequenz würde eine beschleunigte und gesteigerte Herzfrequenz nicht auffallen. Ohne physiologische Kenntnisse wäre nicht bekannt, dass es in bestimmten Situationen zu einer Herzfrequenzbeschleunigung kommt, ohne dass eine Erkrankung vorliegt. In der Praxis wird meist nicht von beschleunigter oder verminderter Herzfrequenz gesprochen, es werden die Begriffe Tachykardie und Bradykardie gebraucht.

1.4   Bedeutung der altersphysiologischen Veränderungen in der Altenpflege

In Deutschland ist in den kommenden Jahren mit einer zunehmenden Zahl von alten Menschen zu rechnen. Durch die Veränderung der Zusammensetzung der Altersstruktur (demografischer Wandel) werden immer mehr ältere Menschen Pflege benötigen. Ursache ist die gestiegene Lebenserwartung der Bevölkerung.

In den Naturwissenschaften dient das biologische Alter zur Definition von Alter. Etwa ab dem **70. Lebensjahr** spricht man aufgrund altersphysiologischer Veränderungen von Alter. Der Alterungsprozess zeigt sich sowohl im äußeren Erscheinungsbild als auch in Anpassungsproblemen des Organismus bei Veränderungen der Umwelt.

Professionelle Altenpflege verlangt daher immer mehr Kenntnisse über die normalen Alterungsprozesse und deren Abgenzung zu Erkrankungen.

Altern ist keine Krankheit, doch zeigen sich in den einzelnen Organsystemen anatomische und physiologische Veränderungen, die Erklärungen dafür liefern, warum der alte Mensch in seiner Anpassungsfähigkeit an körperliche und psychische Belastungen eingeschränkt ist.

Nicht jedes Organsystem ist in gleichem Maß von Alterungsvorgängen betroffen. Auch zeigen sich individuelle Unterschiede. Ebenfalls sind Erbanlagen an der Ausprägung von Altersveränderungen beteiligt. Altersphysiologische Veränderungen sind weder heilbar noch umkehrbar. Alterungsprozesse können bisher nicht gemessen werden. Es gibt zurzeit keinen verlässlichen biologischen Parameter für das Altern. Dennoch ist das Alter ein wichtiger Risikofaktor für viele Erkrankungen.

Die Kenntnisse der altersphysiologischen Veränderungen und deren möglichen Auswirkungen, auch insbesondere auf die Pflege, sollen Gegenstand dieses Buches sein. Im Folgenden werden orientierend altersphysiolgische Veränderungen der einzelnen Organsysteme und Auswirkungen auf die Pflege dargestellt.

◆ Am deutlichsten für die Umgebung sichtbar sind die Alterungsprozesse der Haut. Die Haut wird knittrig und zeigt Falten und Fältchen. Nicht der Veränderung des äußeren Erscheinungsbildes ist in der Altenpflege die Hauptaufmerksamkeit zu widmen, sondern der zunehmenden Trockenheit, der Durchblutungsabnahme und der langsameren Wundheilung der Altershaut, bei der besonders rasch ein Druckgeschwür (Dekubitus) auftreten kann.

◆ Altersphysiologische Veränderungen des Bewegungsapparates führen häufig zu einem Mobilitätsverlust. Die altersbedingte Abnahme der Muskelmasse wird durch zusätzliche Reduzierung der Aktivität noch verstärkt. Auch der altersbedingte Abbau von Knochenmasse wird durch abnehmende Bewegung gefördert. Immobilität und Muskel- und Knochenabbau bedingen sich gegenseitig.

◆ Am Verdauungstrakt sind an altersphysiologischen Veränderungen besonders der Verlust an Riechzellen und Geschmacksknospen hervorzuheben. Dadurch können Appetitlosigkeit und Mangelernährung entstehen.

◆ Die Niere zeigt im Alter einen Verlust ihrer kleinsten Funktionseinheiten. Dies wird besonders im Zusammenhang mit einer Medikamenteneinnahme wichtig. Arzneimittel, die über die Niere ausgeschieden werden, verbleiben länger im Körper und können zu Vergiftungserscheinungen führen. Auch ist im Alter das Vermögen den Harn zu konzentrieren vermindert, der alte Mernsch ist durch Austrocknung (Exsikkose) gefährdet.

◆ Alterungsprozesse des Herz-Kreislauf-System und der Lunge vermindern die körperliche Leistungsfähigkeit des älteren Menschen, was sich besonders in Belastungssituationen bemerkbar macht.

◆ Am Nervensystem zeigen sich insbesondere Veränderungen an den Verbindungsstellen der Nervenzellen (Synapsen). Bestimmte Gebiete des Gehirns altern besonders früh, wo es zu Nervenzellverlusten kommt. Dagegen bleibt die Anzahl der Nervenzellen in manchen Gebieten des Großhirns bis ins hohe Alter unverändert. Verarbeitungsprozesse innerhalb des Nervensystems sind verlangsamt. Wichtig hierbei ist die Abgrenzung zum übermäßigen Nervenzellverlust, der die Demenz kennzeichnet.

◆ Das Hören und Sehen, welche hauptsächlich der Kommunikation mit der Umwelt dienen, werden durch altersphysiologische Veränderungen vermindert. Hör- und Sehverlust reduzieren Lebensqualität und Lebenssicherheit des alten Menschen.

◆ Ein wichtiges Merkmal des Alterns ist die fortschreitende Rückbildung des Immunsystems. Besonders die weißen Blutkörperchen, die der gezielten Abwehr dienen, verlieren an Funktion. Der alte Mensch ist besonders durch Infektionen und bösartige Tumore gefährdet.

◆ Im Hormonsystem zeigt sich bei vielen Hormonen eine verminderte Ausschüttung oder ein reduziertes Ansprechen der Zielorgane. Besondere Bedeutung hat bei der Frau das Versiegen der Hormonproduktion in den Eierstöcken. Durch den Wegfall der weiblichen Hormone wird vermehrt Knochen abgebaut und kann zur Knochenbrüchigkeit (Osteoporose) führen.

Das Wissen über altersphysiologische Veränderungen kann helfen, einfühlsamer zu pflegen. Ein alter Mensch, der nicht mehr richtig hört, wird misstrauischer. Aufgrund des nachlassenden Geruchs- und Geschmackssinns schmecken die Mahlzeiten nicht mehr. Ein Sehverlust kann zu Verkennungen führen. Der Gartenschlauch in der Dämmerung wird zur Schlange. Auffällige Verhaltensweisen des alten Menschen können in altersphysiolgischen Veränderungen begründet sein. Der offensichtliche Zusammenhang ist gerade für jüngere Pflegekräfte nicht immer gleich ersichtlich.

Kenntnisse über den physiologischen Alterungsprozess erlauben, verständnisvoller und verlässlicher zu pflegen. Ein alter Mensch, der kein Bedürfnis hat zu trinken, nimmt in der Regel keine Flüssigkeit zu sich. Durch physiologische Altersveränderungen scheidet der alte Mensch trotz verminderter Flüssigkeitszufuhr weiterhin Wasser aus. Eine Austrocknung droht. Folge davon können akute Verwirrtheitszustände sein. Das Anbieten von Getränken, auch wenn kein Durst vorhanden ist, kann den Flüssigkeitshaushalt des alten Menschen im Gleichgewicht halten.

Altersphysiologische Veränderungen sind nicht mit Krankheit gleichzusetzen, jedoch zeigt sich mit fortschreitendem Alter die Zunahme von Erkrankungen. Meist führen mehrere altersbedingte Veränderungen zu einer erhöhten Anfälligkeit der Organsysteme. Je älter der Mensch ist, desto mehr Erkrankungen können festgestellt werden. Meist hat der alte Mensch mehrere Krankheitsdiagnosen (Multimorbidität). Insbesondere sind diese mit Funktionseinschränkungen verbunden, die die selbstständige Lebensführung beeinträchtigen. Das Ausmaß dieser Funktionsverluste bestimmt die Lebensqualität des alten Menschen. Erkrankungen des alten Menschen sollten also immer im Zusammenhang mit den Aktivitäten des täglichen Lebens gesehen werden. Verschleißerkrankungen der Gelenke führen nicht nur zur Bewegungseinschränkung und zu Schmerzen, die medizinisch mit Physiotherapie und schmerzstillenden Arzneimitteln behandelt werden können. Mobilitätsverlust bedeutet auch Rückzug aus dem sozialen Leben. Weil der Betreffende sich nicht mehr „sicher" auf den Beinen fühlt, verlässt er die Wohnräume nur noch in ausgewählten Situationen. Treffen werden verschoben, das Einkaufen, das Kochen und die Körperpflege bereiten Probleme. Bei der Behandlung von Erkrankungen alter Menschen steht deshalb die Erhaltung oder Wiederherstellung der Selbstständigkeit im Vordergrund.

2 Zellenlehre

2.1 Die Zelle als Grundbaustein

Die Zelle gilt als Grundbaustein aller Lebe-wesen. Der menschliche Körper besteht je nach Körpermaßen aus 10.000 bis 100.000 Milliarden Zellen. Vergleichbar ist dies mit einem Gebäude, das aus unzählig vielen, verschiedenartigen Bausteinen zusammen-gesetzt ist. Auch die Zellen des mensch-lichen Körpers unterscheiden sich in ihrer Größe, Form und Funktion. Die größte Zelle ist die Eizelle, deren Durchmesser etwa 0,15 mm beträgt, weshalb sie mit blo-ßem Auge eben noch zu erkennen ist. Die Mehrzahl der Zellen besitzt einen Durch-messer von 5 bis 50 μm (μm = Mikrometer = 1/1.000.000 m). Sie sind nur unter dem Mikroskop sichtbar. Die unterschiedliche Form der Zellen steht in enger Beziehung zu ihrer Funktion. Die langgestreckte Mus-kelzelle kann sich zusammenziehen (kon-

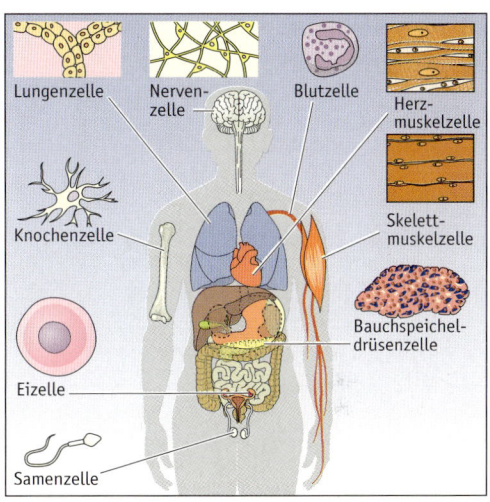

Wichtige Zelltypen des menschlichen Körpers

trahieren), die Drüsenzelle wechselt je nach Abgabezustand ihr Aussehen, die Samenzelle wird durch ihre lange Geißel äußerst beweglich. Verbände von Zellen mit gleicher Funk-tion werden als Gewebe bezeichnet. Die Spezialisierung der Zellen gleicht einem Berufs-leben, welche sie für die eine oder andere Tätigkeit geeigneter macht. Durch ihre langen Fortsätze kommunizieren Nervenzellen mit weiteren Zellen und können dadurch Signale aufnehmen und weiterleiten. Auch die Lebensdauer der einzelnen Zellen ist recht unter-schiedlich. Sie wird bei den roten Blutkörperchen auf etwa 120 Tage berechnet, dagegen sind Nervenzellen so alt wie der ganze Organismus.

Physiologisch gesehen ist die Zelle die kleinste Einheit des Lebendigen. Sie kann alle Funktionen des Organismus erfüllen. Dazu gehören Stoffwechsel, Wachstum, Bewegung, Vermehrung, Vererbung und Tod.

Altersphysiologische Veränderung

Bereits im 19. Jahrhundert entdeckte Rudolf Virchow (Gründer der modernen Pathologie), dass in der Zelle entscheidende Vorgänge bei der Entstehung von Krankheiten stattfinden. Er setzte damit den Grundstein der modernen Medizin. Nicht der gesamte Körper erkrankt, sondern immer nur einzelne Zellen oder Zellgruppen. Virchow hatte damit als Erster den Begriff Krankheit in Verbindung mit Zellen objektiviert.

In den vergangenen Jahren wurde erkannt, dass auch Alterungsvorgänge in der Zelle be-ginnen. Durch Veränderungen im Erbgut ändern sich Stoffwechselvorgänge innerhalb der Zelle.

2.2   Der Bauplan der Zelle

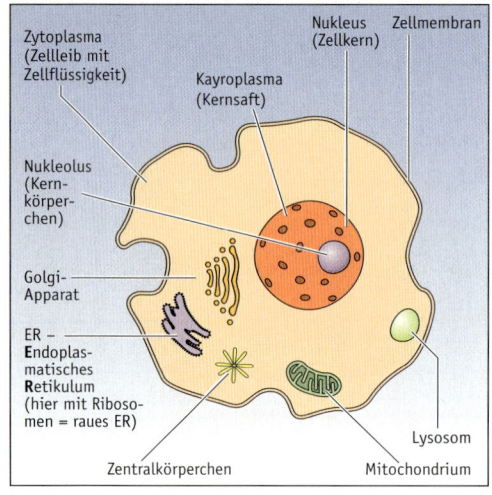

Trotz der Spezialisierung der Zellen gibt es einen gemeinsamen Bauplan. Alle Zellen sind von einer Zellmembran umgeben. Diese umschließt den Zellleib (Zytoplasma). Das Zytoplasma ist der gesamte Inhalt einer Zelle. Es besteht aus der Zellflüssigkeit (Zytosol), in der die „kleinsten Organe" der Zelle (Zellorganellen) und das Zellskelett eingebettet liegen. Das Zellskelett verleiht der Zelle ihre Stabilität. Fast alle Zellen besitzen einen Zellkern (Nukleus). Er enthält die gesamte genetische Information des Organismus.

Menschliche Zelle mit wichtigen Zellorganellen

2.2.1   Die Zellmembran

Die Zellmembran dient der Abschirmung des Zellinneren gegen den Raum außerhalb der Zelle, dem Stofftransport (nur gewisse Stoffe dürfen in die Zelle eindringen bzw. diese verlassen), dem Erkennen von Hormonen und dem Aneinanderhaften der Zellen.

Die Zellmembran besteht chemisch aus Fetten (Lipiden) und Eiweißen (Proteinen). Die Fettmoleküle besitzen einen Wasser abstoßenden (hydrophoben) und einen Wasser anziehenden (hydrophilen) Anteil. Betrachtet man die Zellmembran noch genauer, so erkennt man, dass es sich um eine **Lipiddoppelschicht** handelt. Die hydrophoben Anteile der Fette sind einander zugewandt, während die hydrophilen Strukturen der wässrigen Umgebung angelagert sind. Zu vergleichen ist die Zellmembran mit einem Fettauge, das auf der wässrigen Suppe (entspricht der Zellflüssigkeit) schwimmt. Des Weiteren enthält die Zellmembran Eiweiße (Proteine), die entweder teilweise eingelagert sind oder die Membran ganz durchdringen. Physiologisch gesehen handelt es sich bei der Zellmembran um eine halbdurchlässige (semipermeable) Membran. Die selektive Durchlässigkeit bewirkt, dass nur bestimmte Stoffe in die Zelle eindringen bzw. diese verlassen können. Welche Substanzen in das Zellinnere gelangen, hängt einerseits von deren Größe, Ladung und Fettlöslichkeit ab, andererseits können die Membraneiweiße gerade Wasser liebende (hydrophile) und geladene Teilchen durch die Zellmembran befördern.

An der Oberfläche zahlreicher Zellen lassen sich aus der Zellmembran herausragende Zucker-Eiweiß-Ketten (Glykoproteinketten) und Zucker-Fett-Ketten (Glykolipidketten) nachweisen. Diese sind zellspezifisch und bilden einen feinsten Belag, die **Glykokalix**.

Die Glykoproteine der Glykokalix besitzen Rezeptorfunktion. Wie ein Schlüssel in sein Schloss passt, so passen der Rezeptor und das entsprechende Molekül zusammen. Für jeden Stoff, z. B. ein Hormon, gibt es einen spezifischen Rezeptor. Bindet nun ein entsprechender chemischer Stoff an den Rezeptor, führt dies zur Änderung der Membrandurchlässigkeit der Zelle.

Rezeptor

In der Biochemie versteht man unter Rezeptoren Eiweißverbindungen, die sich an der Oberfläche von Membranen befinden. Sie haben eine ganz bestimmte Passform für kleinere Moleküle, die dann an die entsprechenden Rezeptoren binden.

In der Biologie werden unter Rezeptoren Sinneszellen verstanden, die auf einen ganz bestimmten Reiz reagieren. Beispielsweise reagieren Photorezeptoren der Netzhaut auf Licht (s. S. 214).

Elektronenmikroskopische Struktur einer Zellmembran

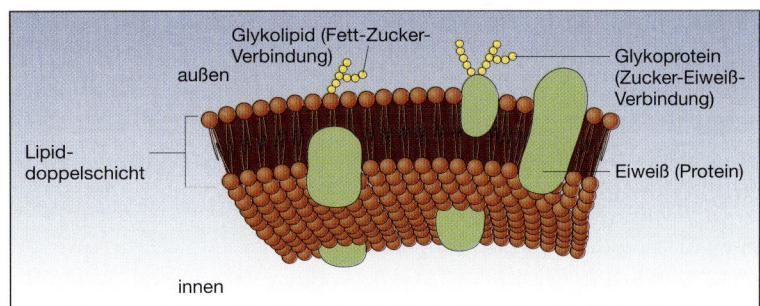

Beispiel: Ein gutes Beispiel für die speziellen physiologischen Eigenschaften der Zellmembran ist der Glucosetransport in die Muskel- und Fettzellen, der über das Hormon Insulin vermittelt wird. Bei hohen Blutzuckerwerten kommt es zu einer Ausschüttung von Insulin aus der Bauchspeicheldrüse. Insulin bindet an entsprechende Rezeptoren auf der Zellmembran. Normalerweise ist die Zellmembran undurchlässig für Glucose. Bindet nun Insulin an den entsprechenden Rezeptor, erlauben die Änderungen der Zellmembrandurchlässigkeit das schnelle Einströmen von Glucose in die Zelle.

2.2.2   Die Zellflüssigkeit (Zytosol)

Im Inneren der Zelle befindet sich eine Flüssigkeit, deren Zusammensetzung sich von derjenigen an der Zellaußenseite unterscheidet. Das Zytosol ist eine wässrige Salzlösung, die relativ viel Kalium, dagegen nur wenig Natrium enthält. Es sind auch Aminosäuren, Eiweiße, Fette und Zucker in der Zellflüssigkeit gelöst.

2.2.3   Der Zellkern

Fast alle Zellen besitzen einen Zellkern. Ausnahmen sind die roten Blutkörperchen, die ihren Zellkern ausstoßen, sobald sie reif sind, und die Blutplättchen, die Abschnürungen von Knochenmarksriesenzellen darstellen. Andererseits gibt es auch einige Zellarten, die mehrere Kerne enthalten, wie ewta die Knochen abbauenden Zellen (Osteoklasten).

Genau wie die Zelle ist der Zellkern von einer Membran umgeben. Diese besteht aus einer inneren und einer äußeren Kernmembran und besitzt Poren, durch die auch größere Moleküle hindurchgeschleust werden können. Die Kernhülle umgibt den **Kernsaft (Karyoplasma)** mitsamt den Chromosomen, den Trägern der Erbanlagen, und dem Kernkörperchen (Nukleolus). Damit enhält der Zellkern die gesamte genetische Information der Zelle. Er steuert die Funktionen im Zellleib. Man könnte den Zellkern auch als die „Betriebsleitung" der Zelle bezeichnen.

Der Zellkern ist die „Betriebsleitung" der Zelle. Er enthält die gesamte genetische Information der Zelle und steuert damit alle in ihr ablaufenden Stoffwechselvorgänge.

Chromosomen

Bei der ruhenden, sich nicht teilenden Zelle liegen die Chromosomen als vielfach gewundene Fäden vor. Während der Zellteilung (Mitose) sind diese so stark spiralisiert, dass sie deutlich in Erscheinung treten. Chromosomen bestehen aus Desoxyribonukleinsäure-(kurz DNA-)Molekülen, die mithilfe von Kerneiweißen (Histonen) „verpackt" werden. DNA und Histone werden auch als Chromatin bezeichnet.

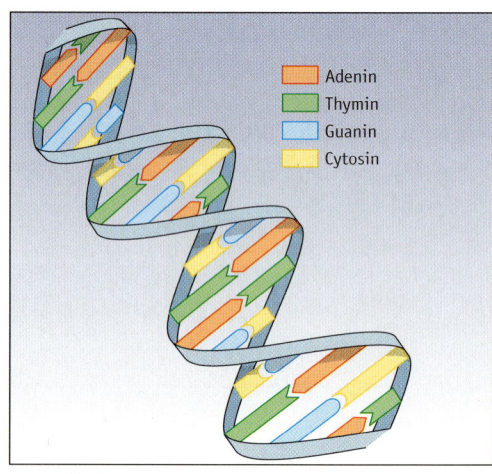

Adenin
Thymin
Guanin
Cytosin

Menschliche Zellkerne enthalten **46 Chromosomen**. Diese sind in Form von 23 Chromosomenpaaren vorhanden. Je ein Chromosom eines Paares stammt von der Mutter, das andere vom Vater. Man

Doppelhelix

nennt diese auch einander entsprechende (homologe) Chromosomen. Das menschliche Erbgut besteht aus 22 homologen Chromosomenpaaren. Sie heißen Autosomen. Zwei Chromosomen bestimmen das Geschlecht des Menschen (Geschlechtschromosomen). Durch die Kombination XX wird eine weibliche Geschlechtsausprägung bestimmt, XY kodiert das männliche Geschlecht.

Nur in einer bestimmten Phase der Zellteilung (Mitose), wenn die Chromosomen stark spiralisiert sind, zeigen sie eine charakteristische X-Form. Jedes Chromosom besteht aus zwei Schwesterchromatiden. An deren Kreuzungsstelle findet man eine Einschnürung, das Zentromer. Chromosomen können in einer Art Karte dargestellt werden, die als Karyogramm bezeichnet wird.

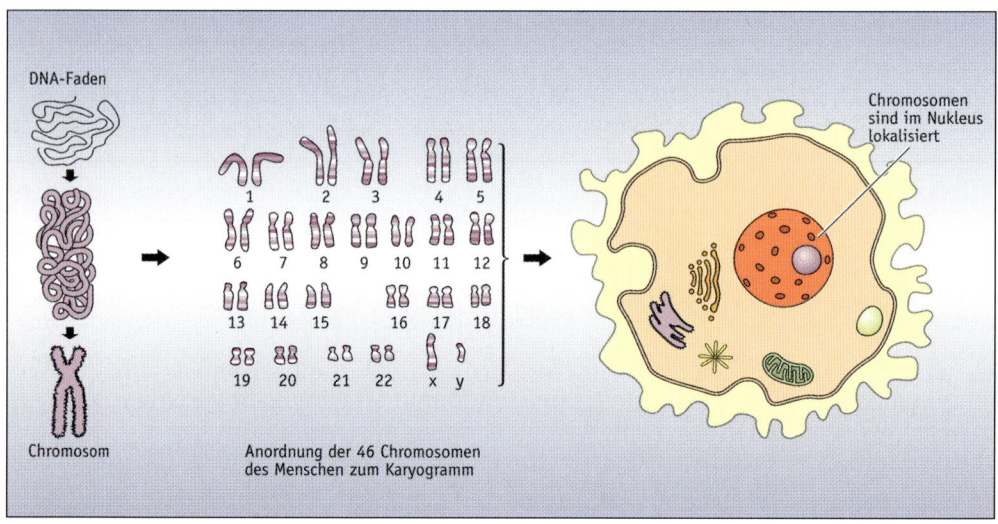

DNA-Faden

Chromosom

Anordnung der 46 Chromosomen des Menschen zum Karyogramm

Chromosomen sind im Nukleus lokalisiert

Lokalisation der Erbinformationen in der Zelle

DNA-Aufbau

Chromosomen bestehen im Wesentlichen aus langen DNA-Molekülen. Bildlich entsprechen sie einer Strickleiter. Die Leiterstränge bestehen aus sich abwechselnden Zucker- und Phosphatmolekülen, die fest miteinander verbunden sind. Die Sprossen der Strickleiter gehen von den Zuckermolekülen aus und werden von je zwei stickstoffhaltigen Basen gebildet. Die Basen heißen Adenin, Thymin, Guanin und Cytosin. Interessanterweise kann sich Adenin nur mit Thymin und umgekehrt „paaren" und Guanin nur mit Cytosin. Wissenschaftlich spricht man nicht von einer Strickleiter, deren Stränge sich in einer rechtsgängigen Schraube umeinander winden, sondern von der **Doppelhelixstruktur** der DNA.

Base, Zucker und Phosphatmolekül werden als Nukleotid bezeichnet. In einem DNA-Molekül gibt es vier verschiedene Nukleotide, die sich jedoch nur in den Basen Adenin, Thymin, Guanin und Cytosin unterscheiden. Durch die unterschiedliche Reihenfolge der Basen wird wie bei einem Morsecode die genetische Information verschlüsselt. Jeweils drei aufeinander folgende Nukleotid-Basen kodieren eine spezielle Aminosäure. Meist wird ein Gen von etwa 300–400 Nukleotid-Basen bestimmt. Ein Gen kodiert letztendlich ein Eiweiß (Protein), dessen Grundbausteine die entsprechenden Aminosäuren sind. Auf den 46 Chromosomen des Menschen befinden sich nach derzeitigem Wissensstand etwa 30.000 Gene.

Alterungsprozesse der DNA

Mit zunehmendem Alter kommt es zum Abbau von DNA-Informationen. Alterungsprozesse beginnen im Erbgut der Zelle und haben somit Einfluss auf ihren Eiweißstoffwechsel. Einen Ansatz hierfür liefert die Theorie der Telomere (s. S. 27).

Ribonukleinsäure (RNA)

Die Ribonukleinsäure (kurz RNA) ist ebenfalls wie die DNA aus vier verschiedenen Nukleotiden aufgebaut. Sie unterscheidet sich hauptsächlich darin, dass sie keine Doppelhelixstruktur besitzt. Es handelt sich nur um Einzelstränge. Die Bildung der RNA findet in den Kernkörperchen (Nukleoli) statt.

Die „Eiweißproduzenten" (Ribosomen) der Zelle liegen im Zytoplasma. Da die DNA nicht selbst den Zellkern verlassen kann, benötigt sie Kopien ihrer selbst. Dies geschieht durch die Boten-RNA (**messenger- oder m-RNA**). Die beiden Stränge der DNA weichen auseinander, sodass sich Basen der DNA und Basen der m-RNA gemäß der spezifischen Basenpaarung aneinanderlegen können. Die m-RNA als Kopie der DNA verlässt den Zellkern über die Kernporen. Die Ribosomen benötigen, um die von der m-RNA überbrachte Information lesen zu können, **Transfer-RNA (t-RNA)**. Sie schafft spezifische Aminosäuren herbei. Mehrere aneinandergereihte Aminosäuren ergeben nun das von der DNA kodierte Eiweiß.

2.2.4   Die Ribosomen

Ribosomen sind kleine kugelige Strukturen, die aus RNA (ribosomaler-RNA oder r-RNA) und Eiweißen bestehen. Auf Befehl der „Betriebsleitung der Zelle" (Zellkern) stellen sie Eiweiße her. Die Kopie der DNA, die m-RNA, bringt die benötigten Informationen aus dem Zellkern zu den Ribosomen. Die t-RNA holt die entsprechenden Aminosäuren herbei. Ein Eiweiß wird hergestellt. Ribosomen können frei im Zytoplasma vorliegen oder sie befinden sich auf dem endoplasmatischen Retikulum (s. Kapitel 2.2.5).

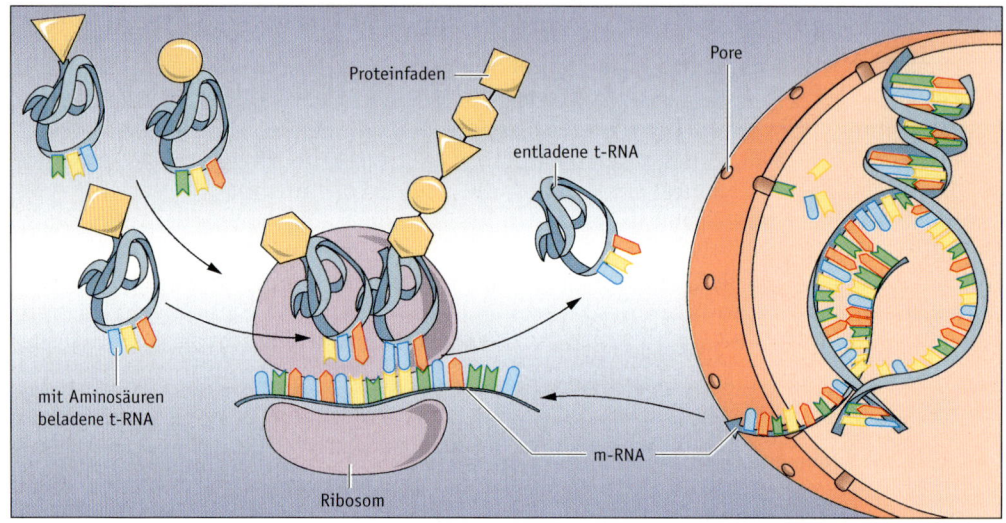

Eiweißsynthese an den Ribosomen

Die Ribosomen sind die „Produzenten" der Zelle. Sie sind für die Eiweißsynthese in der Zelle zuständig.

2.2.5   Das endoplasmatische Retikulum

Das endoplasmatische Retikulum ist ein kanalartiges Netzwerk von Röhren, die miteinander und mit dem Raum um den Zellkern in Verbindung stehen. Es dient dem Stoff- und Flüssigkeitstransport innerhalb der Zelle. Zu vergleichen ist es mit einem „Straßennetz". Das endoplasmatische Retikulum kommt in zwei Formen vor. Ist es mit Ribosomen besetzt, spricht man vom **rauen endoplasmatischen Retikulum**. Die von den Ribosomen synthetisierten Eiweiße werden durch dieses Kanalsystem transportiert. Das **glatte endoplasmatische Retikulum** besitzt keine Ribosomen, es ist am intrazellulären Stofftransport beteiligt.

Das endoplasmatische Retikulum ist das „Straßennetz" der Zelle. Es dient hauptsächlich dem Stoff- und Flüssigkeitstransport innerhalb der Zelle.

2.2.6   Der Golgi-Apparat

Der Golgi-Apparat besteht aus einem Stapel napfförmiger Membransäcke, die im Gegensatz zum endoplasmatischem Retikulum nicht miteinander kommunizieren. Der Golgi-Apparat besitzt eine Aufnahme- und eine Abgabeseite. An der Aufnahmeseite empfängt er in Bläschen (Vesikel) verpackte Eiweiße vom rauen endoplasmatischen Retikulum. Die

Eiweiße wandern durch den Golgi-Apparat. Sie werden dort für ihren Bestimmungsort (Eiweiße für den Transport aus der Zelle, für Membranen, Lysosomen) sortiert und chemisch verändert. An der Abgabeseite wiederum werden die Eiweiße in Vesikeln freigesetzt und an die entsprechenden Bestimmungsorte versendet. Der Golgi-Apparat könnte als „Vertriebsabteilung" der Zelle beschrieben werden.

Der Golgi-Apparat ist die „Vertriebsabteilung" der Zelle. Er sortiert, verändert und versendet die von den Ribosomen produzierten Eiweiße.

2.2.7   Die Mitochondrien

Die Mitochondrien sind die Energielieferanten der Zelle. Sie werden deshalb auch als Kraftwerke der Zelle bezeichnet. Sie haben eine ovale Form und besitzen im Inneren Einfaltungen der Membran. Diese dienen der Oberflächenvergrößerung. Die Hauptaufgabe der Mitochondrien ist die biologische Oxidation von Nährstoffen, die der Zelle zur Verfügung stehen. Es wird der **Energieträger Adenosintriphosphat (ATP)** produziert. Zellen mit sehr hohem Energieverbrauch haben viele Mitochondrien, wie zum Beispiel der Herz- oder der Atemmuskel. Zellen mit trägem Stoffwechsel, wie Knorpelzellen, besitzen dagegen nur wenige Mitochondrien. Unter den Zellorganellen sind die Mitochondrien die einzigen, die ihre eigene DNA besitzen. Hierauf finden sich Gene für Enzyme der biologischen Oxidation (Zellatmung).

Biologische Oxidation

Die biologische Oxidation wird auch als Zellatmung oder „innere Atmung" bezeichnet. Sie findet in den Mitochondrien statt. Die von der Zelle aufgenommenen Nährstoffe, insbesondere Glucose und Fette, werden abgebaut. Die gewonnene Energie wird zum Aufbau von Adenosintriphosphat, welches der Energiespeicherung und -übertragung dient, benötigt.

Mitochondrien sind die „Kraftwerke" der Zelle. Sie liefern energiereiche Phosphate.

Alterungsprozesse der Mitochondrien

Mitochondrien besitzen ihre eigene DNA, die ebenfalls durch Alterungsprozesse geschädigt werden kann. Dadurch wird die Zellatmung beeinträchtigt. Weitere Einzelheiten sind bei der Theorie „Altern durch freie Radikale" (s. S. 28) zu finden.

2.2.8   Die Lysosomen

Die Lysosomen enthalten Enzyme, die aus dem rauen endoplasmatischen Retikulum stammen. Enzyme sind Eiweiße, die ähnlich einer Schere größere Moleküle zerschneiden können. Diese dienen der Verdauung von überalterten Zellorganellen oder Fremdkörpern. Man könnte die Lysosomen auch als „Verdauungssystem" der Zelle bezeichnen.

Das Alterspigment Lipofuszin

In Lysosomen können sich auch unverdauliche Produkte ansammeln. Eines davon ist das Lipofuszin, ein gelbliches bis bräunliches, körniges Pigment, auch als „Alterspigment" oder „Abnutzungspigment" bekannt. Lipofuszin ist ein Zeichen der **nachlassenden Stoffwechselaktivität** der Zellen im Alter. Für die Lysosomen ist Lipofuszin ein unverdaulicher Eiweiß-Fett-Komplex, der bei Neugeborenen fehlt. Besonders in Geweben wie Knochen und Herzmuskel oder in Organen wie Haut und Gehirn, die im Alter atrophieren, findet man vermehrt Lipofuszin. Unter Atrophie versteht man eine Volumenabnahme von Zellen, Geweben oder Organen. Die Ablagerung von Alterspigment kann bei manchen atrophischen Organen so weit gehen, dass sie schon äußerlich sichtbar braun sind. Man spricht dann auch von brauner Atrophie des Herzens oder der Leber. Auch im Gehirn des alten Menschen findet sich Lipofuszin.

2.2.9 Das Zellskelett (Zytoskelett)

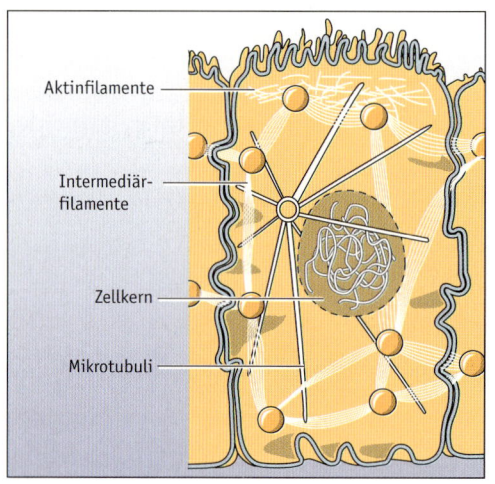

Aktinfilamente

Intermediär-
filamente

Zellkern

Mikrotubuli

Zellskelett (Zytoskelett)

Als Zytoskelett bezeichnet man das Stützgerüst der Zelle. Es handelt sich um ein Netzwerk aus winzigen Röhren (**Mikrotubuli**) und feinsten Fäden (**Actinfilamente** und **Intermediärfilamente**). Der Name „Zytoskelett" ist irreführend, da es sich nicht um ein starres Gerüst handelt, sondern um ein sich auf- und abbauendes (dynamisches) Geflecht aus eiweißhaltigen Strukturen.

Mikrotubuli sind kleinste Hohlzylinder, die sich aus dem Protein Tubulin zusammensetzen. Sie sind Transportschienen für Stoffe entlang der Zellorganellen. Während der Zellteilung (Mitose) bildet sich ein Mikrotubulusapparat aus, der als Spindelapparat bezeichnet wird. Der Spindelapparat sorgt dafür, dass die verdoppelten Chromosomen an die beiden Kernpole gezogen werden. Mikrotubuli sind nur wenig an der mechanischen Stabilität der Zelle beteiligt.

Die Actinfilamente liegen unter der Zellmembran. Sie stabilisieren die äußere Form der Zelle. Actinfilamente bewirken zusammen mit der Eiweißklasse der Myosine das Zusammenziehen (Kontraktion) der Muskulatur.

Die Intermediärfilamente sind deutlich stabiler als die Actinfilamente und Mikrotubuli. Aus diesem Grund dienen sie hauptsächlich der mechanischen Stabilisierung der Zelle.

Veränderungen des Zytoskeletts von Nervenzellen bei der Alzheimer-Demenz

Die **Alzheimer-Demenz** ist eine erworbene Störung des zentralen Nervensystems bei bewusstseinsklaren Menschen mit Abnahme von Gedächtnis, Denkvermögen und anderen höheren Hirnleistungen wie Sprache, Urteilskraft, Orientierung, Affektkontrolle und Persönlichkeit. Sie führt zur Beeinträchtigung sozialer, beruflicher und weiterer Alltagsaktivitäten. Der wichtigste Risikofaktor an dieser Form der Demenz zu erkranken ist **das Alter**.

Man hat Nervenzellen von Menschen mit Alzheimer-Demenz mikroskopisch untersucht und erkannte weitreichende Veränderungen am Zellskelett. Das Zytoskelett von Nervenzellen ist ein hochgradig vernetztes System von Actinfilamenten, Intermediärfilamenten und Mikrotubuli sowie spezifisch daran gebundenen Eiweißen. Wichtiger Bestandteil ist das **Tau-Protein**. In seiner normalen Form bindet Tau an Mikrotubuli-Eiweiße. Bei Menschen, die an einer Alzheimer-Demenz erkrankt sind, ist das Tau der Nervenzellen deutlich verändert. Im Inneren der Nervenzellen liegen zu Knäueln verklumpte Tau-Proteine vor. Dies wird auch als „**Neurofibrillendegeneration**" bezeichnet. Neueste Forschungsergebnisse besagen, dass Tau- und Mikrotubuli-Proteine nicht mehr miteinander in Wechselwirkung treten können. Als Folge ist der Stofftransport innerhalb der Zelle entlang der Mikrotubuli-Strukturen gestört. Der Stoffwechsel der Nervenzellen und die Kommunikation zwischen den Nervenzellen werden beeinträchtigt. Als Folge sterben die Nervenzellen ab.

Auch außerhalb der Nervenzelle kommt es bei Alzheimer-Patienten zu Eiweißablagerungen, den sogenannten **Amyloid-Plaques**. Auch diesen wird eine schädigende Wirkung auf die Nervenzellen zugeschrieben.

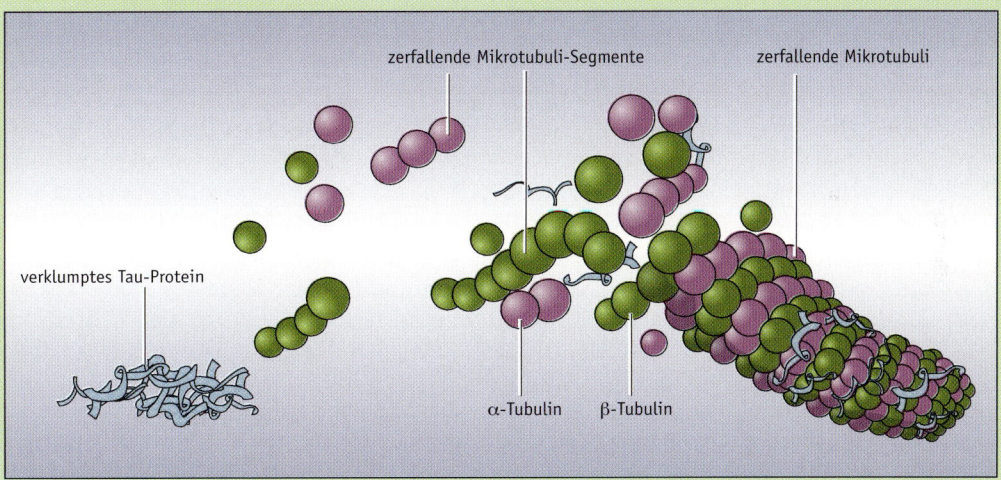

Tau-Protein, Alzheimer-Demenz

2.3   Die Zellteilung

Mitose

Die Mitose, auch einfache Zellteilung genannt, ist die häufigste im menschlichen Organismus vorkommende Form der Zellteilung. Aus einer Mutterzelle entstehen zwei identische Tochterzellen. Vor der Teilung in zwei erbgleiche Tochterzellen findet in der Mutterzelle eine Verdoppelung der DNA statt, da sonst in den entstehenden Zellen nur die Hälfte der Erbinformation vorhanden wäre. Die Mitose dauert etwa eine Stunde und gliedert sich in vier Phasen: Prophase, Metaphase, Anaphase und Telophase.

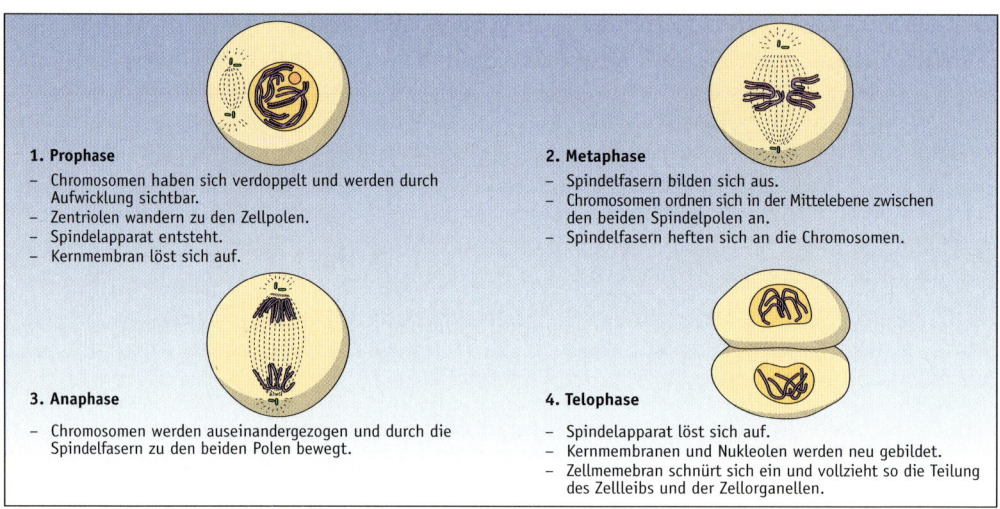

1. Prophase
- Chromosomen haben sich verdoppelt und werden durch Aufwicklung sichtbar.
- Zentriolen wandern zu den Zellpolen.
- Spindelapparat entsteht.
- Kernmembran löst sich auf.

2. Metaphase
- Spindelfasern bilden sich aus.
- Chromosomen ordnen sich in der Mittelebene zwischen den beiden Spindelpolen an.
- Spindelfasern heften sich an die Chromosomen.

3. Anaphase
- Chromosomen werden auseinandergezogen und durch die Spindelfasern zu den beiden Polen bewegt.

4. Telophase
- Spindelapparat löst sich auf.
- Kernmembranen und Nukleolen werden neu gebildet.
- Zellmemebran schnürt sich ein und vollzieht so die Teilung des Zellleibs und der Zellorganellen.

Ablauf der Mitose

Meiose

Die Meiose ist eine Sonderform der Zellteilung, die nur in den weiblichen und männlichen Keimzellen (Vorstufen, aus denen sich Eizellen und Spermien entwickeln) stattfindet. Damit sich bei der Vereinigung von Spermium und Eizelle das Erbgut nicht verdoppelt, ist bei der Entwicklung der Keimzellen eine besondere Form der Zellteilung erforderlich. Der Sinn der Meiose ist einerseits, dass sich der doppelte (diploide) Chromosomensatz der Zelle, wobei je 23 Chromosomen von Mutter und Vater stammen, auf einen einfachen (haploiden) reduziert wird. Andererseits kommt es in der Meiose zu einer Neuverknüpfung der Gene, was die Hauptursache für die genetische Einzigartigkeit eines Individuums ist. Da die Fortpflanzung in der Altenpflege eine eher untergeordnete Rolle spielt, wird auf weitere Einzelheiten verzichtet.

2.3.1   Wachstum und Regeneration von Zellen

Am häufigsten findet man Mitosen im jungen, noch wachsenden Organismus. Das Wachstum des jugendlichen Körpers beruht auf einer Zunahme der Zellzahl und ist eng mit der mitotischen Zellteilung verbunden. Bei der Mitose löst sich die Mutterzelle in zwei Tochterzellen auf. Die Tochterzellen besitzen alle Strukturen und Funktionen der Mutterzelle, aus welcher sie hervorgehen. Sie besitzen zunächst nur die halbe Masse, anschließend vergrößern sie sich.

Das Wachstum eines Gewebes, was nicht auf einer Zunahme der Zellzahl sondern auf Vergrößerung der Zellen beruht, ist viel weniger häufig. Man findet es bei hochspezialisierten Zellen, wie Muskel-, Leber-, und Nierenzellen. Man könnte auch von „Leistungswachstum" (Hypertrophie) sprechen.

Im Körper findet man zudem Mitosen in Geweben, bei denen verloren gegangene Zellen materiell ersetzt werden müssen. Beim Menschen werden täglich über 200 Milliarden rote Blutkörperchen erneuert. Auch die weißen Blutkörperchen und Blutplättchen müssen ständig ausgetauscht werden. Abgestoßene Epithelzellen von Haut, Darm, Harnblase, Magen und Talgdrüsen werden fortlaufend ersetzt. Diesen Vorgang nennt man **physiologische Regeneration**.

Je spezialisierter die Zellen werden, desto mehr wird ihre Teilungsfähigkeit und -bereitschaft vermindert. Nieren- und Leberzellen teilen sich nur noch unter besonderen Bedingungen. Mitosen in Leberzellen findet man dann, wenn Lebergewebe beispielsweise durch eine Leberentzündung (Hepatitis) zerstört wurde. Muskel-, Nerven- und Sinneszellen haben eine sehr hohe Spezialisierung und haben deshalb ihre mitotische Teilungsfähigkeit verloren. Bei diesen Zellen ist keine Regeneration mehr möglich. Unter Umständen kann die einzelne Zelle sich vergrößern und so versuchen den Funktionsausfall auszugleichen.

Ist es nicht möglich, einen Gewebeverlust durch gleichartige Zellen zu ersetzen, so kann die Lücke durch Bindegewebe aufgefüllt werden. Es entsteht dann eine bindegewebige Narbe.

Zellteilungen im Alter

Mit dem Alter nehmen die allgemeine Zellteilungsrate und damit die physiologische Regeneration insbesondere von Oberflächenepithelien ab.

Dies zeigt sich vor allem an **schlecht heilenden Wunden** des alten Menschen. Die Oberhaut ist ein Gewebe, deren Zellen ständig erneuert werden müssen. Durch die verminderte Regenerationskraft im Alter heilen Wunden langsamer und unvollständiger als im jüngeren Erwachsenenalter. Zusätzlich kann im Alter mit einer Durchblutungsminderung der entsprechenden Gewebe gerechnet werden, was ebenfalls die Wundheilung beeinträchtigt. Ebenso wirkt sich ein schlechter Ernährungszustand des Gesamtkörpers negativ aus.

Chronische Wunden treten häufig im Zusammenhang mit einer Pflegebedürftigkeit des alten Menschen auf. Vor allem stehen das Druckgeschwür (Dekubitus) infolge Bettlägerigkeit neben chronischen Wunden durch venöse Erkrankungen und Diabetes mellitus im Vordergrund.

Die Behandlung chronischer Wunden, die oft sehr langwierig ist, verlangt viel Engagement der Pflegefachkraft sowie die Mitarbeit des Betroffenen, soweit dies möglich ist. Vor der Festlegung einer erfolgreichen lokalen Wundtherapie sollte eine gründliche Erstbeurteilung der Wunde erfolgen (Wundassessment), die in einer Wunddokumentation erfasst werden muss. Hilfreich kann die Gesamtbeurteilung des Betroffenen sein, um weitere Störfaktoren wie Mangelernährung oder Infektionen zu erfassen. Eine moderne Wundbehandlung nach standardisierten Therapie- und Versorgungsleitlinien, die auf Anweisungen des Arztes festgelegt wird, übernimmt die Pflegefachkraft. Dabei sollte im Besonderen auf hygienisches Vorgehen und eine gründliche Wundreinigung geachtet werden.

2.3.2   Zelltod

Mit dem Zelltod enden alle Stoffwechselprozesse der Zelle. Im weiteren Verlauf verliert die Zelle ihre ursprüngliche Gestalt und löst sich auf. Es sind zwei Formen des Zelltodes bekannt: Man unterscheidet den genetisch „programmierten" Zelltod (**Apoptose**) vom „zufälligen" Zelltod, der **Nekrose**.

Bei der Apoptose läuft ein genetisch gesteuertes Programm ab, was durch innere oder äußere Auslöser in Gang gesetzt werden kann. In der Anfangsphase schrumpfen Zellkern, Zytoplasma und Mitochondrien. Die Zelle verliert den Kontakt zu den Nachbarzellen. Das Chromatin (DNA und Kerneiweiße) im Zellkern verdichtet sich und wird zerstückelt. Schließlich zerfällt die Zelle in membranumschlossene Bläschen. Diese werden von Nachbarzellen oder Fresszellen aufgenommen. In den Lysosomen der Nachbarzellen folgt die weitere Verarbeitung. Somit werden die Reste der abgestorbenen Zelle vollständig „recycelt". Die Apoptose ist für den menschlichen Körper eine wichtige Möglichkeit, die Zellzahl konstant zu halten. Es herrscht Gleichgewicht zwischen Zellwachstum und Zelltod. Im Verlauf des Lebens entfernt Apoptose nicht mehr funktionsfähige und geschädigte Zellen aus dem Körper. Eine Störung dieses Gleichgewichtes ist ein wichtiger Faktor bei der **Entstehung von bösartigen Tumoren**.

Die Apoptose wird auch „programmierter Zelltod" genannt. Die Apoptose hat wichtige regulatorische Funktion innerhalb des Organismus, nicht mehr funktionsfähige und geschädigte Zellen werden eliminiert.

Hemmung der Apoptose im Alter

Mit zunehmendem Alter kann die Apoptose, die ein genetisch gesteuertes Programm für die Entfernung geschädigter Zellen darstellt, außer Kraft gesetzt werden. Folge sind **unkontrollierte Zellteilungen**, die als Geschwulst oder Tumor bezeichnet werden. Das Risiko, an einem bösartigen Tumor zu erkranken, steigt mit dem Alter. Die Zunahme der bösartigen Tumorerkrankungen in Europa ist auf eine immer älter werdende Bevölkerung zurückzuführen. Die häufigsten Krebsarten des Mannes sind Prostata-, Dickdarm- und Lungenkrebs, bei der Frau steht der Brustkrebs an erster Stelle, gefolgt von Dickdarm- und Lungenkrebs.

Bei der Nekrose gehen Zellen örtlich begrenzt durch äußere Einflüsse zugrunde. Ein gutes Beispiel für die Nekrose ist der Herzinfarkt. Da die Herzmuskelzellen nicht mehr ausreichend mit sauerstoffreichem Blut versorgt werden, kommt es zum Absterben. Die Kernsubstanz verdichtet sich und die Zellorganellen schwellen an. Die Folge ist das Platzen der Zelle mit Schädigung der Zellmembran. Es werden Stoffe aus dem Zytoplasma freigesetzt, die wiederum Fresszellen anlocken und somit zu einer Entzündungsreaktion führen.

2.4   Theorien des Alterns

In den vergangenen Jahren wurden viele Theorien zum Altern aufgestellt. Keine der über 300 Theorien ist jedoch in der Lage alle Alterserscheinungen unseres Körpers komplett zu erklären. In der Gerontologie ist Altern definiert als eine nicht mehr rückgängig zu machende (irreversible) Veränderung der lebenden Substanz mit der Zeit. Der Alterungsprozess umfasst alle Wandlungen der Strukturen, Funktionen und seelisch-geistigen Entwicklung, die der einzelne Mensch bis zum Tode durchläuft. Heute geht man davon aus, dass sich verschiedene Erklärungsansätze für den Alterungsprozess ergänzen.

Gerontologie

Die Gerontologie bezeichnet die Wissenschaft von der Erforschung des Alterungsprozesses.

Allgemein genetisches Modell des Alterns

Diese Theorie geht davon aus, dass hohes Alter bzw. früher Tod vererbbar sind. Die Lebensdauer ist nach einem allgemein genetischen Modell durch die Erbanlagen vorprogrammiert. Diese Annahme wurde durch die Forschungsarbeiten von Leonard Hayflick in den 60er-Jahren bestärkt. Er machte in Zellkulturen aus menschlichen Bindegewebszellen die Beobachtung, dass die Teilungsrate von Zellen streng begrenzt ist. Nach etwa 50 Teilungen stellen die Zellen ihre Tätigkeit ein, damit ist ihre Lebensdauer begrenzt.

Möglicherweise gibt es eine große Anzahl von Genen, die die Alterung des Körpers auslösen bzw. auch beschleunigen. Manche Wissenschaftler gehen von 400 bis 500 Genen aus, andere sprechen von 7.000.

Bei dieser Theorie darf nicht vergessen werden, dass unser gesamter Organismus und somit auch unser genetisches Material in ständiger Wechselwirkung mit der Umwelt stehen. Extrem ungünstige Umweltbedingungen können so zu einer Verkürzung der Lebenserwartung führen. Optimale Umweltverhältnisse würden somit eine maximale Lebensdauer bedingen.

Langlebigkeit

In Untersuchungen über Langlebigkeit wurde zwar den Erbanlagen eine nicht unerhebliche Rolle zugesprochen. Dennoch gibt es beeinflussbare Umweltfaktoren, die auf die Lebenserwartung günstig einwirken können. Hierzu zählen eine Reduktion von Übergewicht, Sport, Enthaltsamkeit gegenüber Tabak, geringe Mengen an Alkohol. Des Weiteren wurden einer ausgewogenen Lebensweise mit gesunder Ernährung und geregeltem Schlaf- und Wachrhythmus sowie einer Lebenszufriedenheit positive Wirkungen zugeschrieben. Vermutlich vermindern rege geistige Tätigkeiten den Alterungsprozess des Gehirns.

Theorie der Telomere

Im Jahre 2009 erhielten drei US-amerikanische Biologen (Elizabeth Blackburn, Carol Greider und Jack Szostak) den Medizin-Nobelpreis für diese Theorie. Sie fanden heraus, was eine Zelle altern lässt und wie sie sich davor schützen kann. Telomere sind die Chromosomenenden. Sie bestehen selbst aus eher unwichtigen DNA-Informationen, schützen aber die restliche DNA davor, abgebaut zu werden. Zu vergleichen sind sie mit Plastikhülsen an Schnürsenkeln, die diese vor dem Ausfasern und Zusammenkleben schützen. In gesunden Zellen mit mitotischer Teilungs-

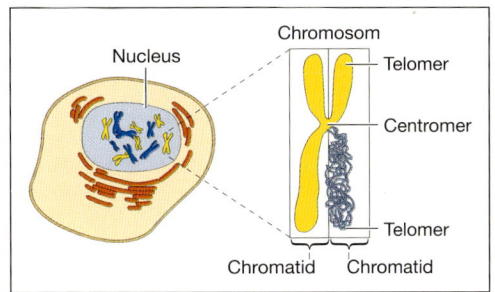

DNS mit Telomer

fähigkeit geht bei jeder Teilung ein Stück des Erbguts verloren. Die Chromosomenenden, die Telomere, werden immer kürzer, die Zelle altert. Der programmierte Zelltod (Apoptose) wird eingeleitet. Nur bei einem kleinen Teil der Körperzellen, wie zum Beispiel Haut- und Schleimhautzellen, fand man ein Enzym, die Telomerase. Sie ist in der Lage Telomere wieder aufzubauen. Somit können sich diese Zellen unendlich oft teilen. Telomerase wurde zunächst als „Jungbrunnen-Enzym" gefeiert. Nachteilig war jedoch die Tatsache, dass die Telomerase den programmierten Zelltod (Apoptose) außer Kraft setzt. In 90 % der bösartigen Tumoren fand man Telomerase.

Altern durch freie Radikale

Freie Radikale sind hochreaktive Sauerstoffverbindungen, die Zellmembranen, Eiweiße und sowohl die Erbinformation (DNA) im Zellkern als auch in den Mitochondrien schädigen können. Für die Entstehung von freien Radikalen gibt es innere und äußere Auslöser. Bei allen Stoffwechselprozessen in unserem Körper, die unter Sauerstoffverbrauch ablaufen, entstehen diese hochreaktiven Verbindungen. Besonders in den Mitochondrien, die aus Zucker und Fetten unter Sauerstoffverbrauch den Energieträger ATP erzeugen, werden Radikale gebildet. Für die Entstehung von freien Radikalen sind auch äußere Auslöser wie UV-Strahlen, Ozon, Zigarettenrauch, Pestizide und weitere Umweltbelastungen verantwortlich. Mit einem gewissen Anteil an Radikalen kann der Organismus problemlos umgehen. Es gibt zwei Arten von Antioxidantien, die diese hochreaktiven Sauerstoffverbindungen beseitigen. Einerseits können bestimmte Enzyme freie Radikale in harmlose Verbindungen umwandeln. Diese nehmen mit zunehmendem Alter ab. Andererseits verfügt der Körper über sogenannte Radikalfänger, wie z. B. Vitamin C, Vitamin E und ß-Carotin. Charakteristisch für eine junge Zelle ist, dass das Verhältnis von Antioxidantien und freien Radikalen ausgeglichen ist. Im Alter kommt es zu einer Anhäufung von Radikalen. Dieser oxidative Stress kann zur Beschleunigung des Alterungsprozesses und letztendlich zum Zelltod führen.

Zusätzliche Gabe von Antioxidantien im Alter

Hohe Dosen von Vitamin E und Vitamin C erzeugten bei Mäusen eine Lebensverlängerung, die maximale Lebenserwartung von Mäusen konnte jedoch nicht erhöht werden. Bisher gibt es keine Studien beim Menschen, die die Wirksamkeit hoher Vitamin-C- und Vitamin-E-Dosen belegen. Die chronische Gabe von ß-Carotin zeigte sogar negative Ergebnisse, bei Rauchern konnte eine Steigerung des Lungenkrebsrisikos beobachtet werden. Grundsätzlich kann gesagt werden, dass eine ausgewogene Ernährung, die ausreichend Obst- und Gemüseprodukte enthält, im Vordergrund steht. Pro Tag sollten fünf Obst- bzw. Gemüseportionen verzehrt werden. Auch das Vermeiden von Tabak stellt eine wichtige Maßnahme dar, um den oxidativen Stress des Organismus zu reduzieren.

Systemische Theorie des Alterns

Diese Theorie geht davon aus, dass Alterungsvorgänge zentral festgelegt und gesteuert werden. Im unteren Bereich des Zwischenhirns liegt das oberste Steuerorgan des Hormonsystems, der Hypothalamus (s. S. 193). Als Bindeglied zwischen Nervensystem und Hormonsystem reguliert er die Ausschüttung vieler Hormone. Im Verlauf des Lebens kommt es zu einer abnehmenden Hormonbildung, aber auch zu einer verminderten Wirkung vieler Hormone an ihren Zielorganen. Betroffen sind unter anderem das Wachstumshormon, die männlichen und weiblichen Sexualhormone (Testosteron und Östrogen) und das Melatonin, welches in der Zirbeldrüse (s. S. 192) gebildet wird.

Hormongabe im Alter

Trotz abnehmender Hormonspiegel im Alter, konnte bisher keine der durchgeführten Hormonersatztherapien das Altern erfolgreich verhindern.

Wachstumshormone (s. S. 253), welche im Alter vermindert ausgeschüttet werden, bewirken im menschlichen Körper einen Aufbau der Muskel- und Knochenmasse. Unerwünschte Nebenwirkungen bei der Gabe von Wachstumshormonen sind Wasseransammlungen (Ödeme) und eine Erhöhung der Blutzuckerkonzentration. Somit kann eine Wachstumshormontherapie im Alter derzeit nicht empfohlen werden.

Mit dem Zeitpunkt der letzten Menstruationsblutung (Menopause) kommt es bei Frauen zu einem deutlichen Abfall der Östrogene (s. S. 266). Da Östrogene einen vermehrten Einbau von Kalzium in den Knochen bewirken, kommt es nach der Menopause zu einem Knochenmasseverlust. In ausgeprägten Fällen kann sich daraus eine Osteoporose mit erhöhtem Knochenbruchrisiko entwickeln. Der Einsatz von Östrogenen kann zwar die Rate an Knochenbrüchen senken, andererseits besteht jedoch ein erhöhtes Risiko für Blutgerinnsel (Thrombose) und Brustkrebs.

Männer erleben keine der Frau entsprechenden Wechseljahre, doch sinkt auch bei ihnen der Testosteronspiegel mit dem Älterwerden ab. Die männlichen Geschlechtshormone fördern den Muskelaufbau und das Knochenwachstum. Auch hier überwiegen bei Gabe von Testosteron (s. S. 264) die unerwünschten Nebenwirkungen, wie erhöhtes Risiko für Krebs der Vorsteherdrüse (Prostata) und Verschlechterung von bestehenden Herz-Kreislauf-Erkrankungen.

Die Gabe von Melatonin (s. S. 192), welches neben anderen Faktoren den Schlaf-Wach-Rhythmus reguliert, soll den Schlaf alter Menschen verbessern. Bisher konnten jedoch keine eindeutig positiven Ergebnisse erzielt werden.

3 Gewebelehre

Der menschliche Organismus entwickelt sich aus einer einzigen Zelle, der befruchteten Eizelle. Im Laufe der Entwicklung kommt es zu zahlreichen Zellteilungen, wobei sich die einzelnen Tochterzellen zu unterschiedlichen Zellarten weiterentwickeln. Diesen Vorgang nennt man Differenzierung. Gewebe sind Verbände gleichartig differenzierter Zellen. Sie haben sich dadurch auf gewisse „Tätigkeiten" spezialisiert (Spezialisierung). Nach der Entwicklungsgeschichte unterscheidet man vier große Gewebearten, die sich wiederum unterteilen lassen.

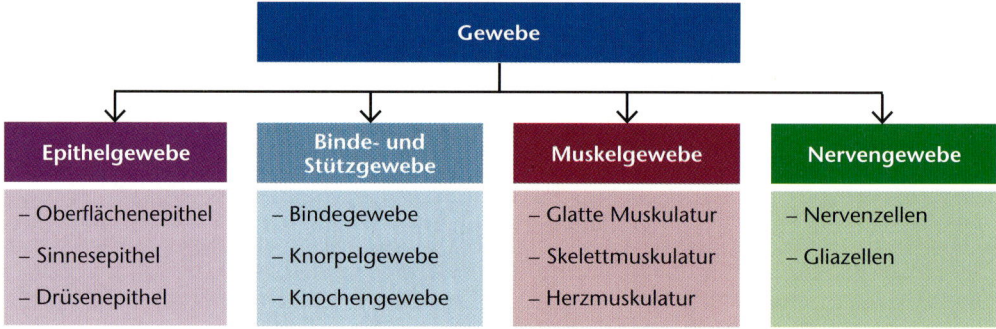

Gewebearten im menschlichen Körper

Ein Organ ist immer aus mehreren Geweben zusammengesetzt. Es besteht aus einem Funktionsgewebe (Parenchym) und dem umgebenden Bindegewebe (Stroma). Das Parenchym wird bei vielen Organen von Drüsenepithelien gebildet. Das Stroma enthält die Nerven und Gefäße, welche das Organ versorgen.

3.1 Epithelgewebe

Beim Epithelgewebe handelt es sich um geschlossene Zellverbände. Hierbei liegt Zelle an Zelle. Der Zwischenzellraum kann meist nur mit dem Elektronenmikroskop gesehen werden. Die Zwischenzellsubstanz (Interzellularsubstanz) ist nur in geringer Menge vorhanden. Die Epithelien sitzen auf einem Häutchen, das **Basalmembran** genannt wird. Epithelgewebe besitzt keine eigenen Gefäße. Es wird durch das umgebende gefäßführende Bindegewebe ernährt. Dies geschieht durch Diffusion.

Diffusion

Diffusion ist ein physikalischer Prozess ohne Energieaufwand. Er führt zur gleichmäßigen Verteilung und Durchmischung von Stoffen. Aufgrund ihrer Eigenbewegung wandern Teilchen von Bereichen hoher Konzentration zu Bereichen niedriger Konzentration. Veranschaulicht wird Diffusion durch einen Tropfen Tinte, den man ins Wasser gibt: Es kommt zur allmählichen Einfärbung des Wassers.

3.1.1 Oberflächenepithel

Das Oberflächenepithel ist zunächst ein Schutzepithel für die darunter liegenden Gewebe. Es wird einerseits als Überzug der äußeren Körperoberfläche gefunden. Als Beispiel ist hier die Oberhaut (Epidermis) zu nennen. Anderseits dient es der Auskleidung von Körperhöhlen und Hohlorganen, wie dem Darmrohr, den Luftwegen, den Harn- und Geschlechtswegen. Neben der Schutzfunktion können Oberflächenepithelien auch den Stoffaustausch mit der Umgebung vermitteln. Gewisse Stoffe werden von außen aufgenommen (Resorption), andere ausgeschieden (Sekretion). Die Gestalt und Anordnung der Epithelzellen steht in enger Verbindung zu den funktionellen Ansprüchen. An verschiedenen Körperstellen werden deshalb unterschiedliche Epithelien gefunden.

Die Einteilung der Oberflächenepithelien erfolgt nach drei Kriterien.

◆ **Aussehen der Zellen**
  - platt
  - kubisch wie ein Würfel (isoprismatisch)
  - zylindrisch (hochprismatisch)

◆ **Anordnung der Zellen**
  - Einschichtiges Epithel: Alle Zellen haben Kontakt zur Basalmembran.
  - Mehrreihiges Oberflächenepithel: Alle Zellen haben Kontakt zur Basalmembran, aber nicht alle erreichen die Oberfläche.
  - Mehrschichtiges Oberflächenepithel: Nur die unterste Schicht der Zellen hat Kontakt zur Basalmembran.
  - Übergangsepithel oder Urothel: Dieses Epithel ist ein Sonderfall des mehrreihigen Oberflächenepithels mit enormer Dehnbarkeit. Es findet sich nur in den harnableitenden Wegen und kann sich dem Füllungszustand der Harnorgane anpassen.

◆ **Oberflächendifferenzierungen der Zellen**
  - Flimmerhaare (Kinozilien): Sie sind aktiv bewegliche Zellfortsätze, die vom Zellskelett gebildet werden. Durch ihre Schlagbewegungen bewirken sie einen Transport von Sekret auf der Epitheloberfläche. Flimmerhaare werden in den Atemwegen gefunden und dienen deren Reinigung.
  - Mikrovilli: Sie sind fingerartige Ausstülpungen der Zelle, die eine Oberflächenvergrößerung bewirken. Dadurch wird die Stoff aufnehmende (resorbierende) Fläche vergrößert. Mikrovilli sind im Dünndarm(s. S. 166) zu finden.
  - Verhornung: Aus den Epithelzellen der Oberhaut entstehen platte Hornschüppchen. Der Zellkern ist zugrunde gegangen, die Zellflüssigkeit trocknet ein.

Die sich aus Aussehen und Anordnung der Zellen ergebende Epithelform und die Differenzierung ihrer Oberfläche sind die logische Folge ihrer Funktion (siehe Tabelle auf der folgenden Seite).

Altersphysiolgische Veränderung von Oberflächenepithelien

Oberflächenepithelien gehören zu den Geweben, die ständig erneuert werden müssen. Die mitotische Teilungsbereitschaft der Epithelzellen nimmt mit dem Alter ab. Die Epithelzellen werden dünner und kleiner (atrophisch). Dies erklärt die **leichte Verletzbarkeit** und **verzögerte Wundheilung** (s. S. 25) von Oberflächenepithelien im Alter.

	Epithelart	Vorkommen	Funktion
	Einschichtiges Plattenepithel	Lungenbläschen, Blutgefäße, Brust- und Bauchfell	Stoffaustausch
	Einschichtiges zylindrisches Epithel	Magen, Dickdarm	Stoffaustausch
	Mehrreihiges zylindrisches Epithel mit Flimmerhaaren, Flimmerepithel	Nasenhöhle, Bronchien, Luftröhre	Reinigung der Atemwege
	Übergangsepithel	Nierenbecken, Harnleiter, Harnblase	Dehnung je nach Füllungszustand
	Mehrschichtiges unverhorntes Plattenepithel	Mundhöhle, Speiseröhre, Anus, Scheide	Schutz
	Mehrschichtiges verhorntes Plattenepithel	Oberhaut	Schutz

3.1.2 Drüsenepithel

Unter Drüsenepithel werden alle Epithelzellen, die ein Sekret bilden und abgeben, zusammengefasst. Die Einteilung der Drüsenepithelien erfolgt in nach außen (exokrine) und nach innen abgebende (endokrine) Drüsen.

Sekretion

Unter Sekretion versteht man alle Vorgänge zur Herstellung eines chemischen Stoffes mit bestimmter physiologischer Funktion und die Abgabe dieses Stoffes.

3.1.2.1 Exokrine Drüsen

Exokrine Drüsen geben ihr Sekret direkt oder über einen Ausführungsgang an eine innere oder äußere Körperoberfläche ab. Sie können innerhalb des Oberflächenepithels liegen. Ein gutes Beispiel hierfür sind die Becherzellen der Luftwege und des Dick- und Dünndarms. Sie produzieren Schleim. Die zahlreich im Zellleib eingelagerten Schleimkörnchen (Schleimgranula) verleihen dieser Zelle ihr bauchiges Aussehen.

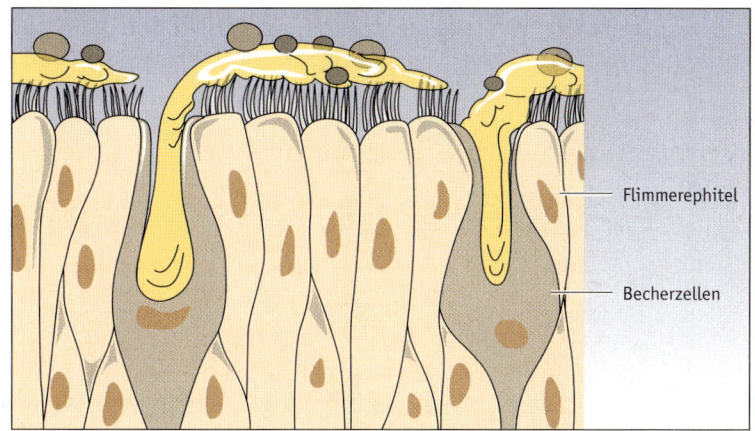

Becherzelle in der Luftröhre

Flimmerephitel

Becherzellen

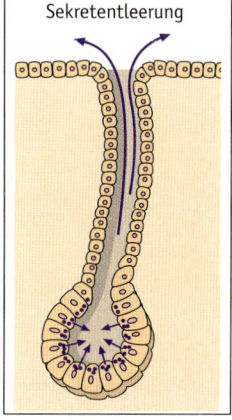

Sekretentleerung

*Drüsenzelle mit
Ausführungsgang*

Exokrine Drüsen können auch außerhalb des Oberflächenepithels liegen. Sie besitzen dann einen **Ausführungsgang**. Die Sekretentleerung erfolgt an eine innere bzw. äußere Körperoberfläche. Zu den exokrinen Drüsen mit Ausführungsgang gehören die Tränendrüsen, die Speicheldrüsen, die Schweißdrüsen und die Talgdrüsen der Haut.

Eine weitere Unterteilungsmöglichkeit der exokrinen Drüsen ist der Mechanismus der Sekretabgabe. Beim **merokrinen** Ausscheidungstyp verlassen die Sekrete ohne Membranumhüllungen die Zelle. Die meisten Drüsenzellen gehören dem merokrinen Sekretionstyp an.

Der **apokrine** Ausscheidungstyp zeichnet sich dadurch aus, dass Sekrete mit Membranumhüllungen aus der Zelle ausgeschleust werden. Hierzu gehören die Duftdrüsen (apokrine Schweißdrüsen), welche dem Menschen seinen individuellen Körperduft verleihen.

Die **holokrine** Sekretion kommt nur bei den Talgdrüsen der Haut vor. Die Zellen werden vollständig in Sekret umgewandelt. Bei Freisetzung des Talgs geht die Zelle unter.

Auch nach der Art des Sekretes und den entsprechenden Drüsenendstücken unterscheidet man muköse und seröse Drüsen. **Seröses Sekret** ist dünnflüssig und eiweißreich. Zu den rein serösen Drüsen gehört die Bauch- und die Ohrspeicheldrüse. **Muköses Sekret** enthält zähflüssige Schleime, die dem Transport dienen. Drüsenzellen des Oberflächenepithels des Magens und Becherzellen des Dickdarms sondern muköse Sekrete ab. Die Unterkiefer- und Unterzungenspeicheldrüsen produzieren ein gemischtes Sekret. Es enthält sowohl dünnflüssige als auch schleimige Anteile.

3.1.2.2 Endokrine Drüsen

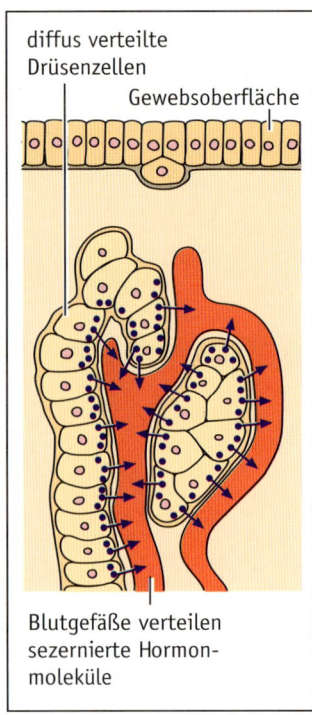

diffus verteilte
Drüsenzellen

Gewebsoberfläche

Blutgefäße verteilen
sezernierte Hormon-
moleküle

Endokrine Drüse

Endokrine Drüsen besitzen keine Ausführungsgänge. Sie geben die von ihnen gebildeten Sekrete in Blut- oder Lymphgefäße ab. Diese Wirkstoffe werden auch als **Hormone** bezeichnet. Sie gelangen über den Blutkreislauf in den gesamten menschlichen Körper. Zu den Hormondrüsen gehören die Schilddrüse, die Hirnanhangsdrüse (Hypophyse), die Zirbeldrüse, die Epithelkörperchen, die Nebennieren und der endokrine Anteil der Bauchspeicheldrüse.

Beispiel: Die Bauchspeicheldrüse (Pankreas) ist ein Beispiel für eine zugleich **exokrine** und **endokrine** Drüse. Die exokrinen Drüsenzellen produzieren den alkalischen, dünnflüssigen Bauchspeichel (Pankreassaft), der zahlreiche Enzyme zur Verdauung von Eiweißen, Fetten und Kohlehydraten enthält. Der Pankreassaft wird in ein Ausführungsgangsystem entleert, das schließlich in den Zwölffingerdarm mündet. Hier wird der Bauchspeichel dem Speisebrei zugemischt. Er neutralisiert den sauren Magensaft und bewirkt die weitere Verdauung.
Der endokrine Anteil der Bauchspeicheldrüse wird nach dem Erstentdecker als Langerhans-Inseln bezeichnet. Die wie Inseln verstreuten endokrinen Zellen produzieren die Hormone Insulin, Glucagon und Somatostatin. Diese erreichen über den Blutkreislauf den gesamten Körper. Insulin ist das einzige Hormon im menschlichen Organismus, das den Blutzuckerspiegel senken kann. Glucagon ist ein Gegenspieler des Insulins und hebt den Blutzuckerspiegel. Somatostatin hemmt die Ausschüttung (Sekretion) verschiedener Verdauungsenzyme, unter anderem die der Bauchspeicheldrüse.

Exokrine Drüsen geben ihr Sekret an innere oder äußere Körperoberflächen ab, sie haben zumeist einen Ausführungsgang.

Endokrine Drüsen haben keinen Ausführungsgang und geben ihr Sekret direkt an das Blut- oder Lymphsystem ab.

3.1.2.3 Sinnesepithel

Als Sinnesepithel werden Sinneszellen innerhalb von Epithelverbänden bezeichnet. Sie dienen der Reizaufnahme und Reizweiterleitung verschiedener Sinnesqualitäten an das Nervensystem. Es existieren spezielle Rezeptoren (s. S. 17) für die Sensibilität, den Geschmackssinn, den Geruchssinn, das Gehör und den Gesichtssinn (Sehorgan). Einzelheiten werden in den jeweiligen Kapiteln besprochen.

3.2   Binde- und Stützgewebe

Die Binde- und Stützgewebe dienen der Formgebung und Formerhaltung des Körpers. Die besonderen mechanischen Eigenschaften dieser Gewebe beruhen zu einem großen Teil auf ihrem speziellen Aufbau. Alle Binde- und Stützgewebe sind ähnlich einem Stahlträgergerüst aufgebaut. Relativ wenige Zellen sind in viel Zwischenzellsubstanz (Interzellularsubstanz) eingebettet. Die Interzellularsubstanz wiederum setzt sich aus der Grundsubstanz und verschiedenen Fasern zusammen.

Zu den Binde- und Stützgeweben gehören:

◆ Bindegewebe
◆ Knorpelgewebe
◆ Knochengewebe

Alle Binde- und Stützgewebe sind ähnlich einem Stahlträgergerüst aufgebaut. Wenige Zellen sind in Grundsubstanz und Fasern eingebettet.

3.2.1   Bindegewebe

Bindegewebe besteht einerseits aus ortsständigen und frei beweglichen Bindegewebszellen, anderseits aus der Zwischenzellsubstanz.

Folgende Zellen werden zu den ortsständigen (fixen) Bindegewebszellen gezählt:

◆ **Fibroblasten** sind aktive Zellen im wachsenden Bindegewebe, die Grundsubstanz und Fasern (Interzellularsubstanz) bilden können.
◆ **Fibrozyten** stellen die inaktive Form der Fibroblasten dar.
◆ Undifferenzierte Bindegewebszellen (Mesenchymzellen) können sich noch in verschiedene Richtungen entwickeln.
◆ Netzförmig verästelte Bindegewebszellen (Retikulumzellen) können sich zu Fettzellen oder bei Bedarf in frei bewegliche Bindegewebszellen, die gröbere Partikel fressen (phagozytieren), verwandeln.

Zu den freien Bindegewebszellen gehören Zellen des Abwehrsystems (s. S. 236). Weiße Blutkörperchen (Leukozyten) können die Gefäßwände durchwandern und ins Bindegewebe gelangen. Als kleine „Fresszellen" (Mikrophagen) machen sie Bakterien und andere Fremdstoffe unschädlich. Monozyten sind große „Fresszellen" (Makrophagen), B- und T-Lymphozyten gehören ebenfalls zum Abwehrsystem (Immunsystem).

Ortsständige Bindegewebszellen bilden die Grundsubstanz und Bindegewebsfasern. Die beweglichen Bindegewebszellen sind für die Körperabwehr zuständig.

Zwischenzellsubstanz (Interzellularsubstanz)

Die Zwischenzellsubstanz wird von ortsständigen (fixen) Bindegewebszellen gebildet und besteht aus Grundsubstanz und verschieden geformten Fasern. Fasern bestehen aus verschiedenen Eiweißen, die ihnen ihre charakteristischen Eigenschaften verleihen. Hierbei handelt es sich um **Kollagenfasern** (hohe Reißfestigkeit), **elastische Fasern** (sehr stark dehnbar) und **Gitterfasern** (retikuläre Fasern, nur wenig dehnbar). Die Grundsubstanz, eine kittartige Masse aus Eiweißen und Kohlehydraten, dient dem Stofftransport und der Wasserspeicherung im Gewebe.

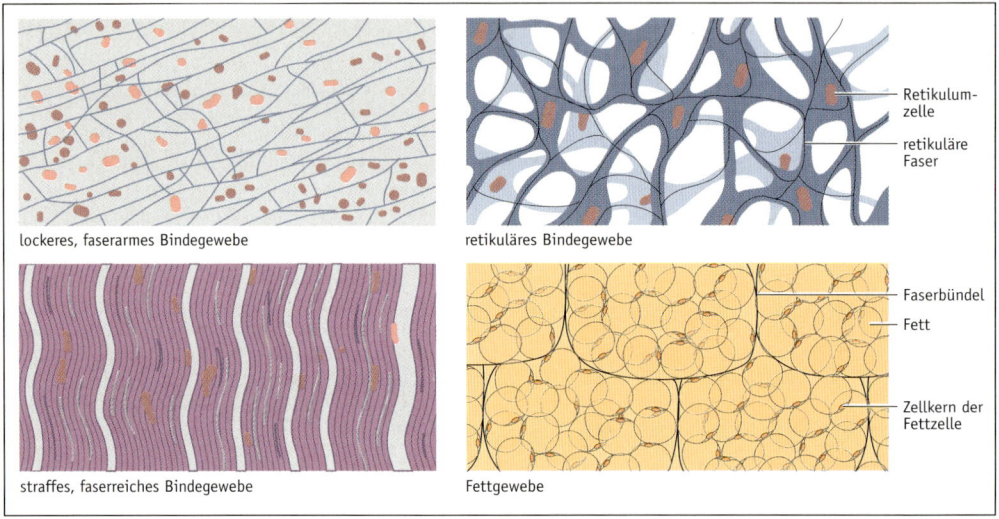

Bindegewebe

Lockeres Bindegewebe

Neben Fibrozyten und Fettzellen enthält das lockere Bindegewebe vor allem kollagene Fasern, elastische Fasernetze, Gitterfasern und Grundsubstanz. Seine Hauptaufgabe liegt darin die Fugen zwischen den einzelnen anatomischen Strukturen auszufüllen, beispielsweise zwischen Organen, Muskeln usw. Es dient als Füll- und Verschiebeschicht, aber auch dem Stoffwechsel. Die Fibroblasten sind für die Regeneration zuständig.

Straffes Bindegewebe

Straffes Bindegewebe besteht aus einem großen Anteil an Kollagenfasern, besitzt dafür weniger Zellen und Grundsubstanz. Als straffes geflechtartiges Bindegewebe kommt es im Bindegewebe der Haut (Lederhaut), in der Lederhaut des Auges (Sklera) und in der harten Hirnhaut (Dura mater) vor.

In Sehnen oder Sehnenplatten (Aponeurosen) findet man die reichlich vorhandenen Kollagenfasern in paralleler Anordnung.

Retikuläres Bindegewebe

Neben den sternförmig verästelten Retikulumzellen, die die Fähigkeit zur Speicherung von Fetten und zur Aufnahme fremder Zellen (Phagozytose) haben, enthält das retikuläre Bindegewebe Gitterfasern (retikuläre Fasern). Dieses Bindegewebe, was einen besonders intensiven Stoffwechsel besitzt, findet man in Lymphknoten, weiteren lymphatischen Organen und im Knochenmark.

Fettgewebe

Das Fettgewebe ist eine Sonderform des retikulären Bindegewebes. Die Fettzellen, die aus Retikulumzellen hervorgegangen sind, speichern Fette (Lipide). Mehrere Zellen sind durch lockeres Bindegewebe zu Läppchen zusammengefasst.

Man unterscheidet einerseits **Speicherfettgewebe**, welches vom Ernährungszustand des Individuums abhängig ist. Es findet sich in den unter der Haut liegenden (subkutanen) Fettpolstern und als Fettgewebe um die inneren Organe (viszerales Fett). Diese können bei Bedarf wieder abgebaut werden. Bei starker Abmagerung nehmen die Fettzellen wieder die Gestalt von Retikulumzellen an.

Andererseits gibt es das **Baufettgewebe**, welches unabhängig vom Ernährungszustand in Gelenken, im Knochenmark, im Wangenfettkörper und an den Fußsohlen vorkommt.

Aufgaben des Fettgewebes

In der Regel bestehen 10–25 % der Körpermasse aus Fettgewebe.

◆ Baufettgewebe hat vor allem mechanische Aufgaben. Als Polster- und Füllgewebe zeigt es sich an den Gelenken, im Augapfel, am Gesäß und an den Fußsohlen.

◆ Das Speicherfettgewebe dient der Speicherung von Fetten (Lipiden), fettlöslichen Vitaminen und Wasser. Fettreserven werden für etwaige Notzeiten angelegt. Gleichzeitig bietet Fettgewebe einen Kälteschutz. Als stoffwechselaktives Gewebe produzieren die Fettzellen unter anderem das Hormon Leptin, was den Appetit im Gehirn (Hypothalamus) hemmt.

Bauchfett (viszerales Fett)

Das viszerale Fett, das von außen nicht sichtbar ist und sich um lebenswichtige Organe im Bauchraum lagert, ist nicht einfach ein Energiespeicher, sondern es bildet freie Fettsäuren und Entzündungsbotenstoffe. Die freien Fettsäuren beeinflussen die Insulinwirkung am Skelettmuskel. Die entsprechenden Rezeptoren werden für das Hormon Insulin unempfindlich und benötigen immer größere Mengen an Insulin um anzusprechen. Das fördert die Entstehung des Diabetes mellitus vom Typ II. Des Weiteren produziert das Bauchfett einen Botenstoff für Entzündungen, das Interleukin 6. Es ist bekannt, dass Entzündungen die Entstehung von Arterienverkalkung (Arteriosklerose), Bluthochdruck (Hypertonie) und Herzinfarkt begünstigen.

Der Bauchumfang: ein Prognosefaktor für gesundes Altwerden

Die Größe des Bauchumfanges ist das wichtigste Zeichen für überschüssiges viszerales Fett, welches Herz-Kreislauf-Erkrankungen und Diabetes mellitus vom Typ II fördert. Idealerweise sollte der Bauchumfang bei Männern unter 94 cm liegen, bei Frauen unter 80 cm. Werte darüber bringen eine erhebliche Risikoerhöhung für oben genannte Wohlstandserkrankungen mit sich. Es wird geraten ab Werten von 94 cm beim Mann und 80 cm bei der Frau eine Lebensstiländerung vorzunehmen. Hierzu gehören gesunde Ernährung im Sinne einer Mittelmeerkost mit Olivenöl, wenig tierischen Fetten, viel Obst und Gemüse sowie mehr Bewegung. Diese Lebensweisen decken sich mit der Beobachtung von Langlebigkeit.

3.2.2   Knorpelgewebe

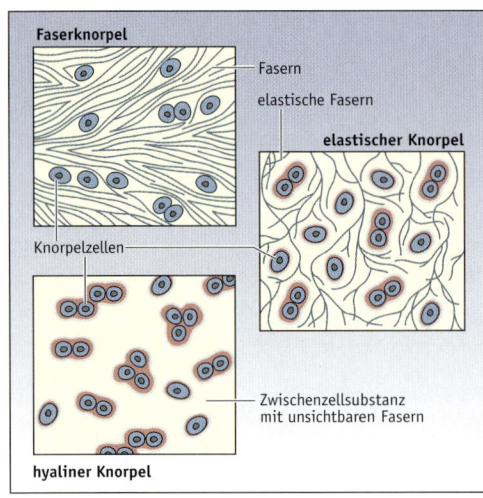

Knorpelgewebe

Auch hier findet sich im Sinne des Stahlträgergerüsts wieder der charakteristische Aufbau der Binde- und Stützgewebe. Im wachsenden Knorpel produzieren die spezifischen Zellen (Chondroblasten) die Interzellularsubstanz. Im fertigen Knorpel sind die Knorpelzellen (Chondrozyten), die ein blasiges (blasenartiges) Aussehen und eine kugelige Gestalt haben, von Grundsubstanz und verschiedenartigen Fasern umgeben. Die Grundsubstanz besteht aus Eiweiß-Zucker-Verbindungen (Proteoglykane), diese zeichnen sich durch ihr Wasserbindungsvermögen aus. Je nach Art der vorherrschenden Fasern spricht man vom elastischen, hyalinen Knorpel oder vom Faserknorpel. Bezeichnend für das Knorpelgewebe ist, dass es nahezu gefäß- und nervenfrei ist. Es wird durch die umgebende Knorpelhaut ernährt. Der träge Stoffwechsel erklärt die schlechte Regenerationsfähigkeit dieses Gewebes.

Hyaliner Knorpel

Hyaliner Knorpel könnte auch als Gelenkknorpel bezeichnet werden. Er findet sich an allen Gelenkflächen des Körpers. In der Interzellularsubstanz enthält er viele kollagene Fasern, die stets in Richtung der stärksten Beanspruchung verlaufen. Durch seinen hohen Gehalt an Proteoglykanen ist er fähig, Wasser zu binden. Wegen der großen Menge Wasser, die die Grundsubstanz binden kann, ist gesunder Knorpel druckfest und in Grenzen biegsam. Makroskopisch sieht er bläulich und milchig aus.

Physiologische Alterung des hyalinen Knorpels

Gelenkknorpel besitzt keine nennenswerten Möglichkeiten zur Reparatur von Defekten. Da Knorpel keine Nerven besitzt, können weder Schmerz noch Übermüdung wahrgenommen werden. Signale zum Schutz der Überlastung bleiben aus.

Da der Knorpel über keine eigene Blutversorgung vefügt, können Sauerstoff und Nährstoffe nur über lange Diffusionsstrecken zu den Knorpelzellen gelangen. Die Knorpelzellen im fertigen Knorpelgewebe (Chondrozyten) sind nicht mehr teilungsfähig. Von den Chondroblasten wird deshalb eine hohe Leistung bei der Produktion der Interzellularsubstanz, insbesondere bei der Grundsubstanz, erwartet. Proteoglykane bestimmen den Wassergehalt des Knorpels. Mit zunehmendem Alter nehmen der Proteoglykangehalt in der Interzellularsubstanz ab und damit die Wasserbindungsfähigkeit des Knorpels. Auch die kollagenen Fasern, die physiologisch durch die Grundsubstanz geschützt werden, sind nun dem Angriff von Enzymen ausgeliefert. Man nennt diesen Vorgang „Demaskierung der Kollagenfasern". Die Knorpeloberfläche wird rau, Kollagenfasern reißen, die reibungsfreie Beweglichkeit der gegenüberstehenden Gelenkflächen ist nicht mehr gewährleistet, es treten Schmerzen bei Bewegungen auf. Hyaliner Knorpel neigt auch mehr als andere Knorpelarten zur Kalkeinlagerung. Dies führt dazu, dass auch die Diffusion von Nährstoffen nicht mehr gewährleistet ist. Verschleißerscheinungen des Gelenks treten auf, diesen Zustand nennt man Arthrose.

Die Verschleißerscheinungen der unterschiedlichen Gelenke des menschlichen Körpers werden im Kapitel „Bewegungsapparat" abgehandelt.

Elastischer Knorpel

Die biegsame, elastische Konsistenz wird dieser Knorpelart durch die zahlreichen elastischen Fasern verliehen. Der elastische Knorpel ist im Gegensatz zum bläulichen hyalinen Knorpel gelblich gefärbt. Seine Biegsamkeit zeigt sich insbesondere an den Ohrmuscheln. Auch der Kehldeckel, ein Teil des Kehlkopfgerüstes, besteht aus elastischem Knorpel.

Faserknorpel

Der Faserknorpel, auch als Bindegewebsknorpel bezeichnet, enthält noch weniger Knorpelzellen als die beiden anderen Knorpelarten. Die reichlich vorhandenen Kollagenfasern sind in Bündeln angeordnet. Faserknorpel findet sich als sogenannter Faserring (Anulus fibrosus) in den Bandscheiben (s. S. 77), den Menisken im Kniegelenk und als Schamfugenknorpel zwischen den Schambeinen.

3.2.3 Knochengewebe

Das Knochengewebe bildet die Skelettknochen und hat damit wichtige Stützfunktion. Es ist an sämtlichen Bewegungen des Körpers beteiligt und schützt zudem wichtige Organe. Knochen ist der wichtigste Kalziumspeicher des Organismus, er enthält 99 % des Körperkalziums.

Knochengewebe besitzt sehr hohe Zug- und Druckfestigkeit und eine relativ geringe Elastizität. Knochen ist kein statisches Gewebe, es wird ständig umgebaut. Seine hohe Stoffwechselaktivität zeigt sich in der guten Durchblutung.

Knochenbestandteile

Auch hier zeigt sich wieder der typische Aufbau eines Stützgewebes. Es besteht einerseits aus relativ wenigen spezifischen Knochenzellen, andererseits aus der reichlich vorhandenen Interzellularsubstanz. Diese setzt sich aus Wasser (20–30 %), Kollagenfasern (25 %), weiteren Eiweißen und aus Knochenmineralien (45–60 %) zusammen.

Knochenmineralien

*Unter Knochenmineralien versteht man **Kalzium-Phosphat-Komplexe**, die die mechanische Widerstandsfähigkeit gegenüber Druck-, Zug-, Biege- und Drehkräften (Knochenfestigkeit) bedingen.*

Die für Knochen erforderliche Elastizität, um nicht bei der geringsten Belastung zu brechen, wird durch die kollagenen Fasern gewährleistet.

Die Osteoblasten sind die Zellen, die den Knochenaufbau und die Knochenstabilität stärken. Sie sind in der Lage, Kalzium-Phosphat-Komplexe in den Knochen einzubauen und die Kollagenfaserbildung zu stimulieren. Dadurch mauern sie sich gewissermaßen selbst ein und werden zu den weniger stoffwechselaktiven Osteozyten.

Osteoklasten sind vielkernige Riesenzellen, die die verschiedenen Bestandteile der Interzellularsubstanz des Knochens wieder abbauen. Vor allem wird das Mineralsalz Kalzium aus dem Knochengewebe herausgelöst.

Osteoblasten bauen den Knochen auf, Osteozyten sind „eingemauerte Osteoblasten" mit geringer Stoffwechselaktivität, Osteoklasten bauen den Knochen ab.

Arten von Knochengewebe

Aufgrund der Anordnung der Kollagenfasern unterscheidet man den Geflechtknochen und den Lamellenknochen.

Der **Geflechtknochen** enthält viele ungerichtete Bündel kollagener Fasern. Er besitzt keine geordnete Struktur wie der Lamellenknochen. Beim Erwachsenen kommt er nur noch an wenigen Orten vor, wie beispielsweise an den Schädelnähten. Bei der Heilung von Brüchen (Frakturen) wird zunächst Geflechtknochen gebildet, der dann in Lamellenknochen umgewandelt wird.

Der **Lamellenknochen** ist die weitaus häufigere Knochenform beim Erwachsenen. Am deutlichsten wird der Aufbau des Lamellenknochens in der Knochenrinde (Kompakta oder Kortikalis). In einer Lamelle sind die kollagenen Fasern parallel angeordnet. Ihre Orientierung verläuft in der Regel zur Längsachse des Gesamtknochens. Lamellen wechseln sich mit Lagen von Knochenzellen ab. Man bezeichnet solch ein System von sich abwechselnden Lamellen und Knochenzellen, die um ein Blutgefäß angeordnet sind, als **Osteon**. Ein Osteon besteht meist aus 30 Lamellen, die ringförmig umeinander gelagert sind. Das in der Mitte liegende Blutgefäß dient der Blutversorgung des Osteons.

Der Lamellenknochen ermöglicht die „Leichtbauweise" des Skeletts. Würde man verschiedene Knochen der Länge nach aufsägen, so würde man sehen, dass nur die Außenschicht aus dichtem Knochenmaterial besteht. Der größere Anteil eines Knochens besteht aus dem wesentlich leichteren Schwammknochen (Spongiosa). Die feinen Knochenbälkchen sind hier in Richtung des größten Zuges und Druckes angeordnet. Mechanisch wenig belastete Stellen dagegen bleiben hohl. Normalerweise besteht bei Gesunden der Knochen aus etwa 20 % kompaktem Knochenmaterial und 80 % Spongiosa. Dadurch wird mit einem Minimum an Material ein Maximum an Stabilität erreicht. Auch das Skelettgewicht reduziert sich durch diese Leichtbauweise. Das Gewicht der Knochen beträgt nur 10 % des Gesamtkörpergewichts.

Beim Röhrenknochen wird die äußere Schicht aus dichtem Knochenmaterial als Kompakta bezeichnet, bei den anderen Knochentypen heißt die Knochenrinde Kortikalis. Der weitaus größere Anteil des Knochens besteht jedoch aus den wesentlich leichteren Knochenbälkchen.

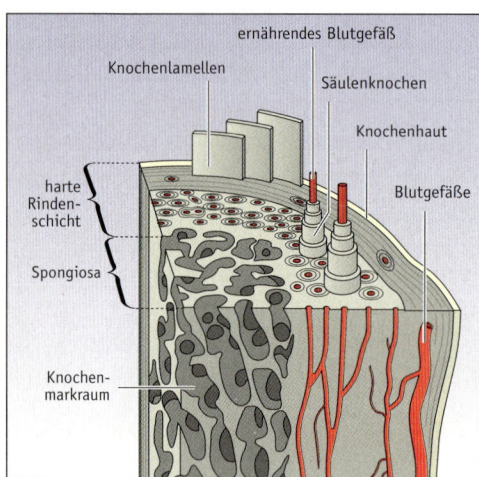

Feinbau eines Röhrenknochens

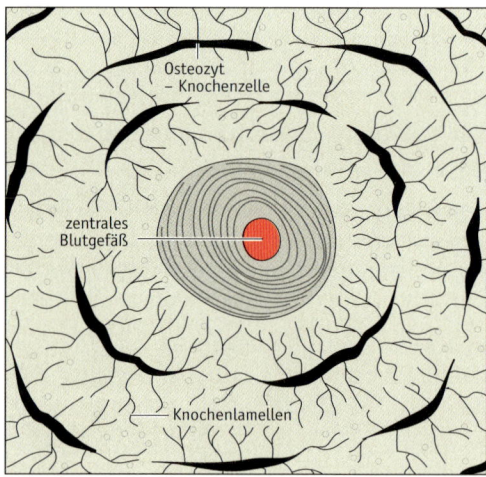

Knochengewebe

Durch die „Leichtbauweise" des Skeletts bestehen nur die besonders stark belasteten Anteile aus kompaktem Knochenmaterial, die weniger beanspruchten Stellen im Inneren des Knochens bestehen aus Schwammknochen.

Hüllgewebe des Knochens

Die Knochenhaut (Periost) umkleidet den Knochen überall dort, wo sich keine Gelenkflächen befinden. Bei der innersten Schicht der Knochenhaut handelt es sich um eine Lage ruhender Osteoblasten. Diese können bei Knochenbrüchen aktiv werden und zur Regeneration des Knochens beitragen. Die sich nach außen anschließende gelbliche Faserschicht enthält reichlich Nerven und Gefäße. Sie ist schmerzempfindlich.

Einfluss von Mineralstoffen, Hormonen und Vitaminen auf den Knochenstoffwechsel

Für einen gesunden Knochenstoffwechsel sind Mineralstoffe, Hormone und Vitamine unerlässlich.

◆ Die wichtigsten Mineralsalze des Knochens sind Kalzium-Phosphat-Komplexe. Sie bedingen die Härte und Festigkeit eines Knochens. Für ein gesundes Knochengewebe muss die Nahrung ausreichend **Kalzium** und Phosphat enthalten. Ein Zuwenig an Kalzium, wie es bei verminderter Zufuhr im Rahmen einer Mangelernährung oder bei ungenügender Verdauung (Maldigestion) bzw. ungenügender Aufnahme der Nährstoffe im Magen-Darm-Trakt (Malabsorption) vorkommen kann, begünstigt Osteoporose. Kalziumhaltig sind vor allem Milch und Milchprodukte, wie Käse, Quark und Joghurt. Einen Mangel an Phosphaten dagegen gibt es kaum, Ausnahme sind Menschen, die alkoholabhängig sind.

◆ Das **Vitamin D (Vitamin-D-Hormon)** fördert die Kalziumaufnahme über den Darm. Es erhöht somit den Blutkalziumspiegel. Am Knochen werden durch Vitamin D in physiologischer Konzentration die Osteoblasten angeregt. Eine ausreichende Vitamin-D-Produktion ist dann gewährleistet, wenn neben der Nahrungszufuhr der Vorstufen eine Sonnenlichtbestrahlung (Aufenthalt im Freien) sichergestellt ist.

◆ **Kalzitonin** beeinflusst ebenfalls den Kalziumhaushalt des Organismus. Es hemmt die Tätigkeit der Osteoklasten, dadurch wird vermehrt Kalzium im Knochen eingebaut. Der Blutkalziumspiegel fällt. Kalzitonin ist ein Hormon, welches in speziellen Zellen der Schilddrüse, den C-Zellen, produziert wird. Sein Gegenspieler, das Parathormon, aktiviert die Osteoklasten, es wird Kalzium aus dem Knochen freigesetzt. Der Blutkalziumspiegel steigt. Parathormon wird in der Nebenschilddrüse hergestellt.

◆ Auch die Sexualhormone, bei der Frau das **Östrogen** und beim Mann das **Testosteron**, haben Einfluss auf den Knochenstoffwechsel. Sie fördern die Osteoblastentätigkeit und damit den Knochenaufbau.

◆ Die **Vitamine A, B 12 und C** sind ebenfalls für die Regulation der Osteoblasten und Osteoklasten verantwortlich.

Altersphysiologische Veränderungen des Knochengewebes

Das Knochengewebe ist kein starres Material, es ist einem ständigen Auf- und Abbau unterlegen. Es herrscht in jüngeren Jahren ein Gleichgewicht zwischen den Knochen aufbauenden Osteoblasten und Knochen abbauenden Osteoklasten. Der heranwachsende Mensch baut bis zum dreißigsten Lebensjahr kontinuierlich Knochenmasse auf. Dann ist die maximale Knochenmasse erreicht. Zwischen dem dreißigsten und dem vierzigsten Lebensjahr bleibt die Knochenmasse relativ unverändert. Ab dann ist bei beiden Geschlechtern ein altersbedingter Knochenabbau festzustellen. Der Knochenmasseverlust betrifft insbesondere den Schwamm-knochen (Spongiosa). Hier verbreitern sich zwar die Knochenbälkchen, jedoch werden die Hohlräume vergrößert. Hohle Stellen im Knochen bedeuten weniger mechanische Belastbar-keit. In der Interzellularsubstanz des Knochens vermindern sich der Gehalt an Mineralsalzen und Wasser. Mineralsalze, insbesondere die Kalzium-Phosphatkomplexe, bedingen die Festig-keit des Knochens. Mit zunehmendem Alter nimmt die mechanische Widerstandsfähigkeit des Knochens gegenüber Druck-, Zug-, Biege-, und Drehkräften ab.

In der Regel kommt es im Alter auch zu einer nachlassenden körperlichen Aktivität. Dadurch wird ein weiterer Knochenabbau hervorgerufen, da sich der Knochen stets statischen Gege-benheiten anpasst. Ein Knochenaufbau kann nur bei Belastung des Knochens erfolgen. Zusätz-lich unterbleibt durch die geringere Beanspruchung der Skelettmuskulatur, die ihre Kräfte mit-tels Sehnen auf den Knochen überträgt, eine Stimulation der Osteoblasten. Wie oben beschrieben, gibt es weitere Faktoren, die den Knochenstoffwechsel beeinflussen. Besonders ist bei älteren Menschen mit einem Vitamin-D-Mangel zu rechnen, da oftmals die Sonnenlicht-bestrahlung (UV-Bestrahlung) unzureichend ist. Der tägliche Aufenthalt im Freien ist gerade für immobile Senioren nicht immer möglich oder machbar. Vitamin-D-Mangel führt zu vermin-derter Kalziumaufnahme über den Darm und hemmt die Osteoblastentätigkeit weiter.

Um einen Knochenmasseverlust, der die altersphysiologischen Grenzen überschreitet, zu ver-hindern, sollten alte Menschen sich so viel wie möglich bewegen. Durch Schwimmen, Spazie-ren gehen, (Wasser-)Gymnastik, Bewegungsübungen und Turnen wird der Knochenaufbau gefördert. Ein Aufenthalt im Freien fördert zusätzlich noch die Vitamin-D-Bildung der Haut. Unterstützend sollte die Nahrung mindestens 800 mg Kalzium pro Tag enthalten. Zur kno-chenfreundlichen Ernährung zählen Milch, Milchprodukte, Haferflocken, Volkornbrot, grünes Gemüse und kalziumhaltige Mineralwässer. Jedoch kann Kalzium nur dann in den Knochen eingebaut werden, wenn körperliche Bewegung vorhanden ist.

Der altersphysiologische Knochenabbau wird durch die meist nachlassende Muskelaktivität im Alter noch verstärkt. Deshalb sollten sich der alte Mensch so viel wie möglich bewegen.

Osteoporose – ein über die altersphysiolgischen Grenzen hinausgehender Knochenmasseverlust

Osteoporose ist keine Alterserscheinung, aber eine Erkrankung, die häufig im Alter auftritt. Bei der Osteoporose überschreitet der Knochenmasseverlust die altersphysiologischen Grenzen und führt zu verminderter Knochendichte und Knochenfestigkeit mit der Gefahr Knochenbrü-che zu erleiden.

Für die hohe Osteoporosegefährdung im Alter gibt es drei Ursachen:

- Allgemein führt Immobilität zu einem erhöhten Risiko für Osteoporose. Knochengewebe passt sich immer der jeweiligen Belastung an. Erfolgt diese nicht, wird Knochen abgebaut. Immobilität fördert eine Inaktivitätsosteoporose.

- Eine besonders hohe Osteoporosegefährdung haben Frauen. Nach dem Zeitpunkt der letz-ten Monatsblutung (Menopause) kommt es zu einem Östrogenabfall. Östrogene fördern die Osteoblastentätigkeit und führen zu einem Einbau von Mineralsalzen in die Knochen-grundsubstanz. Fällt die Östrogenwirkung weg, zeigt sich ein vermehrter Knochenabbau. Folgen der postmenopausalen Osteoporose, die zwischen dem 50. und dem 70. Lebensjahr auftritt, können Wirbelkörper- und Oberschenkelhalsbrüche sein.

♦ Jenseits des 70. Lebensjahres ist bei beiden Geschlechtern mit einer verminderten Osteoblastentätigkeit zu rechnen. Diese Form der Osteoporose wird als senile oder Involutionsosteoporose bezeichnet. Typischerweise treten hierbei Brüche am Oberarm- und Oberschenkelknochen auf.

Neben der medikamentösen Therapie können weitere Maßnahmen das Fortschreiten der Osteoporose verringern. Eine sinnvolle Ernährung, die ausreichend Kalzium enthält, und Bewegung sind wichtige Säulen der Behandlung. Auch sollte hier immer eine gute Sturzprophylaxe im Vordergrund stehen, die sowohl ein Training zur Erhaltung der Beweglichkeit (Koordinationstraining) als auch die Beseitigung von äußeren Unfallverursachern beinhaltet.

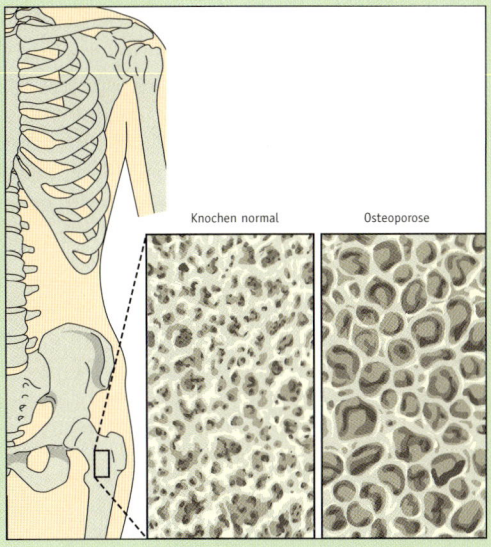

Knochengewebe und osteoporotisch veränderter Knochen

3.3 Muskelgewebe

Muskelgewebe besteht vor allem aus Muskelzellen. Zwischen den Zellen befindet sich wenig Bindegewebe, welches die ernährenden Gefäße und Nerven enthält.

Die charakteristische Eigenschaft des Muskelgewebes ist, dass es sich auf einen Reiz hin zusammenziehen (kontrahieren) kann. Die „Berufsstrukturen der Muskelzelle" sind spezielle Eiweißmoleküle. Betrachtet man eine Muskelzelle unter dem Lichtmikroskop, so werden im Zytoplasma Muskelfäserchen (**Myofibrillen**) gefunden. Elektronenmikrokopisch lassen sich die Myofibrillen in weitere Baubestandteile zerlegen: die Muskelfädchen (**Myofilamente**). Bei den Myofilamenten wiederum gibt es zwei Arten, die Aktin- und die Myosinfilamente.

Aufgrund ihres Feinbaus und ihren physiologischen Eigenschaften unterscheidet man drei Arten von Muskulatur.

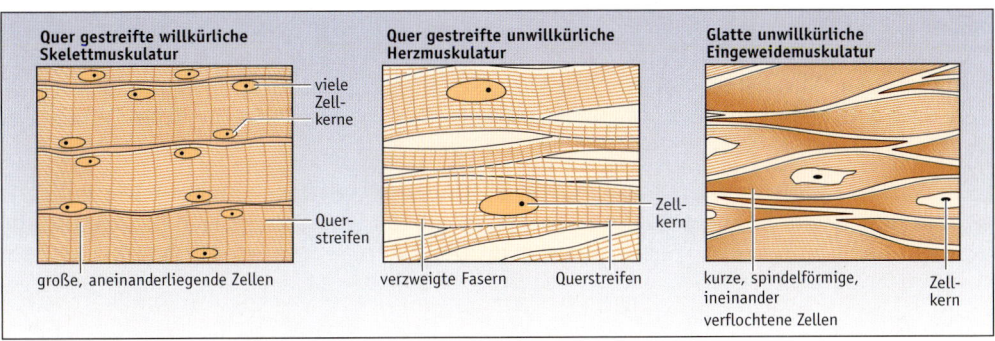

Muskelgewebsarten im Längsschnitt

3.3.1   Glatte Muskulatur

Die glatte Muskulatur ist in der Lage eine bestimmte Muskelspannung ohne großen Energieaufwand lange zu halten. Sie ermüdet nicht und findet sich deshalb vor allem in den Wänden der Eingeweide und Gefäße. Die glatte Muskulatur kann nicht willentlich erregt werden. Sie unterliegt dem autonomen (vegetativen) Nervensystem (s. S. 201). Dieser Teil des Nervensystems regelt die unbewussten und vom Willen weitgehend unabhängigen inneren Lebensvorgänge. Deshalb findet sich glatte Muskulatur in den Wänden der Verdauungsorgane, der Luftwege, der Harn- und Geschlechtswege und der Gefäße.

Betrachtet man die glatte Muskulatur unter dem Mikroskop, so erkennt man spindelförmige Zellen mit einem zentral gelegenen, zigarrenförmigen Zellkern. Teilweise kommen miteinander verbundene Muskelzellen vor. Die Myofibrillen nehmen den meisten Platz im Zytoplasma der Muskelzelle ein. Eine spezielle Ordnung der Myofilamente wie bei der Skelett- oder Herzmuskulatur ist nicht zu erkennen.

3.3.2   Skelettmuskulatur

Die Skelettmuskulatur ist für alle aktiven Bewegungen des Körpers zuständig. Im Gegensatz zu den Kontraktionen der glatten Muskulatur können diese vom Willen bzw. Bewusstsein ausgelöst und gesteuert werden. Kennzeichnend für die Skelettmuskulatur ist, dass sie sich zwar kräftig kontrahieren kann, aber ermüdet.

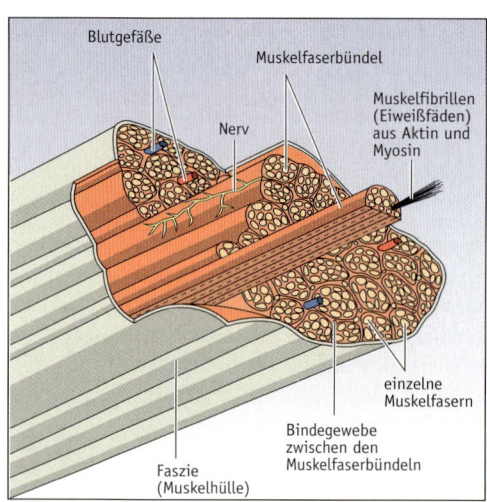

Die einzelne Muskelzelle ist eine große, vielkernige Zelle. Die Zellkerne liegen am Rand. Sie wird wegen ihrer Größe auch als Muskelfaser bezeichnet, da sie im Einzelfall bis zu 15 cm lang und 0,1 mm dick sein kann. Der Zellleib einer Skelettmuskelfaser enthält hauptsächlich Myofibrillen. Diese bestehen wiederum aus typisch angeordneten Aktin- und Myosinfilamenten (s. S. 91). Die breiteren, dunklen Myosinfilamente wechseln sich mit schmäleren, hellen Aktinfilamenten ab. Daraus ergibt sich die **Querstreifung der Skelettmuskulatur**. Während der Kontraktion verzahnen sich die unterschiedlichen Myofilamente, die Muskelfaser verkürzt sich.

Aufbau und Funktion eines Skelettmuskels

Je nach Muskel wird dieser durch unterschiedlich viele Muskelzellen (Muskelfasern) gebildet. Meist sind mehrere Muskelfasern in Längsrichtung miteinander verbunden. Der Muskelbauch geht, bevor er am Knochen ansetzt, in eine Sehne über. Die Zugkräfte werden so auf die Knochen übertragen.

Jeder Muskel ist mit straffem, geflechtartigem Bindegewebe umgeben. Diese Muskelfaszie schützt und erhält die Form des Muskels. Unterhalb der Faszie findet sich lockeres Bindegewebe, das Epimysium. Hiervon gehen Bindegewebs-Septen in den Muskel ab, der dadurch in Bündel gegliedert wird. Wiederum ist jede Muskelzelle von feinem Bindegewebe, dem Endomysium, umgeben.

Altersphysiologische Veränderungen des Skelettmuskels

Im Alter kommt es zu einer Abnahme der Skelettmuskelmasse (Sarkopenie) mit Minderung der Muskelkraft (s. S. 93). Altersphysiologisch zeigt sich außerdem eine veränderte Muskelzusammensetzung. Der Anteil der schnellen Muskelfasertypen nimmt im Alter ab, der der langsameren Muskelfasern nimmt relativ zu. Dennoch zeigt sich durch den relativen Zuwachs von langsamen Muskelfasern keine Verbesserung der Ausdauerleistung, da der Stoffwechsel dieser langsamen Muskelzellen vermindert ist. Insgesamt resultiert eine verminderte körperliche Belastbarkeit des alten Menschen.

3.3.3 Herzmuskulatur

Das Herzmuskelgewebe findet sich nur im Herzen, es wird auch als Myokard bezeichnet. Vom Aufbau ist die Herzmuskulatur eine Sonderform der Skelettmuskulatur. Sie weist die typische Querstreifung auf, die durch die abwechselnde, parallele Anordnung der Aktin- und Myosinfilamente hervorgerufen wird. Die einzelne Herzmuskelzelle ist jedoch kleiner und weist nur einen zentralen Zellkern auf. Über Kittlinien (Glanzstreifen) sind die Herzmuskelzellen, die sich auch verzweigen können, miteinander verbunden.

Im Gegensatz zur Skelett- und glatten Muskulatur verfügt das Myokard über ein eigenes Erregungsbildungs- und Erregungsleitungssystem. Spezialisierte Herzmuskelzellen sind für die Selbsterregung und die koordinierte Weiterleitung der Erregung im Herzmuskelgewebe zuständig. Der Herzschlag, das Zusammenziehen des Herzmuskels, ist weitestgehend unabhängig von äußeren Taktgebern. Nur das vegetative Nervensystem und Hormone können in besonderen Situationen Einfluss auf die Herztätigkeit haben.

3.4 Nervengewebe

Das Nervengewebe besteht aus Nervenzellen (Neuronen) sowie Hüll- und Stützzellen (Gliazellen). Die Gliazellen erfüllen im Nervengewebe die Aufgabe, die in anderen Geweben dem Bindegewebe zukommt. Sie umgeben die Nervenzellen mit einer schützenden Hülle, sind für den Stoffwechsel des Nervengewebes von großer Bedeutung und spielen bei der Regeneration und Narbenbildung eine wichtige Rolle.

Das menschliche Nervensystem besteht aus mehr als 10 Milliarden Nervenzellen. Rein anatomisch wird zwischen zentralem Nervensystem (kurz ZNS), welches aus Gehirn und Rückenmark besteht, und peripherem Nervensystem, unterschieden. Das periphere Nervensystem ist die Gesamtheit der durch den Körper ziehenden Nerven.

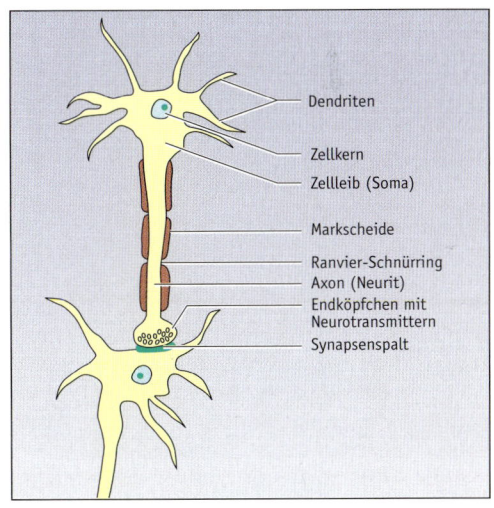

Aufbau einer Nervenzelle (Neuron)

Nervenzellen finden sich in der grauen Substanz des Gehirns und Rückenmarks, in den Sinnesorganen sowie in den Nervenzellansammlungen des peripheren Nervensystems.

Nervenzelle (Neuron)

Betrachtet man die Nervenzelle unter dem Lichtmikroskop, so erkennt man ihren speziellen Aufbau. Sie gleicht einem verästelten Bäumchen. Im Zellkern (Perikaryon) liegt zentral ein großer Zellkern mit einem gut erkennbaren Kernkörperchen (Nucleolus). Es findet sich außerdem reichlich raues endoplasmatisches Retikulum, das als „Nissl-Schollen" bezeichnet wird. Dies spricht für den regen Eiweißstoffwechsel der Nervenzelle.

Die kleinen Äste (Dendriten) nehmen Signale von anderen Nervenzellen auf. Sie werden als Eingangsseite des Neurons bezeichnet. Die Signale werden von den Dendriten über den Zellleib zum Stamm (Axon) der Nervenzelle weitergeleitet.

Das Axon splittert sich am Ende in viele Kollateralen mit sogenannten Endknöpfchen auf. Das Nervensignal wird auf andere Nervenzellen oder auch Muskel- oder Drüsenzellen übertragen.

Die spezielle Eigenschaft von Nervenzellen ist, dass sie elektrische Erregung weiterleiten können. Dies beruht auf der Änderung der Ladungsverhältnisse innerhalb der Zelle. Generell besitzen alle Zellen ein sogenanntes Ruhemembranpotential. In der Zellflüssigkeit (Zytosol) sind mehr negativ geladene Moleküle enthalten als im Zelläußeren. Das Zellinnere ist gegenüber dem Zelläußeren negativ geladen, das Ruhemembranpotential beträgt etwa –70 mV. Treten nun ausreichend starke Nervenerregungen auf Nervenzellen, kommt es zur Ladungsumkehr. Das Zellinnere wird positiv, was hauptsächlich durch den Einstrom von positiv geladenen Natriumionen zu erklären ist. Es entsteht ein Aktionspotential, dessen Ladung +30 mV beträgt. So wird die elektrische Erregung weitergeleitet bis zu den Endknöpfchen, den Verzweigungen des Axons.

Eine Nervenzelle unterteilt sich in Dendriten, Nervenzellkörper und Axon. Die Erregung wird von den Dendriten aufgenommen, die dann im Nervenzellkörper zur Gesamterregung verarbeitet und schließlich über das Axon weitergeleitet wird.

Synapsen

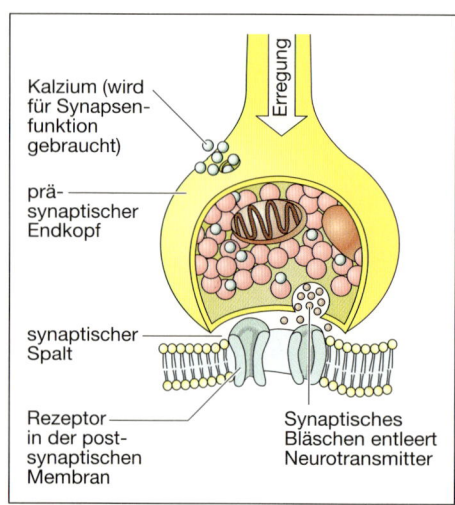

Kalzium (wird für Synapsenfunktion gebraucht)

prä-synaptischer Endkopf

Erregung

synaptischer Spalt

Rezeptor in der post-synaptischen Membran

Synaptisches Bläschen entleert Neurotransmitter

Aufbau einer Synapse

Die Verbindungsstellen zwischen einer Nervenzelle und benachbarten Zellen, bei denen es sich um Nerven-, Muskel-, oder auch Drüsenzellen handeln kann, heißen Synapsen. Das Besondere ist, dass die am Axon elektrisch fortgeleitete Erregung hier chemisch erfolgt. Trifft eine elektrische Erregung, also ein Aktionspotential, am Endknöpfchen ein, kommt es an der Nervenzellmembran zur Ausschüttung eines Botenstoffes (Neurotransmitter). Dieser Transmitter diffundiert durch den synaptischen Spalt und bindet an Rezeptoren auf der Membran der nachgeschalteten Zelle. Durch die Transmitterbindung ändert sich das Ruhepotential der nachgeschalteten Zelle. Es entsteht ein neues Aktionspotential, welches dann wieder elektrisch weitergeleitet wird.

Am Axon wird die Erregung elektrisch fortgeleitet, an den Synapsen chemisch.

Neurotransmitter

Neurotransmitter als chemische Botenstoffe im Nervensystem haben eine zentrale Bedeutung für den menschlichen Körper. Sie steuern lebenswichtige Funktionen wie Atmung, Blutdruck, Herzschlag, Verdauung und Stoffwechsel, beeinflussen aber auch das Verhalten und das Gefühlsleben. Neurotransmitter können hemmend oder auch erregend wirken. Ein Zuviel oder Zuwenig an Neurotransmittern führt zu Erkrankungen.

Wichtige Neurostransmitter sind:

◆ Acetylcholin (s. S. 91), welches an der Informationsübertragung von der Nervenzelle zur Muskelzelle beteiligt ist, aber auch im Gehirn freigesetzt wird. Bei der Alzheimer-Demenz ist die Menge des Acetylcholins vermindert.

◆ Dopamin (s. S. 200), bei dessen Mangel es zu Bewegungsarmut, Zittern und Muskelstarre kommt.

◆ Gamma-Aminobuttersäure (GABA), die ein hemmender Neurotransmitter ist. Eine verminderte Ausschüttung von GABA wird bei epileptischen Krampfanfällen beobachtet.

Gliazellen

Das Nervengewebe besteht neben den Nervenzellen aus Gliazellen. Diese kommen in zehnmal höherer Anzahl vor als die Nervenzellen. Sie sind für die Funktion des peripheren Nervensystems als auch für das ZNS unverzichtbar. Man unterscheidet deshalb periphere und zentrale Gliazellen.

Die Hüll- und Stützzellen des peripheren Nervensystems sind die **Schwann-Zellen**, welche die Axone umhüllen. Der Nervenzellfortsatz (Axon) mit umgebender Gliazelle (Schwann-Zelle) wird im peripheren Nervensystem als Nervenfaser bezeichnet. Nach der Art, wie die Schwann-Zellen die Axone umhüllen, wird zwischen markhaltigen und marklosen Nervenfasern unterschieden. Bei den markhaltigen Nervenfasern umwickeln mehrere hintereinander gelegene Schwann-Zellen den Nervenzellfortsatz viele Male. Es entsteht die fettreiche Markscheide (Myelinscheide). Diese Myelinscheide ist an zahlreichen Stellen, den Ranvier-Schnürringen, unterbrochen. Nur im Bereich der Schnürringe bildet sich ein Aktionspotential aus. Die Erregung springt von Schnürring zu Schnürring, deshalb ist die elektrische Erregungsweiterleitung in markhaltigen Nervenfasern sehr schnell. Bei den marklosen Nervenfasern umschließen die hintereinander liegenden Schwann-Zellen mehrere Axone. Es werden keine Myelinscheiden und Ranvier-Schnürringe ausgebildet. Die Erregungsweiterleitung in marklosen Nervenfasern ist dementsprechend geringer.

Zu den zentralen Gliazellen gehören die Astrozyten. Sie sind die größten und auch am häufigsten vorkommenden Stützzellen des ZNS. Sie weisen eine große Anzahl sternförmiger Fortsätze auf, mit denen sie an die Nervenzellen herantreten. Astrozyten üben eine Stützfunktion an den Nervenzellen aus, zudem regulieren sie den Stoffwechsel der Neurone. Bei Schädigungen des Nervengewebes im ZNS, beispielsweise durch Schlaganfälle oder Entzündungen, vermehren sich die Astrozyten und ersetzen das zugrunde gegangene Gewebe. Es entstehen Glianarben.

Die Oligodendrozyten bilden die Myelinscheiden im ZNS. Sie entsprechen somit den im peripheren Nervensystem gelegenen Schwann-Zellen.

Die kleinsten Gliazellen des zentralen Nervensystems werden als Mikrogliazellen bezeichnet. Bei Gewebsstörung im ZNS durch Schlaganfall oder Infektionen können diese Zellen abgestorbenes Material „auffressen" (phagozytieren).

Altersphysiologische Veränderungen von Nervenzellen

Nervenzellen sind hoch differenzierte und spezialisierte Zellen, die nach der Geburt eines Menschen nicht mehr teilungsfähig sind. Ein gewisser Verlust von Nervenzellen mit dem Alter ist ein natürlicher Vorgang, wobei die Reserven mit etwa 10 Milliarden recht hoch sind. Selbst im fortgeschrittenen Alter wird nur ein Verlust von 10–20 % der Nervenzellen angegeben.

Mit fortschreitendem Alter nimmt jedoch die Anzahl der Synapsen stetig ab. Synapsen sind an der Erregungsweiterleitung zwischen zwei Nervenzellen, bzw. zwischen einer Nervenzelle und Muskel- oder Drüsenzelle, beteiligt.

Obwohl die Nervenzelle sich nicht mehr teilen kann, können ihre Fortsätze, das Axon und die Dendriten, neue Verknüpfungen eingehen. Das Neuron versucht durch Bildung weiterer neuronaler Verbindungen etwaige Verluste von anderen Nervenzellen zu kompensieren. Dieses wird als Neuroplastizität bezeichnet und ist die Voraussetzung für Funktionsverbesserungen in der Rehabilitation nach Schlaganfällen und anderen neurologischen Erkrankungen.

Fallsituation

Sie arbeiten als Altenpflegehelfer/-in beim ambulanten Pflegedienst „Hilfe zu jeder Zeit".

Auf Ihrer heutigen Tour besuchen Sie auch die 78 Jahre alte Frau Kern. Sie lebt seit dem Tod Ihres Mannes vor zwei Jahren allein in ihrer Wohnung. Der seit zehn Jahren bestehende Gelenkverschleiß (Arthrose) beider Kniegelenke schränkt sie zunehmend in ihrer Beweglichkeit ein. Ihnen ist auch aufgefallen, dass Frau Kern in letzter Zeit eine schlechte Körperhaltung hat. Der Rundrücken scheint ausgeprägter zu sein, auch die Beugung des Rumpfes nach vorne hat zugenommen. Frau Kern hat selbst bemerkt, dass sie immer „kleiner" wird.

Wie gewohnt klingeln Sie an der Tür und schließen gleichzeitig auf. „Hallo, Frau Kern!", rufen Sie. Anstatt des sonst üblichen „Guten Morgen", hören sie nur ein leises, weinerliches Geräusch aus dem Schlafzimmer. Frau Kern liegt im Bett und berichtet, dass sie heute Nacht beim Gang zur Toilette gestolpert sei. Dabei habe sie sich mit der ausgestreckten rechten Handinnenfläche abgefangen. Am rechten Handgelenk ist eine deutliche Schwellung zu sehen, jedoch ist keine äußere Verletzung sichtbar. Frau Kern gibt an, dass sie ihre Hand bewegen könne, aber die Funktion wäre doch eingeschränkt.

Im Krankenhaus wird ein handgelenksnaher Speichenbruch festgestellt. Da es sich um eine unverschobene Fraktur handelt, kann Frau Kern mit einem Gipsverband versorgt werden. Für die bisher unbehandelte Osteoporose erhält sie entsprechende Medikamente. Des Weiteren erhält sie konsequente Physiotherapie.

1. *Welche Maßnahmen ergreifen Sie als Altenpflegehelfer/-in, wenn Sie Frau Kern auffinden?*

2. *Beschreiben Sie den Aufbau von Knochen- und Knorpelgewebe. Mit welchen Veränderungen ist im Alter bei diesen Geweben zu rechnen?*

3. *Welche pflegerischen Interventionen bezüglich der AEDL können Sie Frau Kern anbieten, damit die alte Dame nach ihrer Heimkehr den Alltag gefahrlos meistern kann?*

15-Minuten-Gymnastik für die Knochen

„Für stabile Knochen gibt es ein erfolgreiches Programm. Fangen Sie am besten noch heute damit an.

Drei Dinge braucht ein stabiler Knochen: Bewegung, Bewegung, Bewegung! Astronauten im All sind dafür der beste Beweis: Mit nachlassender Erdanziehungskraft fehlt der notwendige Muskelzug und -druck und damit schwindet auch ihre Knochenmasse. Klingt erst mal erstaunlich, beruht aber auf der Tatsache, dass der Knochen ein flexibles und äußerst lebendiges Gewebe ist. Es kann wachsen, sich selbst reparieren, aber eben auch schrumpfen. Darum: Turnen Sie sich knochenstark.

Unsere fünf Gymnastik-Übungen können Ihnen dazu als tägliches Startprogramm zu Hause dienen. Sie sind einfach, in einer Viertelstunde durchzuführen und kräftigen sanft die Muskeln. Zum ersten Schutz vor einer Osteoporose taugen sie auch. ‚Wer seine Muskelkraft erhält, verliert nicht so schnell an Knochenmasse‘, weiß Professor Dieter Felsenberg, Osteoporose-Experte der Charité Berlin. Er empfiehlt deshalb auch Senioren, selbst hochbetagten, ein Krafttraining.

Der mechanische Reiz gibt das Signal, Knochen auf- und umzubauen, abbauende Zellen dagegen in Schach zu halten. Nehmen diese überhand – Gründe dafür können das Alter, erbliche oder andere Risikofaktoren wie Rauchen oder bei Frauen auch ein Östrogenmangel nach den Wechseljahren sein –, dann kann mit der Zeit eine Osteoporose entstehen. Und das ist bereits bei einem Viertel aller Deutschen über 50 der Fall. ‚Wichtig ist‘, ergänzt Felsenberg, ‚dass die Patienten mit ihrem Arzt besprechen, welche Übungen für sie infrage kommen. Wir raten, zusätzlich Schnelligkeit, Koordination und Beweglichkeit zu trainieren, um besser gegen Stürze gewappnet zu sein. Wer noch mehr für sein Skelett tun will, achtet zudem auf eine Ernährung mit viel Kalzium und Vitamin-D, weil beide den Knochen stabilisieren. Das Sommervitamin D verbessert die Kalziumaufnahme über den Darm. Unterschreiten wir die vorgesehene Menge, holt sich der Körper das Mineral aus dem eigenen Lager, dem Knochen. Das macht diesen auf Dauer porös.

Doch nicht nur ältere Menschen schaffen es kaum, das täglich dafür notwendige Pensum an Joghurt, Käse und grünem Blattgemüse zu essen, genügend Milch und Mineralwasser zu trinken und auch noch jeden Tag Sonne zu tanken. ‚Wer gefährdet ist, an einer Osteoporose zu erkranken oder vielleicht bereits Knochenbrüche erlitten hat‘, so Felsenberg weiter, ‚dem empfiehlt der Arzt ein Präparat mit der nötigen Menge Kalzium und Vitamin D und unterstützt die Behandlung bei Bedarf durch Medikamente.‘ [...] “

Quelle: Schurr, Elke: 15-Minuten-Gymnastik für die Knochen, 03.09.2009 (aktualisiert am 09.06.2011 von Martin Ley) unter: www.senioren-ratgeber.de/Sport/15-Minuten-Gymnastik-fuer-die-Knochen-54524.html

1. *Stimmen die Aussagen des Zeitungstextes mit dem, was Sie bereits über die Anatomie und Physiologie des Knochengewebes gehört haben, überein?*

2. *Beschreiben Sie Möglichkeiten, dem Abbau von Knochenmasse im Alter konstant entgegenzuwirken.*

4 Die Haut

Die Haut ist das flächenmäßig größte Organ unseres Körpers. Je nach Körpermaßen besitzt sie eine Fläche von 1,6–2,0 m² und macht etwa 16 % des Körpergewichtes aus. Die Haut selbst besteht aus Oberhaut und Lederhaut, unter der eigentlichen Haut liegt das Unterhautfettgewebe (Subcutis). Die Dicke von Ober- und Unterhaut schwankt regional zwischen einem und fünf Millimetern. Frauen haben in der Regel eine dünnere Haut als Männer. Als Grenzschicht zwischen Organismus und Umwelt dient die Haut als Schutz vor mechanischen, chemischen und thermischen Schäden und sorgt dafür, dass Krankheitserreger nicht in den Körper eindringen können. Mithilfe von Schweißdrüsen und veränderter Durchblutung kann die Haut den Körper vor Überwärmung schützen. Andererseits sorgt die Haut dafür, dass der Körper nicht austrocknet. Als Sinnesorgan kann die Haut auf Druck, Berührung, Temperatur und Schmerz reagieren. Mehr als jedes andere Organ ist die Haut der direkten Beobachtung zugänglich.

4.1 Hautoberfläche

Das äußere Erscheinungsbild der Haut ist gekennzeichnet durch Furchen und Falten sowie durch Felder und Leisten.

Der größte Teil unserer Haut ist in rautenförmige, kleine Felder gegliedert. Die **Felderhaut** befindet sich am gesamten Körper, mit Ausnahme der Handteller und Fußsohlen. Auf den Flächen der Felder münden die Schweißdrüsen, in den Furchen stehen die Haare und liegen die Poren der Talgdrüsen.

Die wesentlich dickere und widerstandsfähige **Leistenhaut** findet sich nur an den Fußsohlen und Handtellern. Sie ist im Gegensatz zur Felderhaut haarlos und besitzt dafür umso mehr Schweißdrüsen. Die Leisten, die diese Haut griffsicher machen, sind genetisch festgelegt. Jedes Individuum hat ein charakteristisches Leistenmuster. Hierauf beruht auch die Anwendung des Fingerabdrucks.

4.2 Aufbau der Haut

Die Haut wird in drei größere Schichten eingeteilt, wobei diese wiederum weiter unterteilt werden können.

Oberhaut (Epidermis):

◆ Hornschicht (Stratum corneum)

◆ Glanzschicht (Stratum lucidum) nur an Handtellern und Fußsohlen

◆ Körnerzellschicht (Stratum granulosum)

◆ Stachelzellschicht (Stratum spinosum)

◆ Basalzellschicht (Stratum basale)

Lederhaut (Korium):

◆ Papillarschicht (Stratum papillare)

◆ Geflechtschicht (Stratum reticulare)

Unterhaut (Subcutis): keine weitere Unterteilung

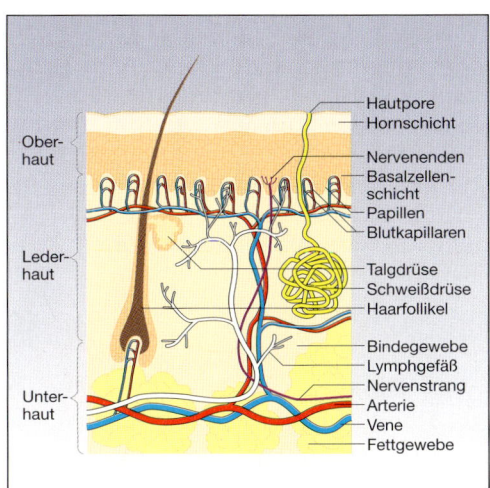

Hautschichten

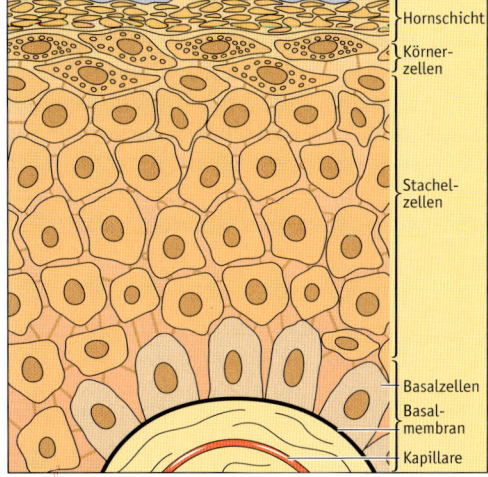

Aufbau der Epidermis

4.2.1   Die Oberhaut (Epidermis)

Die Oberhaut ist ein verhornendes mehrschichtiges Plattenepithel. Epithelien gehören zu den Geweben, die ständig erneuert werden müssen. Im Durchschnitt regeneriert sich die Oberhaut innerhalb von vier Wochen. Sie wird aus vier, an Handtellern und Fußsohlen aus fünf, horizontalen Zelllagen aufgebaut. Zuunterst liegt die einschichtige Basalzellschicht (Stratum basale). Aus dieser Schicht entwickeln sich die Oberhautzellen. Hier laufen ständig Zellteilungen (Mitosen) ab. Haben die Tochterzellen auf der untersten Schicht keinen Platz mehr, wandern sie nach oben und lagern sich der Basalzellschicht auf. Es folgt die 2–5 Zelllagen dicke Stachelzellschicht (Stratum spinosum). Die Oberhautzellen haben hier ein stacheliges Aussehen, ihre Fortsätze stehen miteinander in Kontakt. Über der Stachelzellschicht findet sich die Körnerzellschicht (Stratum granulosum) mit 2–3 Zelllagen. In dieser Schicht beginnt die Hornbildung. Es bilden sich sogenannte Hornkörperchen, die den Zellen ihr dunkles, körniges Aussehen geben. Außerdem sondern die Körnerzellen Fette in den Zwischenzellraum ab, somit wird eine Barriere zum Schutz vor Flüssigkeitsverlust der Oberhaut geschaffen. An den Handtellern und Fußsohlen gibt es noch eine zusätzliche Schicht, bevor die Oberhaut in die Hornschicht übergeht. Bereits hier haben die Zellen ihren Zellkern verloren. Die verhornenden Zellen enthalten eine stark lichtbrechende Substanz, die der Glanzschicht (Stratum lucidum) ihren Namen gab. Die äußerste Schicht der Oberhaut ist die reißfeste und fast völlig undurchlässige Hornschicht (Stratum corneum). Ihre Zellen enthalten weder Zellkerne noch Zellorganellen und sind mit Horn (Keratin) angefüllt. Pro Tag verliert der Mensch etwa fünf 15 Gramm dieser verhornten Zellen. Die Hornschicht ist je nach Beanspruchung unterschiedlich dick.

Beispiel: Die Ausbildung der Hornschicht spiegelt die Beanspruchung der Oberhaut wider. Bei schwerer Handarbeit bilden sich Schwielen an den Händen aus, häufiges Barfußlaufen zeigt sich an der Hornhaut der Fußsohlen. Dementsprechend bildet sich bei Entlastung die Hornschicht zurück. Bei Bettlägerigen ist deshalb eine heftige Entschuppung der Fußsohlen festzustellen. Diese sollten täglich mit fetthaltigen Salben eingerieben werden. Haut mit Einrissen ist wesentlich anfälliger für Druckgeschwüre.

Hautfarbe

Auch bewirken ultraviolette Strahlen im Sonnenlicht eine verstärkte Verhornung. Daneben werden auch pigmentbildende Zellen (Melanozyten), die sich in der Basalzellschicht und Stachelzellschicht befinden, angeregt. Sie bilden den Farbstoff Melanin, der die Mitosen in der Basalzellschicht vor schädlichen UV-Strahlen schützt. Zudem bewirkt er die Bräunung der Oberhaut. Je nach Hautfarbe kommen auf einen Melanozyten drei bis zehn Epithelzellen, an die Melanin abgegeben wird. Eine hohe Anzahl von Pigment bildenden Zellen schützt die Haut davor, UV-bedingte Hauttumoren zu entwickeln. UV-Licht ist auch wesentlich an der Hautalterung beteiligt.

Die normale, gesunde Hautfarbe wird durch drei weitere Faktoren mitbestimmt. Dazu gehören die Hautgefäße, welche je nach Körperregion rotes (arterielles) Blut oder bläuliches (venöses) Blut enthalten. Karotin aus pflanzlicher Nahrung, das sich in der Unterhaut ablagert, erzeugt einen gelblichen Farbton.

Veränderungen der Hautfarbe lassen jedoch auch auf Allgemeinerkrankungen schließen.

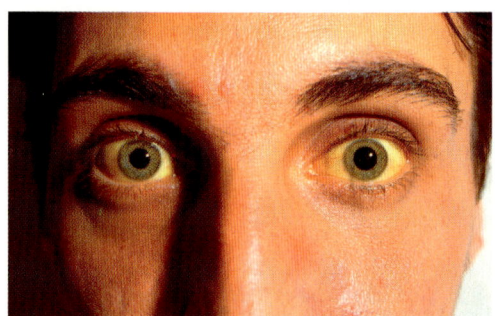

Ikterus (Gelbfärbung von Haut und Augen)

Farbton	Bezeichnung	Mögliche Erkrankung
Bläuliche Verfärbung	Zyanose	Herzerkrankung
Umschriebene Rötung	Hyperämie, Erythem	Entzündung, Infektion
Weiße Haut		Blutarmut (Anämie), Melaninmangel (Albino)
Gelbe Verfärbung	Ikterus	Leberentzündung, Leberzirrhose, Gallenwegserkrankungen

4.2.2   Die Lederhaut (Korium, Dermis)

Die Lederhaut ist wesentlich dicker als die Epidermis. Hier liegen Blut- und Lymphgefäße, unter anderem zur Versorgung der Oberhaut, sowie Bindegewebszellen, Nerven und Anteile der Hautanhangsgebilde. Die hohe Reißfestigkeit und Elastizität ist auf die sehr stark miteinander verflochtenen Kollagenfasern und elastischen Netze zurückzuführen. Die Lederhaut besteht aus zwei Schichten.

Papillarschicht (Stratum papillare)

Oberhaut und Lederhaut sind regelrecht miteinander verzahnt. Die Bindegewebszapfen, die auch Papillen genannt werden, enthalten kleinste Blutgefäße und Nerven. Sie versorgen unter anderem auch die Epidermis. Bei Erweiterung dieser Blutgefäße erfolgt eine vermehrte Wärmeabgabe, die Haut errötet. Die Engstellung der Kapillaren führt zum Erblassen der Haut, wie bei kalten Außentemperaturen. Leichenblässe ist die extreme Blutarmut der Papillarschicht.

Geflechtschicht (Stratum reticulare)

Die Geflechtschicht enthält reichlich straffe Kollagenfasern, die die Reißfestigkeit der Lederhaut bedingen. Sie kreuzen einander wie ein Scherengitter. Dazwischen liegen elastische Fasernetze, welche die Haut in ihre ursprüngliche Form zurückbringen. Zwischen den Faserbündeln liegen die Bindegewebszellen. Die Grundsubstanz enthält vor allem Proteoglykane (s. S. 38), die für das Wasserbindungsvermögen der Lederhaut zuständig sind und damit den Hautturgor bestimmen.

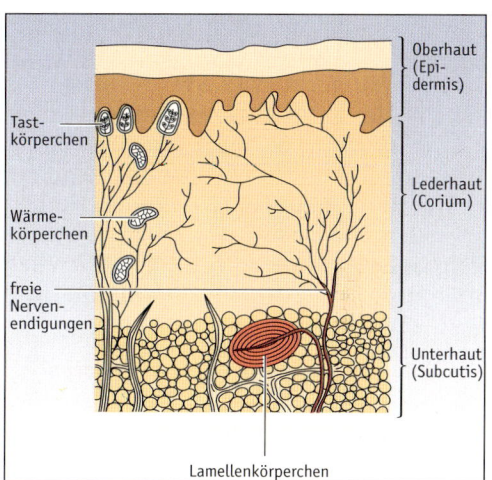

Aufbau der Dermis

4.2.3 Die Unterhaut (Subcutis)

Die Unterhaut, als auch Unterhautfettgewebe oder Subcutis bezeichnet, befindet sich unmittelbar unter der Lederhaut. Sie ermöglicht die Verschiebung der Haut gegenüber der Knochenhaut bzw. der Muskelfaszie. Je nach Ernährungszustand und Körperregion enthält die Unterhaut größere oder kleinere Fettkissen, stellenweise kann die Subcutis auch fettfrei sein, wie an Augenlidern, Lippen und Ohrmuscheln. Auch die Unterhaut besitzt viele Blut- und Lymphgefäße, die Haarwurzeln, Schweißdrüsen und Fettpolster versorgen.

Beispiel: Die subkutane Injektion erfolgt in das Unterhautfettgewebe, meist von Oberschenkel oder Bauch. In der Altenpflege wird meist Insulin subkutan injiziert. Da die Unterhaut an verschiedenen Hautstellen eine unterschiedliche Dichte von Blutgefäßen besitzt, wird Insulin aus der Bauchregion wesentlich schneller in die Blutbahn aufgenommen als nach Injektion in den Oberschenkel.

4.3   Hautanhangsgebilde

Die Hautdrüsen, Haare und Nägel werden als Hautanhangsgebilde bezeichnet.

4.3.1   Talgdrüsen

Fast alle Talgdrüsen sind an Haare gebunden. Sie münden in den Haartrichter des Haarbalgs. Die Talgdrüsen gehören zu den exokrinen Drüsen, die bei Sekretabgabe zugrunde gehen. Da die Talgdrüsenwand ähnlich aufgebaut ist wie die Basalzellschicht der Epidermis, werden stets neue Talg produzierende Zellen gebildet. Täglich werden ein bis zwei Gramm Talg, ein Sekret aus Cholesterin, weiteren Fetten, Eiweißen und Elektrolyten, abgegeben. Der Talg gelangt auf die Oberfläche der Epidermis und macht diese geschmeidig und widerstandsfähig gegen Wasser.

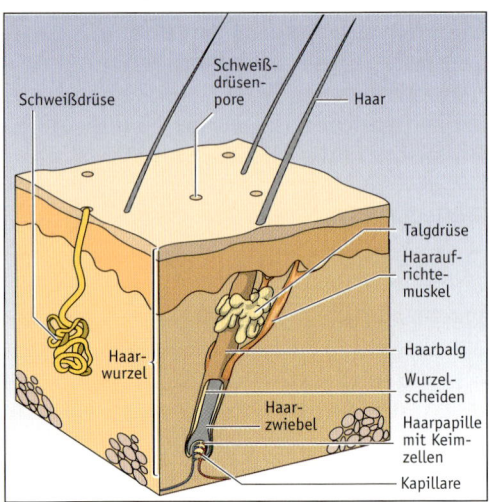

Haut mit Schweißdrüse, Haarfollikel und Talgdrüse

Der Talg wirkt wie eine hauteigene Salbe, er macht Oberhaut und Haare geschmeidig.

4.3.2   Schweißdrüsen

Die knäueligen Schweißdrüsen finden sich tief in der Lederhaut oder in der oberen Subcutis. Ihre Ausführungsgänge münden an einer Hautpore. Sie verteilen sich über die gesamte Hautoberfläche. Am dichtesten sind sie an Handtellern und Fußsohlen. Schweiß enthält Wasser, Salze, Harnstoff, Aminosäuren, Ammoniak, Zucker, Milchsäure und Ascorbinsäure. Die Schweißsekretion ist der wichtigste physiologische Mechanismus zur Wärmeabgabe. Täglich scheiden wir 100–250 ml Schweiß aus, bei hohen Außentemperaturen oder anstrengender körperlicher Arbeit kann die Schweißproduktion erheblich höher sein. Durch den Schweiß liegt der Haut-pH-Wert im sauren Bereich. Der Säureschutzmantel sorgt dafür, dass Bakterien und Pilze nicht überleben können.

Schweiß dient durch Verdunstung der Wärmeregulation des Organismus, außerdem ist er für den Säureschutzmantel der Haut verantwortlich.

4.3.3   Duftdrüsen (apokrine Schweißdrüsen)

An einigen behaarten Stellen des Körpers, wie Achselhöhle und Genitalregion, finden sich plumpere Schweißdrüsen. Ihr alkalisches Sekret, welches Duftstoffe enthält, wird mit einer Membranumhüllung aus dem Zytoplasma abgeschnürt. Die Duftstoffe sorgen für den individuellen Körpergeruch eines Menschen. Dieses Sekret spielt wohl bei der Partnerwahl und im Sozialleben eine Rolle.

4.3.4   Haare

Haare sind Sonderformen der Hornschicht der Oberhaut. Besonders die Haupthaare sind psychologisch eng mit dem Schönheitsideal verknüpft.

Man unterscheidet Kopfhaare, die einerseits vor Wärmeverlust und andererseits vor UV-Bestrahlung schützen, Achselhaare, die eine Reibungsminderung bewirken, Barthaare, Brusthaare, Schamhaare, Augenbrauen und Wimpern als Schutz für das Auge. Unbehaart sind Fußsohlen, Handteller und Teile der äußeren Genitalien.

Haare haben ihre Wurzeln in der oberen Subcutis. Der sichtbare Teil des Haares wird als Haarschaft, der in der Haut verborgene Teil als Haarwurzel bezeichnet. Die Haarwurzel steckt schräg zur Oberfläche in den Wurzelscheiden. Sie endet mit einer Auftreibung, der Haarzwiebel. Hier befinden sich die teilungsaktiven Zellen, die für das Haarwachstum zuständig sind. Außerdem kommen in der Haarzwiebel Melanozyten vor, deren Melanin den Haaren die Farbe verleiht. Unterhalb der Haarzwiebel sitzt die bindegewebige Haarpapille, die ein Blutgefäß zur Ernährung der Zwiebel enthält.

An der Austrittstelle des Haarschaftes stülpt sich die Oberhaut ein. Diesen Bereich nennt man Haartrichter. Bei jedem Haar mündet hier eine Talgdrüse. Unterhalb der Talgdrüse findet sich der Haaraufrichtemuskel. Bei Kälte, Schreck oder Angst zieht er sich zusammen und stellt das Haar auf (Gänsehaut, „Haarsträuben").

Haupthaare wachsen etwa einen Zentimeter pro Monat. Täglich fallen bis zu 100 Haaren aus. Die Lebensdauer eines Haupthaares beträgt sechs bis sieben Jahre. Nach der Wachstumsphase wird die Zellteilung eingestellt und der untere Teil der Haarwurzel verhornt. Das Haar verliert seinen festen Halt und fällt aus. Nach einer Ruhephase wächst aus der Tiefe ein neues Haar heran.

4.3.5 Nägel

Die Nägel sind ebenfalls Verhornungsprodukte der Oberhaut. Sie bedecken die empfindlichen Finger- und Zehenendglieder. Sie geben der Beugeseite ein Widerlager. Ohne dies wäre der Tastsinn an den Händen erheblich beeinträchtigt. Nägel bestehen aus dem Nagelkörper, deren Seiten- und Hinterränder in Hauttaschen (Nagelfalz) stecken. Unterhalb der Nagelplatte findet sich das Nagelbett, dessen Ende die Nagelwurzel bildet, von der das Nagelwachstum erfolgt. Die Nagelwurzel wird vom Nagelhäutchen schützend bedeckt.

Die Nagelplatte ist etwa 0,3–0,5 mm dick und wächst pro Tag etwa 0,1 mm. Fingernägel wachsen schneller als Fußnägel.

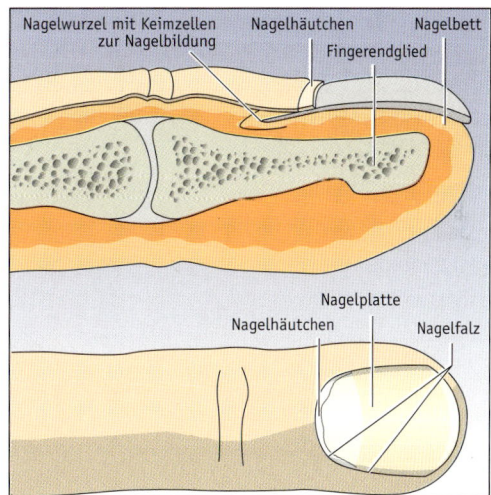

4.4 Die Haut als Sinnesorgan

Alle Schichten der Haut sind reich mit Nerven versorgt. Die Haut ist ein für den Menschen unentbehrliches Sinnesorgan, mit dem Berührung, Druck, Vibration, Schmerz und Temperatur wahrgenommen werden können. Eine Reihe spezialisierter Sinnesrezeptoren übersetzt die verschiedenen Hautreize.

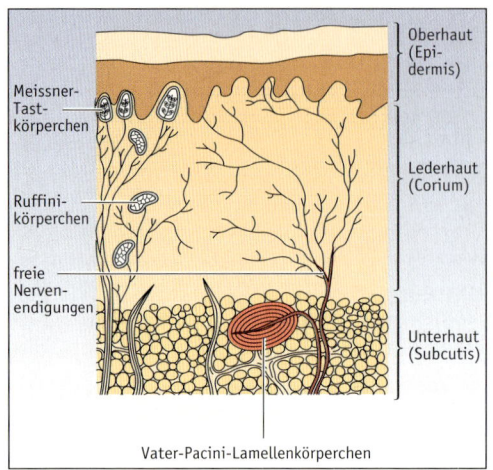

Meissner-
Tast-
körperchen

Ruffini-
körperchen

freie
Nerven-
endigungen

Oberhaut
(Epi-
dermis)

Lederhaut
(Corium)

Unterhaut
(Subcutis)

Vater-Pacini-Lamellenkörperchen

Sinnesrezeptoren der Haut

Die Meissner-Tastkörperchen werden durch Berührung angeregt. Das geschieht, wenn etwas angefasst und die Haut verformt wird. Sie finden sich nur in unbehaarten Hautbereichen.

Merkel-Zellen reagieren auf mechanische Verformungen der Haut.

Die sich in der unteren Lederhaut befindlichen Ruffini-Körperchen vermitteln, wie tief die Haut eingedrückt wird.

Die größten Sinneszellen der Haut sind die Vater-Pacini-Lamellenkörperchen, die aus mehreren lamellenartig angeordneten Schichten bestehen. Sie reagieren hauptsächlich auf Vibration.

Temperatur, Schmerz und Juckreiz werden von freien Nervenendigungen aufgenommen.

Die weitere Verarbeitung der sensiblen Impulse der Hautrezeptoren im zentralen Nervensystem wird bei der Oberflächensensibilität (s. S. 208) besprochen.

Rezeptoren	Sinnesqualität	Lokalisation
Meissner-Tastkörperchen	Berührung	Papillarschicht der Lederhaut
Merkel-Zellen	Druck	Basalzellschicht der Oberhaut
Ruffini-Körperchen	Hautdehnung (Spannung)	Lederhaut
Vater-Pacini-Lamellen-Körperchen	Vibration	Unterhaut
Wärmerezeptoren (freie Nervenendigungen)	Temperatur	Lederhaut
Kälterezeptoren (freie Nervenendigungen)	Temperatur	Lederhaut, Oberhaut
Freie Nervenendigungen	Schmerz, Juckreiz	Unterhaut, Lederhaut, Oberhaut

Altersphysiolgische Veränderungen der Haut

Am deutlichsten sichtbar und wohl auch am häufigsten untersucht sind die Alterserscheinungen der Haut. Trotz allem ist es auch dem Erfahrenen nicht möglich aufgrund des Hautzustandes das Alter eines Menschen zu bestimmen. Die Hautalterung verläuft bei jedem Individuum unterschiedlich, dennoch ist sie unabänderlich und genetisch vorprogrammiert. Neben dem physiologischen Hautalterungsprozess gibt es auch Faktoren, welche diesen beschleunigen. Ist die Haut ständiger ultravioletter Sonnenstrahlung (wie „Sonnenbaden", Solarienbesuchen, Berufe mit häufigem Aufenthalt im Freien) ausgesetzt, kommt es zur rascheren Hautalterung mit Faltenbildung. Sonnenlicht enthält UV-A- und UV-B-Strahlen. UV-A-Strahlung vermag tiefer in die Haut einzudringen und ist für die Hautalterung verantwortlich. UV-B-Strahlen rufen Sonnenbrand und Hautkrebs hervor.

Mit zunehmendem Alter werden alle Schichten der Haut dünner, ärmer an Zellen und auch die Funktion der Schweiß- und Talgdrüsen nimmt ab.

Die Oberhaut, ein mehrschichtiges verhornendes Plattenepithel, regeneriert sich innerhalb von vier Wochen. Die mitotische Teilungsbereitschaft nimmt mit dem Alter ab. Die Oberhaut wird insgesamt dünner und zellärmer. Dadurch wird die Epidermis leichter verletzlich. Werden beispielsweise stark klebende Pflaster unvorsichtig entfernt, kann

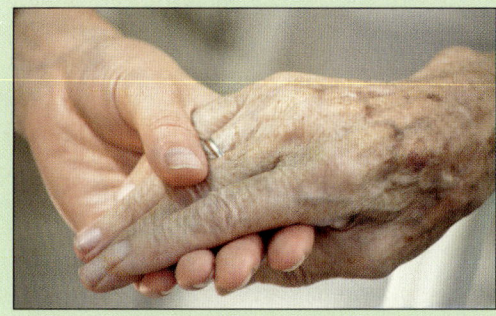

Alte und junge Haut

es zu Einrissen kommen. Auch banale Traumen, wie Anstoßen des Schienbeines an Gegenständen, können zu Verletzungen der Epidermis führen. Auch durch Reibung und Druck kann es im Alter schneller zur Blasenbildung kommen. Mechanische Traumen, wie Druck, Reibung oder Abscherung, sollten bei der Pflege alter Menschen vermieden werden.

Da die Oberhaut selbst gefäßlos ist, wird sie durch das Kapillarnetz der Papillen der Lederhaut versorgt. Die Verzahnung zwischen Epidermis und Lederhaut nimmt mit zunehmendem Alter ab, die Papillen flachen ab. Zusätzlich kommt es zu einer altersphysiologischen Durchblutungsabnahme.

In der Geflechtschicht der Lederhaut, bei der es sich anatomisch um ein straffes Bindegewebe handelt, findet man relativ wenige Bindegewebszellen, die in reichlich Interzellularsubstanz eingebettet sind. Die Interzellularsubstanz besteht aus straffen Kollagenfaserbündeln, elastischen Fasernetzen und einer Grundsubstanz, die ein erhebliches Wasserbindungsvermögen besitzt. Im Alter kommt es zu einer Änderung der chemischen Beschaffenheit der Grundsubstanz, das Wasserbindungsvermögen reduziert sich, eine Flüssigkeitsverarmung der Lederhaut tritt ein, das Kollagen verhärtet sich. Zudem kommt es zu einer Abnahme der elastischen Fasern. UV-Strahlen beschleunigen den Elastizitätsverlust der Haut. Die Haut wird relativ weit, dünn, schlaff und leicht verletzlich. Das Extrembild der Altershaut zeigt sich in einer zigarettenpapierartig gefälteten und knittrigen Haut.

Nicht nur Epidermis und Lederhaut werden im Alter dünner, auch zeigt sich ein Schwund des subkutanen Fettgewebes.

Im Alter bleibt die Anzahl und Größe der Talgdrüsen gleich, jedoch ist die Talgproduktion vermindert. Talg ist ein Sekret, welches der Einfettung der Oberhaut und der Haare dient. Dies erklärt, warum die alte Haut immer trockener wird. Die zunehmende Trockenheit kann zu Juckreiz, Rötungen, Schuppungen bis hin zu einem Ekzem führen. Auch zeigt sich eine erhöhte Empfindlichkeit gegenüber äußeren Einflüssen wie Seifen, Waschlotionen und trockener Luft in der Heizperiode. Generell kann gesagt werden: Je älter die Haut, desto reichhaltiger sollte die Pflege sein. Rückfettende Duschbäder und Badezusätze sind bei trockener Altershaut besonders günstig. Gut geeignet nach der Reinigung sind Wasser-in-Öl- oder Öl-in-Wasser-Emulsionen mit einem hohen Lipidanteil, die zusätzlich noch Feuchthaltefaktoren wie Harnstoff (Urea) enthalten. Hiermit wird nicht nur eine Rückfettung erreicht, sondern gleichzeitig der Feuchtigkeitsgehalt der Oberhaut erhöht. Grundsätzlich sollte jede Haut individuell beurteilt werden. Ein allgemein gültiges Vorgehen bei der Hautpflege alter Menschen gibt es nicht. Eine Abstimmung mit dem zu Pflegenden über entsprechende Hautpflegemittel kann aber das subjektive Wohlbefinden erheblich verbessern. Eine gut gepflegte Haut im Alter erhöht die Toleranz der Haut gegenüber schädigenden Einflüssen.

Die Schweißproduktion ist im Alter reduziert, wobei hier sowohl die Zahl als auch die Funktionstüchtigkeit der Schweißdrüsen abnimmt. Die Verdunstung des Schweißes dient der Wärmeregulation des Körpers. Der Schweiß erhält anderseits den Säureschutzmantel der Haut aufrecht, der eine Infektion mit Pilzen und Bakterien verhindert. Verschiebt sich der pH-Wert der Haut in den alkalischen Bereich, muss mit einem vermehrten Eindringen von Krankheitserregern gerechnet werden. Pflegemittel sollten möglichst den nätürlichen Säureschutzmantel (pH-Wert 5,5) erhalten. Entsprechende Substanzen sollten bei alten Menschen bevorzugt werden.

Die Haut als Sinnesorgan vermittelt wichtige Wahrnehmungen wie Druck, Vibration, Schmerz, Temperatur. Mit zunehmendem Alter zeigt sich eine Abnahme der Druckwahrnehmung. Beim Sitzen oder Liegen führt der entstehende Druckschmerz normalerweise zu einem unbewussten Positionswechsel. Bei älteren Menschen kann dieser Reflex vermindert sein.

Im Alter zeigen sich nicht nur Funktionsverluste der Haut, es kann auch gehäuft zu gutartigen und bösartigen Neubildungen kommen. Grundsätzlich sollte jede Neubildung der Haut sorgfältig beobachtet werden. Hautneubildungen, die besonders schnell an Größe zunehmen, bluten, jucken, unscharf begrenzt oder deren Färbungen unregelmäßig sind, sollten einem Hautarzt vorgestellt werden.

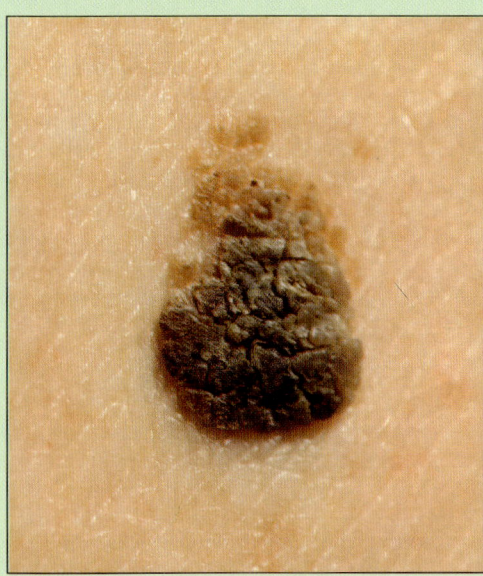

Alterswarze (seborrhoische Warze)

Zu den gutartigen Neubildungen gehören die Altersflecken (Lentigines seniles). Es handelt sich um umschriebene Pigmentvermehrungen durch chronische Sonnenexposition. Altersflecken entwickeln sich ab dem 40. Lebensjahr an den der Sonne ausgesetzten Stellen, wie Handrücken und Gesicht. Weitere gutartige Neubildungen sind die Alterswarzen (seborrhoische Keratosen). Sie entstehen meist am Rumpf bei beiden Geschlechtern im höheren Lebensalter. Die zunächst hautfarbenen, matten Flecken vergrößern sich langsam und werden pigmentierter. Die Oberfläche sieht zerklüftet aus und fühlt sich fettig an. Sitzen Alterswarzen an ungünstigen Stellen, wie Hosenbund oder BH-Verschluss, werden diese mechanisch irritiert. Es kann zu kleinen Blutungen oder lokalen Infektionen kommen. Bei störenden Alterswarzen können diese vom Hautarzt entfernt werden.

Auch Veränderungen der Hautgefäße sind im Alter häufiger anzutreffen. Kleinste Gefäßerweiterungen an sonnenbestrahlten Stellen wie Wangen und Hals werden als Altersteleangiektasien bezeichnet.

Gutartige Gefäßneubildungen, im Volksmund auch als „Blutschwämmchen" (Angiome) bekannt, zeigen sich im Alter am Rumpf als stecknadelkopfgroße, hellrote Flecken.

An bösartigen Hautveränderungen ist das Basalzellkarzinom (Basaliom) zu nennen, welches zu den häufigsten Hauttumoren zählt. Besonders an sonnenexponierten Stellen wie Nase, um die Augen, vor den Ohren tritt dieser Tumor bevorzugt im sechsten bis achten Lebensjahrzehnt auf. Es handelt sich um hautfarbene Knötchen, die in einem perlschnurartigen Saum zueinander geordnet sind. Häufig finden sich auf der Hautoberfläche Gefäßerweiterungen. Das Basalzellkarzinom wächst lokal zerstörend. Bei rechtzeitiger Entfernung dieses Hauttumors ist die Prognose gut, da Basalzellkarzinome keine Tochtergeschwülste bilden.

Die Hautanhangsgebilde Haare und Nägel sind ebenfalls von Alterungserscheinungen betroffen. Am wohl auffälligsten ist das Ergrauen der Haare. Die verminderte Pigmentbildung der Melanozyten sowie die Einlagerung von Luftbläschen führen zum Grauwerden der Haare. Bei weißem Haar

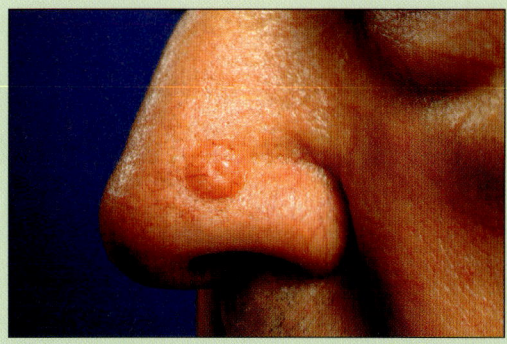

Basaliom

sind sämtliche Melanozyten in Bereich der Haarzwiebel zugrunde gegangen. Neben der Depigmentierung führt die nachlassende Aktivität der Zellen der Haarzwiebel zur breitflächigen Ausdünnung der Haare. Die Bezeichnung altersbedingter Haarausfall ist irreführend, da es sich nicht um einen vermehrten Haarausfall handelt, sondern das Wachstum neuer Haare vermindert ist. Demgegenüber steht der männliche Haarausfall, der von drei Faktoren beeinflusst wird: Die genetische Veranlagung, das Alter und die männlichen Hormone bestimmen die Ausprägung des Haarausfalls. Dieser beginnt mit dem Zurücktreten der Stirn-Haar-Grenze und der Ausbildung von „Geheimratsecken". Die ausgeprägte Form des männlichen Haarausfalls stellt sich als hufeisenförmige Restbehaarung an den seitlichen und hinteren Randbereichen des Kopfes dar.

An den Nägeln, die die Finger- und Zehenendglieder schützen, wird durch die abnehmende Durchblutung im Alter eher minderwertiges Hornmaterial gebildet. Die Nagelsubstanz wird gelblich-bräunlich und splittert leicht auf. Dieses Nagelmaterial neigt zu Pilzinfektionen. Insbesondere die Fußnägel sind mit zunehmendem Alter von Pilzinfektionen betroffen. Bei Verdacht auf Nagelpilzinfektionen sollte der Arzt zugezogen werden, da von infizierten Nägeln Pilzsporen in den Körper wandern können.

4.5   Durch Druckeinwirkung gefährdete Hautregionen

Die Haut über Knochenvorsprüngen ist besonders gefährdet durch Druckeinwirkung geschädigt zu werden. Dort ist aufgrund der fehlenden Muskulatur und des geringen Unterhautfettgewebes kein pysiologischer Schutz gegeben.

Wenn an diesen Körperregionen der Auflagedruck den Blutdruck der kleinsten Blutgefäße (Kapillaren) überschreitet, kommt es zu Durchblutungsstörungen. Folge ist, dass das nährstoff- und sauerstoffreiche Blut nicht mehr zu den Hautzellen transportiert werden kann. Bleibt der Duck länger bestehen, sterben die betroffenen Hautzellen ab (Nekrose). Das Gewebe wird zerstört. Durch Anhäufung von sauren Stoffwechselendprodukten, die nicht mehr abtransportiert werden können, stellen sich die Gefäße reflektorisch weit. Es kommt zur Rötung. Durch den Flüssigkeits- und Eiweißaustritt aus den Gefäßen wird das Enstehen von Blasen gefördert. Fortgeschrittene Gewebedefekte können alle Hautschichten betreffen und sogar zur Infektion des Knochens führen.

Eine längerfristige Druckeinwirkung insbesondere auf die Altershaut kann zu einem Druckgeschwür (Dekubitus) führen.

In Rückenlage sind folgende Körperregionen durch den bestehenden Auflagedruck gefährdet:

◆ Hinterkopf

◆ Schulterblätter

◆ Kreuzbein- und Sitzbeinregion

◆ Fersen

In Seitenlage ist die Druckeinwirkung am größten auf folgende Hautregionen:

◆ Ohr

◆ Schulter

◆ Ellbogen

◆ Großer Rollhügel des Oberschenkelknochens

◆ Knöchel

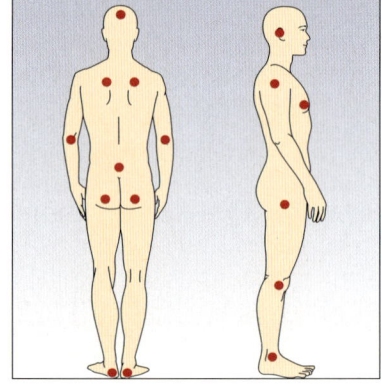

Dekubitusgefährdete Hautregionen

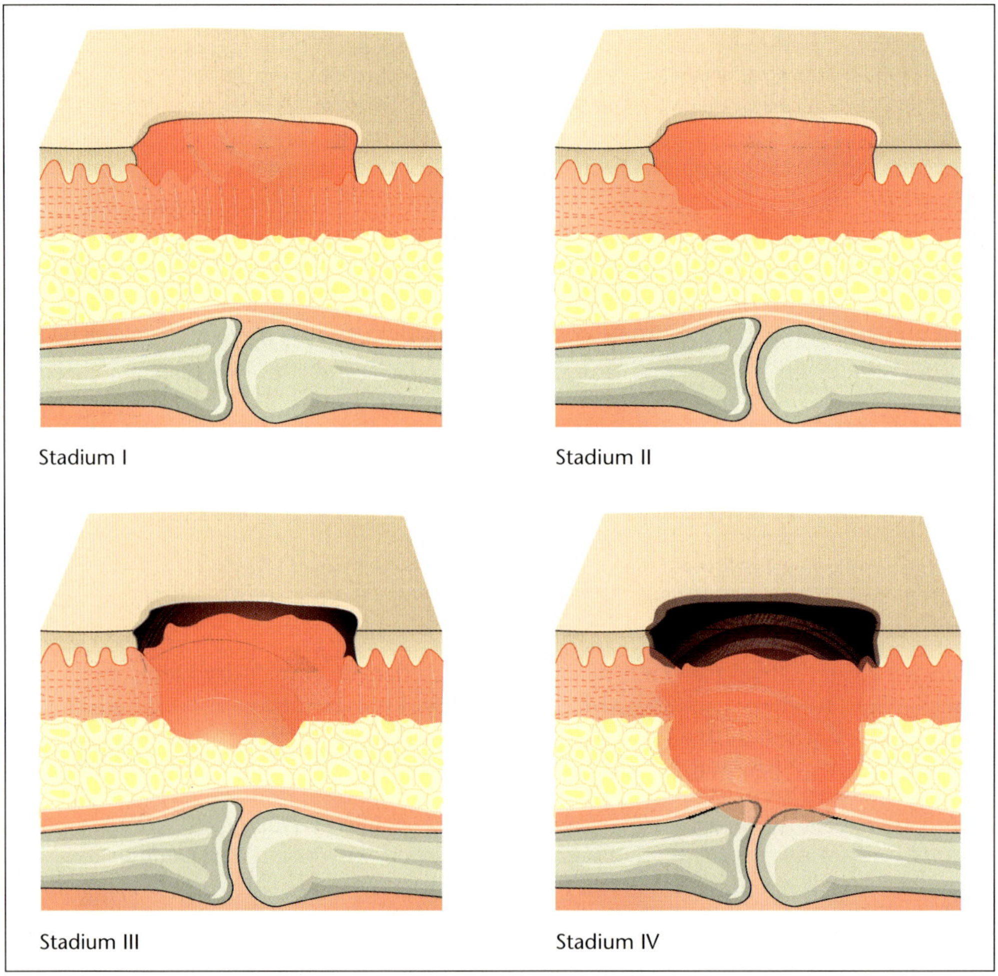

Stadium I

Stadium II

Stadium III

Stadium IV

Stadien eines Dekubitus

Dekubitus im Alter

Das Wundliegen (Dekubitus), im wörtlichen Sinne übersetzt, ist keine Alterserscheinung. Doch gibt es im Alter mehrere auslösende Faktoren, die sich gegenseitig verstärken und ein Druckgeschwür hervorrufen können. Durch die altersphysiologischen Veränderungen, die mit erhöhter mechanischer Verletzbarkeit, Durchblutungsabnahme, verminderter Druckwahrnehmung und längerer Wundheilung der Haut einhergehen, können Risikofaktoren des Dekubitus verstärkt wirksam werden. Zu diesen Risikofaktoren gehören die Mobilitätseinschränkungen, insbesondere durch Lähmungen, durch Knochenbrüche oder schwere seelische Erkrankungen. Auch bei Mangelernährung oder Austrocknung (Exsikkose) oder anderen Hautschäden, wie Aufweichen der Haut durch Kot oder Urin, tritt der Dekubitus gehäuft auf. Auch neigen alte Menschen mit Diabetes mellitus oder Herzmuskelschwäche verstärkt dazu, ein Druckgeschwür auszubilden.

Die standardisierte Einschätzung des Dekubitusrisikos eines alten Menschen sollte zu Beginn jedes pflegerischen Auftrags stehen, so können bereits früh vorbeugende Maßnahmen ergriffen werden. Es stehen zurzeit viele Skalen zur Verfügung, die das Risiko relativ gut erfassen. Ziel ist es dem Entstehen von Hautschädigungen durch Druck vorzubeugen. Diese Risikoeinschätzung ist regelmäßig zu wiederholen.

Im Vordergrund steht die Verminderung längerfristiger Druckausübung auf gefährdete Hautareale. Dies kann am besten durch Mobilisation gewährleistet werden. Ist diese aufgrund des schlechten Allgemeinzustandes nicht möglich, muss durch konsequente Lagerungstechniken eventuell mit Lagerungshilfen eine Druckentlastung vorgenommen werden. Ein Lagewechsel sollte alle zwei Stunden erfolgen.

Weitere vorbeugende Maßnahmen sollten eine angemessene Hautpflege (s. S. 57), gegebenenfalls eine Verbesserung der Ernährungssituation und des Flüssigkeitshaushaltes beinhalten. Harn- und stuhlinkontinente alte Menschen müssen konsequent versorgt werden.

Bei einem entstandenen Hautdefekt erfordert dieser eine stadiengerechte Versorgung mit modernem Verbandsmaterial.

Fallsituation

Herr Müller (74 Jahre alt) wohnt bereits seit einigen Jahren im Altenheim „Am Stadtpark." Herr Müller ist ein lebenslustiger und froher Mensch, der gerne genießt. Er liebt gutes Essen und ein schönes Bier dazu. Auch raucht er ab und zu gerne eine Zigarette. Über seinen Bluthochdruck und Diabetes macht er sich wenig Sorgen. Solange es ihm so gut geht und er sein Leben genießen kann, wird er sich durch Diätvorschriften sein Leben nicht unnötig schwer machen lassen. Bisher sind noch keine für ihn bedeutenden Komplikationen der Hypertonie oder des Diabetes mellitus Typ II eingetreten. An den Füßen hat er zwar leichte Sensibilitätsstörungen. Eine kleine Verletzung durch einen zu engen Schuh heilte aber folgenlos ab.

Nach einem freien Wochenende erfahren Sie, dass Herr Müller einen Schlaganfall erlitten habe und sich im Krankenhaus befindet.

Nach seinem fast dreiwöchigen Krankenhausaufenthalt wird Herr Mülller wieder ins Altenheim „Am Stadtpark" überwiesen. Im Bericht des Krankenhauses lesen Sie, dass Herr Mülller durch eine Halbseitenlähmung (Hemiparese) links stark in seiner Mobilität eingeschränkt sei und zunächst noch im Bett versorgt werden müsse. Zusätzlich sind eine Harninkontinenz und eine Schluckstörung (Dysphagie) aufgetreten.

Als verantwortliche Pflegekraft sollen Sie heute die Grundpflege bei Herrn Müller durch-führen. Der Allgemeinzustand von Herrn Müller hat sich sehr verschlechtert. Er reagiert kaum, als sie das Zimmer betreten. Der sonst so lustige Herr Müller liegt teilnahmslos in seinem Bett. Er hat erheblich an Gewicht verloren. Die Haut wirkt trocken und schlaff. An der linken Ferse bemerken Sie eine scharf umgrenzte Rötung. Diese besteht auch noch nach zweistündiger Entlastung der Ferse.

1. *Erläutern Sie die Anatomie der Haut.*

2. *Wie verändern sich die anatomischen Strukturen der Haut im Alter?*

3. *Was haben Sie bei Herrn Müller beobachtet? Beschreiben Sie den Entstehungsprozess dessen, was Sie beobachtet haben.*

4. *Welche Maßnahmen wären bei Herrn Müller angebracht?*

5   Bewegungsapparat

Der Bewegungsapparat setzt sich aus dem Skelett- und dem Muskelsystem zusammen. Er formt die Körpergestalt, ermöglicht die Körperhaltung und dient der Bewegung bzw. Fortbewegung. Der Bewegungsapparat kann in den aktiven und passiven Bewegungsapparat unterteilt werden.

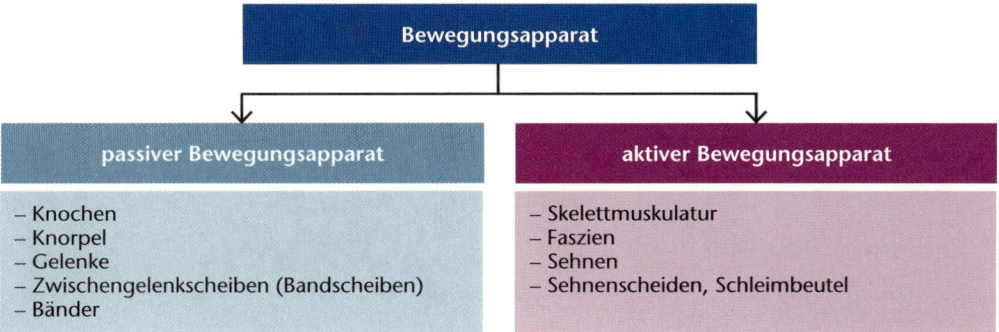

Bewegungsapparat	
passiver Bewegungsapparat	**aktiver Bewegungsapparat**
– Knochen – Knorpel – Gelenke – Zwischengelenkscheiben (Bandscheiben) – Bänder	– Skelettmuskulatur – Faszien – Sehnen – Sehnenscheiden, Schleimbeutel

5.1   Passiver Bewegungsapparat

Der passive Bewegungsapparat umfasst sämtliche Knochen sowie die Gelenke mit ihrem Gelenkknorpel und den stabilisierenden Bändern. Der passive Bewegungsapparat, auch als Stützapparat bezeichnet, dient in erster Linie der Formgebung und Stabilität des Körpers. Er schützt aber auch innere Organe wie Herz, Lunge und Gehirn. Das Skelettsystem ist ein Mineralspeicher, insbesondere für Kalzium und Phosphat. Im roten Knochenmark, welches die Hohlräume des Schwammknochens ausfüllt, werden die meisten Blutzellen gebildet.

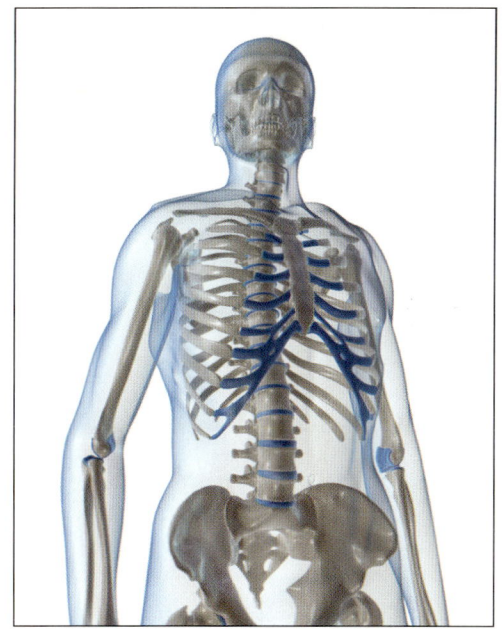

5.1.1   Knochen

Im menschlichen Skelett gibt es 206 verschiedene Knochen. Nach ihrer Form werden fünf verschiedene Knochentypen unterschieden.

Einteilung der Knochen

Knochentyp	Aussehen	Beispiele
Röhrenknochen	Röhrenförmiger Schaft (Diaphyse) mit zwei verdickten Enden (Epiphysen)	Oberarmknochen, Elle, Speiche, Oberschenkelknochen, Schienbein, Wadenbein
Kurze Knochen	Würfel- oder quaderförmig	Handwurzelknochen, Fußwurzelknochen
Platte Knochen	Platt, aber recht kompakt	Brustbein, Schulterblatt, Darmbeinschaufeln, Schädelknochen
Sesambeine	Kleiner Knochen, der in einer Sehne eingelagert ist	Kniescheibe, Erbsenbein (Handwurzelknochen), Sesambeine der Mittelhandknochen und der Mittelfußknochen
Unregelmäßige Knochen	Unregelmäßig geformt	Wirbel, Knochen des Gesichtschädels

Aufbau eines Röhrenknochens

Lange Knochen oder Röhrenknochen werden häufig als Beispiel verwendet, um den Aufbau eines Knochens zu beschreiben.

Äußerlich betrachtet besteht ein Röhrenknochen aus einem langen Schaft, der als Diaphyse bezeichnet wird. Die beiden verdickten Enden heißen Epiphysen, wobei man hier eine näher zum Rumpf liegende (proximale) und eine weiter vom Rumpf entfernte (distale) Epiphyse unterscheidet. Zwischen Epiphyse und Diaphyse liegt die Metaphyse. Sie beinhaltet die für das Längenwachstum des Knochens verantwortliche Wachstumsfuge (Epiphysenfuge). Nach Abschluss des Wachstums ist die Epiphysenfuge verschlossen.

Im Längsschnitt eines Röhrenknochens sind bereits makroskopisch verschiedene Anteile zu sehen. Nur die Außenschicht eines Knochens besteht aus dichtem, kompaktem Knochenmaterial. Beim Röhrenknochen wird die Knochenrinde als Kompakta bezeichnet.

Das Innere der Epiphysen und Metaphysen besteht aus dem wesentlich leichteren Schwammknochen (Spongiosa). Zwischen den Knochenbälkchen verbleiben viele Hohlräume, in denen sich das rote, Blut bildende Knochenmark befindet.

Im Schaft des Röhrenknochens enthält die Markhöhle des Erwachsenen gelbes Knochenmark, welches hauptsächlich aus Fetten besteht. Bei Kindern sind die Markhöhlen der langen Knochen noch mit rotem, Blut bildendem Knochenmark gefüllt. Beim Erwachsenen beschränkt sich das Vorkommen des roten Knochenmarks auf die Lücken der Spongiosa.

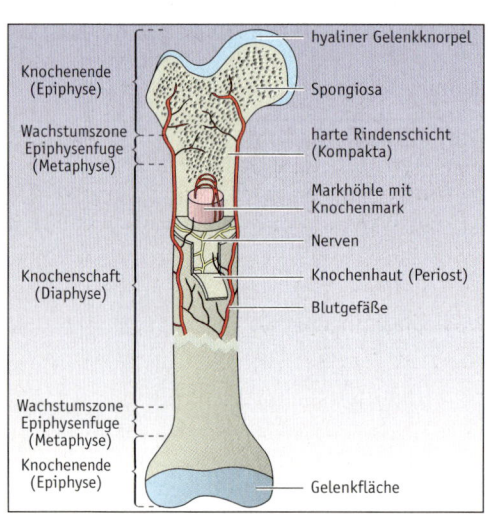

Knochenende (Epiphyse)

Wachstumszone Epiphysenfuge (Metaphyse)

Knochenschaft (Diaphyse)

Wachstumszone Epiphysenfuge (Metaphyse)

Knochenende (Epiphyse)

hyaliner Gelenkknorpel

Spongiosa

harte Rindenschicht (Kompakta)

Markhöhle mit Knochenmark

Nerven

Knochenhaut (Periost)

Blutgefäße

Gelenkfläche

Röhrenknochen

Die Knochenhaut, das Periost, umkleidet den Knochen überall dort, wo sich keine Gelenk-flächen befinden. Im Periost befinden sich zahlreiche Blutgefäße und Nerven. Die Blutge-fäße des Periosts treten über kleine Löcher in den Knochen ein und gelangen bis zum Knochenmark. Die reiche Blutversorgung des Knochens weist auf seine hohe Stoffwechse-laktivität hin. Der Knochen ist ständig in der Lage sich veränderten körperlichen Anforde-rungen anzupassen.

Ein Röhrenknochen besteht aus einem langen Schaft (Diaphyse), zwei Metaphysen und zwei kolbenförmig aufgetriebenen Endstücken (Epiphysen).

5.1.2 Kontinuierliche Knochenverbindungen (Haften)

Die einzelnen Knochen des Skeletts stehen auf zwei Arten miteinander in Verbindung. Haften verbinden Knochen ohne Unterbrechung (kontinuierlich) miteinander. Zwei Knochen können durch unterschiedliche Gewebe wie Bindegewebe, Knorpel oder Kno-chen direkt verbunden sein. Haften werden auch als „unechte Gelenke" bezeichnet, da sie keine Bewegungen zwischen den verbundenen Knochen zulassen.

Haften lassen keine Bewegungen zwischen zwei Knochen zu. Man nennt sie daher auch „unechte Gelenke".

Bandhaft (Syndesmose)

Bei der Bandhaft sind zwei Knochen durch straffes, parallelfaseriges Bindegewebe mit kollagenen und elastischen Fasern miteinander verbunden. Beispielsweise zeigt sich eine straffe Bandhaft zwischen den zwei Unterarmknochen Elle und Speiche und zwischen den zwei Unterschenkelknochen Wadenbein und Schienbein. Auch die Wirbelbögen sind durch Syndesmosen miteinander verbunden.

Knorpelhaft (Synchondrose)

Knorpelhaft ist die Verbindung zweier Knorpel durch hyalinen Knorpel. Im Erwachsenen-alter finden sich Synchondrosen zwischen der 1., 6. und 7. Rippe und dem Brustbein. Die 2., 3., 4. und 5. Rippe ist jeweils durch ein echtes Gelenk mit dem Brustbein verbunden.

Haften durch Faserknorpel (Symphyse)

Das verbindende Gewebe bei einer Symphyse ist Faserknorpel. Dieser ist meist scheiben-förmig zwischen den zwei Knochenenden eingebaut. Als Beispiel sind hier die Band-scheiben zwischen den Wirbelkörpern zu nennen. Auch bei der Schambeinfuge (Sym-physis pubica) handelt es sich um eine Haft durch Faserknorpel.

Knochenhaft (Synostose)

Diese Knochenverbindung stellt die festeste aller möglichen Verbindungen dar. Beim Hüftbein sind drei verschiedene Knochen (Sitzbein, Schambein und Darmbein) knö-chern miteinander verwachsen.

5.1.3 Hauptachsen, Bewegungsrichtungen und Richtungen im menschlichen Körper

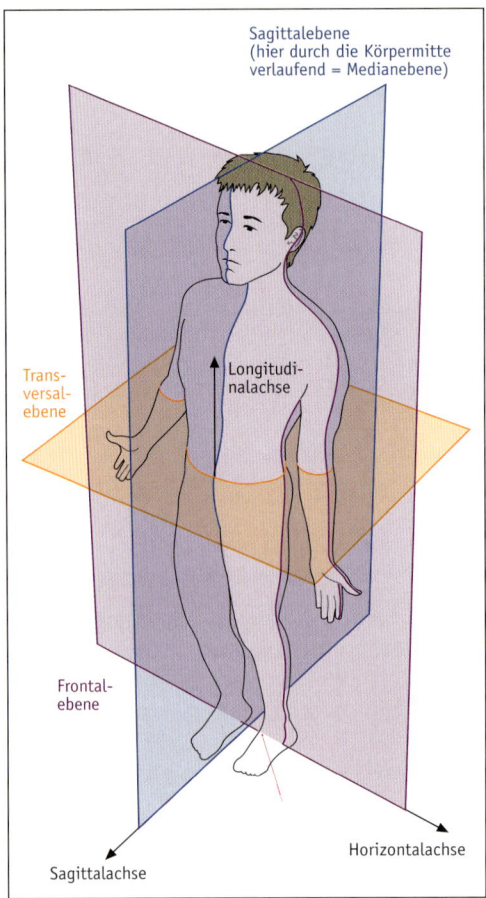

Sagittalebene
(hier durch die Körpermitte
verlaufend = Medianebene)

Trans-
versal-
ebene

Longitudi-
nalachse

Frontal-
ebene

Sagittalachse

Horizontalachse

Ebenen- und Achsenbezeichnungen

Im menschlichen Körper gibt es drei aufeinander senkrecht stehende Achsen. Solche Achsen werden in der Anatomie benutzt, um die Beweglichkeit eines Gelenkes zu beschreiben. Achsen werden auch häufig zu Flächen ergänzt, man spricht dann von Ebenen.

◆ Die Längsachse (Longitudinal- oder Vertikalachse) verläuft von oben nach unten. Um diese Achse ist Innen- und Außenkreiselung möglich. Die dazu gehörende Ebene heißt Frontalebene.

◆ Die Querachse (Transversal- oder Horizontalachse) verläuft von rechts nach links. Um diese Achse können Vor- und Rückhebung bzw. Beugung und Streckung durchgeführt werden. Ergänzt man die Querachse zur Fläche, wird von Transversal- bzw. Horizontalebene gesprochen.

◆ Die Pfeilachse (Sagittalachse) verläuft von vorn nach hinten. Ein Heranführen und Abspreizen des bewegten Knochens ist möglich. Die dazu gehörende Ebene wird als Sagittalebene bezeichnet. Die Sonderform der Sagittalebene ist die Medianebene, die durch die Körpermitte verläuft.

Bewegungsrichtungen im tabellarischen Überblick

Fachausdruck	Deutsche Bezeichnung	Erklärung
Abduktion	Abspreizen	Wegführen einer Gliedmaße vom Körper
Adduktion	Heranführen	Hinführen einer Gliedmaße zum Körper
Anteversion	Vorführen	Vorheben des Beines oder des Armes (entspricht an den Gliedmaßen der Beugung)
Retroversion	Rückführen	Bein oder Arm wird nach hinten geführt (entspricht an den Gliedmaßen der Streckung)
Flexion	Beugung	

Fachausdruck	Deutsche Bezeichnung	Erklärung
Extension	Streckung	
Innenrotation	Innendrehung, Innenkreiselung	
Außenrotation	Außendrehung, Außenkreiselung	
Pronation (nur am Unterarm und Fuß)	Verdrehen nach innen	Unterarm wird nach innen gedreht, Fuß**außen**kante hebt sich
Supination (nur am Unterarm und Fuß)	Verdrehen nach außen	Unterarm wird nach außen gedreht, Fuß**innen**kante hebt sich

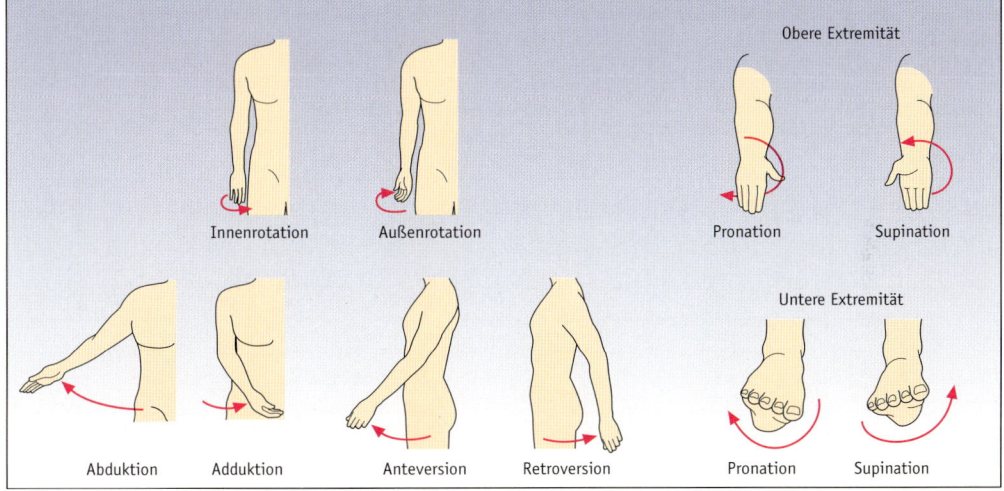

Bewegungsrichtungen des menschlichen Körpers

Anteversion und Retroversion sind Sonderformen der Beugung und Streckung an Armen und Beinen. Pronation und Supination sind Sonderformen der Drehbewegung am Unterarm und Fuß. Pronation im Unterarm entspricht der Bewegung „Brot schneiden", Supination im Unteram entspricht der Bewegung „Suppe schöpfen".

Richtungsbezeichnungen im tabellarischen Überblick

Fachausdruck	Deutsche Bezeichnung
kranial	kopfwärts
kaudal	steißwärts
inferior	nach unten beim aufrechten Körper
medial	zur Mitte, auf die Medianebene zu
lateral	von der Mitte weg
medius	in der Mitte
anterior	nach vorne zu

Fachausdruck	Deutsche Bezeichnung
posterior	nach hinten zu
ventral	bauchwärts
dorsal	rückenwärts
proximal	auf den Rumpf zu
distal	weiter vom Rumpf entfernt liegend
ulnar	zur Elle hin
radial	zur Speiche hin
tibial	zum Schienbein hin
fibular	zum Wadenbein hin
palmar, volar	zur Hohlhand hin
plantar	zur Fußsohle hin

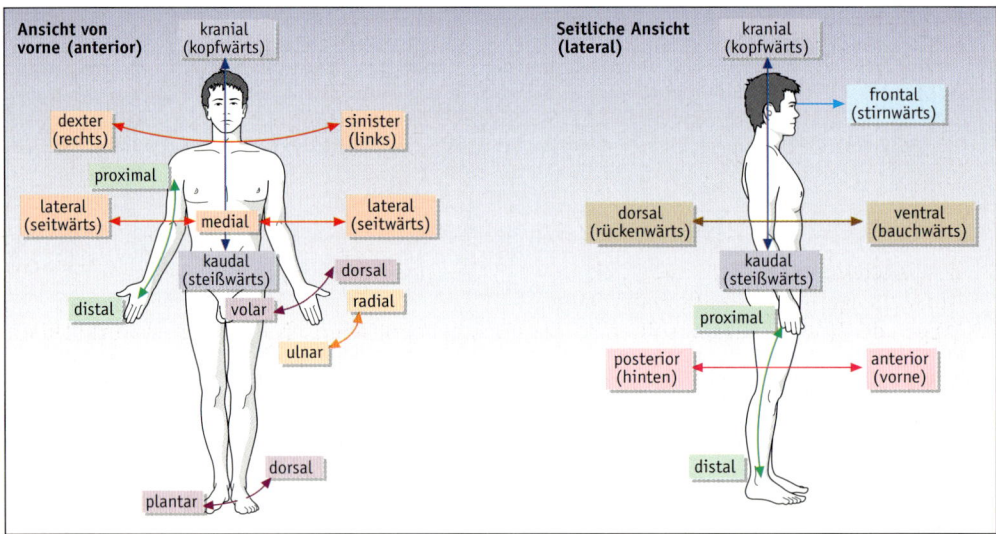

Richtungsbezeichnungen des menschlichen Körpers

5.1.4 Gelenke (diskontinuierliche Knochenverbindungen)

Im Gegensatz zu den Haften erlauben diskontinuierliche Knochenverbindungen Bewegungen zwischen den gelenkig verbundenen Knochen. Die möglichen Bewegungen sind je nach Gelenkform unterschiedlich.

Aufbau eines Gelenkes

Im Gelenk stehen sich zwei Knochenenden gegenüber, die Gelenkkörper. Meist bildet ein rundlich geformter Gelenkkörper den Gelenkkopf, der nach innen gewölbte die Gelenkpfanne. Die Gelenkkörper sind von Gelenkknorpel (hyalinem Knorpel) überzogen. Die Dicke der Knorpelschicht beträgt zwei bis sechs Millimeter, je nach Beanspruchung des Gelenkes. Die Gelenkkapsel ist an den beiden Gelenkkörpern befestigt. Nach außen besteht die Gelenkkapsel aus straffem kollagenem Bindegewebe, das das Gelenk schützt. Die Gelenkinnenhaut produziert die Gelenkschmiere (Synovia). Diese ist eine klare, fadenziehende, eiweißhaltige Flüssigkeit. Da der Gelenkknorpel selbst keine Gefäße besitzt, wird er durch die Synovia und die Knorpelhaut ernährt. Zudem sorgt die Gelenkschmiere für reibungsfreie Bewegungen der Gelenkkörper zueinander. Der Raum innerhalb des Gelenkes wird als Gelenkspalt bezeichnet.

Zur Stabilisierung eines Gelenkes gibt es weitere anatomische Strukturen.

- **Bänder** (Ligamenta): Je nach Funktion können Bänder die Gelenkkapsel verstärken, bei Bewegungen führen oder die Bewegungen einschränken.
- **Gelenkzwischenscheiben**: Die sichelmondförmigen Zwischenscheiben des Kniegelenkes, die Menisken, bestehen aus Faserknorpel und kollagenem Bindegewebe. Sie verbessern die Gelenkkontakte der sich gegenüberstehenden Knochenenden.
- **Schleimbeutel**: Je nach Ort handelt es sich um kleinere oder größere Säcke, die Gelenkschmiere enthalten. Sie bilden eine Art Polster im Gelenk. Die Schleimbeutel werden zum aktiven Bewegungsapparat gezählt, da sie ähnlich wie Sehnenscheiden, die zum Endstück des Muskels gehören, aufgebaut sind.

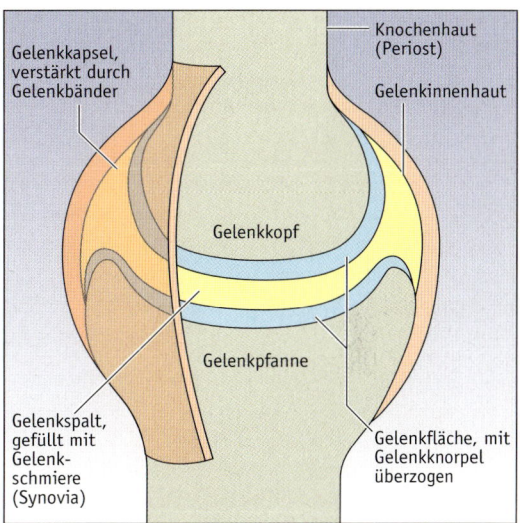

Querschnitt durch ein Gelenk (Schema)

Wegen der Vollständigkeit sollten sie dennoch bei den Gelenken nicht unerwähnt bleiben.

Einteilung der Gelenke

Gelenke können in der Längs-, Quer- oder Pfeilachse bewegt werden. Die Einteilung erfolgt nach der Beweglichkeit in ein, zwei oder drei Achsen.
Ferner können Gelenke nach der Form ihrer Gelenkkörper unterteilt werden.

Abbildung	Bezeichnung	Achsenbeweglichkeit	Beispiele
	Kugelgelenk	Längsachse (Innen- und Außendrehung) Querachse (Vor- und Rückhebung) Pfeilachse (Heranführen und Abspreizen)	Hüftgelenk Schultergelenk
	Eigelenk	Querachse (Beugung und Streckung) Pfeilachse (Heranführen und Abspreizen)	Rumpfnahes (proximales) Handwurzelgelenk

Abbildung	Bezeichnung	Achsenbeweglichkeit	Beispiele
	Sattelgelenk	Querachse (Beugung und Streckung) Pfeilachse (Heranführen und Abspreizen)	Daumengrundgelenk
	Scharniergelenk	Längsachse (Innen- und Außendrehung)	Oberarm-Ellengelenk des Ellbogengelenks Oberes Sprunggelenk Mittel- und Endgelenke der Finger
	Drehgelenk	Längsachse (Innen- und Außendrehung)	Oberes und unteres Speichen-Ellen-Gelenk
	Ebenes Gelenk (Gleitgelenk)	Schiebebewegung	Wirbelgelenke

Das **Kugelgelenk** besitzt einen kugeligen Gelenkkopf und eine dementsprechend geformte Pfanne. Es ist das beweglichste Gelenk im Körper. Es sind Bewegungen auf allen drei Achsen möglich.

Das **Eigelenk** hat einen eiförmigen Gelenkkopf und eine nach innen gewölbte Gelenkpfanne. Eine Drehung in der Längsachse kann nicht durchgeführt werden.

Die Gelenkkörper des **Sattelgelenks** entsprechen einem Reiter auf dem Sattel. Eine Bewegung um die Längsachse ist nicht möglich, die Beweglichkeit in der Quer- und Pfeilachse ist umso ausgeprägter.

Bei **Scharniergelenken** entspricht der Gelenkkopf einer Walze, die Gelenkpfanne ist dementsprechend rinnenförmig ausgebildet. Die einzige Bewegungsmöglichkeit liegt in der Querachse, in Form von Beugung und Streckung.

Beim **Drehgelenk** finden sich ein zylindrisch geformter Gelenkkörper und ein entsprechend nach innen gewölbter Gelenkkörper. Die Bewegungshauptachse liegt in der der Längsrichtung. Daraus resultiert als Bewegungsmöglichkeit nur die Drehbewegung.

Bei **ebenen Gelenken** oder Gleitgelenken stehen sich zwei flache Gelenkflächen gegenüber. Meist ist der bereits geringe Bewegungsumfang dieser Gelenke noch durch straffe Bänder eingeschränkt.

Altersphysiolgische Veränderungen von Gelenken

Durch die altersphysiologischen Veränderungen des Gelenkknorpels (s. S. 69 f.) sind bei allen Gelenken des Körpers Alterungsvorgänge zu finden. Durch das abnehmende Wasserbindungsvermögen des Knorpels reduziert sich dessen Höhe. Er verliert an Elastizität. Verschleißerkrankungen (Arthosen) können auftreten. Folge sind Bewegungseinschränkungen und Schmerzen im Gelenk. Gelenke, die vermehrt mechanisch belastet werden, sind stärker von diesen Verschleißerkrankungen betroffen.

Bei längerer Inaktivität eines Gelenkes – sei es durch Immobilität, Gelenkerkrankungen, Verbände, Gipsschienen oder neurologische Erkrankungen (Schlaganfall) – kann es zur Gelenkkapselschrumpfung kommen. Dies führt zur Bewegungseinschränkung. Im Extremfall kann das Gelenk sogar einsteifen. Gelenke, die aus unterschiedlichen Gründen nicht bewegt werden, müssen stets mobilisiert werden, um eine Zusammenschrunpfung (Kontraktur) zu vermeiden.

5.2 Das Skelett

Das menschliche Skelett besteht aus 206 Knochen. Es lässt sich in verschiedene Knochengruppen einteilen (siehe auch folgende Seiten).

- Schädel
  - Gehirnschädel
  - Gesichtsschädel
- Wirbelsäule
- Knöcherner Brustkorb (Thorax)
- Schultergürtel
- Obere Extremitäten
- Beckengürtel
- Untere Extremitäten

5.2.1 Schädel (Cranium)

Die knöcherne Grundlage des Kopfes ist der Schädel. Einerseits schützt er das Gehirn und die Sinnesorgane, andererseits bildet er die knöcherne Grundlage für das Gesicht, wo bereits der Verdauungs- und der Atmungstrakt beginnen.

Der Schädel besteht aus über 20 Knochen. Diese werden wiederum dem Gehirnschädel bzw. dem Gesichtsschädel zugeordnet. Die Grenze dieser beiden Anteile liegt im Bereich der Nasenwurzel, dem Oberrand der Augenhöhlen und reicht bis zu den äußeren Gehörgängen.

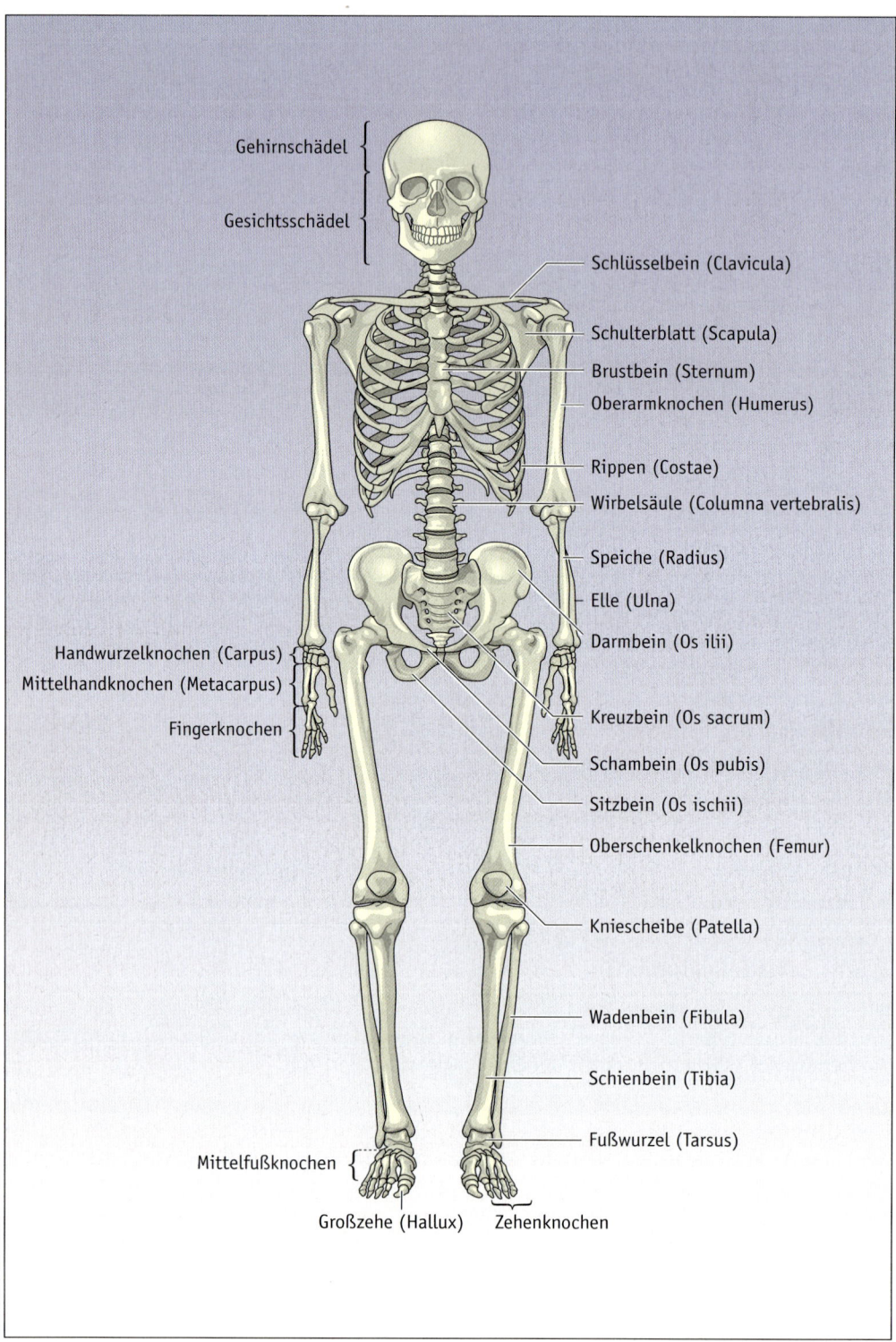

Gehirnschädel

Gesichtsschädel

Schlüsselbein (Clavicula)

Schulterblatt (Scapula)

Brustbein (Sternum)

Oberarmknochen (Humerus)

Rippen (Costae)

Wirbelsäule (Columna vertebralis)

Speiche (Radius)

Elle (Ulna)

Darmbein (Os ilii)

Handwurzelknochen (Carpus)

Mittelhandknochen (Metacarpus)

Fingerknochen

Kreuzbein (Os sacrum)

Schambein (Os pubis)

Sitzbein (Os ischii)

Oberschenkelknochen (Femur)

Kniescheibe (Patella)

Wadenbein (Fibula)

Schienbein (Tibia)

Fußwurzel (Tarsus)

Mittelfußknochen

Großzehe (Hallux)   Zehenknochen

Skelett

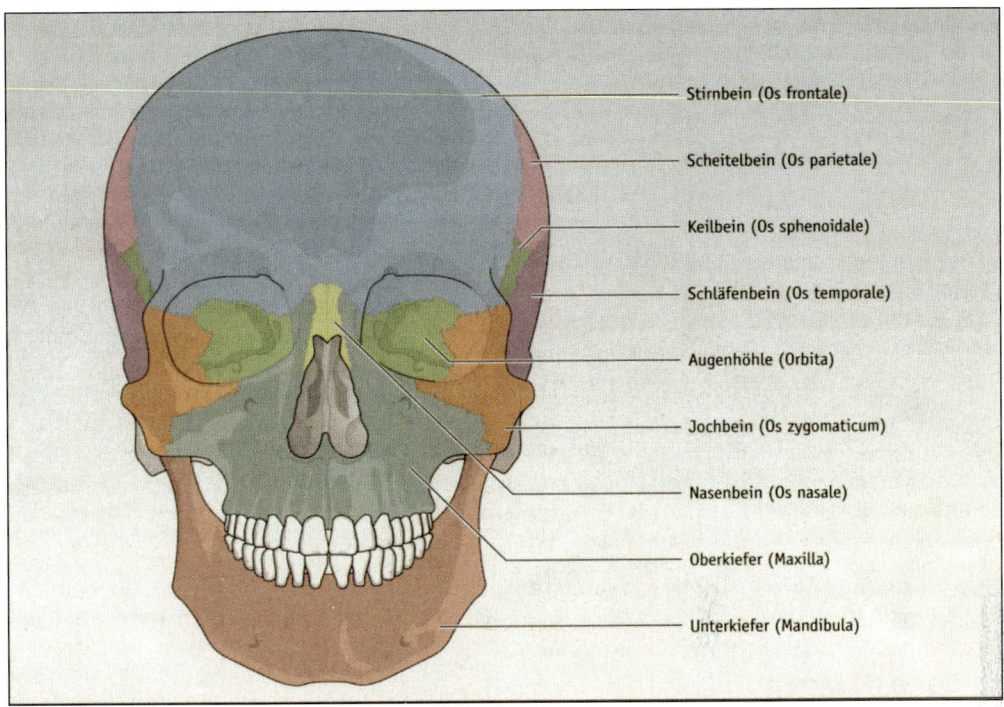

Vorderansicht des Schädels

Stirnbein (Os frontale)
Scheitelbein (Os parietale)
Keilbein (Os sphenoidale)
Schläfenbein (Os temporale)
Augenhöhle (Orbita)
Jochbein (Os zygomaticum)
Nasenbein (Os nasale)
Oberkiefer (Maxilla)
Unterkiefer (Mandibula)

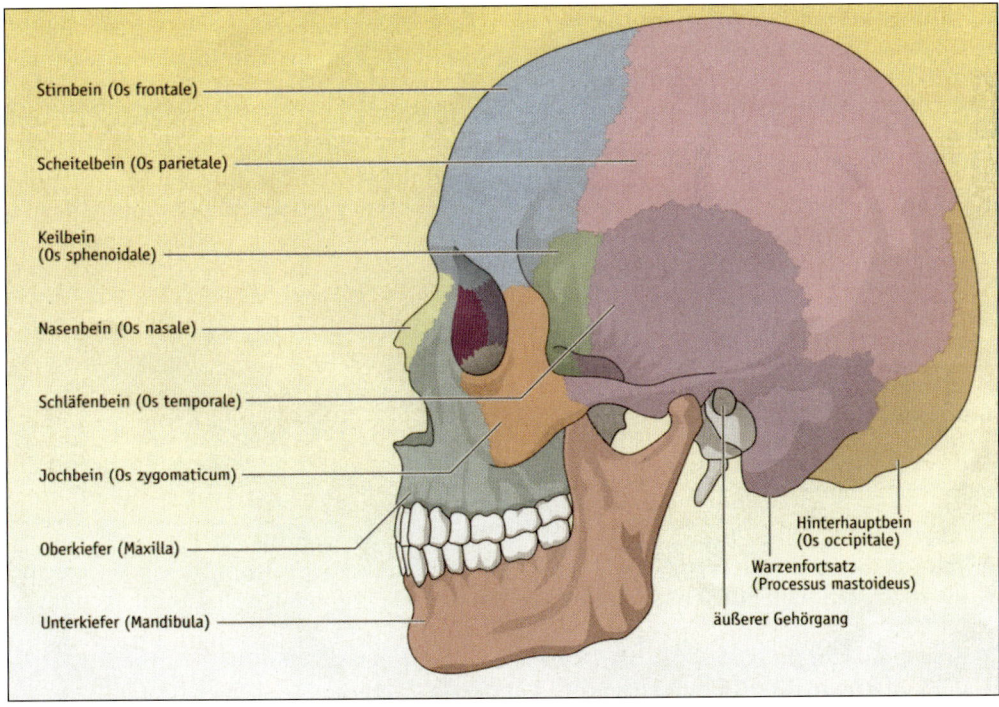

Seitenansicht des Schädels

Stirnbein (Os frontale)
Scheitelbein (Os parietale)
Keilbein (Os sphenoidale)
Nasenbein (Os nasale)
Schläfenbein (Os temporale)
Jochbein (Os zygomaticum)
Oberkiefer (Maxilla)
Unterkiefer (Mandibula)
Hinterhauptbein (Os occipitale)
Warzenfortsatz (Processus mastoideus)
äußerer Gehörgang

Gehirnschädel (Neurocranium)

Der **Gehirnschädel** ist die knöcherne Schutzkapsel des Gehirns und der Sinesorgane. Er wird gebildet durch

- das Hinterhauptsbein (Os occipitale), das durch ein Gelenk mit dem 1. Halswirbel (Atlas) verbunden ist,
- die paarigen Scheitelbeine (Ossa parietalia, Einzahl: Os parietale),
- die paarigen Schläfenbeine (Ossa temporalia, Einzahl: Os temporale), die Hör- und Gleichgewichtsorgane beherbergen und gelenkig mit dem Unterkiefer verbunden sind,
- das Keilbein (Os sphenoidale),
- Teile des Stirnbeins (Os frontale) sowie
- das Siebbein (Os ethmoidale) mit der oberen und mittleren Nasenmuschel.

Zu Anfang des menschlichen Lebens sind zwischen den Schädelknochen noch Reste von Bindegewebe zu finden, sogenannte Bandhaften. Diese gestatten ein weiteres Wachstum der Schädelknochen. Bei einer vollständigen Verknöcherung (Knochenhaften) dieser bindegewebigen Verbindungen ist das Schädelwachstum beendet. Dies geschieht im dritten bis vierten Lebensjahrzehnt. Die kontinuierlichen Verbindungen zwischen zwei Schädelknochen werden auch als Schädelnähte (Suturae) bezeichnet.

Das Hinterhauptsbein wird durch die **Lambdanaht** von den Scheitelbeinen abgegrenzt. Zwischen den beiden Scheitelbeinen liegt die **Pfeilnaht**. Das Stirnbein ist durch die **Kranznaht** von den Scheitelbeinen getrennt.

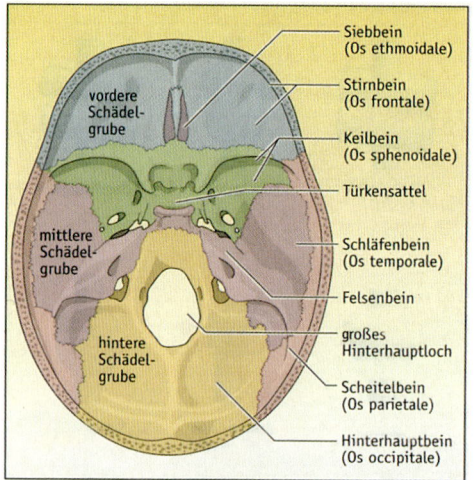

Der Gehirnschädel bildet einerseits das **Schädeldach**, anderseits die **Schädelbasis**, auf der das Gehirn ruht. Die Schädelbasis, bestehend aus Teilen des Stirnbeins, des Keilbeins, des Siebbeins und der paarigen Schläfenbeine, enthält viele kleine Öffnungen zum Durchtritt von Hirnnerven und Gefäßen. In der mittleren Schädelgrube zeigt sich der Türkensattel, der die Hirnanhangsdrüse (Hypophyse) umgibt. In der hinteren Schädelgrube findet sich das große Hinterhauptsloch. Hier geht das Gehirn ins Rückenmark über.

Schädelbasis von innen

Gesichtsschädel (Splanchocranium)

Zum Gesichtsschädel gehören jene Knochen, die die Augen- und Nasenhöhlen und die Mundhöhle bilden.

Dazu gehören im Einzelnen:

- Teile des Stirnbeins (Os frontale), welche an der Bildung der Augenhöhle beteiligt sind
- die paarigen Jochbeine (Ossa zygomatica, Einzahl: Os zygomaticum), die die Jochbögen bilden
- der Oberkiefer (Maxilla), der die Oberkieferzähne trägt
- der Unterkiefer (Mandibula), der die Unterkieferzähne trägt
- die paarigen Nasenbeine (Ossa nasalia, Einzahl: Os nasale)

- die paarigen Tränenbeine (Ossa lacrimalia, Einzahl: Os lacrimale)
- die paarigen Gaumenbeine (Ossa palatina, Einzahl: Os palatinum)
- das Pflugscharbein (Vomer), das den knöchernen Anteil der Nasenscheidewand bildet
- das Siebbein (Os ethmoidale)
- die paarigen unteren Nasenmuscheln (Conchae nasales inferiores, Einzahl: Concha nasalis inferior), stellen eigenständige Knochen dar

5.2.2   Wirbelsäule (Columna vertebrae)

Die Wirbelsäule stellt die Grundlage des Stammes dar. Die Statik des Körpers wird durch die Wirbelsäule gewährleistet. Sie hält den Körper in einer aufrechten Position. Durch die vielen einzelnen Wirbel besitzt die Wirbelsäule eine große Beweglichkeit. Der Kopf kann aus nahezu jeder Körperposition in die Senkrechte gebracht werden. Im Wirbelkanal, der durch die Wirbellöcher gebildet wird, liegt das Rückenmark geschützt. Die Wirbelsäule besteht aus 32–34 Wirbeln und aus Zwischenwirbelscheiben (Bandscheiben).

Die Wirbel gliedern sich in
- sieben Halswirbel (Vertrebrae cervicales, HWK = Halswirbelkörper 1–7, C 1–7),
- zwölf Brustwirbel (Vertebrae thoracales, BWK = Brustwirbelkörper 1–12, Th 1–12),
- fünf Lendenwirbel (Vertebrae lumbales, LWK = Lendenwirbelkörper 1–5, L 1–5),
- fünf Kreuzbeinwirbel (S 1–5), sie sind im Kreuzbein (Os sacrum) zu einem Knochen verschmolzen,
- drei bis fünf Steißbeinwirbel (Co 1–3/5), sie sind meist zurückgebildet, deshalb kann die Zahl schwanken; sie bilden das Steißbein (Os coccygis).

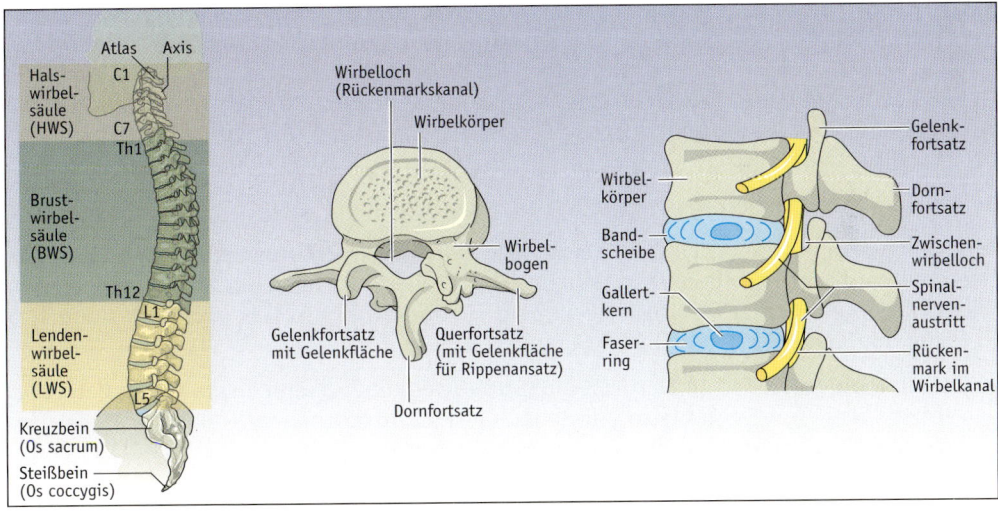

Wirbelsäule von der Seite, Lendenwirbel von schräg oben, Wirbel im Längsschnitt

Gestalt der Wirbelsäule

Bei Betrachtung der Wirbelsäule von der Seite sind charakteristische Krümmungen zu erkennen. Sie bedingen die doppelte S-Form der Wirbelsäule. Krümmungen nach vorne (ventral) werden als Lordosen bezeichnet. Lordosen finden sich im Hals- und Lendenwirbelsäulenbereich. Krümmungen nach hinten werden Kyphosen genannt. Sie zeigen sich im Brustwirbelsäulen- und Kreuzbein-(Sakral-)Bereich.

Die doppelte S-Form der Wirbelsäule ist durch die sich abwechselnden Krümmungen nach vorne und hinten bedingt. Auf die Lordose der Halswirbelsäule folgt die Kyphose der Brustwirbelsäule, der Lordose der Lendenwirbelsäule folgt die Sakralkyphose.

Eine verstärkte Brustkyphose bezeichnet man als Rundrücken, eine verstärkte Lendenlordose als Hohlkreuz.

Gemeinsamer Bauplan der Wirbel

Alle Wirbel haben einen gemeinsamen Bauplan. Er beinhaltet den Wirbelkörper, die Wirbelbögen, das Wirbelloch und das Zwischenwirbelloch. Die Wirbelkörper dienen der Übertragung der Körperlast, sie nehmen deshalb von oben nach unten an Größe zu. Die Wirbelkörper umfassen ein Wirbelloch. Die Gesamtheit dieser Öffnungen entlang der Wirbelsäule bildet den Wirbelkanal, in dem das Rückenmark schützend untergebracht ist. An den Wirbelbögen befinden sich je zwei obere und je zwei untere Einschnitte. Zwischenwirbellöcher werden durch die Einschnitte zweier benachbarter Wirbelbögen gebildet. Hier treten die Spinalnerven aus. Pro Wirbel finden sich sieben Fortsätze. Es gibt vier Gelenkfortsätze, zwei obere und zwei untere. Diese Gelenkfortsätze befinden sich ebenfalls an den Wirbelbögen. Sie stellen gelenkige Verbindungen zwischen benachbarten Wirbeln her, die sogenannten Wirbelbogengelenke. Der Dornfortsatz, der nach hinten ragt, und die beiden Querfortsätze sind mit Bändern und der Rückenmuskulatur verbunden.

Abweichungen von diesem Bauplan kommen durch die unterschiedlich mechanische Belastung in den verschiedenen Wirbelsäulenabschnitten zustande. Die Wirbelkörper der Halswirbelsäule sind klein, da die Druckbelastung gering ist. Der siebte Halswirbel besitzt einen Dornfortsatz, der gut tastbar ist. An der Brustwirbelsäule sind zusätzliche Gelenkflächen zu finden. Sie stellen die Verbindungen zu den Rippen des Brustkorbs dar. In der Lendenwirbelsäule fallen die großen Wirbelkörper auf, da hier die höchste Druckbelastung herrscht.

Bestimmte Wirbel haben einen gänzlich anderen Aufbau:

- ◆ **1. Halswirbel** (Atlas, C 1): Der Atlas besitzt keinen Wirbelkörper, sondern besteht aus einem vorderen und einem hinteren Bogen. Die Verdickungen der Bögen stellen nach oben die gelenkigen Verbindungen zum Hinterhauptbein (Os occipitale) dar. Das obere Kopfgelenk erlaubt Nickbewegungen des Kopfes.

- ◆ **2. Halswirbel** (Axis, C 2): Der Axis entspricht weitgehend dem allgemeinen Bau eines Wirbels, als Besonderheit besitzt er jedoch einen dornförmigen Knochenzahn, der in gelenkiger Verbindung mit dem Atlas steht. Das untere Kopfgelenk erlaubt Drehbewegungen des Kopfes.

- ◆ **Kreuzbein** (Os sacrum): Das Kreuzbein ist aus den fünf Kreuzwirbeln (Sakralwirbeln) und den dazwischen liegenden Zwischenwirbelscheiben (Bandscheiben) entstanden. Insgesamt ist das Kreuzbein ein dreieckiger, nach hinten gekrümmter Knochen. Er besitzt einen zentralen Kreuzbeinkanal, der nur noch die Wurzeln der Spinalnerven beherbergt, da das Rückenmark nur bis zum ersten Lendenwirbel reicht. Seitlich befinden sich die paarigen vier Kreuzbeinlöcher für den Austritt der Spinalnerven. Das Kreuzbein ist nach oben gelenkig mit der Lendenwirbelsäule verbunden. Am Übergang zwischen Lendenwirbelsäule und Os sacrum springt die obere Vorderkante des Kreuzbeins in das kleine Becken vor, diesen Vorsprung nennt man Promontorium.

Nach unten hin schließt sich das Steißbein (Os coccygis) an. Das Kreuzbein ist nicht nur ein Teil der Wirbelsäule. Es bildet gleichzeitig den hinten gelegenen Anteil des knöchernen Beckens. Über das Kreuzbein-Darmbein-Gelenk ist es mit dem restlichen Becken verbunden. Dieses Gelenk lässt nur eine geringe Beweglichkeit in Form einer Kippbewegung von wenigen Millimetern zu.

◆ **Steißbein** (Os coccygis): Das meistens aus drei bis fünf Wirbeln entstandene Steißbein ist in der Regel nur noch in Resten vorhanden.

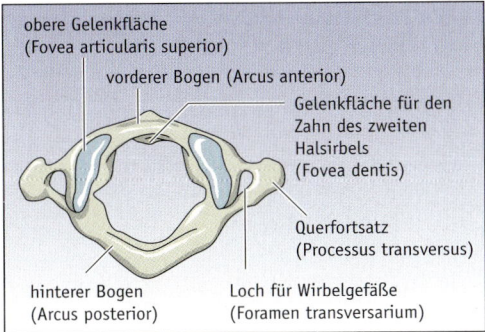

Erster Halswirbel (Atlas)

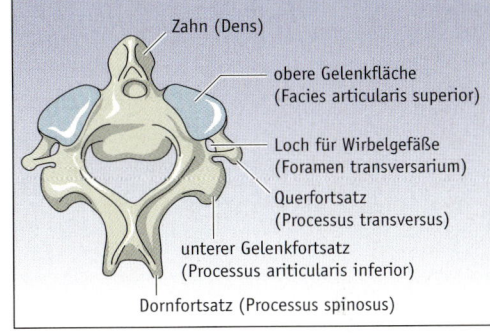

Zweiter Halswirbel (Axis)

Zwischenwirbelscheiben (Bandscheiben, Disci intervertebrales)

Die Zwischenwirbelscheiben befinden sich ab dem zweiten Halswirbel (Axis) bis zum Kreuzbein zwischen den Wirbelkörpern. Die Bandscheiben bestehen aus einem äußeren, straffen Faserring, dem Anulus fibrosus, und einem weichen, gallertigen Kern (Nucleus pulposus). Der Anulus fibrosus besteht aus Faserknorpel und ringförmig angeordneten, kollagenen Fasern, dadurch wird der gallertige Kern in Spannung gehalten. Die Zwischenwirbelscheiben wirken als druckelastisches Polster. Dabei verteilt der Nucleus pulposus den Druck. Bei Belastung werden die Bandscheiben zusammengedrückt, bei länger dauernder Entlastung nehmen sie wieder ihre ursprüngliche Form an.

Altersphysiologische Veränderungen der Bandscheiben

Die 23 Bandscheiben sind zwischen den Wirbelkörpern der Wirbelsäule zu finden. Dort sind sie mit dem Rand und den Deckplatten der Wirbelkörper fest verwachsen. Sie machen etwa ein Viertel der Gesamtlänge der Wirbelsäule aus.

Der Kern der Zwischenwirbelscheiben ist ein zellarmes Gewebe, das überwiegend aus Zucker-Eiweiß-Verbindungen (Proteoglykanen) besteht, welche ein hohes Wasserbindungsvermögen besitzen. Durch den entstehenden Quellungsdruck setzt der gallertige Kern den straffen Faserring unter Spannung. Der Anteil der wasserbindenden Moleküle wird altersabhängig geringer. Dadurch verliert der Faserring seine Spannung und kann leichter einreißen. Bandscheiben verfügen nur über eine geringe Stoffwechselaktivität, daher findet auch nur eine schwache Regeneration statt. Die Ernährung der Bandscheiben erfolgt ausschließlich über den Ein- und Ausstrom von Flüssigkeit aus dem Faserring, welcher nur in den Randbereichen kleinste Blutgefäße besitzt. Unter Druckbelastung – vor allem tagsüber – strömt Flüssigkeit aus dem Kern, was eine Abnahme der Körpergröße im Tagesverlauf um bis zu 2,5 cm erklärt. Während der nächtlichen Entlastungsphase kommt es zu einer Wasserwiederaufnahme in den Nucleus pulposus, sodass die Bandscheibe am nächsten Tag wieder voll einsatzfähig ist.

Die altersphysiologische Körpergrößenabnahme ist unter anderem durch das schwindende Wasserbindungsvermögen der Bandscheibenkerne zu erklären. Durch den nachlassenden Quellungsdruck kann es zu Rissen im Faserring kommen. Die Schädigung des Anulus fibrosus kann soweit gehen, dass sich der Nucleus pulposus in Richtung des Wirbelkanals vorschiebt. Sind die äußeren Schichten des Faserringes noch erhalten, wird dies als Bandscheibenvorwölbung (Bandscheibenprotrusion) bezeichnet. Ist der gesamte Faserring zerrissen, gelangt Bandscheibenmaterial direkt in den Wirbelkanal, es kommt zum Bandscheibenvorfall (Bandscheibenprolaps). Damit sind das Rückenmark und Spinalnerven gefährdet. Es kann zu Schmerzen, Muskelschwäche, Lähmungen und Empfindungsstörungen kommen. Bandscheibenvorfälle treten vor allem in der Hals- und Lendenwirbelsäule auf, selten in der Brustwirbelsäule, da diese im Verhältnis recht unbeweglich ist.

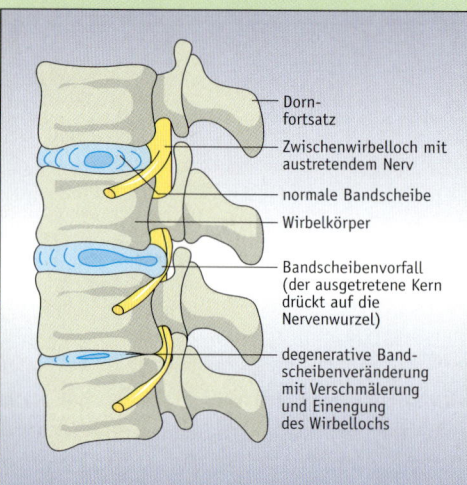

- Dornfortsatz
- Zwischenwirbelloch mit austretendem Nerv
- normale Bandscheibe
- Wirbelkörper
- Bandscheibenvorfall (der ausgetretene Kern drückt auf die Nervenwurzel)
- degenerative Bandscheibenveränderung mit Verschmälerung und Einengung des Wirbellochs

Durch das Nachlassen der Spannung im Anulus fibrosus können Osteoblasten einwandern und zu Verknöcherungen führen, was die Funktion der Bandscheiben als druckelastisches Polster ebenfalls einschränkt.

Bandscheibenvorwölbungen und -vorfälle können auch zu Verschleißerkrankungen der Wirbelbogenlenke (s. S. 86) führen.

Bandscheibenerkrankungen

5.2.3   Knöcherner Brustkorb (Thorax)

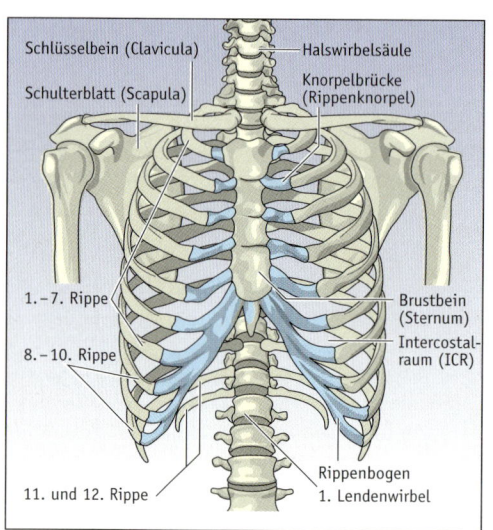

- Schlüsselbein (Clavicula)
- Halswirbelsäule
- Schulterblatt (Scapula)
- Knorpelbrücke (Rippenknorpel)
- 1.–7. Rippe
- Brustbein (Sternum)
- Intercostalraum (ICR)
- 8.–10. Rippe
- 11. und 12. Rippe
- Rippenbogen
- 1. Lendenwirbel

Knöcherner Thorax

Zwölf Brustwirbel mit Zwischenwirbelscheiben, zwölf Rippenpaare und das Brustbein (Sternum) bilden den knöchernen Brustkorb (Thorax). Der Thorax ähnelt einem Bienenkorb mit oberer und unterer Öffnung. Die obere Brustkorböffnung ist relativ eng, die untere stellt eine weite Öffnung dar.

Rippen (Costae)

An jeder Rippe unterscheidet man einen knöchernen und einen knorpeligen Anteil. Im vorderen Bereich findet sich der hyaline Rippenknorpel.

Insgesamt gibt es zwölf Rippenpaare. In der Regel sind die oberen sieben Rippenpaare direkt mit dem Brustbein verbunden. Die unteren fünf Rippen sind nur indirekt oder überhaupt nicht mit dem Sternum verbunden. Meist stehen die achte bis zehnte Rippe über einen Steg mit dem Brustbein in Verbindung. So entsteht der Rippenbogen. Die elfte und zwölfte Rippe können frei enden.

Altersphysiologische Veränderungen des hyalinen Rippenknorpels

Mit zunehmendem Alter kommt es vor allem bei Männern zu Verkalkungen des hyalinen Knorpels. Dies schränkt die Elastizität und damit die Brustkorbbeweglichkeit ein. Bei der Einatmung wird der Brustkorb gehoben, bei der Ausatmung gesenkt. Sinkt die Brustkorbbeweglichkeit, etwa durch Verkalkungen des Rippenknorpels, vermindert sich das maximal ein- und auszuatmende Luftvolumen. Die Leistungsfähigkeit der Lunge (s. S. 150) nimmt ab.

Brustbein (Sternum)

Das Brustbein ist ein platter, schwertförmiger Knochen. Er besteht von oben nach unten aus dem Handgriff des Brustbeins, dem Körper und dem Schwertfortsatz.

5.2.4 Schultergürtel

Der Schultergürtel setzt sich aus dem Schulterblatt (Scapula) und dem Schlüsselbein (Clavicula) zusammen. Gelenkig ist der Schultergürtel einerseits mit dem Brustkorb, andererseits mit der oberen Extremität verbunden.

Schulterblatt (Scapula)

Das Schulterblatt ist ein flacher, dreiseitiger Knochen. Gut durch die Haut tastbar ist die hinten entspringende Schulterblattgräte, die mit einem plattgedrückten Fortsatz, der Schulterhöhe, endet. Die Schulterhöhe (Acromion) besitzt medial eine ovale Gelenkfläche zur Verbindung mit dem Schlüsselbein. Unterhalb der Schulterhöhe findet sich die Gelenkpfanne für den Oberarmkopf.

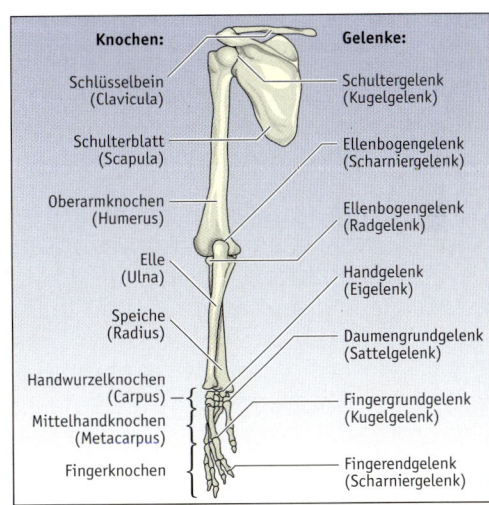

Schultergürtel, Arm und Hand

Schlüsselbein (Clavicula)

Nur über das Schlüsselbein ist der Schultergürtel mit dem Brustkorb verbunden. Das Schlüsselbein ist ein S-förmig gebogener Knochen. Das eine Ende ist gelenkig mit dem Brustbein, das andere mit der Schulterhöhe des Schulterblattes verbunden.

5.2.5   Obere Extremität

Die obere Extremität besteht aus Oberarm, Unterarm und Hand. Knöcherne Grundlage des Oberarmes ist der Oberarmknochen (Humerus). Zum Unterarm gehören die Elle (Ulna) und die Speiche (Radius). Die knöcherne Hand wird von den Handwurzelknochen (Ossa carpi), den Mittelhandknochen (Ossa metacarpi) und den Fingerknochen gebildet.

Oberarmknochen (Humerus)

Der Oberarmknochen ist ein Röhrenknochen. Er besteht somit aus einer Diaphyse und zwei Epiphysen. Die rumpfnahe Epiphyse wird als Oberarmkopf (Humeruskopf) bezeichnet. Dieser steht mit dem Schulterblatt gelenkig in Verbindung. Am unteren Ende des Oberamknochens sind der innere und äußere Obergelenkknorren (Epicondylus medialis und lateralis) gut durch die Haut zu tasten. Zwischen den beiden Obergelenkknorren liegt eine Knochenwalze, die der gelenkigen Verbindung mit Elle und Speiche dient.

Speiche (Radius)

Die Speiche gehört ebenfalls zu den Röhrenknochen. Sie findet sich an der Seite des Daumens. Ihr oberes Ende bildet der Speichenkopf. Dieser steht mit dem Oberarmknochen sowie mit der Elle gelenkig in Verbindung. Dem Schaft schließt sich distal ein verbreitetes Ende an, das unten ausgehöhlt ist. Es bildet die Pfanne zur Gelenkbildung mit der Handwurzelknochenreihe. Am unteren Speichenende findet sich eine weitere Gelenkfläche für die Elle. Speiche und Elle sind einerseits gelenkig durch oberes und unteres Speichen-Ellen-Gelenk miteinander verbunden, andererseits durch eine Bandhaft.

Die Speiche (Radius) findet sich an der Seite des Daumens. Hier kann auch der Radialispuls getastet werden.

Altersphysiologische Veränderungen des Radius und umgebender Bandstrukturen

Mit zunehmendem Alter kommt es zu einer Verminderung des Mineralsalzgehaltes im Radius. Auch die Bandhaft zwischen Elle und Speiche sowie das ringförmige Band um das Speichenköpfchen, mit dem es an der Ulna befestigt ist, verlieren im Alter an Qualität. Reißfestigkeit, Dehnbarkeit und Elastizität nehmen ab. Somit ist der Radius im Alter nicht mehr in der Lage, den gleichen Kräften standzuhalten wie ein jugendlicher Knochen.

Die häufigste Fraktur des älteren Menschen ist die distale Radiusfraktur. Der typische Unfallmechanismus ist das Stolpern und der Sturz auf die abfangende Hand. Am häufigsten kommt es zu Frakturen im unteren Bereich der Speiche.

Zusätzlich können sich ältere Personen bei diesen Stürzen weniger gut abfangen. Die Reaktionsfähigkeit und die Reflexbewegungen werden durch die verminderte Muskulatur im Unterarmbereich oder eine schmerzhafte Gelenkbeweglichkeit reduziert.

Stürze im Alter sollten generell vermieden werden, da sie häufiger zu Knochenbrüchen und psychischen Folgen wie Angst oder sozialem Rückzug führen. Um Stürze zu verhindern sollten innerhalb von Wohungen, Zimmern und Wohnbereichen „Stolperfallen" wie Teppiche, Kabel usw. beseitigt werden. Ein entsprechendes Schuhwerk, welches die besonderen anatomischen Gegebenheiten der Füße berücksichtigt und rutschfest ist, kann ebenfalls Stürze verhindern. Gehhilfen sollten den Verwendern vertraut und angepasst sein. Auch das Tragen geeigneter Seh- und Hörhilfen und ausreichende Beleuchtung der Räumlichkeiten dienen der Sturzprophylaxe.

Bei Radiusfrakturen im Alter sollte beachtet werden, dass diese optimal versorgt werden, denn viele alte Menschen sind auf einen Gehstock angewiesen und werden durch schlecht verheilte Speichenbrüche zum Pflegefall.

Elle (Ulna)

Die Elle ist ein Röhrenknochen. Das obere Ende der Elle zeigt hinten einen hakenförmigen Fortsatz (Olecranon). Dieser ist durch die Haut als Ellbogens tastbar. Die Elle ist an ihrem oberen Ende gelenkig mit dem Oberarmknochen und der Speiche verbunden. Unten besitzt sie nur eine Gelenkfläche für die Speiche.

Die Elle (Ulna) findet sich auf der Kleinfingerseite. Ihr oberes Ende besitzt einen Fortsatz, der als Ellbogen (Olecranon) gut durch die Haut zu tasten ist.

Handwurzelknochen (Carpalknochen)

Das Handgelenk setzt sich aus acht unregelmäßig geformten Knochen zusammen. Die acht Karpalknochen heißen:

- Kahnbein (Os scaphoideum)
- Mondbein (Os lunatum)
- Dreiecksbein (Os triquetrum)
- Erbsenbein (Os pisiforme)
- Großes Vieleckbein (Os trapezium)
- Kleines Vieleckbein (Os trapezoideum)
- Kopfbein (Os capitatum)
- Hakenbein (Os hamatum)

Zwischen den Handwurzelknochen bestehen Gelenke, die jedoch durch Bänder stark in ihrer Beweglichkeit eingeschränkt sind. Es wird als distales Handwurzelgelenk bezeichnet.

Mittelhandknochen

An die Handwurzelknochen schließen sich fünf Mittelhandknochen an. Die Enden der Mittelhandknochen sind bei der geballten Faust als Knöchel zu sehen. Mit Ausnahme des Daumens gehen die Mittelhandknochen mit den Handwurzelknochen straffe Gelenke ein. Bewegungsmöglichkeiten sind hier nicht gegeben. Das Daumengrundgelenk, eine Verbindung zwischen dem Mittelhandknochen des Daumens und dem großen Vieleckbein, ist ein Sattelgelenk. Es hat entscheidende Bedeutung für die Greiffunktion der Hand.

Fingerknochen

Jeder Finger besitzt mehrere Glieder (Phalangen). An jedem Finger gibt es drei Phalangen, mit Ausnahme des Daumens, der nur zwei besitzt.

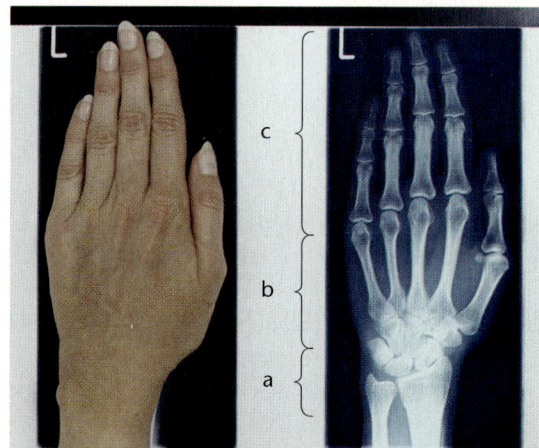

Röntgenbild der Hand (a = Handwurzelknochen, b = Mittelhandknochen, c = Fingerknochen)

5.2.6 Beckengürtel

Der Beckengürtel besteht aus dem Kreuzbein (Os sacrum), dem Steißbein (Os coccygis) und den beiden Hüftbeinen. Sie bilden eine ringförmige Struktur. Der Beckengürtel ist gelenkig verbunden mit der Wirbelsäule sowie mit den unteren Extremitäten.

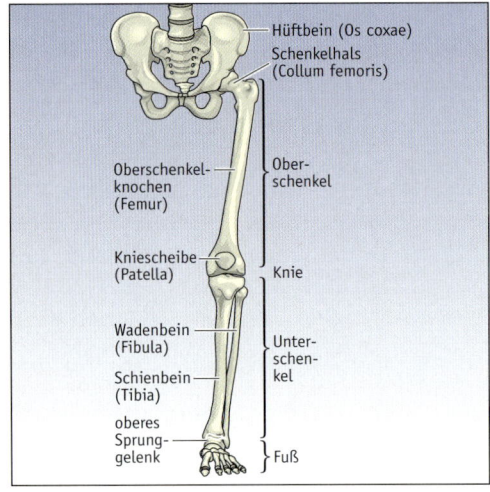

Hüftbein (Os coxae)
Schenkelhals (Collum femoris)
Oberschenkel
Oberschenkelknochen (Femur)
Kniescheibe (Patella)
Knie
Wadenbein (Fibula)
Unterschenkel
Schienbein (Tibia)
oberes Sprunggelenk
Fuß

Bein mit Hüftbein

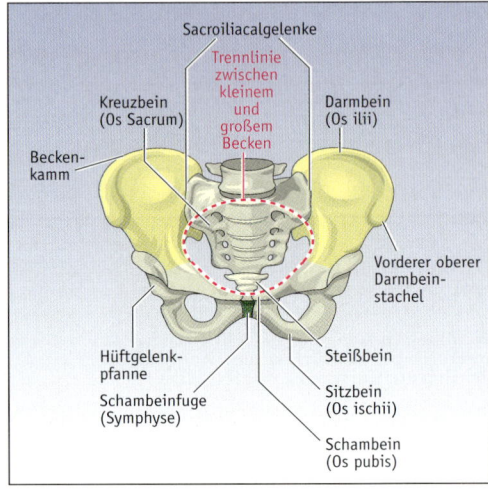

Sacroiliacalgelenke
Trennlinie zwischen kleinem und großem Becken
Kreuzbein (Os Sacrum)
Darmbein (Os ilii)
Beckenkamm
Vorderer oberer Darmbeinstachel
Hüftgelenkpfanne
Steißbein
Schambeinfuge (Symphyse)
Sitzbein (Os ischii)
Schambein (Os pubis)

Knöchernes weibliches Becken

Hüftbein (Os coxae)

Die paarigen Hüftbeine bestehen je aus dem Schambein (Os pubis), dem Darmbein (Os ilium) und dem Sitzbein (Os ischii). Die knöcherne Verschmelzung dieser drei Knochen erfolgt in der Hüftgelenkspfanne während des Wachstums. Alle drei Anteile des Hüftbeins sind somit bei der Bildung der Pfanne für den Oberschenkelknochen beteiligt.

Das Schambein weist vorne einen durch die Haut tastbaren Schambeinhöcker auf. Die Schambeine sind in der Schambeinfuge (Symphyse, Symphysis pubica) durch Faserknorpel miteinander verbunden.

Beim Darmbein imponiert die Darmbeinschaufel. Den Anteil dieser Schaufel, die gut durch die Haut tastbar ist, wird als Darmbeinkamm bezeichnet. Der Darmbeinkamm beginnt vorne mit dem vorderen oberen Darmbeinstachel (Spina iliaca anterior superior) und endet mit dem hinteren oberen Darmbeinstachel (Spina ilaca posterior superior).

Das Sitzbein bildet einen bogenförmig nach unten gerichteten Knochenast, den Sitzbeinhöcker (Tuber ischiadicum). Schambein und Sitzbein umschließen das Hüftloch (Foramen obturatum).

Wir sitzen nicht auf dem gesamten Sitzbein, sondern auf dem Sitzbeinhöcker (Tuber ischiadicum). Beim Sitzen kontaktiert der Sitzbeinhöcker die Sitzfläche.

Oberschenkelknochen (Femur)

Der Oberschenkelknochen ist der größte Röhrenknochen des Menschen. Sein kugeliger Schenkelkopf (Hüftkopf, Caput femoris) ist gelenkig mit der Hüftpfanne verbunden und bildet das Hüftgelenk. An den Hüftkopf schließt sich der Schenkelhals (Collum femoris) an. Zwischen dem Schaft des Oberschenkels und dem Schenkelhals besteht ein Winkel, der Schenkelhalswinkel. Beim gesunden Erwachsenen beträgt dieser Winkel 126 bis 128 Grad. Unterhalb des Schenkelhalses, zu Beginn des Schaftes, befinden sich zwei kräftige Knochenvorsprünge, lateral der große Rollhügel (Trochanter major), medial der kleine Rollhügel (Trochanter minor). Das distale Ende des Schaftes bilden die zwei überknorpelten Gelenkknorren (Condylus medialis und Condylus lateralis).

Altersphysiologische Veränderungen des Femurs

Schenkelhals und Oberschenkelschaft schließen einen Winkel ein. Der Schenkelhalswinkel beträgt beim Neugeborenen etwa 150 Grad und sinkt beim Dreijährigen schon auf 145 Grad. Beim gesunden Erwachsenen ergeben sich Werte zwischen 126 und 128 Grad. Beim alten Menschen erreicht dieser Winkel schließlich nur noch Werte von 120 Grad. Je kleiner der Winkel, desto größer ist die Gefahr einer Schenkelhalsfraktur. Der reduzierte Schenkelhalswinkel und die verminderte Kalksalzeinlagerung in den Knochen bedingen im Alter die große Häufigkeit der Schenkelhalsfrakturen. Der typische Unfallhergang bei diesen Frakturen ist der Sturz auf die Hüfte und damit auf den Trochanter major, was zum Bruch des Schenkelhalses führt. Das klassische Bild einer Schenkelhalsfraktur ist die Beinverkürzung und Außenrotation. In der Regel werden diese Knochenbrüche beim alten Menschen operativ versorgt. Die ansonsten zu lange Immobilisation bedeutet im Alter oftmals das Todesurteil. Sie kann zu Lungenentzündungen (Pneumonien), Thrombosen und Lungenembolien führen. Die beste pflegerische Maßnahme ist die Vermeidung der Schenkelhalsfraktur durch eine geeignete Sturzprophylaxe (s. S. 80). Bei besonders gefährdeten Personen können Hüftprotektoren vorbeugend eingesetzt werden.

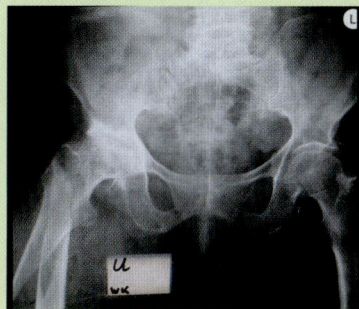

Oberschenkelhalsbruch rechts

Schienbein (Tibia)

Das Schienbein ist der kräftigere Knochen des Unterschenkels, der allein die Verbindung zum Oberschenkelknochen darstellt. Die Tibia besitzt einen dreiseitigen Schaft. Die vordere Kante des Schienbeins mit der bedeckenden Knochenhaut (Periost) liegt direkt unter der Haut. Das obere Ende, der Schienbeinkopf, besteht aus zwei Gelenkknorren (Kondylen), dem Condylus medialis und dem Condylus lateralis. Es existieren somit zwei Gelenkflächen zur Verbindung mit dem Oberschenkelknochen. Das untere Schienbeinende besitzt einen zinkenartigen Knochenfortsatz, den Innenknöchel.

Die Schienbeinkante mit der bedeckenden Knochenhaut liegt direkt unter der Haut. Schläge und Stöße an dieser Stelle sind deshalb besonders schmerzhaft.

Wadenbein (Fibula)

Das Wadenbein ist ein langer, dünner Röhrenknochen. Der Wadenbeinkopf, das obere Ende, besitzt eine Gelenkfläche zur Verbindung mit dem Schienbein. Auch der Wadenbeinschaft ist dreiseitig. Das untere Ende verbreitert sich zum Außenknöchel, der an seiner Innenfläche eine Gelenkfläche für das Sprungbein besitzt. Wadenbein und Schienbein bilden mit dem Sprungbein das obere Sprunggelenk.

Schienbein und Wadenbein liegen parallel nebeneinander, beide sind in der gesamten Länge wie Elle und Speiche durch eine Bandhaft miteinander verbunden.

Kniescheibe (Patella)

Die Kniescheibe ist das größte Sesambein des Körpers. Sie hat eine dreieckige Form. Man unterscheidet eine nach vorne gerichtete Fläche, die in die Sehne des vierköpfigen Oberschenkelmuskels eingebaut ist. Die nach innen gerichtete Fläche ist gelenkig mit dem Oberschenkelknochen verbunden.

Altersphysiologische Veränderungen der Kniescheibe (Patella)

Beim erwachsenen Menschen beträgt die Dicke des hyalinen Knorpels, der die Gelenkfläche an der Hinterseite der Kniescheibe bedeckt, etwa sechs Millimeter. Beim älter werdenden Menschen kommt es zu einer Dickenabnahme des Gelenkknorpels. Das Gelenk zwischen Patella und Oberschenkelknochen, das zum Kniegelenk (s. S. 88) gehört, ist der Ort der häufigsten und frühesten Knorpeldegeneration im menschlichen Körper überhaupt. Schmerzen machen sich vor allem beim Treppensteigen bemerkbar.

Fußwurzelknochen (Ossa tarsi)

Die Fußwurzel besteht aus sieben Knochen.

◆ Sprungbein (Talus): Das Sprungbein überträgt die gesamte Last des Körpers auf den Fuß. Das Gelenk aus Schienbein, Wadenbein und Sprungbein wird als **oberes Sprunggelenk** bezeichnet. Es ist ein reines Scharniergelenk, in dem Beugung und Streckung möglich sind.

◆ Fersenbein (Calcaneus): Das Fersenbein ist der größte Fußwurzelknochen. Er bildet den Fersenbeinhöcker. Die gelenkigen Verbindungen zwischen Fersenbein und Sprungbein sowie zwischen Fersenbein und Kahnbein bilden das **untere Sprunggelenk**. Es erlaubt Supination und Pronation.

◆ Kahnbein (Os naviculare): Das Kahnbein steht gelenkig mit dem Sprungbein und den drei Keilbeinen in Verbindung.

◆ Würfelbein (Os cuboideum): Das Würfelbein besitzt Gelenkflächen für den vierten und fünften Mittelfußknochen, das äußere Keilbein und manchmal für das Kahnbein.

◆ Inneres, mittleres und äußeres Keilbein (Ossa cuneiformia): Alle drei Keilbeine stehen gelenkig in Verbindung mit dem Kahnbein. Zehenwärts besitzen sie Gelenkflächen für den ersten bis dritten Mittelfußknochen.

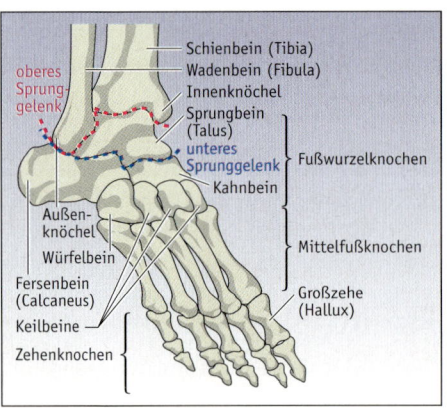

Sämtliche Fußwurzelknochen sind durch zahlreiche Bänder miteinander verbunden.

Fußskelett

Mittelfußknochen

Die fünf Mittelfußknochen sind Röhrenknochen. Der Mittelfußknochen der Großzehe ist der kürzeste und dickste. Die Mittelfußknochen stehen mit den Keilbeinen und dem Würfelbein der Fußwurzel gelenkig in Verbindung. Bei diesen Gelenken handelt es sich um straffe Gelenke.

Zehenknochen

Jede Zehe besteht aus mehreren Gliedern (Phalangen). Die zweite bis fünfte Zehe besitzt drei Phalangen, während die erste Zehe nur zwei Phalangen besitzt.

Fußgewölbe

Die knöchernen Stützpunkte des Fußgewölbes sind der Fersenbeinhöcker und die Köpfe des ersten und des fünften Mittelfußknochens. Der Fußabdruck zeigt eine größere Unterstützungsfläche, die durch die Weichteile hervorgerufen wird. Das Fußgewölbe, das normalerweise in der Lage ist das gesamte Körpergewicht zu tragen, wird durch einen Bandapparat und Fußmuskeln unterstützt.

5.3   Gelenke des menschlichen Körpers

Zwei oder auch mehrere Knochen können durch Gelenke miteinander verbunden sein. Gelenke erlauben Bewegungen zwischen den einzelnen Knochen.

5.3.1   Kiefergelenk

Die Kiefergelenke werden von den Schläfenbeinen (Ossa temporalia) und dem Unterkiefer (Mandibula) gebildet. Die Gelenkpfanne ist eine Vertiefung des Schläfenbeins, der Gelenkkopf ein Fortsatz des Unterkiefers. Die Gelenkkapsel des Kiefergelenkes ist sehr weit und wird an den Seiten durch Bänder verstärkt. Von der Funktion her stellt das Kiefergelenk eine Kombination zweier Gelenkformen dar. Es kann zugleich Dreh- und Gleitbewegungen ausführen. Der Unterkiefer wird gegenüber dem Oberkiefer bewegt, somit wird Nahrung zerkleinert und Sprechen ermöglicht.

Altersphysiologische Veränderungen des Kiefergelenkes

Das Kiefergelenk bzw. die Form seiner Gelenkkörper ist abhängig von der Ausbildung des Gebisses und damit auch vom Lebensalter. Bei fehlenden Zähnen ist die Gelenkgrube des Schläfenbeines abgeflacht. Dieses sowie die altersphysiologische Lockerung des Bandapparates sorgen dafür, dass das Kiefergelenk anfälliger für Verschleißerkrankungen (Arthrose) wird. Schon der Verlust einiger Backenzähne führt zur Fehlbelastung des Gelenks und kann eine Arthrose auslösen. Typische Symptome bei Verschleißerscheinungen des Kiefergelenkes sind zunächst Reibe-, Knack- und Knirschgeräusche sowie eingeschränkte Beweglichkeit, später kommen Schmerzen beim Kauen, Gähnen und Öffnen des Mundes hinzu.

Auch im Alter sollten fehlende Zähne wenn möglich ersetzt werden, da ansonsten eine Kiefergelenksarthrose, die zu Schmerzen beim Essen, Trinken und Sprechen führt, auftreten kann. Folge kann eine Mangelernährung (s. S. 160) sein.

5.3.2 Wirbelbogengelenke

Ein Wirbelbogengelenk ist eine gelenkige Verbindung zwischen den Gelenkfortsätzen zweier Wirbel. Die Bewegungen zwischen zwei Wirbeln sind gering. Erst die Gesamtheit aller Wirbel und Zwischenwirbelscheiben erlaubt eine entsprechende Bewegung. Im Bereich der Halswirbelsäule sind eine Vor- und Rückwärtsneigung und eine Seitwärtsbewegung möglich. Im Bereich der unteren Brustwirbelsäule ist vorwiegend eine Drehung möglich. In der Lendenwirbelsäule erfolgt im Wesentlichen Beugung und Streckung.

Altersphysiologische Veränderungen der Wirbelbogengelenke

Die Wirbelbogengelenke verbinden die Wirbel beweglich miteinander. Sie stellen sicher, dass die Wirbelsäule kein starrer „Stab" ist, sondern Bewegungen nach vorwärts und rückwärts zulässt. Gemeinsam mit den Zwischenwirbelscheiben (Bandscheiben) und den Wirbelsäulenbändern bilden die Wirbelbogengelenke eine funktionelle Einheit. Veränderungen an den Bandscheiben oder Längsbändern gehen daher meist auch mit Verschleißerscheinungen der Wirbelbogengelenke einher. Bei den Gelenken zwischen zwei Wirbeln sind Schiebebewegung bzw. Parallelbewegungen möglich. Durch eine nicht genau passgleiche Form der Gelenkflächen kommt es beim Verschieben zu einem vorzeitigen Knorpelabrieb. Die Verschleißerscheinung der Wirbelbogengelenke (Spondylarthrose) ist auch wegen des Ineinanderwirkens von Bandscheiben und Bandapparat der Wirbelsäule eine häufige Erkrankung der Wirbelsäule im Alter.

Die Spondylarthrose findet sich am häufigsten im Bereich der Lendenwirbelsäule, seltener in der Halswirbelsäule. Krankheitszeichen sind lokale Rückenschmerzen mit Zunahme bei Belastungen, Muskelverspannungen und Blockierungen der entsprechenden Gelenke.

5.3.3 Rippengelenke

Für die Thoraxbewegungen bei der Atmung ist neben dem elastischen Rippenknorpel und der Atemmuskulatur die Beweglichkeit der Rippen notwendig. Es gibt daher Verbindungen der Rippen mit der Brustwirbelsäule. Hierbei handelt es meist um Verbindungen einer Rippe mit zwei benachbarten Brustwirbeln. Bei der ersten sowie der sechsten bis neunten Rippe sind Schiebebewegungen möglich. Bei der zweiten bis fünften Rippe können Drehbewegungen durchgeführt werden.

Die Rippen-Brustbein-Verbindungen sind nur teilweise echte Gelenke, wie zwischen der zweiten bis fünften Rippe und dem Sternum. Bei den anderen handelt es sich um Knorpelhaften.

5.3.4 Schultergelenk (Articulatio humeri)

Beim Schultergelenk wird die knöcherne Gelenkpfanne vom Schulterblatt gebildet, der Gelenkkopf ist der Oberarmkopf. Die Pfanne ist im Gegensatz zum Kopf wesentlich kleiner und wird deshalb durch eine faserknorpelige Gelenklippe vergrößert. Beim Schultergelenk gibt es keine stärkeren Bänder, die das Gelenk sichern. Es wird daher nur durch Muskeln gesichert. Beim Schultergelenk handelt es sich um ein Kugelgelenk, das in drei Achsen beweglich ist.

Das Schultergelenk ist ein „muskelgesichertes" Gelenk.

Das Schultergelenk ist das anfälligste Gelenk des menschlichen Körpers bei Immobilisation einzusteifen. Eine Ruhigstellung darf auch bei Verletzungen nicht über das notwendige Maß hinaus erfolgen. Bei Immobilsation sollten wenn möglich aktive, ansonsten passive Bewegungsübungen am Schultergelenk durchgeführt werden.

5.3.5   Ellbogengelenk (Articulatio cubiti)

Das Ellbogengelenk wird von Elle, Speiche und Oberarmknochen gebildet. Es besteht aus drei Gelenken:
- Oberarm-Ellen-Gelenk (Articulatio humeroulnaris): Dieses Scharniergelenk erlaubt die Beugung (Flexion) und Streckung (Extension) des Unterarmes.
- Oberarm-Speichen-Gelenk (Articulatio humeroradialis): Von der Form her handelt es sich um ein Kugelgelenk, an dem hauptsächlich Drehbewegungen erfolgen.
- Proximales Speichen-Ellen-Gelenk (Articulatio radioulnaris proximalis): Dieses Drehgelenk, bei dem der Radiuskopf durch ein ringförmiges Band in seiner Position gesichert ist, erlaubt die Drehbewegungen (Supination, Pronation) der Hand. Bei der Supination stehen Speiche und Elle parallel zueinander, bei der Pronation überkreuzt die Speiche die Elle.

Im Ellbogengelenk sind Flexion und Extension sowie Supination (Bewegung „Suppe schöpfen") und Pronation (Bewegung „Brot schneiden") möglich.

5.3.6   Hüftgelenk (Articulatio coxae)

Am Hüftgelenk sind einerseits die Hüftgelenkspfanne (Acetabulum) und anderseits der kugelige Oberschenkelkopf beteiligt. Es handelt sich hierbei um ein Kugelgelenk, was in allen drei Achsen beweglich ist. Zahlreiche Verstärkungsbänder der Gelenkkapsel sichern das Hüftgelenk. An Bewegungsmöglichkeit sind die Flexion (auch als Anteversion bezeichnet) und die Extension (auch als Retroversion bezeichnet), das Weg- und Hinführen (Abduktion und Adduktion) sowie die Drehung (Rotation) und das Beinkreisen zu nennen.

Altersphysiologische Veränderungen des Hüftgelenkes

Das Hüftgelenk ist das größte Gelenk des Menschen. Die Belastungen, die das Hüftgelenk im Laufe des Lebens erfährt, sind groß. Sowohl die Hüftpfanne als auch der Femurkopf sind von Gelenkknorpel überzogen. In diesem Bereich zeigen sich die Verschleißerscheinungen. Durch die abnehmende Gelenkknorpelhöhe ist eine reibungsfreie Bewegung nicht mehr möglich.

Die Hüftgelenksarthrose (Coxarthose) ist eine häufige, aufgrund der Altersentwicklung der Bevölkerung zunehmende Erkrankung. Symptome sind Schmerzen im Hüftgelenk zunächst nur bei Belastung, später auch in Ruhe. Da der Bewegungsumfang des Hüftgelenks eingeschränkt ist, kommt es zunächst zu Muskelverspannungen. Im weiteren Krankheitsgeschehen treten Verkürzungen von Muskeln, Sehnen und Bändern auf. Dies bedeutet, dass die Streckung und Innendrehung im Hüftgelenk nicht mehr in vollem Umfang durchgeführt werden kann. Die Fehlhaltung im Hüftgelenk hat auch Auswirkungen auf das Kniegelenk und die Lendenwirbelsäule. Sie führt zur leichten Beugestellung im Kniegelenk, im Bereich der Lendenwirbelsäule kann es an den Wirbelbogengelenken zu schmerzhaften Verschleißerscheinungen kommen. Typisch für alte Menschen mit Hüftgelenksarthrose ist das leicht schiebende Gangbild mit insgesamt verminderter Körpergröße. Knie und Hüftgelenk sind gebeugt, das Gesäß nach hinten vorgewölbt. Das Extrembild ist eine Beuge-Außenrotations-Kontraktur.

Es ist also von großer Bedeutung, dass Verschleißerscheinungen am Hüftgelenk früh und konsequent behandelt werden. Bei ersten Symptomen wie Schmerzen im Hüftgelenk unter Belastung sollten gezielt Physiotherapie und eine Schmerzmedikation durchgeführt werden. Das Bewegungsausmaß des alten Menschen sollte wieder hergestellt werden, um Folgekrankheiten wie Kniegelenks- und Spondylarthrose zu verhindern. Grundsätzlich sollte Immobilität vermieden werden, da die dadurch auftretenden Muskelatrophien das Fortschreiten der Hüftgelenksarthrose begünstigen.

5.3.7 Kniegelenk (Articulatio genus)

Das Kniegelenk wird von den Gelenkknorren (Kondylen) des Oberschenkelknochens und des Schienbeins sowie der Kniescheibe (Patella) gebildet. Das Kniegelenk setzt sich aus zwei Anteilen zusammen: dem Gelenk zwischen Femur und Schienbein und dem Gelenk zwischen Femur und Kniescheibe. Die Gelenkflächen von Oberschenkelknochen und Schienbein passen nicht genau zueinander. Die Kondylen des Femurs sind stark gerundet, während die des Schienbeins eher platt sind. Bei jeder Bewegung des Kniegelenkes verteilen die faserknorpeligen Zwischengelenkscheiben (Mensiken) den Druck im Kniegelenk auf die gesamte Fläche. Der Innenmeniskus (Meniscus medialis) ist halbmondförmig, der Außenmeniskus (Meniscus lateralis) gleicht einem Halbkreis.

An weiteren besonderen Einrichtungen außer den Menisken besitzt das Kniegelenk Bänder. Die Seitenbänder dienen der Stabilisierung des Kniegelenkes. Sie verhindern durch ihre Anspannung während der Streckung des Kniegelenkes die Innen- und Außendrehung des Knies. Zu den Seitenbändern gehören das mediale Seitenband (auch Innenband genannt) und das laterale Seitenband (auch Außenband genannt). Die Kreuzbänder liegen innerhalb der Gelenkhöhle von Oberschenkelknochen und Schienbein.

Das Kniegelenk ist von zahlreichen Schleimbeuteln umgeben. Besonders im Bereich der Kniescheibe gibt es einen großen Schleimbeutel (s. S. 93), der mit der Gelenkhöhle kommuniziert.

Das Kniegelenk ist eine Verbindung zwischen einem Dreh- und Scharniergelenk, man bezeichnet es auch als Drehscharniergelenk. Es sind vier Bewegungen möglich. Im Kniegelenk kann eine Beugung und Streckung um annähernd transversale Achsen durchgeführt werden. In gebeugter Stellung ist auch eine Drehung um die Unterschenkelachse möglich. Der Umfang der Innenrotation des Unterschenkels ist geringer als der der Außenrotation.

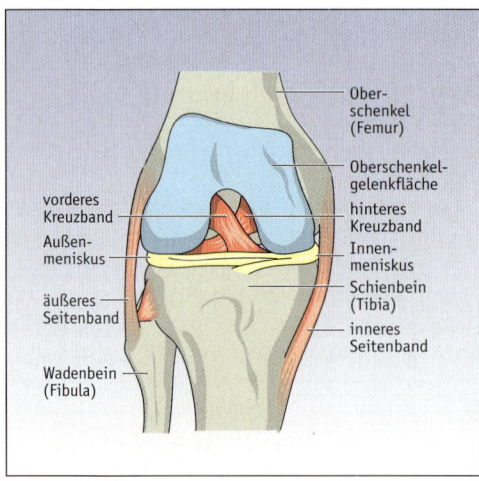

Kniegelenk ohne Kniescheibe

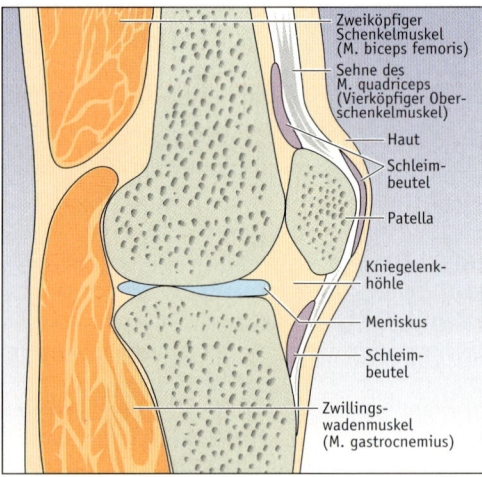

Schleimbeutel des Kniegelenks

Altersphysiologische Veränderungen am Kniegelenk

Das Kniegelenk ist ein Gelenk, das durch das Körpergewicht besonders belastet wird. Die relativ großen und nicht zueinander passenden Gelenkflächen sind starken Belastungen ausgesetzt. Auch im Gelenkknorpel der Patella (s. S. 84) kommt es zu frühzeitigem Knorpelabrieb. Die Verschleißerscheinungen im Kniegelenk steigen mit zunehmendem Alter stetig an.

Die Elastizität des Knorpels nimmt ab, die Knorpelfläche wird rau und uneben. Im weiteren Verlauf kann es zu Umbauprozessen im angrenzenden Knochen kommen. Verschleißerscheinungen im Kniegelenk können Beschwerden wie Kniegelenkschmerzen (insbesondere bei starken Belastungen) oder Anlaufschmerzen hervorrufen. In fortgeschrittenen Fällen kann die Beweglichkeit des Kniegelenks eingeschränkt sein. Auch hier zeigen sich zunächst Muskelverspannungen. Im weiteren Verlauf treten Verkürzungen der Muskulatur, Sehnen und Bänder auf. Es resultiert eine Beugekontraktur, das Kniegelenk kann nicht mehr gestreckt werden. Auch hier ist eine möglichst frühe Bewegungstherapie mit entsprechender Schmerzmedikation angezeigt, um weitere Fehlbelastungen und Immobilisation zu verhindern.

5.4 Der aktive Bewegungsapparat

Zum aktiven Bewegungsapparat gehört die Skelettmuskulatur mit ihren Hilfseinrichtungen, den Faszien, Sehnen, Sehnenscheiden und Schleimbeuteln. Die quergestreifte Skelettmuskulatur sorgt für die aktive Bewegung des Knochens.

5.4.1 Skelettmuskulatur (quergestreifte Muskulatur)

Zur Skelettmuskulatur zählen alle Muskeln, die mit dem Skelett in Verbindung stehen.

Aufgaben der Skelettmuskulatur

Die Aufgaben der Skelettmuskulatur lassen sich durch die Fähigkeit zur Kontraktion und Erschlaffung erklären. Durch Muskelkontraktionen ist eine Fortbewegung, aber auch eine Bewegung am Ort möglich. Die Bewegungen können dosiert werden. Es ist möglich langsam zu gehen oder schnell zu laufen. Die Skelettmuskulatur ermöglicht dem Körper die Aufrechthaltung. Die Skelettmuskeln befinden sich ständig unter einer leichten Anspannung, was als Muskelgrundspannung (Muskelgrundtonus) bezeichnet wird. Sie werden durch das Nervensystem unter einer geringen Anspannung gehalten. Der Muskelgrundtonus erlaubt auch das Sitzen.

Schon alleine durch den Muskelgrundtonus wird Energie umgesetzt. Etwa ein Viertel des Energieumsatzes des menschlichen Körpers entfällt auf die Skelettmuskulatur. Werden die Muskeln zusätzlich aktiv bewegt, steigert sich der Energieumsatz noch einmal. Menschen mit viel Muskelmasse haben einen höheren Energieumsatz. Als Nebenprodukt bei der Muskelarbeit wird Wärme erzeugt. Diese Wärmeenergie benötigt der Muskel zum Teil selbst, der restliche Teil steht dem Körper als Körperwärme zur Verfügung. Kältezittern entsteht durch kurz andauernde Muskelkontraktionen zur Erhöhung der Wärmeproduktion des Körpers.

Grundsätzlich besitzen Männer mehr Muskelmasse als Frauen. In der Regel sind nur 25 % der Körpermasse bei Frauen Skelettmuskeln, bei Männern hingegen um die 40 %. Die männlichen Geschlechtshormone, die Androgene (s. S. 264), sorgen für einen vermehrten Muskelaufbau.

Ursprung und Ansatz der Skelettmuskeln

Bei den Skelettmuskeln unterscheidet man Ursprung und Ansatz. Der Ursprung liegt immer am unbeweglicheren Knochen, der Ansatz am beweglicheren Knochen. An den Armen und Beinen findet sich der Ursprung rumpfnah, der Ansatz stets rumpffern. Der Skelettmuskel besteht aus einem Muskelbauch, der an beiden Enden in eine Sehne übergeht. Der Ursprung eines Muskels wird auch als Muskelkopf bezeichnet.

Anzahl der Muskelköpfe

Ein Muskel kann mehrere Ursprünge haben. Es werden dann zwei-, drei- oder vierköpfige Muskeln unterschieden. Die Köpfe vereinigen sich dann zu einem Muskelbauch und enden in einer gemeinsamen Sehne.

Beispiel: Der „Parademuskel" des Mannes, der Bizeps an der Vorderseite des Oberarmes, ist ein Beispiel für einen zweiköpfigen Muskel. Er entspringt mit zwei Köpfen oberhalb des Schultergelenkes und vereinigt sich dann in einem Muskelbauch. Der zweiköpfige Armmuskel (M. biceps brachii) ist der stärkste Beuger im Ellbogengelenk. Der Gegenspieler des Bizeps, der Trizeps (M. triceps brachii) an der Rückseite des Oberarms, besitzt drei Muskelköpfe. Er entspringt mit einem Kopf vom Schulterblatt, mit zwei vom Oberarmknochen. Der dreiköpfige Armmuskel ist der stärkste Strecker im Ellbogengelenk.

Der vierköpfige Oberschenkelmuskel (M. quadriceps femoris) an der Vorderseite des Oberschenkels besitzt vier Muskelköpfe, von denen einer oberhalb des Hüftgelenkes entspringt, die drei weiteren vom Oberschenkelknochen. Alle vier Anteile setzen über eine einzige breite Sehne an der Vorderseite des Schienbeins an. Diese Sehne enthält die Kniescheibe. Der vierköpfige Oberschenkelmuskel ist ein Strecker im Kniegelenk.

Funktion der Skelettmuskulatur

Skelettmuskeln lassen sich nach funktionellen Gesichtspunkten unterteilen. Bezüglich des Zusammenwirkens von Muskeln unterscheidet man Spieler (Agonisten), Gegenspieler (Antagonisten) und „Zusammenspieler" (Synergisten). Als Synergisten bezeichnet man Skelettmuskeln, die in die gleiche Richtung wirken.

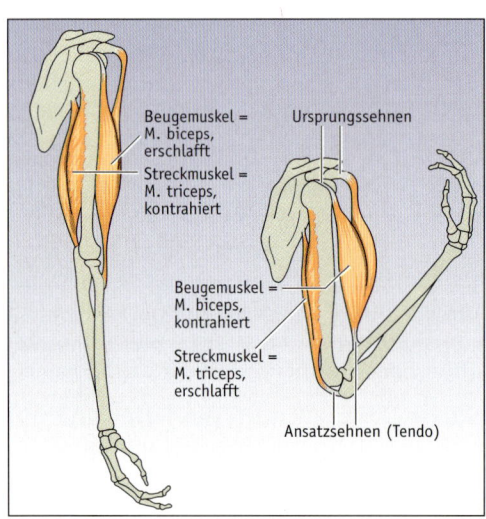

Beugemuskel =
M. biceps,
erschlafft

Ursprungssehnen

Streckmuskel =
M. triceps,
kontrahiert

Beugemuskel =
M. biceps,
kontrahiert

Streckmuskel =
M. triceps,
erschlafft

Ansatzsehnen (Tendo)

Beispiel: Um eine Bewegung auszuführen, müssen gegensätzlich wirkende Muskeln zusammenarbeiten. Beugt der Bizeps den Unterarm im Ellbogengelenk, in diesem Fall der Agonist, so muss sein Gegenspieler, der Trizeps, gedehnt werden.

Soll nun der Ellbogen wieder gestreckt werden, wird der Trizeps als Strecker zum Agonisten, und der Bizeps als Antagonist wird gedehnt.

Häufig sind an der Ausführung einer Bewegung mehrere Muskeln beteiligt. Muskeln, die in die gleiche Richtung arbeiten, werden als Synergisten bezeichnet.

Zusammenarbeit der Muskeln

Bewegungsrichtung der Skelettmuskulatur

Skelettmuskeln werden auch nach ihrer vorherrschenden Bewegungsrichtung eingeteilt:

◆ Beugemuskeln werden als **Flexoren** bezeichnet.

◆ Streckmuskeln werden als **Extensoren** bezeichnet.

◆ **Rotatoren** sind Muskeln, die eine Drehbewegung nach innen oder außen erzeugen.

◆ **Abduktoren** sind Muskeln, die eine Extremität vom Körper wegführen.

◆ **Adduktoren** sind Muskeln, die eine Extremität an den Körper heranziehen.

Aufbau des Skelettmuskels

Ein Skelettmuskel, der aus quergestreifter Muskulatur (s. S. 44) besteht, enthält mehrere Einheiten, die einer gewissen Rangordnung unterliegen.

Ebene	Einheit
1	Skelettmuskel
2	Muskelfaserbündel
3	Muskelfaser (Muskelzelle)
4	Myofibrille
5	Sarkomer aus Myofilamenten (Aktin- und Myosinfilamenten)

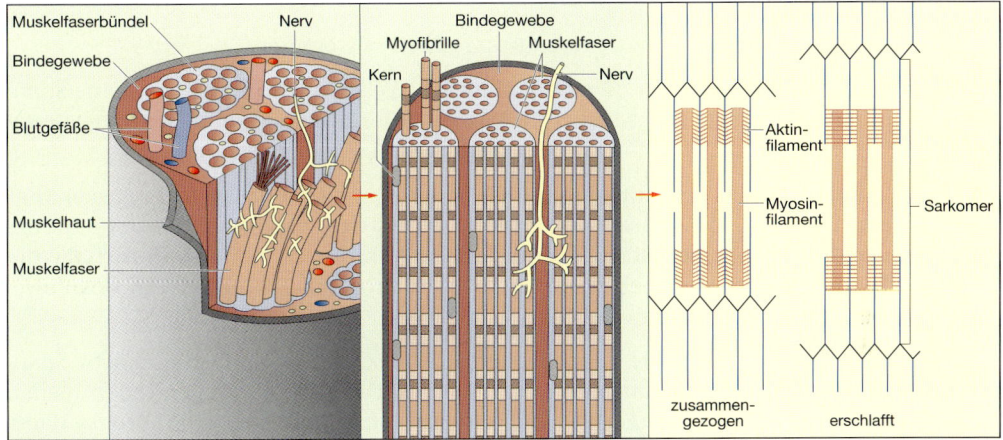

Aufbau des Skelettmuskels mit Nerv-Muskel-Verbindung, Muskelkontraktion

Die Myofibrillen bestehen aus den Myofilamenten. Zwischen den dünnen Aktinfilamenten liegen die etwas dickeren Myosinfilamente. Die Aktinfilamente sind an sogenannten Z-Streifen verankert. Die kleinste kontraktile Einheit des Muskels ist das **Sarkomer**. Es reicht von Z-Streifen zu Z-Streifen. Bei der Muskelkontraktion verkürzt sich das Sarkomer durch das Ineinandergleiten von Aktin- und Myosinfilamenten.

Neuromuskuläre Erregungsübertragung

Damit sich ein Skelettmuskel kontrahiert, muss er von einer Nervenzelle (Neuron) gereizt werden. Dieser Typ von Nervenzelle heißt **Motoneuron**. Die elektrischen Impulse eines Motoneurons führen an der Synapse zur Ausschüttung des chemischen Botenstoffes **Acetylcholin**. Dieser Neurotransmitter bindet sich mit den auf der Muskelmembran liegenden Rezeptoren und löst damit letztentendlich eine Muskelkontraktion aus.

Der Nerv und die von ihm versorgten Muskelfasern werden auch als **motorische Einheit** bezeichnet. Ein einzelnes Motoneuron versorgt viele Muskelfasern. Je präziser Skelett-muskeln arbeiten müssen, desto geringer ist die Anzahl der Muskelfasern, die das Moto-neuron innerviert. Bei den Augenmuskeln bilden weniger als zehn Muskelfassern eine motorische Einheit. Bei größeren Muskeln, wie beim Schläfenmuskel (M. temporalis), werden über 1000 Muskelfasern von einem einzigen Nerv versorgt.

Ein Skelettmuskel besteht somit aus vielen motorischen Einheiten. Eine Abstufung der Muskelaktivität ist dadurch möglich, dass einmal mehr, einmal weniger motorische Ein-heiten im Muskel erregt werden. In der Regel jedoch werden nicht alle motorischen Einheiten eines Muskels gereizt, sondern das Zentralnervensystem (ZNS) aktiviert immer nur einen Teil. In der folgenden Zehntelsekunde wird eine andere motorische Einheit gereizt, sodass sich die zuerst aktivierte erholen kann. Dies ermöglicht beispielsweise Ausdauerleistungen wie langes Stehen, Laufen oder Tragen von Lasten.

Auch unter Normalbedingungen sind immer einige Muskelfasern eines Skelettmuskels aktiviert. Der Muskel wird zwar angespannt, es entsteht jedoch keine Bewegung. Die Anspannung des Skelettmuskels wird auch als Muskelgrundtonus bezeichnet. Somit wer-den die aufrechte Haltung und das Sitzen ermöglicht. Ohne den Muskelgrundtonus würde der Kopf beim Sitzen nach vorne überkippen.

Formen der Kontraktion

Bei der Kontraktion können zwei Formen unterschieden werden:

◆ Die **isotonische Kontraktion** bezeichnet eine Muskelkontraktion, bei der keine Span-nungsänderung erfolgt. Der Muskel verkürzt sich und erzeugt dadurch eine Bewe-gung. Beispielsweise kontrahiert sich die Beinmuskulatur beim Laufen.

◆ Bei der **isometrische Kontraktion** baut der Muskel bei gleichbleibender Muskellänge aktiv Spannung auf. Der Muskel wird durch seinen Gegenspieler fixiert, eine Bewe-gung erfolgt nicht. Isometrische Spannungsübungen dienen dem Muskelerhalt und -aufbau, ohne Gelenke zu belasten. Sie können auch bei Erkrankungen des Bewe-gungsapparates durchgeführt werden.

Beispiel: Bei Bettlägerigen oder immobilisierten Menschen können isometrische Span-nungsübungen zum Muskelerhalt eingesetzt werden. Das Drücken gegen einen reellen oder gedachten Gegenstand erzeugt beispielsweise eine Spannung, ohne dass dabei Bewegung entsteht.

Biologisches Verhalten der Skelettmuskulatur

Etwa zwei Drittel des Körpergewichts des Erwachsenen macht die Skelettmuskulatur aus. Durch körperliche Arbeit kommt es zu einer Dickenzunahme der einzelnen Muskelzellen (Hypertrophie). Gleichzeitig vermehren sich die Gefäße und sorgen für eine bessere Sauer-stoffversorgung der Muskelfaser. Bei länger dauerndem Training kommt es zu einer **Akti-vitätshypertrophie** der beanspruchten Muskulatur. Muskelzuwachs bedeutet auch eine Steigerung der körperlichen Leistungsfähigkeit.

Bei zu geringer Muskelbetätigung durch Inaktivität oder durch Ruhigstellung in einem Verband werden die einzelnen Muskelfasern und damit der Muskel dünner (**Atrophie**). Der Muskelstoffwechsel sinkt, die Muskelkraft nimmt ab. Dieser Zustand ist reversibel. Durch entsprechendes Training kann Muskulatur aufgebaut werden.

Alterphysiologische Veränderungen der Skelettmuskelmasse

Im Alter kommt es zur Abnahme der Skelettmuskelmasse. Dies wird auch als Sarkopenie bezeichnet und bedeutet wörtlich „Mangel an Fleisch." Der Muskelabbau zeigt sich in dünner werdenden Muskelfasern (Atrophie). Der 70 Jahre alte Mensch hat eine um 30 % geringere Muskelmasse als im jüngeren Lebensalter. Folge des altersphysiolgischen Muskelabbaus ist eine Abnahme der Muskelkraft.

Durch ein regelmäßiges Training von Kraft, Gleichgewicht und Koordination im Seniorenalter kann die Muskelkraft vermehrt werden und ein gutes körperliches Balancegefühl gefördert werden. Beide sind wichtig für das sichere Gehen und können helfen, Stürze zu vermeiden. Empfehlenswert sind Gruppenkurse mit Anleitung durch geschulte Übungsleiter. Aber auch weitere Sportarten, wie Schwimmen, Radfahren, Nordic Walking usw., die regelmäßig ausgeübt werden, können im Alter einer Muskelatrophie entgegenwirken.

5.4.2 Sehnen

Sehnen bestehen aus straffem Bindegewebe, in dem kräftige kollagene Fasern parallel angeordnet sind. Sie haben daher eine große Zug- und Reißfestigkeit. Die Muskelenden gehen in unterschiedlich lange und verschieden geformte Sehnen über. Diese setzen dann an der Knochenhaut des entsprechenden Knochens an. Somit wird die Kontraktionskraft der Muskeln auf die zu bewegenden Knochen übertragen.

Altersphysiologische Veränderungen von Sehnen

Sehnen enthalten als mechanisch wichtigste Bestandteile kräftige kollagene Bindegewebsfasern. Mit zunehmendem Alter kommt es zu einem Qualitätsverlust. Die Reiß- und Zugfestigkeit von Sehnen nimmt ab.

Sehnenscheiden und Schleimbeutel

Wenn Sehnen eine längere Strecke auf einer knöchernen Unterlage verlaufen, sind sie oft von einer dünnen Umhüllung, der Sehnenscheide umgeben. Sehnenscheiden entsprechen vom Bau her einer Gelenkkapsel. Die Innenschicht einer Sehnenscheide produziert ebenfalls Gelenkflüssigkeit (Synovia). Die Sehne gleitet somit in der Schmierflüssigkeit durch die Sehnenscheide und ist so vor erhöhter Reibung geschützt. Sehnenscheiden finden sich überall dort, wo Sehnen besonders stark belastet sind, etwa am Handgelenk, an den Fingern, am Ellbogen und am Fuß.

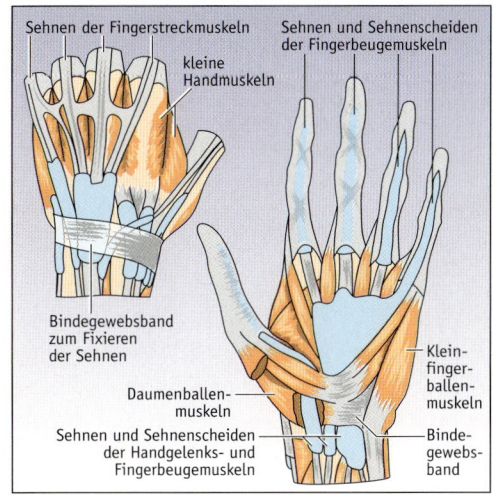

Sehnenscheiden der Hand

Schleimbeutel sind ähnlich aufgebaut wie Sehnenscheiden. Auch sie enthalten Synovia. Schleimbeutel treten dort auf, wo mit stärkeren örtlichen Druckeinwirkungen und Verschiebungen zu rechnen ist. Besonders viele Schleimbeutel besitzt das Kniegelenk im Bereich der Kniescheibe. Schleimbeutel können mit der Gelenkhöhle kommunizieren oder ohne Beziehung zur Gelenkhöhle auftreten.

5.5   Skelettmuskulatur verschiedener Körperregionen

Um die Skelettmuskeln des Menschen überschaubarer zu gestalten, können sie nach topografischen und funktionellen Gesichtspunkten in verschiedene Muskelgruppen eingeteilt werden.

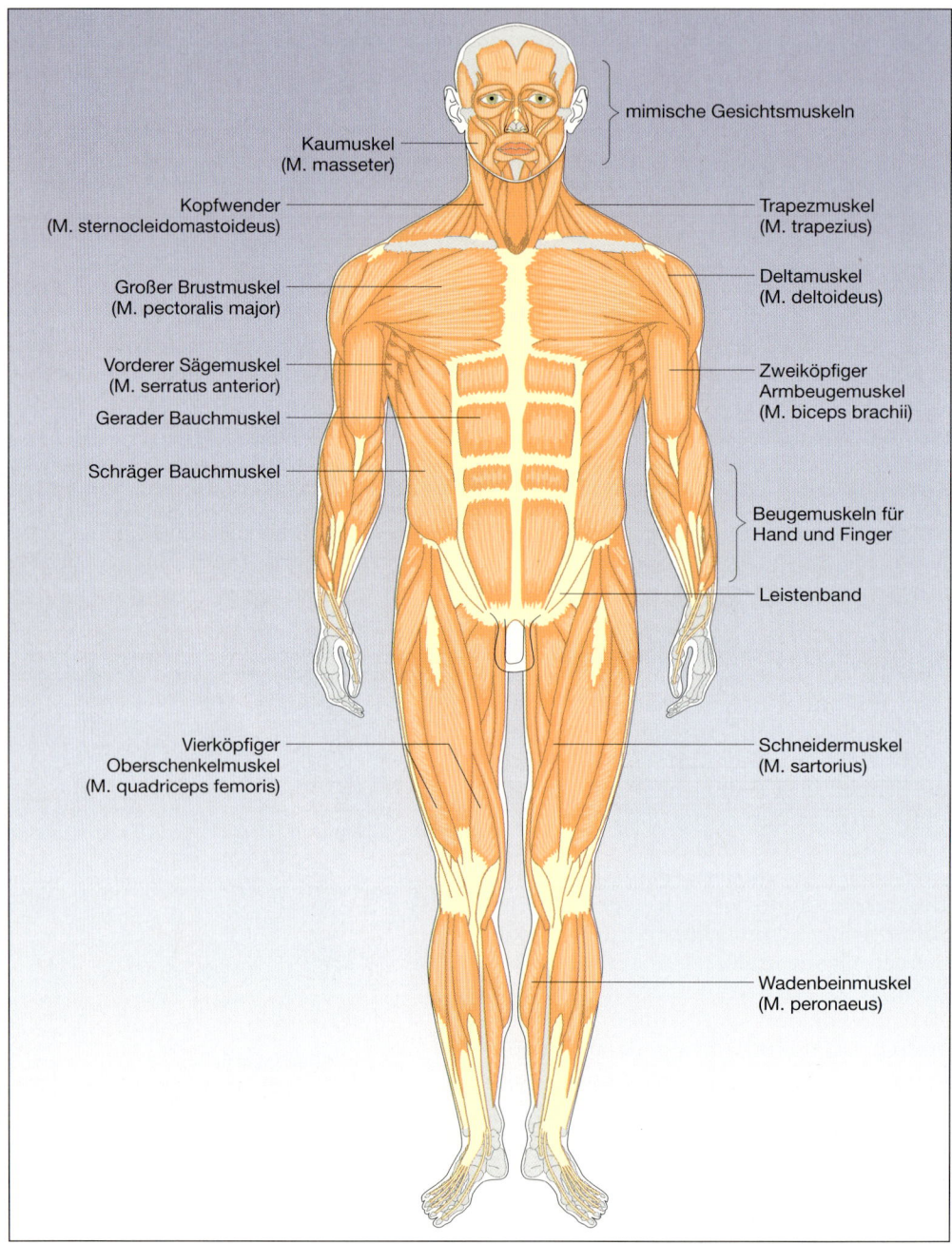

Muskulatur (Vorderansicht)

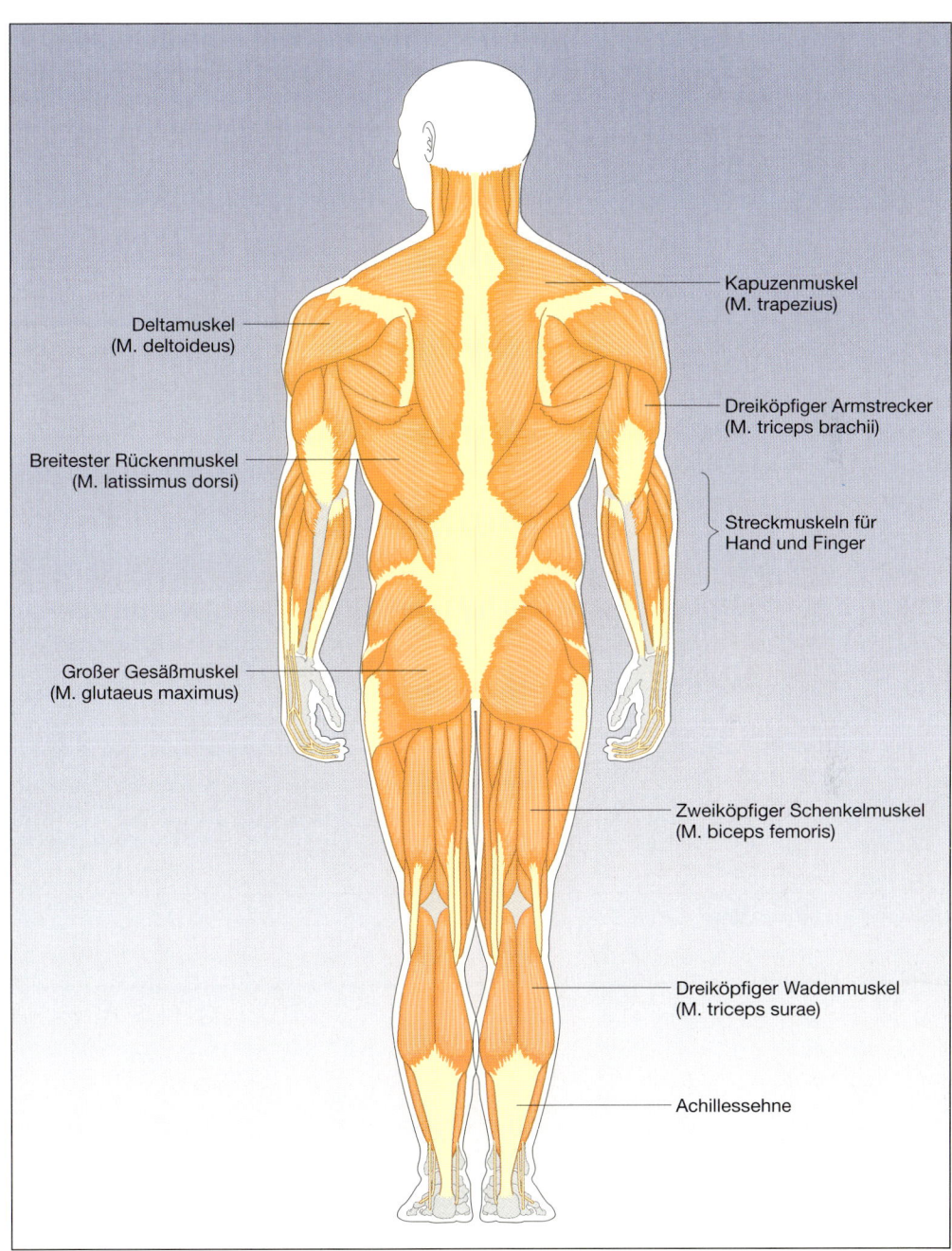

Kapuzenmuskel
(M. trapezius)

Deltamuskel
(M. deltoideus)

Dreiköpfiger Armstrecker
(M. triceps brachii)

Breitester Rückenmuskel
(M. latissimus dorsi)

Streckmuskeln für
Hand und Finger

Großer Gesäßmuskel
(M. glutaeus maximus)

Zweiköpfiger Schenkelmuskel
(M. biceps femoris)

Dreiköpfiger Wadenmuskel
(M. triceps surae)

Achillessehne

Muskulatur (Rückansicht)

Mimische Muskulatur

Die mimische Muskulatur strahlt direkt in die Haut des Gesichtes bzw. des Kopfes ein. Dadurch kommt es bei Kontraktionen dieser Muskulatur zu Verschiebungen der Haut. Diese bilden die Grundlagen der Gesichtsausdrücke (Mimik). Mithilfe der mimischen Muskulatur können Gefühle und Stimmungen ausgedrückt werden.

Mit dem Stirnmuskel (M. frontalis) können die Augenbrauen hoch- oder zusammengezogen werden. Der Ringmuskel des Auges (M. orbicularis oculi) dient einerseits dem festen Lidschluss, anderseits dem Lidschlagreflex. Der ringförmige Mundmuskel (M. orbicularis oris) bestimmt durch seine Muskelspannung gemeinsam mit der Form des darunter liegenden Knochens und der Zähne die Form des Mundes.

Die gesamte mimische Muskulatur wird vom siebten Hirnnerv (Gesichtsnerv, N. facialis) versorgt.

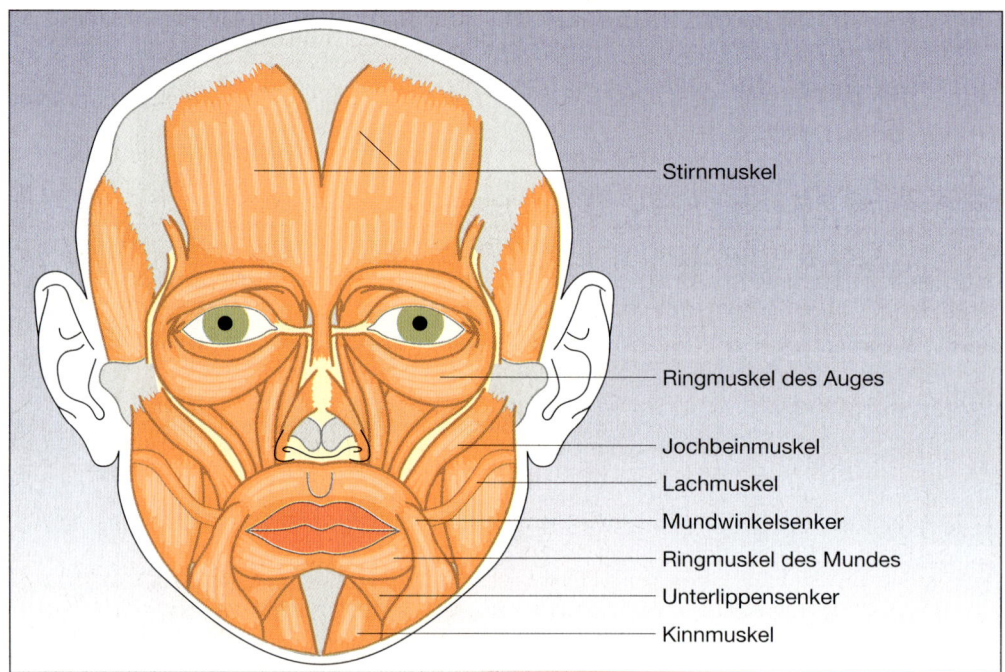

Mimische Gesichtsmuskeln

Altersphysiologische Veränderungen der Mimik

Die mimische Muskulatur setzt direkt ohne entsprechende Sehnen in der Haut an. Da die Lederhaut des alten Menschen deutlich an Elastizität verliert, lassen sich die Kontraktionen der mimischen Muskulatur, die sich in Falten und Furchen zeigen, nicht mehr rückführen. In der Stirnregion fallen teilweise tief gekerbte Querfalten auf. Im Bereich des Ringmuskels des Auges zeigen sich sogenannte „Krähenfüße": strahlenförmig verlaufende (radiäre) Falten des äußeren Lidwinkels. Weiterhin kann die Unterlidregion hängend und gerunzelt, teilweise vorgewölbt sein. Dies wird als „Lidsäcke" bezeichnet. Die Falte zwischen Nase und Lippe, die Nasolabialfalte, wird tiefer. Um den Mund herum können radiäre Falten auftreten sowie eine Verschmälerung des Lippenrotes.

Kaumuskulatur

Die Kaumuskulatur setzt sich aus vier Kaumuskeln zusammen. Der Schläfenmuskel (M. temporalis) ist der stärkste Heber des Unterkiefers und damit für den Mundschluss verantwortlich. Auch der Kaumuskel (M. masseter) schließt den Mund. Er entspringt vom Jochbogen und zieht zum Unterkieferwinkel. Der innere Flügelmuskel (M. pterygoideus medialis) ist ebenfalls für den Kieferschluss zuständig. Der äußere Flügelmuskel (M. pterygoideus medialis) öffnet als einziger Muskel den Kiefer.

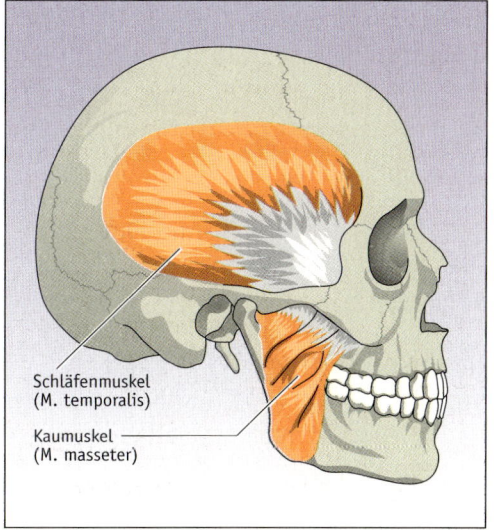

Schläfenmuskel
(M. temporalis)

Kaumuskel
(M. masseter)

Kaumuskulatur

Atrophie der Kaumuskulatur

Mangelnde Kaubewegungen können zu einer Inaktivitätsatrophie der Kaumuskulatur führen. Die Kaukraft verringert sich. Ursachen hierfür sind Zahnverlust oder einseitige Ernährung mit weichen und breiartigen Nahrungsmitteln. Der Verringerung der Kaukraft begünstigt wiederum eine Mangelernährung des alten Menschen.

Atemmuskulatur

Zur Atemmuskulatur werden die Muskeln, die zur Ein- und Ausatmung notwendig sind, sowie die Atemhilfsmuskulatur bei Ein- und Ausatmung gezählt.

Der größte und wichtigste Muskel der Einatmung ist das **Zwerchfell** (Diaphragma). Es trennt die Brusthöhle mit Herz, Lungenflügeln und großen Gefäßen von der Bauchhöhle mit den Verdauungsorganen. Das Zwerchfell ist wie eine Zirkuskuppel zwischen den unteren sechs Rippen und der Lendenwirbelsäule verspannt. Die Lage und Form des Zwerchfells ist abhängig von der Atmung. Bei der Einatmung (Inspiration) kontrahiert sich das Zwerchfell, es sinkt ein bis zwei Zwischenrippenräume ab, die Lunge wird nach unten gezogen. Luft strömt in den Brustkorb. Die Zwerchfellatmung wird auch als Bauchatmung bezeichnet.

Neben dem Zwerchfell kontrahieren sich bei der Einatmung die äußeren Zwischenrippenmuskeln (Mm. intercostales externi). Sie heben die Rippen und erweitern damit den

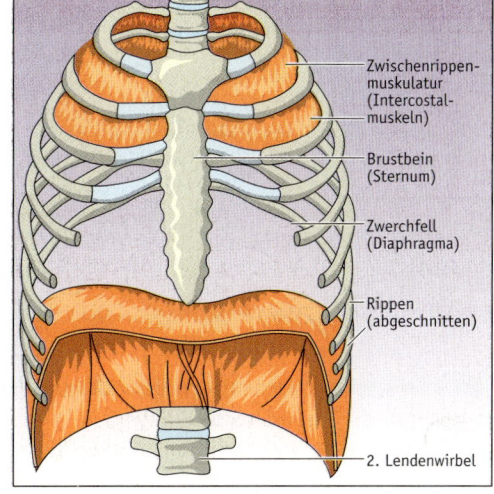

Zwischenrippen-
muskulatur
(Intercostal-
muskeln)

Brustbein
(Sternum)

Zwerchfell
(Diaphragma)

Rippen
(abgeschnitten)

2. Lendenwirbel

Atemmuskulatur

Brustkorb, Luft strömt ein. Die Zwischenrippenmuskeln entspringen am Unterrand der Rippe und ziehen zum Oberrand der darunter liegenden Rippe. Ihr Verlauf entspricht einer Hand, die man in die Hosentasche steckt. Diese Form der Atmung wird auch als Brustatmung bezeichnet.

Bei der Ausatmung erschlafft das Zwerchfell, es steigt nach oben, ebenso die Lunge.

Unterstützend bei der Ausatmung wirken die inneren Zwischenrippenmuskeln (Mm. intercostales interni). Sie senken die Rippen und verkleinern damit den Brustkorb. Sie entspringen an der Rippeninnenfläche und ziehen vom Oberrand der Rippe zum Unterrand der nächsthöher gelegenen Rippe. Damit ist die Zugrichtung der inneren Zwischenrippenmuskeln umgekehrt zu der der äußeren Zwischenrippenmuskulatur.

Inspiratorische Atemhilfsmuskulatur

Zur Unterstützung der Atemmuskulatur kann bei Atemnot die Atemhilfsmuskulatur eingesetzt werden. Alle Muskeln, die die Rippen heben und damit den Thoraxraum erweitern, sind Hilfsmuskeln der Einatmung. Sie sind dann wirksam, wenn der Schultergürtel fixiert wird. Dies wird im Stehen durch Aufstützen der Arme in der Hüfte erreicht, im Sitzen durch Ablegen der Arme auf den Knien mit vornüber gebeugtem Oberkörper. Diese Position wird auch als Kutschersitz bezeichnet.

Zur Atemhilfsmuskulatur bei der Einatmung zählen:

- Der **große Brustmuskel** (M. pectoralis major) bildet die muskulöse Grundlage der vorderen Achselfalte. Er verbindet Brustbein und Schlüsselbein mit dem Oberarmknochen. Dadurch kann er den Arm heranziehen (Adduktion) und nach innen rotieren.

- Der **kleine Brustmuskel** (M. pectoralis minor) liegt unterhalb des großen Brustmuskels. Er zieht von den Rippen bis zum Schulterblatt und kann dieses drehen und senken.

- Der **hintere obere Sägezahnmuskel** (M. serratus posterior superior) verbindet an der Rückseite die Dornfortsätze der Hals- und Brustwirbel mit den Rippen.

- Der **vordere Sägezahnmuskel** (M. serratus anterior) entspringt an den Rippen und zieht an die Innenseite des Schulterblattes. Er zieht das Schulterblatt nach vorne und ermöglicht dadurch die Hebung des Armes (Anteversion).

- Die **Treppenmuskeln** (Mm. scaleni) verlaufen von den Querfortsätzen der Halswirbel bis zu den Rippen.

- Der **Kopfwender** (M. sternocleidomastoideus) verbindet das Brust- und Schlüsselbein mit dem Schädel. Bei einseitiger Kontraktion dreht er den Kopf zur Gegenseite, bei beidseitiger wirkt er als Atemhilfsmuskel.

Zur inspiratorischen Atemhilfsmuskulatur werden alle Muskeln gezählt, die die Rippen heben und den Brustkorb erweitern.

Exspiratorische Atemhilfsmuskulatur (Bauchwandmuskulatur)

Die Muskeln, die die Ausatmung unterstützen, sind sehr kräftige Muskeln, mit deren Hilfe verstärkt ausgeatmet werden kann. Durch ihre Kontraktion erhöhen sie den Druck innerhalb der Bauchhöhle. Hierzu gehören der gerade Bauchmuskel (M. rectus abdominis), der äußere schräge Bauchmuskel (M. obliquus externus abdominis), der innere schräge Bauchmuskel (M. obliquus internus abdominis) und der quere Bauchmuskel (M. transversus abdominis).

◆ Die beiden **geraden Bauchmuskeln** bilden zwei Muskelstränge an der Vorderseite des Bauches. Sie bilden die oberste Schicht der platten Bauchmuskeln. Diese Muskeln verbinden Rippen und Brustbein mit dem Schambein. Die geraden Bauchmuskeln besitzen sogenannte Zwischensehnen, die bei trainierten Menschen das Relief eines „Waschbrettbauches" ergeben. Das Vorbeugen des Rumpfes erfolgt im Wesentlichen durch die geraden Bauchmuskeln.

◆ Die seitliche oberflächliche Muskelplatte der Bauchwand bildet der **äußere schräge Bauchmuskel** (M. obliquus externus abdominis). Dieser entspringt an den Rippen und vereinigt sich mit der Sehnenplatte (Aponeurose) der geraden Bauchmuskulatur. Die Muskelfasern dieses Muskels verlaufen von oben seitlich nach unten zur Mitte, ähnlich wie die Hände, wenn man sie in die Hosentaschen steckt.

◆ Die mittlere Lage der platten Bauchmuskeln bildet der **innere schräge Bauchmuskel** (M. obliquus internus abdominis). Der Faserverlauf ist von unten nach oben, dem äußeren schrägen Bauchmuskel entgegengesetzt. Die Muskelfasern entspringen vom Darmbein und vereinigen sich mit der Aponeurose der geraden Bauchmuskeln. Die schrägen Bauchmuskeln erlauben vor allem das Seitbeugen und Seitdrehen des Körpers.

◆ Die **queren Bauchmuskeln** (M. transversus abdominis) bilden die tiefste Lage der platten Bauchmuskeln. Sie entspringen an den Lendenwirbeln und ziehen nach bauchwärts. Die horizontalen Muskelfasern umgurten die Baucheingeweide. Vor allem bei der Bauchpresse (erfolgt z. B. beim Husten oder schweren Heben) wird der quere Bauchmuskel aktiviert, beide Muskeln verengen die Bauchhöhle und drängen das Zwerchfell nach oben.

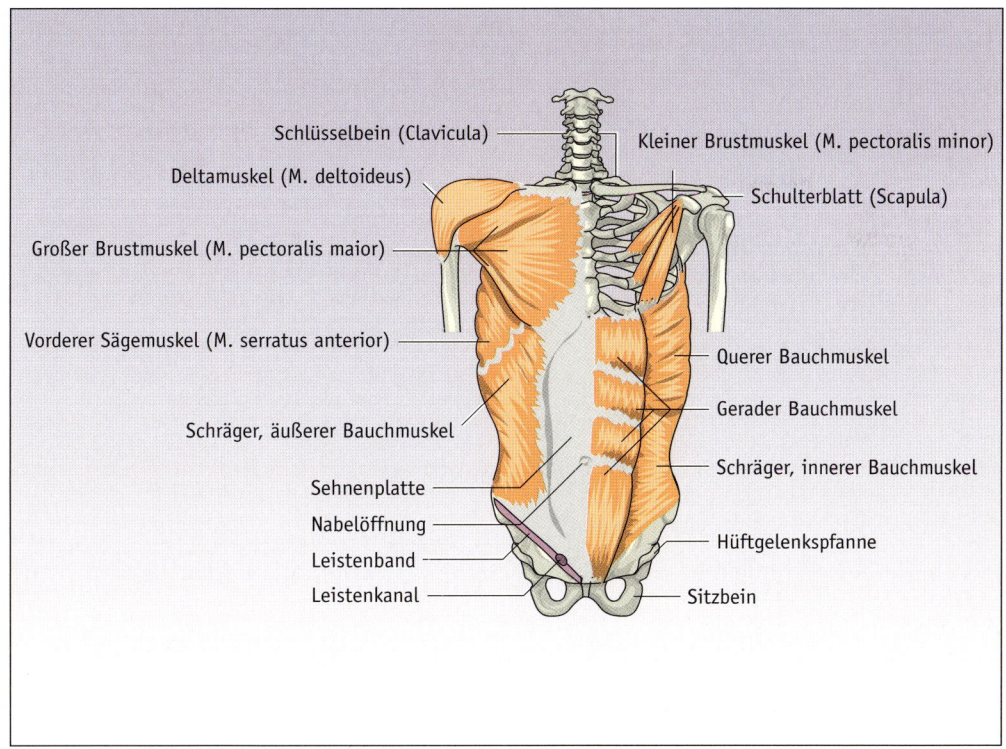

Obere (rechts) und tiefere (links) Brust- und Bauchwandmuskulatur

Rückenmuskulatur

Die oberflächlichste Muskelschicht des Rückens wird im oberen Teil vom **Kapuzenmuskel** (M. trapezius) gebildet. Durch seinen Ansatz am Schulterblatt fixiert er dieses. Der **breiteste Rückenmuskel** (M. latissimus dorsi) ist der größte Muskel des Menschen und bildet die muskulöse Grundlage der hinteren Achselfalte. Er kann den Arm heranführen (Adduktion) und gleichzeitig nach innen rotieren, deshalb wird er auch als „Fracktaschenmuskel" bezeichnet.

Die zahlreichen Muskeln, die direkt der Wirbelsäule aufliegen, werden als Rumpfaufrichter (M. erector spinae) bezeichnet. Dieses komplexe Muskelsystem reicht vom Hinterhauptbein bis zum Kreuzbein und Darmbein und verbindet sämtliche Wirbel an Dorn- und Querfortsätzen miteinander. Der M. erector spinae hält die Wirbelsäule gestreckt und ermöglicht Seitwärtsbewegungen und Drehungen um die eigene Achse. Die Beugung der Wirbelsäule nach vorne erfolgt aber vor allem durch die Bauchmuskulatur.

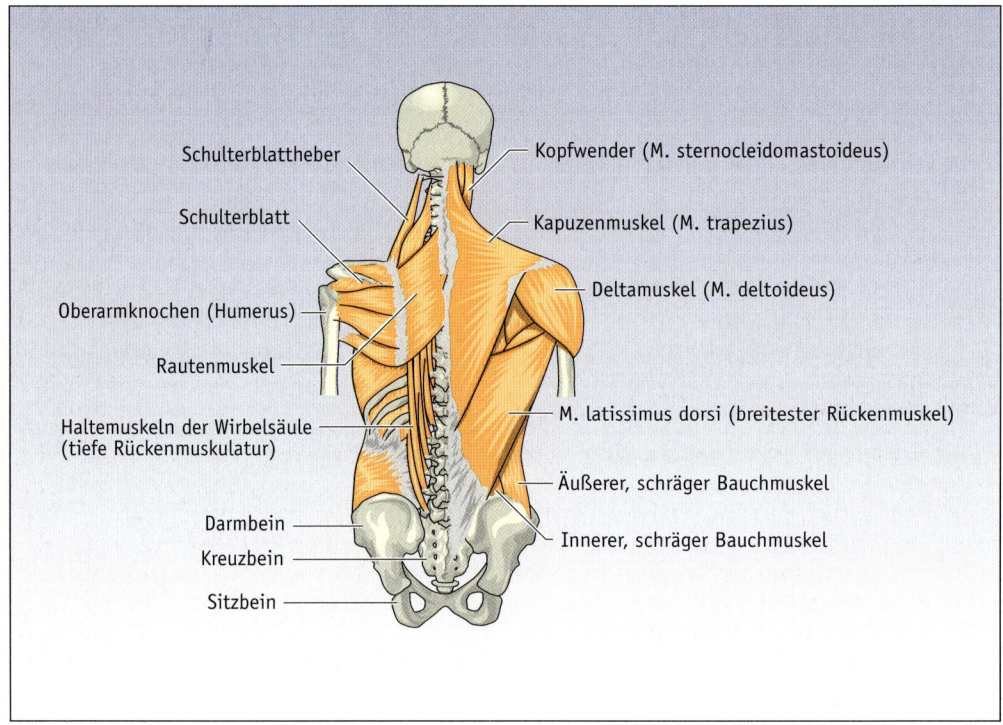

Oberflächliche (rechts) und tiefere (links) Rücken- und Schultermuskulatur

Schultergürtel- und Armmuskulatur

Der **Deltamuskel** (M. deltoideus) formt die Schulter, er entspringt breitflächig vom Schulterblatt und Schlüsselbein und zieht zur Außenseite des Oberarmknochens. Durch seinen Verlauf ist der Deltamuskel an allen Bewegungen im Schultergelenk beteiligt. Er ist damit sein eigener Antagonist.

Der wichtigste Beuger im Ellbogengelenk ist der **zweiköpfige Armmuskel** (Bizeps, M. biceps brachii). Der Gegenspieler, der **dreiköpfige Armmuskel** (Trizeps, M. triceps brachii), liegt auf der Rückseite des Oberarms und streckt den Unterarm (s. S. 90).

Pronation und Supination sind Drehbewegungen von Elle und Speiche um ihre Längsachse und entsprechen Umwendebewegungen des Unterarms und der Hand.

Die Drehmuskeln, die für Pronation und Supination verantwortlich sind, verlaufen quer und schräg über den Unterarm.

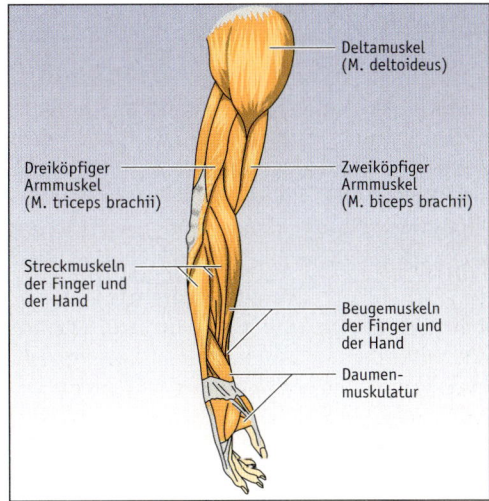

Muskeln des Arms und der Hand

Hüft- und Beinmuskulatur

Der wichtigste Beuger im Hüftgelenk ist der **Darmbeinlendenmuskel** (M. iliopsaoas). Er zieht von den Lendenwirbeln und der Innenseite des Darmbeins vor dem Hüftgelenk zum Oberschenkelknochen. Der **größte Gesäßmuskel** (M. glutaeus maximus), der für die typische Form der Gesäßbacken verantwortlich ist, streckt im Hüftgelenk. Er entspringt breitflächig von der Hinterseite des Darmbeins und setzt an der Rückseite des Oberschenkelknochens an. Der **mittlere Gesäßmuskel** (M. gluteus medius) liegt unterhalb des großen, er ist der wichtigste Muskel für die Abspreizung (Abduktion) des Beines im Hüftgelenk. Der **große Oberschenkelanzieher** (M. adductor magnus) führt das Bein heran (Adduktor).

Im Kniegelenk, als Drehscharniergelenk, sind Beugung und Streckung möglich, sowie Innen- und Außenrotation, die jedoch nur in Beugestellung des Knies ausgeführt werden können. Der wichtigste Strecker im Kniegelenk ist der **vierköpfige Oberschenkelmuskel** (M. qaudriceps femoris) (s. S. 90). Drei seiner Köpfe sind an der Streckung des Kniegelenkes beteiligt. Die vier Muskeln vereinigen sich zu einer gemeinsamen Sehne, die an der Kniescheibe (Patella) ansetzt. Auf der Oberschenkelrückseite liegen die Muskeln, die für die Beugung im Kniegelenk zuständig sind. Der **zweiköpfige Oberschenkelmuskel** (M. biceps femoris) zieht vom Sitzbeinhöcker des Hüftbeins zum Wadenbein. Außer der Beugung ermöglicht er auch die Außendrehung im Kniegelenk. Für die

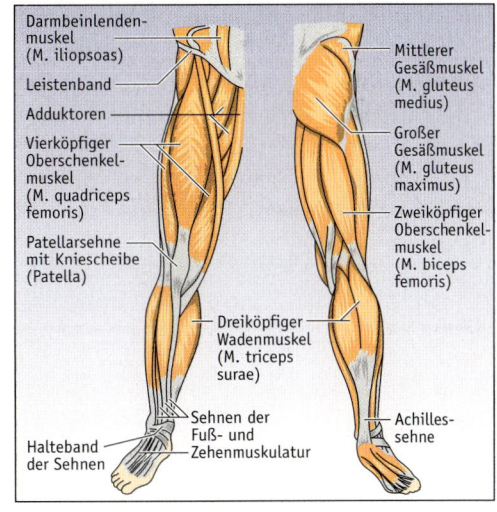

Beinmuskulatur

Form der Wade ist der dreiköpfige Wadenmuskel (M. triceps surae) verantwortlich. Seine Muskelköpfe vereinigen sich zur Achillessehne, die am Fersenbein ansetzt. Er ist imstande das Gewicht des Körpers beim Stehen (Fußspitze) und Gehen (Fußsohle) zu heben.

Verkürzung des Darmbeinlendenmuskels

Durch langes Sitzen und auch bei der Hüftgelenksarthrose neigt der wichtigste Beuger im Hüftgelenk, der Darmbeinlendemuskel (M. illiopsoas), zu Verspannungen und später zu Verkürzungen. Bei vielen alten Menschen ist daher eine Streckung im Hüftgelenk nicht mehr möglich, da der Darmbeinlendemuskel verkürzt ist.

Altersphysiologische Veränderungen des Bewegungsapparates

Die Erkrankungen des Bewegungsapparates spielen beim alten Menschen eine zentrale Rolle. Mit steigendem Alter nimmt das Neuauftreten dieser Erkrankungen erheblich zu.

Grundsätzlich ist die Funktion des Bewegungsapparates abhängig von der Muskulatur mit ihren Sehnen, den Gelenken nebst Hilfseinrichtungen und schließlich den Knochen.

Der Gelenkverschleiß (Arthrose) ist die häufigste Erkrankung bei Menschen über 65 Jahre. Durch die abnehmende Elastizität und Höhe des Gelenkknoprpels entsteht ein Missverhältnis zwischen Belastung und Belastungsfähigkeit des Gelenkes. Betroffen sind vor allem Wirbel-, Hüft- und Kniegelenke. Schmerzen und Bewegungseinschränkung durch Gelenkverschleiß sind der Schrittmacher für Immobilität. Der typisch alte Patient hat eine Mobilitätsstörung.

Ein Teufelskreis beginnt, der sich selbst unterhält. Der Mobilitätsverlust führt zu einer weiteren Verminderung des Knorpelstoffwechsels, was das Fortschreiten der Arthrose begünstigt. Immobilität führt auch zum Abbau von Muskelmasse. Da schon durch allgemeine Alterungsprozesse mit einer Abnahme der Muskelmasse, der Muskelkraft und Muskelausdauer zu rechnen ist, wird dies durch Inaktivität noch verstärkt. Muskuläre Schwäche erhöht wiederum die Immobilität. Der Knochen zeigt, wie die Muskulatur auch, eine Anpassung an eine veränderte funktionelle Beanspruchung. Verstärkte Belastung führt zu einer Verdickung der Kompakta und den Spongiosabälkchen. Umgekehrt schwindet Knochenmaterial durch Immobilität. Die Inaktivitätsatrophie zeigt sich durch den Rückgang der Spongiosabälkchen. Da es bereits altersphysiologisch zu einem Abbau von Knochenmasse kommt, wird durch fehlende körperliche Betätigung der Knochenmasseverlust beschleunigt. Damit erhöht sich die Knochenbrüchigkeit. Dieser Teufelskreis kann nur unterbrochen werden, wenn der alte Mensch mobilisiert wird. Nur eine konsequente Bewegungstherapie, wenn notwendig unter Anwendung von Schmerzmitteln, kann das Fortschreiten von Knorpel-, Muskel-, und Knochenabbau verhindern.

Die Folgen der Immobilität sind weitreichend, was folgendes Schema verdeutlicht.

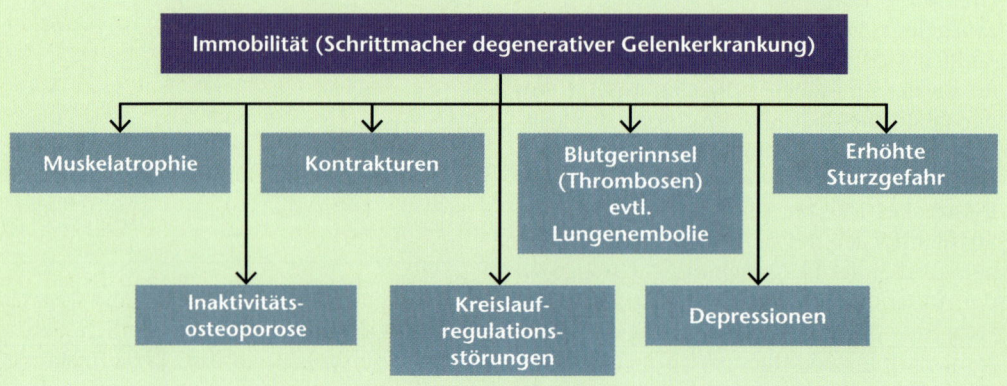

Nach zweimonatiger Immobilität sind bereits 50 % der vorhandenen Muskelmasse abgebaut.

Ein über das altersphysiolgische Maß hinausgehender Knochenmasseverlust wird als Osteoporose bezeichnet, die durch Immobilität verursacht werden kann.

Lang andauernde Immobilität bei körperlich geschwächten alten Menschen, sowie unphysiologische Lagerung von Bettlägerigen kann zu einer Kontraktur führen. Unter der Kontraktur versteht man eine Funktions- und Bewegungseinschränkung eines Gelenkes, was durch Verkürzungen von Muskeln, Sehnen und Bändern sowie der Schrumpfung der Gelenkkapsel hervorgerufen wird. Im Extremfall kann es zu Verwachsungen der Gelenkflächen kommen. Wegen der auftretenden Schmerzen werden Bewegungen im Gelenk vom Körper automatisch gemieden, die Beweglichkeit wird weiter eingeschränkt.

Bei länger andauernder Immobilität können Kreislaufregulationsstörungen auftreten. Beim Aufstehen kann es zu einem Blutdruckabfall kommen, der Schwindel, „Schwarzwerden vor den Augen" oder Stürze verursacht.

Für die Bildung von Blutgerinnseln (Thrombosen) ist die Blutfließgeschwindigkeit von Bedeutung. Bei Immobilität verlangsamt sich diese und kann zur Thrombenbildung führen. Löst sich dieses Blutgerinnsel und verschließt eine Lungenarterie, kommt es zur Lungenembolie.

Durch Immobilität wird die Handlungsfähigkeit und Selbstständigkeit des alten Menschen eingeschränkt, was unter anderem das psychische Gleichgewicht stört. Verstimmungszustände und Depressionen können auftreten.

Insgesamt führt eine verminderte Mobilität zu einer erhöhten Sturzgefahr. Die muskuläre Schwäche, die verminderte Gelenkbeweglichkeit und die Kreislaufregulationsstörungen erhöhen die Sturzrate im Alter.

Als Prävention für gesundes, aktives Altern ist das körperliche Training eine äußerst wichtige Säule. Besonders das Traning von Ausdauer, Kraft und Koordination zeigt eindeutig positive Effekte, sowohl auf den Bewegungsapparat als auch auf andere Organsysteme. Inzwischen konnte auch belegt werden, dass bei körperlicher Aktivität die motorisch-funktionellen Fähigkeiten, die zur Alltagsbewältigung benötigt werden, länger erhalten bleiben.

Fallsituation

Frau Hansen (78 Jahre alt) wohnt erst seit kurzem in der Residenz für Senioren. Frau Hansen isst sehr gerne gut und reichlich. Nach dem Tode Ihres Mannes scheint für Sie Essen das einzige Vergnügen zu sein. Trotz ihres BMI von 29 kg/m² weigert sie sich strikt, auf ihre geliebten Sahnetorten und andere Süßigkeiten zu verzichten und gegen Obst und Gemüse einzutauschen. „Gemüse und Obst habe ich noch nie gemocht, warum sollte ich diese gesunden Sachen jetzt im Alter essen?", nörgelt sie stets. Bis jetzt konnte ihr Hausarzt noch keinen Diabetes feststellen. Auch körperliche Betätigung und Sport in jeglicher Form waren ihr immer zuwider. Seit zehn Jahren hat Frau Hansen eine zunehmende beidseitige Kniegelenksarthrose. Wegen der Schmerzen in den Knien bewegt sie sich nur noch selten. Meist sucht sie die nahegelegene Konditorei auf.

Sie möchten heute Frau Hansen zu einem Spaziergang in den Garten abholen. Frau Hansen hat jedoch Besuch von ihrem ein Jahr älteren Bruder und seiner Frau. Der Mann ist äußerst rüstig und im Gegensatz zu seiner Schwester sehr schlank. Er berichtet, dass er noch vor einem Jahr an einem Halbmarathon teilgenommen habe. Seit seiner frühesten Jugend treibe er regelmäßig Sport und habe sich auch dementsprechend ernährt. Die

Schwägerin (73 Jahre) erzählt, sie sei ausgebildete Tanzlehrerin und gebe auch jetzt noch mit viel Freude Tanzunterricht. Das Ehepaar möchte sich jetzt von Frau Hansen verabschieden, um den Sohn in den USA zu besuchen.

Nachdem der Besuch gegangen ist, suchen Sie Frau Hansen erneut auf. Die sonst sehr forsche Dame ist recht nachdenklich.

Frau Hansen sagt zu Ihnen: „Mein Bruder und seine Frau sind so rüstig. Mir dagegen tun die Gelenke weh, auch meine Muskeln sind so schwach geworden."

1. *Erklären Sie den Aufbau eines Gelenkes und die im menschlichen Körper vorkommenden Gelenkformen. Mit welchen Veränderungen ist im Alter zu rechnen?*

2. *Erläutern Sie, wie ein Skelettmuskel aufgebaut ist. Beschreiben Sie das biologische Verhalten der Skelettmuskulatur.*

3. *Welche Maßnahmen könnten zur Mobilisation von Frau Hansen ergriffen werden?*

6 Niere und Harntrakt

Die Organe des Harnsystems umfassen die paarig angelegte Niere (Ren, Nephros), das paarige Nierenbecken (Pelvis renalis), den paarigen Harnleiter (Ureter), die Harnblase (Vesica urinaria) und die Harnröhre (Urethra). Die Nieren dienen der Harnbereitung. In der Niere wird aus einem Filtrat des Blutes der Harn bereitet und konzentriert. Der Harn wird im Nierenbecken gesammelt und über den Harnleiter in die Harnblase transportiert. Bei entsprechender Blasenfüllung wird der Harn dann über die Harnröhre entleert. Die Nieren und der obere Abschnitt des Ureters befinden sich hinter der Bauchhöhle (Peritonealraum) und vor der Wirbelsäule. Dieser Raum wird als Retroperitonealraum bezeichnet. Der untere Abschnitt des Ureters, die Harnblase und die Harnröhre der Frau befinden sich im kleinen Becken. Die männliche Harnröhre verlässt nach einer kurzen Strecke das kleine Becken und verläuft dann im Penis.

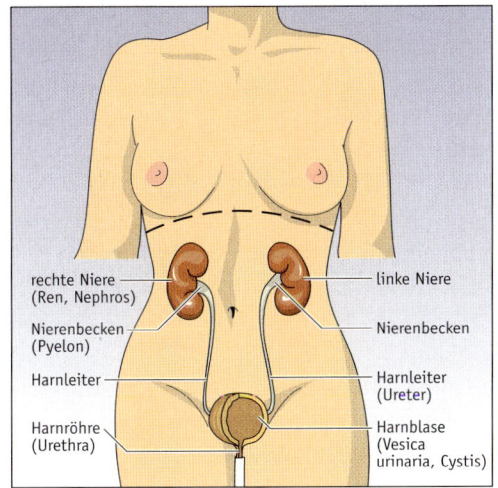
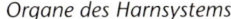

Organe des Harnsystems

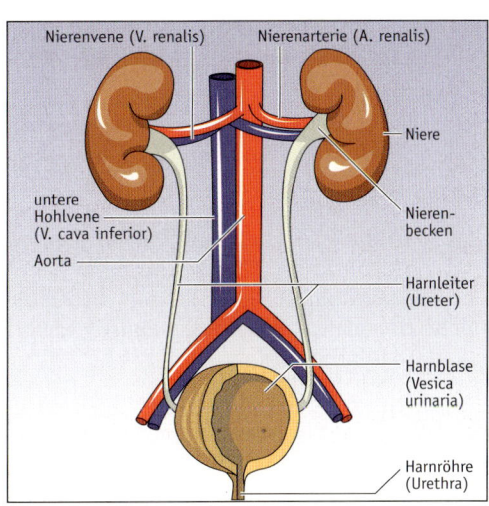

Ableitende Harnwege

6.1 Niere (Ren, Nephros)

In den paarig angelegten Nieren wird der Harn produziert. Die Nierenbecken sind der Sammelraum für den Harn und werden bereits zu den ableitenden Harnwegen gezählt.

Makroskopischer Bau der Niere

Die rotbraune Niere des Erwachsenen ist 10–12 cm lang, 5–6 cm breit und etwa 4 cm dick. Sie wiegt bis zu 300 g. Ihre Form und Farbe erinnern an eine Kidneybohne. Die Nieren liegen rechts und links der Wirbelsäule im Retroperitonealraum. Der obere Nierenpol erreicht den zwölften Brustwirbel, der untere Nierenpol den dritten Lendenwirbel. Meist liegt die rechte Niere eine halbe Wirbelhöhe tiefer als die linke Niere. Die Lage der Niere ist auch abhängig von der Atmung und der Körperposition. Bei der Einatmung und im Stehen liegt der untere Nierenpol etwa drei Zentimeter tiefer als bei der Ausatmung und im Liegen.

Am medialen Rand der Niere befindet sich die Nierenpforte (Nierenhilus). Hier treten die Nierenarterie (A. renalis) und Nerven ein, Harnleiter und Nierenvene (V. renalis) treten aus.

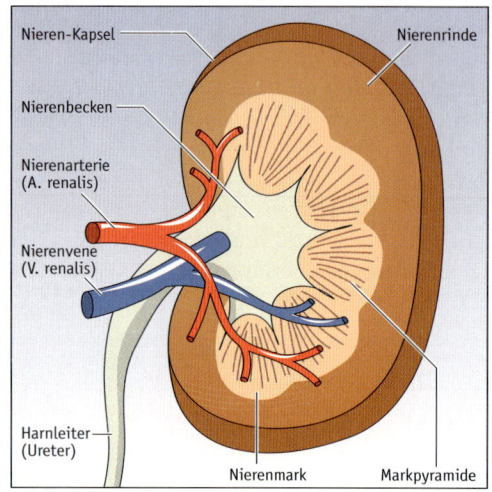

Nierenlängsschnitt

Die Niere ist von einer derben Kollagenfaserkapsel umgeben. Dem oberen Nierenpol sitzt wie ein Hütchen die Nebenniere auf. Die Nebennieren sind Organe des Hormonsystems, sie sind nicht an der Harnproduktion beteiligt. Niere und Nebenniere sind von Fettgewebe umgeben. Das Volumen dieses Gewebes ist vom Ernährungszustand abhängig und kann bei extremer Abmagerung fehlen. Dann kann die Niere ihren Halt verlieren und Richtung Becken wandern. Als äußerste Hülle umgibt ein Fasziensack die Niere, Nebenniere und das umgebende Fettgewebe.

Schneidet man die Niere der Länge nach auf, so lässt sie sich in ein innen gelegenes Mark und eine außen liegende Rinde gliedern.

Das Nierenmark besteht aus Pyramiden, die ein streifiges Aussehen haben. Die Basen der Pyramiden sind zur Nierenrinde gerichtet. Die abgerundeten Spitzen der Pyramiden bilden die Markpapillen, die sich in die Kelche des Nierenbeckens hineinstülpen. Die Oberfläche der Markpapillen ist siebartig durchlöchert. Durch sie tropft der Harn in die Kelche des Nierenbeckens.

Die Nierenrinde liegt unter der bindegewebigen Nierenkapsel. Sie überzieht die Markpyramiden und ragt wie Säulen zwischen die Seitenflächen der Pyramiden.

Mikroskopischer Bau der Niere

Die Funktionseinheiten der Niere bilden die Nierenkörperchen (**Nephrone**). Jede Niere besteht aus etwa einer Million Nephronen. Die Schwankungsbreite der Anzahl ist jedoch sehr groß.

Nephrone bestehen aus:

◆ Nierenkörperchen, welches sich wiederum aufteilt in
  – ein **Kapillarknäuel (Glomerulus)**, das aus der Nierenarterie hervorgeht, die 30–40 kleinste Kapillarschlingen bildet;
  – die **Bowman'sche-Kapsel**, welche das Kapillarknäuel umhüllt. Sie besteht aus zwei Blättern. Zwischen dem innerem Blatt, welches dem Kapillarknäuel direkt aufliegt, und dem äußeren Blatt befindet sich ein Spaltraum, in dem der Primärharn abgepresst wird;
  – den **Gefäßpol**, wo das zuführende Gefäß ein- und das abführende Gefäß austritt;
  – den **Harnpol**, welcher gegenüber dem Gefäßpol liegt und als Abfluss des Primärharns in den Tubulusapparat dient.

◆ Der Tubulusapparat, der sich in drei Teile gliedert, besteht aus
  – dem **proximalem Tubulus** mit einem geschlängelten und einem geraden Anteil,
  – dem **Überleitungsstück** mit Henle`Schleife sowie
  – dem **distalen Tubulus** mit geschlängeltem und geradem Anteil, der in die Sammelrohre übergeht.

In der Nierenrinde befinden sich die Nierenkörperchen und die gewundenen Anteile der Tubuli. Die geraden Anteile der Tubuli und die Sammelrohre liegen im Nierenmark und münden dort in die 12–18 Markpyramiden.

Die Nierenarterie (A. renalis) entspringt aus der Bauchaorta. Sie führt der Niere die harnpflichtigen Substanzen zu. Aus der Nierenarterie entspringen meist fünf Segmentarterien, die sich mehr und mehr verzweigen. Diese Verzweigungen ziehen in die Nierenrinde und bilden dort die kleinsten zuführenden Arterien, welche die Nierenkörperchen speisen. Nach der Durchblutung des Kapillarknäuels verlässt das Blut dieses wieder über kleinste abführende Arterien. Dies wird auch als „arterielles Wundernetz" bezeichnet, da sowohl die zu- als auch die abführenden Gefäße Arterien sind, da im Glomerulus kaum Sauerstoff abgegeben wird.

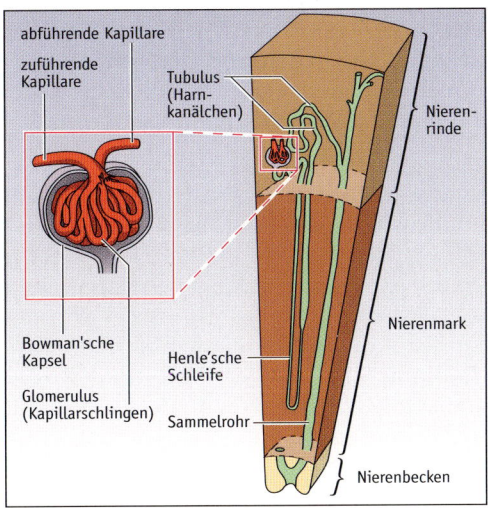

Feinbau der Niere

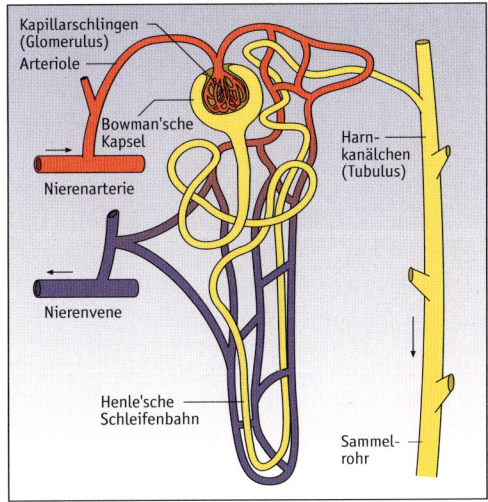

Nephron

6.2   Physiologie der Niere

Die Nieren erfüllen lebenswichtige Aufgaben im menschlichen Organismus.

◆ Sie dienen der Ausscheidung von **harnpflichtigen Substanzen** und Fremdsubstanzen wie Medikamenten.
Bei den harnpflichtigen Substanzen handelt es sich um wasserlösliche Stoffwechselendprodukte, die den Körper nur über den Harn verlassen können. Hierzu zählt der Harnstoff als Endprodukt des Eiweißstoffwechsels, das Kreatinin als Endprodukt des Muskelstoffwechsels und die Harnsäure als Endprodukt des Purinstoffwechsels.

◆ Der **Wasser- und Elektrolythaushalt** wird durch die Nieren geregelt.

  – **Wasser** ist ein lebensnotwendiges Lösungsmittel im Körper. Am Körpergewicht ist Wasser je nach Alter und Geschlecht mit 46 % bis 75 % beteiligt. Im menschlichen Körper gibt es zwei große Flüssigkeitsräume. Der Intrazellulärraum, etwa zwei Drittel des Gesamtkörperwassers, beinhaltet das Zellwasser. Außerhalb der Zelle liegt der Extrazellulärraum, der etwa ein Drittel des Gesamtkörperwassers enthält. Er besteht aus dem Zwischenzellraum (Interstitium) und dem Raum innerhalb der Blutgefäße (Intravasalraum). Die verschiedenen Räume (Kompartimente) sind durch halbdurchlässige Membranen getrennt, sodass Wasser hindurchtreten kann.

  – **Elektrolyte** sind kleine geladene Teilchen (Ionen). Sie sind im menschlichen Körper entscheidend für die Verteilung des Gesamtkörperwassers in den Intra- und Extrazellulärraum und damit osmotisch aktiv.
    Zu den wichtigsten Elektrolyten im Körper zählen die positiv geladenen Kationen Natrium, Kalium, Calcium und Magnesium. Die wichtigsten negativ geladenen Teilchen sind Chlorid, Bicarbonat und Phosphat. Innerhalb von Zellen (intrazelulär) finden sich vor allem positiv geladene Kalium-Ionen. In der Extrazellulärflüssigkeit sind vor allem positiv geladene Natrium-Ionen von Bedeutung. Der menschliche Körper bzw. die Nieren sorgen für eine konstante Natriumkonzentration, indem sie bei höherer Aufnahme von Natrium die Ausscheidung erhöhen, bzw. bei geringerer Natriumzufuhr weniger Natrium ausscheiden. Damit reguliert die Niere aktiv den Wassergehalt des Extrazellulärraumes (Zwischenzellraum und intravasaler Raum).

◆ Die Nieren tragen zur Steuerung des **Säure-Basen-Haushaltes** im Organismus bei. Im menschlichen Organismus wird das Verhältnis von Säuren zu Basen weitgehend konstant gehalten, obwohl ständig saure Stoffwechselprodukte anfallen. Ein Maß für die Wasserstoffionenkonzentration im Blut ist der pH-Wert. Er beträgt beim Menschen 7,36–7,44 und ist damit leicht alkalisch. Bei Abweichungen des pH-Wertes von der Norm kommt es zu Stoffwechselstörungen, zu Veränderungen der Membrandurchlässigkeit und zu Störungen der Elektrolytverteilung. Sinkt der pH-Wert unter 7 oder über 7,8, ist der Organismus nicht mehr lebensfähig. Die Niere ist in der Lage durch Ausscheidung von Wasserstoffionen den pH-Wert zu regulieren.

◆ Durch das Hormon **Renin** kann die Niere in die Blutdruckregulation eingreifen.

◆ Ein weiteres wichtiges Hormon, welches ebenfalls in der Niere gebildet wird, ist das **Erythropoetin**, welches die Produktion der roten Blutkörperchen stimuliert.

◆ Außerdem bildet die Niere aus Vorstufen das wirksame **Vitamin-D-Hormon** (Calcitrol).

Osmose

Bei der Osmose wandert das Lösungsmittel (Wasser) durch eine Membran, die für dieses durchlässig ist, und führt so zum Konzentrationsausgleich zweier Lösungen. Im menschlichen Körper bewegen sich die Wassermoleküle von der geringer konzentrierten zu stärker konzentrierten Flüssigkeit.

Glomeruläre Filtration

Die Nierenarterie führt der Niere die harnpflichtigen Substanzen zu. In den Kapillarschlingen der Nierenkörperchen wird durch Filtration des Blutes der Primärharn abgepresst. Die Wand der Glomeruli und das innere Blatt der Bowman'schen Kapsel sind so beschaffen, dass Wasser, Elektrolyte, einfache Zucker, Kreatinin, Harnstoff, Harnsäure und ähnliche Stoffe hindurchtreten können. Eiweiße und Blutkörperchen werden zurückgehalten. Es entsteht ein Filtrat des Blutes, welches als Primärharn bezeichnet wird. Dieser wird in den Spaltraum der Bowman'schen Kapsel abgepresst. Am Harnpol sammelt sich der Primärharn und fließt ab zum Tubulussystem.

Die Durchblutung der Niere beträgt in Ruhe etwa 1 l/min. Davon werden etwa 10 % filtriert, diese Menge wird als glomeruläre Filtrationsrate bezeichnet. Sie beträgt etwa 120 ml/min. Täglich werden über 180 l Primärharn gebildet. Somit ist verständlich, dass große Mengen des Primärharns im Tubulussystem wieder aufgenommen (resorbiert) werden müssen, denn die Harnausscheidung beträgt nur 1,5–2 l pro Tag.

Im Nierenkörperchen wird das Blut „gereinigt". Die Wand der Glomeruli und das innere Blatt der Bowman'schen Kapsel wirken wie ein Filter. Der so abfiltrierte Primärharn besteht aus einer zellfreien, wässrigen Lösung, in der Elektrolyte und kleine Moleküle in der gleichen Konzentration wie im Blutplasma vorhanden sind.

Resorption, Sekretion und Harnkonzentration im Tubulussystem

Im Tubulussystem wird der Primärharn in seiner Zusammensetzung verändert und stark konzentriert. Dies geschieht durch Transportvorgänge, die entweder passiv oder aktiv mit Energieverbrauch ablaufen. Einerseits können Stoffe wieder ins Blutgefäßsystem aufgenommen werden, dies wird als Resorption bezeichnet. Anderseits können Substanzen ins Tubulussystem der Niere wieder ausgeschieden werden, dies wird als Sekretion bezeichnet.

Wasserresorption

Im proximalen Tubulus werden zwei Drittel des Primärharns resorbiert. Die treibende Kraft ist dort die ablaufende Resorption von Natrium, Chlorid und Bicarbonat, denen das Wasser zum osmotischen Ausgleich nachfolgt. Im distalen Tubulus und den Sammelrohren findet die endgültige Einstellung des Harnvolumens statt. Unter der Wirkung des **antidiuretischen Hormons (ADH)** wird dem Harn Wasser entzogen, sodass die auszuscheidenden Substanzen in stark konzentrierter Form vorliegen. Der Sekundärharn hat eine viermal so hohe Osmolarität wie das Blutplasma. Ohne das Hormon ADH (s. S. 253) würde es zur Ausscheidung eines stark verdünnten Harns kommen. ADH sorgt dafür, dass bei hohen Außentemperaturen, körperlicher Belastung oder geringer Flüssigkeitszufuhr ein stärker konzentrierter Harn ausgeschieden wird.

Osmolarität

Der Begriff Osmolarität beschreibt die osmotisch aktiven Teilchen pro Liter einer Lösung. Zu diesen Teilchen zählen Ionen, aber auch komplexere Moleküle wie Eiweiße oder Zucker. Aus zehn Teilchen Kochsalz entstehen beim Auflösen in Wasser zehn Natriumionen und zehn Chloridionen, also 20 osmotisch aktive Teilchen.

Elektrolytresorption und -sekretion

Kochsalz (NaCl) wird täglich in einer Menge von 8–15 g aufgenommen. Natrium ist das wichtigste Elektrolyt für die Konstanthaltung der extrazellulären Flüssigkeit. Die 180 l Primärharn, die täglich im Nierenkörperchen filtriert werden, enthalten ca. 1,5 kg NaCl. Davon werden etwa 99 % aus dem Tubulussystem resorbiert, weniger als 1 % wird ausgeschieden. Das genaue Ausmaß der Natriumausscheidung gleicht die Niere der Salzaufnahme so an, dass die Natriumkonzentration und damit die extrazelluläre Flüssigkeit im Körper konstant gehalten werden.

Auch die Elektrolyte Kalium, Kalzium und Phosphat werden im proximalen und teilweise im distalen Tubulus aktiv und passiv rückresorbiert.

Aldosteron (s. S. 259), ein Hormon der Nebennierenrinde, bewirkt an den Nierentubuli, dass Natrium resorbiert und Kalium ausgeschieden (sezerniert) wird. Unter Volumenmangel kommt es zur Aktivierung des Aldosterons, was eine Rückhaltung (Retention) von Natrium und Wasser zur Folge hat.

Glucose- und Aminosäureresorption

Glucose und Aminosäuren werden zu 100 % im proximalen Tubulus resorbiert. Bei zu hohen Konzentrationen von Glucose und auch Aminosäuren unterliegen diese Mechanismen einer Sättigung. Es resultiert eine Ausscheidung von Zucker (Glucosurie) und Aminosäuren im Endharn. Bei Glucose liegt die Schwellenkonzentration für eine Sättigung bei 180 mg/dl Glucose im Serum.

Glucosurie

Bei schlecht eingestellten Diabetikern oder bei unentdeckter Diabetes-Erkrankung kann es zu hohen Blutzuckerwerten kommen. Da die Glucoseresorption in der Niere sättigbar ist, wird Zucker mit dem Harn ausgeschieden. Aus osmotischen Gründen kann Zucker nur zusammen mit Wasser ausgeschieden werden. Es resultiert häufiges und vermehrtes Wasserlassen.

Harnstoff- und Harnsäuretransport der Nieren

Harnstoff, ein Endprodukt des Eiweißstoffwechsels, ist eine harnpflichtige Substanz. Pro Tag werden etwa 50 g Harnstoff filtriert. Von diesen werden 25–40 g mit dem Endharn ausgeschieden. Harnstoff wird zum Teil im proximalen Tubulus und den Sammelrohren resorbiert und in der Henle-Schleife sezerniert.

Harnsäure, Endprodukt des Purinstoffwechsels, wird ungehindert filtriert. Im proximalen Tubulus findet eine Resorption, aber auch Sekretion statt.

Zusammensetzung des Endharns (Sekundärharns)

Täglich werden 1,5–2 l Endharn ausgeschieden. Dieser besteht zu 95 % aus Wasser. An gelösten Bestandteilen sind Harnstoff, Harnsäure, Kreatinin und Elektrolyte zu finden. Die gelbe Farbe des Harns ist auf das Urobilinogen zurückzuführen, welches aus dem Abbau des Blutfarbstoffs der roten Blutkörperchen (Hämoglobin) stammt. Im Urin des Gesunden befindet sich kein Zucker und Eiweiße nur in Spuren. Physiologisch sind Epithelzellen der ableitenden Harnwege und wenige weiße Blutkörperchen enthalten.

6.3   Die Niere als endokrines Organ

Die Niere ist nicht nur Ausscheidungsorgan sondern bildet auch die Hormone Renin und Erythropoetin.

Renin wird in den Zellen des juxtaglomerulären Apparates gebildet. Dazu zählen spezielle Zellen des distalen Tubulus, die sich in der Nähe des zuführenden Gefäßes der Kapillarschlingen befinden. Bei einer Minderdurchblutung der Niere oder einem Natriummangel im Blut kommt es zur Ausschüttung des Renins. Letztendlich führt das Renin zur Blutdrucksteigerung sowie zu einer Erhöhung des Natriumspiegels und damit des Blutvolumens.

Erythropoetin wird bei einem zu niedrigem Sauerstoffgehalt im Blut vermehrt ausgeschüttet. Es stimuliert die Reifung der roten Blutkörperchen im Knochenmark und verbessert damit den Sauerstofftransport im Organismus.

Beispiel: Höhentraining ist eine Möglichkeit die Leistungsfähigkeit des Körpers zu steigern. In großer Höhe sinkt der Sauerstoffgehalt der Atemluft und damit der Sauerstoffgehalt im Blut. Dadurch wird die Niere stimuliert Erythropoetin auszuschütten. Es werden vermehrt rote Blutkörperchen gebildet, deren Aufgabe es ist, Sauerstoff zu transportieren.

Altersphysiologische Veränderungen der Niere und der Nierenfunktion

Mit zunehmendem Alter verlieren die Nieren an Gewicht. Es kommt zu einer Abnahme der Glomeruli und auch der Tubuli. Meist ist die Wand der Kapillarschlingen verdickt und verhärtet. Auch die Durchblutung der Niere nimmt bei den meisten Personen kontinuierlich ab. Folge ist eine verminderte Nierenfunktion, die glomeruläre Filtrationsrate und die tubuläre Sekretion sinken. Die Bedeutung der Nierenfunktionseinschränkung im Alter zeigt sich bei der Einnahme von Medikamenten, die über die Niere ausgeschieden werden. Durch die nachlassende Filterleistung wird eine geringere Menge des Medikamentes ausgeschieden. Bei alten Menschen kann es schnell zu Vergiftungen durch solche Arzneistoffe kommen, wenn die Dosis nicht entsprechend angepasst wird. Für den behandelnden Arzt ist es oft schwierig, die Nierenfunktion des alten Menschen abzuschätzen und damit gegebenenfalls die Dosis zu reduzieren. Als Maß für die Nierenfunktion wird in der Regel der Kreatininwert im Blut gemessen. Kreatinin, ein Endprodukt des Muskelstoffwechsels, wird nur glomerulär filtriert. Im Alter ist der Kreatininwert nur wenig geeignet Nierenfunktionsstörungen anzuzeigen. Der alte Mensch hat eine reduzierte Muskelmasse, damit einen geringeren Anfall von Kreatinin, was eine normale Nierenfunktion vortäuschen kann. Ebenso ist erst ab einer Einschränkung der Nierenfunktion um 50 % mit einer Erhöhung des Kreatininwertes zu rechnen. Genauere Untersuchungsmethoden zur Bestimmung der Nierenfunktion sind meist zu aufwändig, sodass sie in der Praxis selten angewandt werden.

Gerade bei Menschen über 65 Jahre ist der höchste Arzneimittelverbrauch zu verzeichnen. Der typisch alte Mensch hat mehrere Krankheiten (Multimorbidität), dementsprechend steigt auch die Anzahl der verordneten Medikamente. Nicht selten werden vier oder fünf verschiedene Medikamente täglich eingenommen. Neu aufgetretene Krankheitssymptome sollten auch immer in Verbindung mit der Arzneimitteleinnahme gesehen werden. Eine **sorgfältige Dokumentation der Pflegenden** hilft Arzneimittelnebenwirkungen und auch Überdosierungen aufzudecken. Generell ist der behandelnde Arzt verpflichtet, die Medikation in regelmäßigen Abständen auf Notwendigkeit zu überprüfen. Gegebenenfalls sollte auch eine Dosisanpassung vorgenommen werden.

Die Nierenfunktionseinschränkung zeigt sich auch in der mangelnden Anpassungsfähigkeit alternder Nieren bei veränderter Wasser- und Salzzufuhr. Der alte Mensch neigt zu Störungen des Flüssigkeits- und Elektrolythaushaltes. Daraus erklärt sich einerseits die erhöhte Neigung zur Austrocknung (Exsikkose), andererseits die Tendenz zu Wasseransammlungen (Ödemen), beispielsweise bei Infusionstherapien.

Die Exsikkose ist die häufigste Flüssigkeits- und Elektrolytstörung des älteren Menschen. Besonders in Verbindung mit fieberhaften Infekten, Erbrechen und Durchfall (Diarrhö), die mit Flüssigkeits- und Elektrolytverlusten einhergehen, werden die alterphysiolgischen Veränderungen der Nierenfunktion wirksam. Durch den Rückgang der Nephronenanzahl zeigt sich eine verminderte Anpassung der Natriumausscheidung. Im jüngeren Lebensalter ist die Niere in der Lage ihre Natriumausscheidung einer veränderten Kochsalzzufuhr anzupassen. Beim alten Menschen wird auch dann Natrium weiterhin ausgeschieden, wenn er dieses vermindert zur Verfügung hat (Elektrolytverluste bei Erbrechen oder Durchfall). Aus osmotischen Gründen kommt es zum zusätzlichen Wasserverlust. Im Gegenzug passt sich auch bei erhöhter Kochsalzzufuhr (Infusionen, starkes Salzen) die Natriumausscheidung nur verzögert an.

Durch die reduzierte Muskelmasse und den relativen Anstieg des Fettgewebes zeigt sich im Alter eine Abnahme des Gesamtkörperwassers, was die Reserven des alten Menschen ebenfalls einschränkt. Des Weiteren spielt das reduzierte Durstempfinden (s. S. 193) im Alter eine Rolle, für das die Ursache noch nicht endgültig geklärt ist.

Die alternde Niere hat auch eine verminderte Fähigkeit den Harn zu konzentrieren. Die Harnkonzentrierung beruht im Wesentlichen auf der Wirkung des antidiuretischen Hormons (ADH). ADH bewirkt im distalen Tubulus und in den Sammelrohren eine Wasserrückresorption, was zur Konzentrierung des Harns führt. Im Alter wird ein vermindertes Ansprechen des Tubulussystems auf ADH beobachtet. Der alte Mensch hat somit ein geringeres Vermögen auch bei Flüssigkeitsverlusten, wie Fieber, Durchfall oder Erbrechen, den Harn zu konzentrieren. Trotz eines Flüssigkeitsdefizits wird weiterhin Wasser ausgeschieden.

Wegen des nachlassenden Durstempfindens im Alter vergisst der alte Mensch zu trinken. Um eine ausreichende Flüssigkeitszufuhr im Alter zu gewährleisten, sollten Getränke, die dem individuellen Geschmack entsprechen, stets in greifbarer Nähe stehen. Hierdurch wird der Betroffene daran erinnert zu trinken bzw. können Getränke schnell angeboten werden. Die Trinkmenge richtet sich im Alter häufig nach dem Angebot. Hilfreich können auch Protokolle sein, die die Flüssigkeitszufuhr dokumentieren. Trinkmengenbeschränkungen können bei manchen Erkrankungen, etwa Herzmuskelschwäche, notwendig sein und müssen beachtet werden.

Eine Exsikkose kann zu einer Minderdurchblutung des Gehirns führen, was sich in akuten Verwirrtheitszuständen (Delir) zeigt. Durch das zu geringe Flüssigkeitsangebot wird die Nierenfunktion weiter eingeschränkt und kann ein Nierenversagen verursachen. Der Flüssigkeitsmangel zeigt sich auch in einer Abnahme der flüssigen Bestandteile des Blutplasmas, dadurch kann es schneller zur Blutgerinnselbildung (Thrombenbildung) kommen.

6.4   Ableitende Harnwege (Harntrakt)

Das **Nierenbecken** nimmt den Sekundärharn auf, der aus den Markpapillen tropft. Acht bis zehn Nierenkelche bilden das Nierenbecken. Das Nierenbecken verengt sich trichterförmig zum Harnleiter (Ureter).

Harnleiter

Der Harnleiter ist ein etwa 2,5 mm dicker und etwa 30 cm langer Muskelschlauch, der Nierenbecken und Harnblase miteinander verbindet. Wie die Niere liegt auch der Ureter an der Hinterwand des Bauchraumes (Retroperitonealraum). Durch die spezielle Anordnung der glatten Muskelfasern wird der Harn in wellenförmigen Bewegungen (Peristaltik) Richtung Harnblase befördert. Die Bewegung ähnelt dem Ausdrücken einer Zahnpastatube. Der Eintritt der Harnleiter in die Harnblase verläuft schräg. Die Einmündungsstellen wirken wie ein Ventil. Der Harn kann zwar in die Blase fließen, nicht aber zurück in den Harnleiter.

Harnblase

Die Harnblase ist ein muskuläres Hohlorgan. Die Größe wechselt mit dem Füllungszustand. Ab etwa 0,3 l wird ein Drang zur Blasenentleerung ausgelöst. Die Harnblase liegt im kleinen Becken hinter der Schambeinfuge (Symphysis pubica) und oberhalb der Beckenbodenmuskulatur.

Bei der Frau grenzt die Harnblase hinten an die Gebärmutter (Uterus) und Scheide (Vagina). Beim Mann hat die Hinterwand der Harnblase Beziehung zum Mastdarm (Rektum).

Die glatte Muskulatur der Harnblase besteht überwiegend aus drei Schichten. Bei der Kontraktion dieser Muskeln wird der Harn aus der Blase gepresst. Die Harnblase öffnet sich nach unten zum inneren Harnröhrenmund, der durch schlingenförmige Muskelzüge geschlossen gehalten wird. Diese werden als innerer Harnröhrenschließmuskel (M. sphincter urethrae internus) bezeichnet.

Weibliche Harnröhre

Die weibliche Harnröhre hat eine Gesamtlänge von 3–5 cm. Sie liegt hinter der Symphyse, beginnt am inneren Harnröhrenmund und verläuft in enger Nachbarschaft zur Vorderwand der Scheide abwärts. Beim Durchtritt der Harnröhre durch die Beckenbodenmuskulatur findet sich der äußere Harnröhrenschließmuskel (M. sphincter urethrae externus). Die weibliche Harnröhre mündet mit dem äußeren Harnröhrenmund in den Scheidenvorhof.

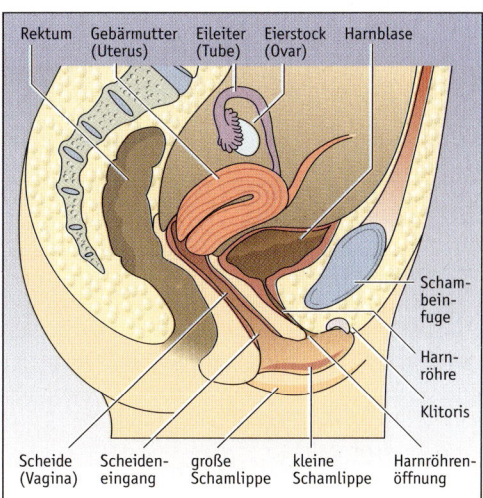

Weibliche Harnröhre und Geschlechtsorgane

Die weibliche Harnröhre ist kurz (3–5 cm), deshalb kommt es bei Frauen häufiger zu Harn-wegsinfektionen. Durch die räumliche Nähe von Harnröhre und After sind häufig Darmbakte-rien beteiligt. Harnwegsinfektionen der Frau können in jedem Alter auftreten.

Alterphysiologische Veränderungen der weiblichen Harnröhre

Durch das Versiegen der Östrogenproduktion in den Eierstöcken kommt es nach der Meno-pause zu Veränderungen der Harnröhrenschleimhaut. Der Östrogenmangel führt zur Atro-phie des Epithels. Es resultiert eine erhöhte Anfälligkeit für Bakterien. Bei Frauen nimmt des-halb das Auftreten von Harnwegsinfektionen mit dem Alter zu.

Um Infektionen zu vermeiden, ist eine sachgerecht durchgeführte Intimpflege nach jeder Ent-leerung der Blase und des Darms eine sinnvolle Prophylaxe. Bei der Frau sollte ein Reinigen von der Symphyse zur Analregion erfolgen. Durch die räumliche Nähe der weiblichen Harn-röhre zum After können leicht Darmbakterien nach oben steigen und eine Infektion verursa-chen. Diese wird durch die Atrophie der Harnröhrenschleimhaut im Alter noch begünstigt.

Grundsätzlich sollte ausreichend Flüssigkeit aufgenommen werden, um ein „Durchspülen" der ableitenden Harnwege zu gewährleisten, denn eine zu geringe Flüssigkeitszufuhr ist auch ein Risikofaktor für Harnwegsinfektionen.

Angemessene Bekleidung kann vor Entzündungen der Harnröhre schützen. Dicke Socken und warme Unterwäsche sind in diesem Fall angebracht.

Männliche Harnröhre

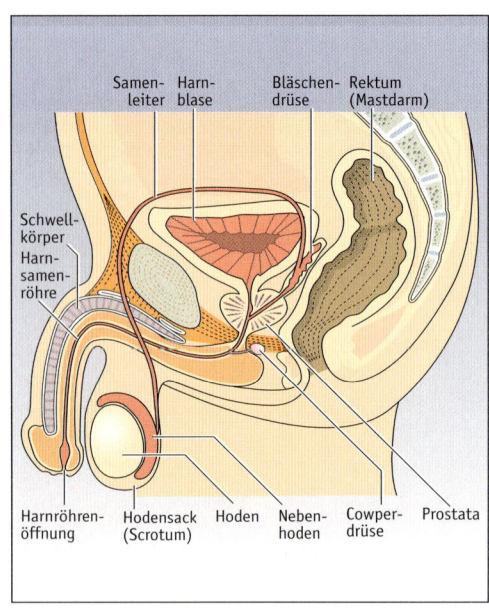

Männliche Harnröhre und Geschlechtsorgane

Die männliche Harnröhre ist etwa 20 cm lang und größtenteils zugleich Harn- und Samenröhre. Sie gliedert sich in einen Harn-blasenteil. Dieser befindet sich in der Harn-blasenwand, die durch den inneren Harn-röhrenschließmuskel (M. sphincter urethrae internus) verschlossen gehalten wird. Es folgt der Vorsteherdrüsenteil. In diesem Bereich durchsetzt die männliche Harn-röhre die Vorsteherdrüse (Prostata). Hier münden auch der Samenleiter, die Spritz-kanäle und die Ausführungsgänge der Prostata in die Harnröhre. Unterhalb der Prostata durchsetzt die Harnröhre die Beckenbodenmuskulatur. Sie wird dort vom ringförmigen äußeren Harnröhrenschließ-muskel (M. sphincter urethrae externus) umgeben. Der längste Teil der Harnröhre liegt im Harnröhrenschwellkörper. Die männliche Harnröhre endet mit dem äuße-ren Harnröhrenmund an der Eichel.

Die männliche Harnröhre ist lang (ca. 20 cm). Harnwegsinfektionen des gesunden Mannes sind deshalb selten.

6.5 Blasenentleerung (Miktion)

Die Miktion bezeichnet den physiologischen Vorgang, der zur Entleerung der Harnblase führt. Die glatte Muskulatur der Blase sowie der glattmuskuläre innere Harnröhrenschließmuskel (M. sphincter urethrae internus) werden vom vegetativen Nervensystem gesteuert. Sie können somit nicht willentlich gesteuert werden. Der äußere Harnröhrenschließmuskel (M. sphincter urethrae externus) besteht aus Skelettmuskulatur und kann somit willkürlich angespannt werden.

In der Speicherphase der Harnblase sind der quergestreifte sowie der glattmuskuläre Harnröhrenschließmuskel angespannt (kontrahiert) und die Aktivität der Blasenmuskulatur gehemmt. In der Entleerungsphase der Harnblase kontrahiert sich der

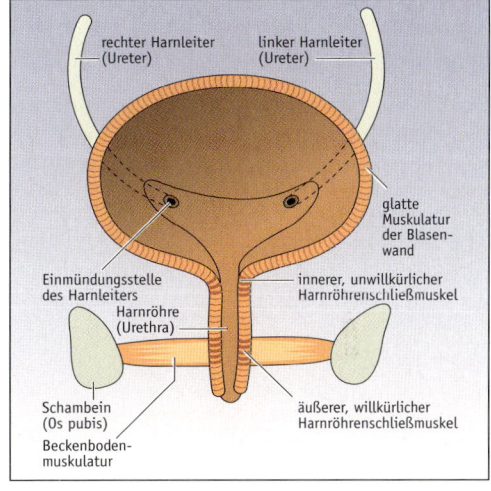

Harnblase mit Schließmuskeln, Harnblasenentleerung

Blasenmuskel (Detrusor), damit erweitert sich der Blasenhals und der innere Harnröhrenschließmuskel erschlafft. Auch der äußere Schließmuskel, der einen Teil der Beckenbodenbodenmuskulatur darstellt, öffnet sich. Der Vorgang der Miktion läuft wie folgt ab:

1. Wenn sich die Harnblase füllt, werden Dehnungsrezeptoren, die sich in der Blasenwand befinden, aktiviert.
2. Diese Rezeptoren veranlassen eine Meldung der Blasenfüllung an das Miktionszentrum im Rückenmark und von dort an das Gehirn. In diesem Moment wird der Harndrang bewusst.
3. Damit sich die Blase nicht sofort entleert, sendet das Gehirn hemmende Impulse aus (Blasenmuskel entspannt, innerer und äußerer Harnröhrenschließmuskel kontrahiert).
4. Nach Erreichen der Toilette werden die hemmenden Impulse bewusst aufgehoben.

5. Reflektorisch kontrahiert sich der Blasenmuskel, der innere Harnröhrenschließmuskel erschlafft.
6. Die Beckenbodenmuskulatur senkt sich, der äußere Harnröhrenschließmuskel erschlafft.
7. Der Harnstrahl kann durch die Betätigung der Bauchpresse noch verstärkt werden.

Harninkontinenz

Die Harninkontinenz ist der objektivierbare, unwilkürliche Urinabgang, der für die Betroffenen bzw. ihre Umgebung ein Problem darstellt. Das Auftreten der Harninkontinenz steigt mit zunehmendem Alter. Inkontinenz stellt eine der Hauptursachen für Pflegebedürftigkeit dar. Da Harninkontinenz ein Tabuthema ist, schwanken die angegebenen Häufigkeiten sehr. Es wird angenommen, dass in Deutschland etwa vier Millionen Menschen inkontinent sind.

Nach Festlegung der Internationalen Kontinenz Gesellschaft (International Continence Society) wird die Harninkontinenz in verschiedene Formen unterteilt.

Am häufigsten sind:
- Belastungsinkontinenz
- Dranginkontinenz (Urge-Inkontinenz)
- Mischformen aus beiden

Belastungsinkontinenz der Frau

Die Belastungsinkontinenz ist die **häufigste Inkontinenzform der Frau**. Es kommt zu unwillkürlichem Harnabgang beim Husten, Niesen, Lachen, Treppensteigen, Aufstehen aus dem Sitzen oder Liegen oder beim Heben von Gegenständen. Typischweise wird zuvor kein Harndrang verspürt.

Eine Harnkontinenz setzt die intakte Funktion der Blasenmuskulatur, des inneren und äußeren Schließmuskels voraus. Zusätzlich spielt bei der Frau auch die richtige Positionierung der Blase zur Harnröhre eine nicht unerhebliche Rolle. Bei der kontinenten Frau tritt die Harnröhre in einem Winkel von 100° aus der Blase aus. Dies gewährleistet den Verschluss zwischen Blasenhals und Harnröhre. Die Ursachen für die Belastungsinkontinenz sind in einer Verlagerung der Blase zur Hanröhre zu sehen.

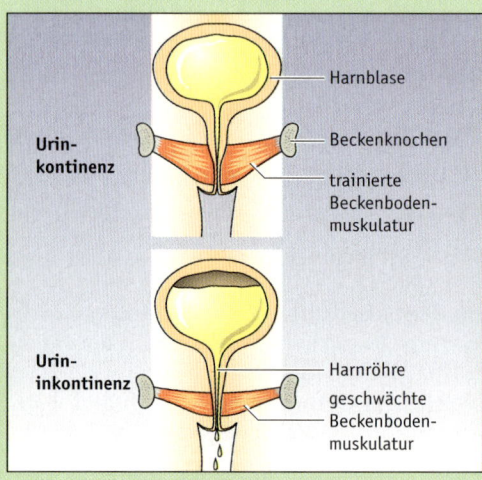

Die Beckenbodenmuskulatur und die umgebenden Bänder der Organe im kleinen Becken funktionieren ähnlich einer Hängematte. Sie halten Gebärmutter, Scheide, Blase und Harnröhre in ihrer Position. Durch Alterungsvorgänge der quergestreiften Beckenbodenmuskulatur und der bindegewebigen Bänder verlieren diese ihre Stabilität. Es senken sich sowohl Gebärmutter mit Scheide als auch Blase mit Harnröhre. Der Winkel zwischen Blase und Harnröhrenaustritt vergrößert sich, was zu ungewolltem Harnabgang führt. In der Regel kann davon

Belastungsinkontinenz

ausgegangen werden, dass der weibliche Beckenboden bereits durch vorausgegangene Schwangerschaften oder Geburten belastet wurde. Auch Operationen oder Verletzungen im kleinen Becken können zu einer Belastungsinkomtinenz führen.

Dranginkontinenz (Urge-Inkontinenz)

Die Dranginkontinenz (auch Urge-Inkontinenz) zeigt sich mit sehr heftigem Harndrang, wobei die Betroffenen unfähig sind, die Blasenentleerung zurückzuhalten. Oft erreichen sie die Toilette nicht mehr rechtzeitig, der Harn geht schwallartig ab. Die Dranginkontinenz gliedert sich in eine motorische und eine sensorische Form.

Bei der motorischen Form der Dranginkontinenz ist der Blasenmuskel selbst überaktiv. Normalerweise ist der Blasenmuskel beim Gesunden entspannt, wenn nicht bewusst das Kommando zur Blasenentleerung gegeben wurde. Bei Schädigungen des Großhirns, wie bei der Alzheimer-Demenz, der Arteriosklerose, dem Schlaganfall oder Morbus Parkinson, erfolgt die Hemmung der Blasenmuskulatur nicht. Der Blasenmuskel ist überaktiv und kontrahiert sich. Die Betroffenen spüren zwar den Harndrang, können aber die Entleerung der Blase nicht unterdrücken.

Bei der sensorischen Dranginkontinenz handelt es sich um eine Schädigung des Blasenmuskels oder der Blasenschleimhaut selbst. Schon auf geringe Füllung der Blase wird mit stärkstem Harndrang reagiert. Ursächlich spielen hier Blasensteine, Blasenentzündungen und Tumoren eine Rolle. Auch Dauerkatheter verursachen sehr häufig eine Blasenentzündung. Daher ist beim Ziehen eines Dauerkatheters nicht unbedingt mit einer Kontinenz zu rechnen.

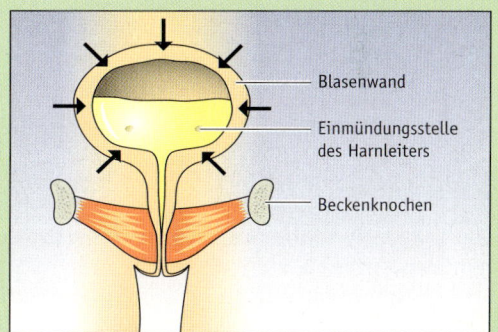

Blasenwand

Einmündungsstelle des Harnleiters

Beckenknochen

Dranginkontinenz

Harninkontinenz des Mannes

Die Harninkontinenz des Mannes wird meist durch die mechanische Einengung der Harnröhre bedingt. Ursache ist die gutartige Prostatavergrößerung. Es kommt zunächst zu einer ungenügenden Entleerung der Blase mit Restharnmengen, der Harnstrahl ist dünn, die Miktion verzögert. Im Laufe der Erkrankung kann es zu einer Dranginkontinenz mit ihren Symptomen kommen. Besteht das Abflusshindernis weiter über längere Zeit, verliert der Blasenmuskel durch die ständige Überforderung der Muskelfasern die Fähigkeit sich regelrecht zu kontrahieren. Der Urin geht dann ständig – zwar nur tröpfchenweise – ungewollt ab. Diese Form der Inkontinenz wird als Harninkontinenz bei chronischem Harnverhalt bezeichnet. Bei geringeren Beschwerden kann eine medikamentöse Langzeitbehandlung, die das Prostatavolumen verkleinert, eingesetzt werden. Die Entfernung der Prostata über die Harnröhre, die transurethrale Resektion der Prostata, ist die Standardtherapie. Wird bei dieser Operation der innere Harnröhrenschließmuskel verletzt, kann es zur Belastungsinkontinenz des Mannes kommen.

Maßnahmen bei Inkontinenz

- Inkontinenz wird von den Betroffenen als beschämend empfunden. Es sollte jede Anstrengung unternommen werden, um die willkürliche Kontrolle der Blasenfunktion wiederzuerlangen.
- Grundsätzlich sollte die Umgebung der Betroffenen so eingerichtet werden, dass Toiletten schnell und sicher erreichbar sind, evtl. können bei Bedarf Nachtstühle und Urinflasche zur Verfügung gestellt werden. Kleidung sollte leicht zu öffnen und gut waschbar sein.
- Die Versorgung mit Inkontinenzhilfsmitteln sollte dem Schweregrad und den persönlichen Bedürfnissen der Betroffenen angepasst sein. Moderne Hilfsmittel bieten in der Regel einen guten Hautschutz.
- Dennoch ist eine sorgfältige Haut- und Intimpflege bei Inkontinenz unerlässlich, um den Säureschutzmantel der Haut zu erhalten und Hautschädigungen vorzubeugen.
- Die spezielle Behandlung der Harninkontinenz ist immer abhängig von Form und Ursache.
- Bei der Belastungsinkontinenz der Frau können Beckenbodengymnastik, Biofeedbacktraining, Pessare und Scheidengewichte zur Stärkung des Beckenbodens angewendet werden. Auch operative Techniken können bei Frauen in Betracht gezogen werden.
- Bei der motorischen Dranginkontinenz, wenn dem Betroffenen zwischen Verspüren des Harndrangs bis zum Erreichen der Toilette nicht genügend Zeit bleibt, ist ein Toilettentraining (Kontinenztraining) sinnvoll. In regelmäßigen Abständen sollte der Toilettengang durchgeführt werden, also bevor der Harndrang spürbar ist. Zur Ergänzung können Arzneimittel eingesetzt werden.
- Bei der sensorischen Dranginkontinenz sollte die medikamentöse oder operative Therapie der Blasenerkrankung im Vordergrund stehen.

Fallsituation

Frau Maier (78 Jahre alt) wohnt erst seit wenigen Tagen im Seniorenheim „St. Maria". Bis vor kurzem lebte sie in ihrer eigenen Wohnung und hatte sich mit der Unterstützung ihrer Tocher selbst versorgt. Diese konnte die Versorgung ihrer Mutter jedoch nicht mehr gewährleisten, da sie berufstätig ist und noch íhre eigene Familie zu versorgen hat. Die Tochter berichtet, dass Frau Maier seit dem Sturz im häuslichen Wohnzimmer stark körperlich abgebaut habe und inkontinent sei. Frau Maier würde jedoch ihre Inkontinenz abstreiten und die durchnässte Unterwäsche und Stofflappen mit dem Müll entsorgen. Auch ansonsten hätte sich ihre Mutter sehr verändert, sie gehe kaum noch aus dem Haus. Auch ihre Treffen mit Freundinnen hätte sie vermieden.

Als Mitarbeiter/-in des Seniorenheims fällt Ihnen auf, dass Frau Maier fast keine Flüssigkeit zu sich nimmt. Als Sie Frau Maier darauf ansprechen, bemerken Sie, dass die alte Dame anfängt zu weinen. Im anschließenden Gespräch berichtet Ihnen Frau Maier von ihren Nöten: Sie schäme sich so. Angefangen habe es damit, dass sie zunächst beim Husten und Niesen Wasser verloren habe. Jetzt würde schon bei der geringsten körperlichen Belastung Urin abgehen, deshalb habe sie auch ihre Wohnung nicht mehr verlassen können. Aber sie wolle ihre Tochter mit diesem Problem nicht belasten. Außerdem möchte sie keine Windeln tragen, da sie kein Kleinkind sei. Deshalb habe sie gedacht, wenn sie weniger trinke, erledige sich das mit der Inkontinenz von allein.

1. *Erklären Sie den Aufbau der Niere und der ableitenden Harnwege. Gehen Sie hierbei auf die Verschlussmechanismen der Harnröhre ein.*

2. *Welche Art der Inkontinenz liegt bei Frau Maier vor? Welche anatomischen Gegebenheiten im Alter begünstigen diese Form der Inkontinenz?*

3. *Welche Maßnahmenl sind bei Frau Maier angezeigt?*

7 Herz- und Kreislaufsystem

Der Blutkreislauf stellt ein geschlossenes Röhrensystem aus Blutgefäßen dar. Die zentrale Pumpe dieses Systems ist das Herz.

Alle Gefäße, die vom Herzen wegführen, werden als Schlagadern (Arterien) bezeichnet. Alle Gefäße, die zum Herzen hinführen, werden als Blutadern (Venen) bezeichnet. Die Bezeichnungen sind unabhängig vom Sauerstoffgehalt des Blutes, welches die entsprechenden Gefäße führen.

Das Herz ist in eine rechte und eine linke Hälfte geteilt. Die rechte Hälfte des Herzens führt stets sauerstoffarmes Blut, die linke Herzhälfte sauerstoffreiches Blut. Schematisch lässt sich der Blutkreislauf als „Achtertour" beschreiben.

Arterien führen vom Herzen weg, Venen führen zum Herzen hin.

Lungenkreislauf (kleiner Kreislauf)

Das sauerstoffarme Blut der rechten Herzhälfte wird in den Lungenarterienstamm gepumpt, welcher den Beginn des kleinen Kreislaufs (Lungenkreislauf) darstellt. Der Lungenarterienstamm gabelt sich in eine linke und eine rechte Lungenarterie. Diese wiederum verzweigen sich in kleinste Haargefäße (Kapillaren), die die Lungenbläschen (Alveolen) netzartig ungeben. Hier erfolgt der Gasaustausch. Das Blut wird mit dem eingeamteten Sauerstoff

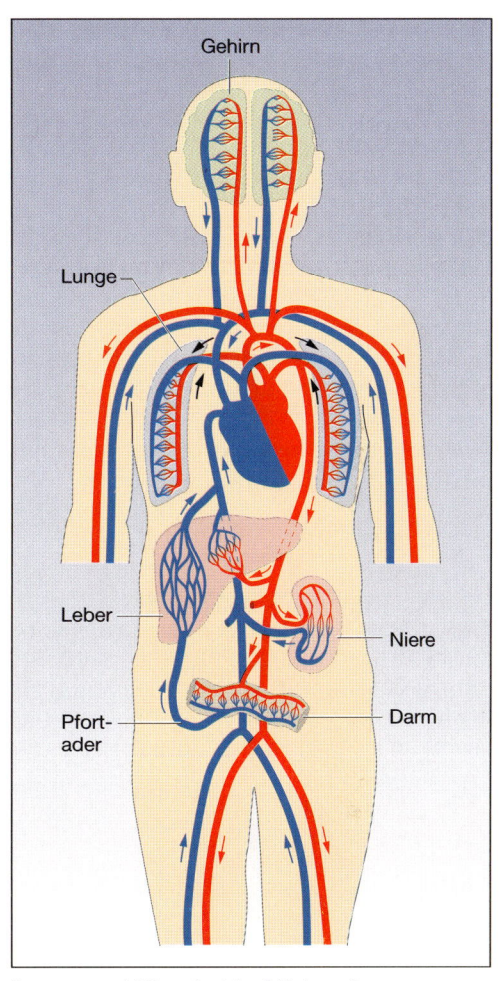

Lungen- und Körperkreislauf (Schema)

angereichert, Kohlendioxid wird in die Alveolen abgegeben. Das nun sauerstoffreiche Blut fließt über die Lungenvenen in die linke Herzhälfte.

Im Lungenkreislauf führen die Arterien sauerstoffarmes Blut, die Venen sauerstoffreiches Blut.

Körperkreislauf (großer Kreislauf)

Die Lungenvenen führen der linken Herzhälfte sauerstoffreiches Blut zu. Dieses wird dann in die große Körperschlagader (Aorta) gepumpt. Von der Aorta zweigen große Arterien für die unterschiedlichen Gebiete des Körpers ab. Diese münden wiederum in die kleinsten Haargefäße (Kapillaren), wo Sauerstoff abgegeben und Kohlendioxid aus dem

Gewebe aufgenommen wird. Das nun sauerstoffarme Blut wird in die Venen geleitet. Das Blut der unteren Rumpfhälfte wird in der unteren Hohlvene (Vena cava inferior) gesammelt. Das sauerstoffarme Blut der oberen Körperhälfte wird der oberen Hohlvene (Vena cava superior) zugeführt. Untere und obere Hohlvene münden in die rechte Herzhälfte, die das gesamte sauerstoffarme Blut des Körpers enthält.

Im Körperkreislauf führen die Arterien sauerstoffreiches Blut, die Venen sauerstoffarmes Blut. Klinisch spricht man deshalb auch von arteriellem und venösem Blut.

7.1   Herz

Das Herz ist ein muskuläres Hohlorgan, das sich rhythmisch zusammenzieht (kontrahiert). Dabei wird sein Inhalt ausgepresst. Der Blutfluss läuft stets in die gleiche Richtung. Die äußere Form des Herzens entspricht einem Kegel. Die Basis befindet sich oben, die Spitze zeigt nach unten. Die Größe des Herzens wird durch Geschlecht, Alter und Trainingszustand bestimmt. Das durchschnittliche Herzgewicht wird mit 300 g angegeben. Erkrankungen des Herz-Kreislauf-Systems, wie Bluthochdruck oder eine Herzinsuffizienz, können zur Vergrößerung des Herzens führen. Ab 500 g wird vom „kritschen Herzgewicht" gesprochen, da die Eigenversorgung des Herzmuskels durch die Herzkranzgefäße nicht mehr gesichert ist.

7.1.1   Lage des Herzens

Das Herz liegt im Mittelfellraum (Mediastinum) zwischen den beiden Lungenflügeln. Die größte Masse des Herzens liegt links von der Mittellinie des Körpers. Da das Herz um etwa 45° nach rechts gedreht ist, verläuft die Längsachse von rechts hinten oben nach links vorn unten. Das Herz steht somit schräg im Brustkorb. In der Regel befindet sich die Herzspitze im fünften Zwischenrippenraum, etwas rechts von der linken Brustwarze. Die Herzbasis liegt rechts auf der Höhe des Ansatzes der dritten Rippe.

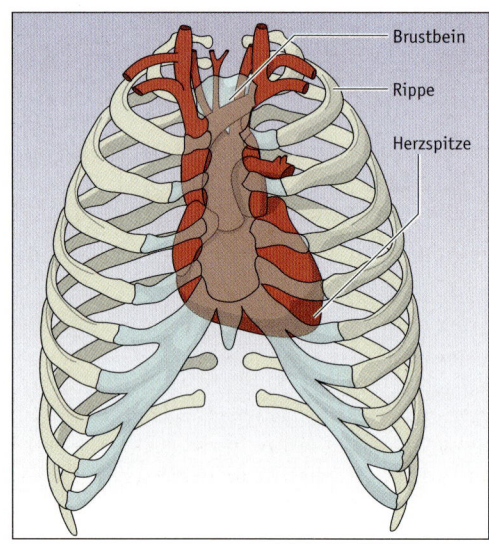

Lage des Herzens im Brustkorb

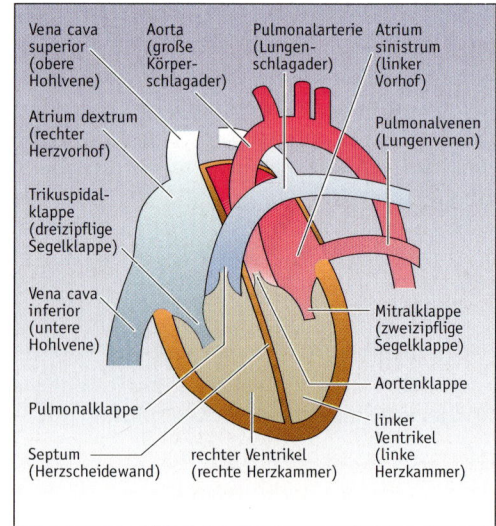

Aufbau des Herzens

Die erste Rippe ist nicht zu tasten, da sie vom Schlüsselbein überdeckt wird. Gezählt wird ab der zweiten Rippe. Der Zwischenrippenraum ist der Raum zwischen zwei Rippen.

7.1.2 Aufbau des Herzens

Die Herzscheidewand (Septum cardiale) teilt das Herz der Länge nach in einen rechten und einen linken Anteil.

Jede Herzhälfte besteht aus einem Vorhof (Atrium) und einer Kammer (Ventrikel). Die Herzscheidewand lässt sich in eine Vorhofscheidewand (Vorhofseptum) und eine Kammerscheidewand (Kammerseptum) unterteilen. Die Beschreibung der Vorhöfe, Kammern und Herzklappen erfolgt immer in Richtung des Blutflusses.

Der **rechte Vorhof** (rechtes Atrium) erhält durch die obere und untere Hohlvene das sauerstoffarme Blut des Körpers. Diese münden in den hinteren Abschnitt des rechten Vorhofes. Auch findet sich in diesem Bereich der Sinus coronarius, der das sauerstoffarme Blut aus dem Herzen selbst führt. Das bindegewebige Vorhofseptum zwischen rechtem und linkem Vorhof ist relativ dünn.

Da der Blutstrom nur in einer Richtung zulässig ist, sind zwischen Vorhöfen und Kammern Ventile eingebaut. Die Vorhof-Kammer-Klappen (Atrioventrikularklappen oder AV-Klappen) werden auch Segelklappen genannt, da sie aus segelartigen Falten der Herzinnenhaut bestehen. Die Klappe zwischen rechtem Vorhof und rechter Kammer wird als Dreizipfelklappe (Trikuspidalklappe) bezeichnet. Ihre drei Segel sind über Sehnenfäden in der Muskulatur der rechten Kammer verankert. Bei Öffnung der Trikuspidalklappe weichen die Segel auseinander, beim Schluss der Klappe schlagen sie zusammen und hemmen den Rückstrom in den rechten Vorhof.

Die **rechte Herzkammer** (rechter Ventrikel) ist durch das starke Kammerseptum von der linken Herzkammer getrennt. Die rechte Herzkammer pumpt das sauerstoffarme Blut in den Lungenarterienstamm. Zwischen Kammern und großen Arterien finden sich ebenfalls Ventile, die wegen ihrer Form als Taschenklappen bezeichnet werden. Die geschlossene Lungenarterienklappe (Pulmonalklappe) verhindert den Rückfluss des Blutes aus den Lungenarterien in die rechte Kammer.

In der Lunge erfolgt der Gasaustausch. Das sauerstoffarme Blut der rechten Herzhälfte wird mit Sauerstoff angereichert und fließt über vier Lungenvenen zurück in den **linken Vorhof**. Je zwei Lungenvenen münden von rechts und links in den oberen Anteil des linken Vorhofes. Eine Segelklappe, die Zweizipfelklappe (Mitralklappe) lenkt das Blut vom linken Vorhof in die linke Kammer (linker Ventrikel).

Die **linke Kammer**, die Herzhöhle mit der dicksten Muskelwand, pumpt das sauerstoffreiche Blut in die große Körperschlagader (Aorta). Zwischen linker Kammer und Aorta befindet sich eine Taschenklappe, die Aortenklappe. Auch die Aortenklappe wirkt wie ein Ventil, das die Blutflussrichtung festlegt.

Klappen und Klappenebene

Im Herzen gibt es vier Klappen. Zwischen Vorhöfen und Kammern befinden sich die Segelklappen, zwischen den Kammern und großen Gefäßen die Taschenklappen. Sie stellen Doppelungen (Duplikaturen) der Herzinnenhaut dar. Ihre Ventilfunktion lässt den Blutfluss nur in einer Richtung zu.

	Segelklappen (Atrio-Ventrikular-Klappen, AV-Klappen)	Taschenklappen (Semilunarklappen)
Aussehen	Segel, dessen Sehnenfäden in der Herzmuskulatur verankert sind	Drei muldenförmige Taschen
Vorkommen	Zwischen Vorhof und Kammer	Zwischen Kammer und großem ausführendem Gefäß
Rechte Herzhälfte	Dreizipflige Segelklappe (Trikuspidalklappe)	Lungenarterienklappe (Pulmonalklappe)
Linke Herzhälfte	Zweizipflige Segelklappe (Mitralklappe)	Aortenklappe

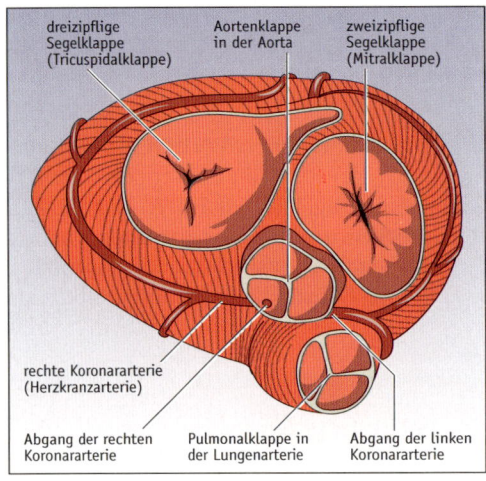

Die vier großen Herzklappen liegen im menschlichen Organismus in einer Ebene, der Klappenebene oder auch Ventilebene. Diese steht im Körper nicht horizontal, sondern ist nach rechts unten hinten geneigt. Alle vier Klappen sind an bindegewebigen Ringen aufgehängt.

Ventilebene

Schichten der Herzwand

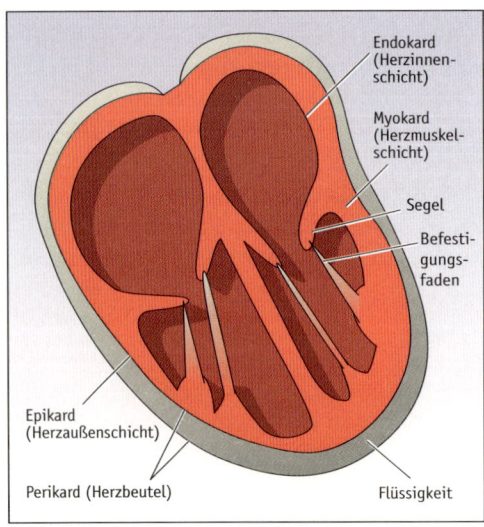

Wandschichten des Herzens mit Segelklappen

Die Wand des Herzens besteht aus drei Schichten. Diese Schichtung findet sich auch bei den Blutgefäßen wieder.

Die innerste Schicht wird Herzinnenhaut oder **Endokard** genannt. Ein sehr flaches, einschichtiges Epithel liegt auf einer Schicht aus elastischem Bindegewebe. Es kleidet alle Innenräume des Herzens aus. Die Segel und Taschen der Herzklappen sind Falten der Herzinnenhaut.

Der größte Teil der Herzwand besteht aus Herzmuskelgewebe (**Myokard**). Diese Sonderform der quergestreiften Muskulatur kann Dauerleistungen vollbringen.

Die Dicke des Myokards in den Vorhöfen und Kammern ist abhängig vom darin erzeugten Druck. In den beiden Vorhöfen herrscht nur ein geringer Druck, daher ist hier das Herzmuskelgewebe nur gering ausgebildet. Die größte Dicke zeigt die linke Kammer einschließlich der Kammerscheidewand. Da in der rechten Kammer geringere Drücke vorherrschen, ist hier die Myokarddicke nur mäßig. Ein kleiner Teil der Herzmuskelzellen ist befähigt Erregungen zu bilden und weiterzuleiten.

Dem Myokard liegt die spiegelnd glatte Herzaußenhaut (Epikard) auf. Die Lage einschichtigen Epithels ist Teil des Herzbeutels (Perikard).

Herzbeutel (Perikard)

Das Herz ist starken Volumenänderungen und Verschiebungen gegenüber Nachbarorganen ausgesetzt. Zur Reibungsminderung wird das Herz von einem mit Flüssigkeit gefüllten Herzbeutel umgeben. Dieser erinnert an einen Ball, aus dem Luft ausgelassen wurde und der dann mit der Faust eingedellt wurde. Das Perikard besteht aus zwei Blättern, zwischen denen sich ein Spalt mit etwa 3–4 ml Flüssigkeit befindet. Das innere Blatt entspricht dem Epikard, welches mit dem Herzmuskelgewebe verwachsen ist. Das Epikard schlägt an der Herzbasis in das äußere Blatt des Perikards um. Das äußere Blatt des Herzbeutels ist mit dem Zwerchfell, dem Brustfell (Pleura) und der Rückseite des Brustbeines verwachsen, dadurch wird die Position des Herzens im Brustkorb fixiert.

7.1.3 Herzzyklus

Der Herzzyklus umfasst zwei Phasen. Das Anspannen (Kontraktionsphase) der Herzhöhlen wird als **Systole** bezeichnet. Die Erschlaffungsphase der Herzhöhlen heißt **Diastole**. Die Vorhöfe und Kammern arbeiten in einem rhythmischen Wechsel von Kontraktion und Erschlaffung.

Es werden Vorhof- und Kammerzyklus unterschieden, da sich Vorhöfe und Kammern nicht zur gleichen Zeit kontrahieren bzw. entspannen. Die Vorhofsystole fällt in die Zeit der Kammerdiastole und umgekehrt, sind die Vorhöfe erschlafft (Vorhofdiastole) kontrahieren sich die Kammern (Kammersystole). Im Weiteren wird auf die Kammersystole und Kammerdiastole eingegangen.

Die **Diastole** wird in eine Entspannungsphase und eine Füllungsphase gegliedert. In der Entspannungsphase ist der Herzmuskel entspannt, ohne sich mit Blut zu füllen. Alle Klappen sind geschlossen. Hat der Druck in den Kammern den Vorhofdruck unterschritten, so öffnen sich die Segelklappen (Trikuspidalklappe und Mitralklappe). Es beginnt die Füllungsphase. Blut aus den Vorhöfen strömt in die Kammern. Die letzte Füllung der Kammern kommt durch die aktive Kontraktion der Vorhöfe zustande. Mit zunehmender Füllung der Kammern steigt dort der Druck an. Ist er höher als in den Vorhöfen, schließen sich die Segelklappen wieder.

Die Anspannungsphase der **Systole** beginnt. Es sind noch alle Klappen geschlossen. Durch die Anspannung des Myokards übersteigt der Druck in den Kammern den Druck in den großen Gefäßen (Aorta und Lungenarterienstamm). Die Taschenklappen (Aortenklappe und Pulmonalklappe) öffnen sich. Es folgt die Austreibungsphase, in der das Blut in die Aorta und den Lungenarterienstamm gepumpt wird. Unterschreitet der Druck in den Kammern den der großen Gefäße, schließen sich die Taschenklappen wieder. Die Entspannungsphase der Diastole beginnt.

Die Füllungsphase der Vorhöfe findet während der Kammersystole durch eine Sogwirkung statt. Der rechte Vorhof füllt sich mit Blut aus der oberen und unteren Hohlvene, der linke Vorhof mit Blut aus den vier Lungenvenen.

Die Systole dauert 0,25 Sekunden, die Dauer der Diastole ist abhängig von der Anzahl der Herzschläge pro Minute (Herzfrequenz). Die Tabelle zeigt die Stellung der Herzklappen während Diastole und Systole:

	Arbeitsphasen	Segelklappen	Taschenklappen
Diastole	Entspannungsphase	geschlossen	geschlossen
	Füllungsphase	geöffnet	geschlossen
Systole	Anspannungsphase	geschlossen	geschlossen
	Austreibungsphase	geschlossen	geöffnet

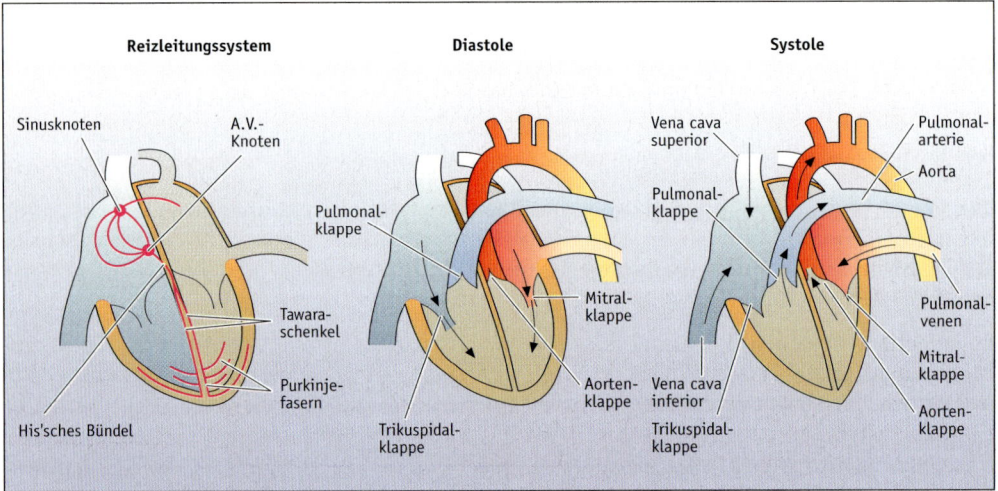

Herzzyklus und Reizleitungssystem des Herzens

7.1.4   Herztöne

Beim Gesunden sind während eines Herzschlags zwei Töne zu hören. Der erste, dumpfe Herzton entsteht durch den Schluss der Segelklappen und die Anspannung des Myokards. Er signalisiert den Beginn der Kammersystole.

Der zweite, helle Herzton kommt durch den Schluss der Taschenklappen zustande. Er ist das Zeichen für den Beginn der Kammerdiastole.

7.1.5   Erregungsbildungs- und Erregungsleitungssystem des Herzens

Die Skelettmuskulatur wird durch vom Rückenmark kommende Nerven erregt. Der Herzmuskel benötigt keine Impulse des zentralen Nervensystems, um sich zu kontrahieren. Er besitzt ein unabhängiges (autonomes) Erregungsbildungs- und Erregungsleitungssystem. Dieses besteht aus spezialisierten Herzmuskelzellen.

Beim Gesunden gehen alle Erregungen des Herzens vom Sinusknoten (60–80 Schläge/ Minute) aus. Er liegt im rechten Vorhof, im Bereich der Mündung der oberen Hohlvene (V. cava superior). Der Sinusknoten wird auch als „Schrittmacher des Herzens" bezeichnet. Die Erregung wird über die rechte Vorhofmuskulatur zum Atrio-Ventrikular-Knoten (AV-Knoten) geleitet. Er befindet sich im Grenzbereich zwischen rechtem Vorhof (Atrium) und rechter Kammer (Ventrikel) nahe dem Vorhofseptum. Hier erfährt die Erregungsleitung eine Verzögerung, da sich zunächst die Vorhöfe kontrahieren und erst dann die Kammersystole erfolgt. Der AV-Knoten sammelt die Vorhoferregungen und leitet sie zum His-Bündel. Das nach seinem Entdecker benannte His-Bündel verläuft vom Boden des rechten Vorhofs zum Kammerseptum. Auf jeder Seite der Kammerscheidewand zieht ein Kammerschenkel (Tawaraschenkel) in Richtung Herzspitze. Der linke Kammerschenkel ist meist zweigeteilt. Die Endverzweigungen der Tawaraschenkel werden als Purkinjefasern bezeichnet. Somit gelangt die Erregung auf die gesamte Kammermuskulatur.

Fällt der Sinusknoten als „Schrittmacher" aus, kann die Erregungsbildung mit geringerer Frequenz auch im AV-Knoten (50–60 Schläge/Minute) oder His-Bündel (ca. 30 Schläge/ Minute) stattfinden.

Beim Gesunden findet die Erregungsbildung im Sinusknoten statt. Durch die Erregungsausbreitung im Herzen kontrahieren sich zunächst die Vorhöfe, anschließend das Kammerseptum und dann die restliche Kammermuskulatur.

7.1.6   Regulation der Herzleistung

Als Maß für die Herzleistung dient das Herzminutenvolumen (HMV), welches das Blutvolumen, das pro Minute vom Herzen ausgeworfen wird, angibt.

Es errechnet sich aus der Anzahl der Herzschläge pro Minute (Herzfrequenz) und der Blutmenge (Schlagvolumen), die während der Systole aus beiden Herzkammern ausgestoßen wird. Multipliziert man die Herzfrequenz von 70/min mit einem Schlagvolumen von 70 ml, so beträgt das Herzminutenvolumen unter Ruhebedingungen 4,9 l pro Minute. Durch die Steigerung der Herzfrequenz und Erhöhung des Schlagvolumens kann das HMV um ein Vielfaches gesteigert werden.

Das Herz benötigt keinen Taktgeber aus dem Zentralnervensystem, es schlägt unabhängig. Durch das vegetative Nervensystem (Sympathikus und Parasympathikus) (s.S. 201) und Hormone kann jedoch die Herzleistung veränderten Bedingungen, wie körperliche Betätigung, Stress und Ruhe, angepasst werden.

Leistungssteigernd wirken der Sympathikus und das Hormon Adrenalin, welches in Stresssituationen aus dem Nebennierenmark ausgeschüttet wird. Sie erhöhen die Herzfrequenz, beschleunigen die Erregungsleitung und steigern die Kontraktionskraft des Myokards.

Der Parasympathikus führt zu einer Erniedrigung der Herzfrequenz und zu einer Abnahme der Erregungsleitung.

Weitere Regulationsmöglichkeiten der Herzleistung bietet der Frank-Starling-Mechanismus. Durch eine stärkere Vordehnung der Herzmuskelzellen, wie etwa bei vermehrter Füllung der Kammern, wird die Kontraktionskraft des Herzens gesteigert und somit das Schlagvolumen erhöht.

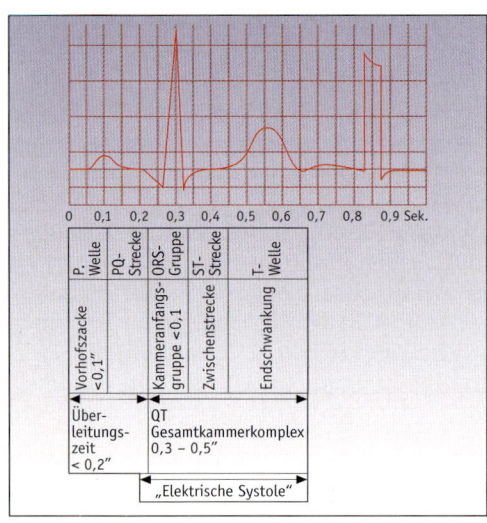

Erregungsausbreitung im Herzen, wie sie im Elektrokardiogramm sichtbar ist

7.1.7 EKG (Elektrokardiogramm)

Das EKG ist der Ausdruck der elektrischen Erregungsvorgänge am Herzen. Dabei werden die elektrischen Spannungen registriert, die zwischen bestimmten Stellen der Haut auftreten. Somit kann das EKG Auskunft über die Herzlage, die Herzfrequenz, den Rhythmus, die Erregungsausbreitung und -rückbildung geben. Über die Herzleistung macht das EKG keine Aussagen, dafür ist es notwendig den Blutdruck und das Herzminutenvolumen zu bestimmen.

Während der Herzaktion breitet sich die Erregung von den Vorhöfen ausgehend über das Herz hinweg bis zur Herzspitze aus. Die elektrischen Spannungsunterschiede werden an der Körperoberfläche mittels eines Elektrokardiogramms gemessen.

Gebräuchlich sind die Extremitätenableitungen und die Brustwandableitungen. Bei den Extremitätenableitungen werden die Ableiteelektroden an beiden Armen und am linken Bein angebracht. Bei den Brustwandableitungen werden sechs Elektroden an definierte Punkte der Brustwand angelegt.

Eine typische EKG-Kurve weist verschiedene Zacken und Wellen auf:
- ◆ Die P-Welle entspricht der Vorhoferregung.
- ◆ Die PQ-Strecke zeigt die völlige Erregung der Vorhöfe.
- ◆ Der QRS-Komplex entspricht der Erregung der Kammern.
- ◆ Die ST-Strecke zeigt die völlige Erregung der Kammern.
- ◆ Die T-Welle ist der Ausdruck der Erregungsrückbildung der Kammern.

7.1.8 Blutversorgung des Herzens

Wegen des hohen Bedarfs besitzt das Herz seine eigene Blutversorgung. Es wird durch die rechte und linke Herzkranzarterie versorgt. Die beiden Gefäße entspringen oberhalb der Aortenklappe aus der Aorta. Die beste Durchblutung des Herzmuskels findet während der Erschlaffungsphase des Herzens (Diastole) statt.

Die rechte Herzkranzarterie (Arteria coronaria dextra) verläuft nach rechts zwischen Vorhof und Kammer und endet an der Herzrückseite. Sie versorgt vor allem die rechte Herzhälfte und die hinteren Anteile der Kammerscheidewand.

Die linke Herzkranzarterie (Arteria cornaria sinistra) teilt sich in einen Ast, der vorne zwischen den Kammern verläuft (Ramus interventriculars anterior), und einen Ast, der links um das Herz verläuft (Ramus circumflexus). Sie versorgt vor allem das linke Herz und die Kammerscheidewand.

Der venöse Abfluss erfolgt über drei Herzvenen, die sich zu einem Sammelgefäß vereinigen und als Sinus coronarius in den hinteren Anteil des rechten Vorhofs münden.

Alterphysiologische Veränderungen des Herzens

Mit zunehmendem Alter zeigen sich vor allem Veränderungen im Bereich des Herzmuskels, sowohl im Arbeitsmyokard als auch in den spezialisierten Herzmuskelzellen des spezifischen Erregungsbildungs- und Weiterleitungssystems.

Auch ohne Herz-Kreislauf-Erkrankung wird im Alter eine Abnahme der Herzmuskelzellen beobachtet. Beim Erwachsenen werden keine neuen Herzmuskelzellen gebildet. Untergegangene Zellen werden durch Bindegewebe ersetzt. Mit zunehmendem Alter findet sich daher im Herzmuskel vermehrt Bindegewebe. Daher kann sich der Herzmuskel im Alter nicht mehr so kräftig kontrahieren. Funktionell verlängert sich die Kontraktionszeit der linken Kammer, damit ist die frühdiastolische Füllungsrate des Ventrikels vermindert. Mit zunehmendem Alter ist daher eine Abnahme des Herzminutenvolumens zu beobachten. Das HMV ist das Produkt aus Schlagvolumen und Herzfrequenz. Das Schlagvolumen, die Menge des Blutes die in einer Minute vom Herzen ausgeworfen wird, hat bis zum 80. Lebensjahr etwa um ein Drittel abgenommen. Dadurch sinkt die Leistungsfähigkeit des alten Menschen. In körperlichen oder psychischen Belastungssituationen kann das Herz nur über eine Steigerung der Herzfrequenz die Versorgung des Körpers mit sauerstoffreichem Blut sicherstellen.

Die maximal erreichbare Herzfrequenz sinkt von der Kindheit bis ins Alter. Erreichen Jugendliche noch eine Herzfrequenz von ca. 200 Schlägen/Minute, liegt sie beim 70-Jährigen bei nur noch ca. 150 Schlägen/Minute. Damit sind auch der Steigerung des Herzminutenvolumens über die Frequenz Grenzen gesetzt. Die Leistungsreserven des alten Menschen sind eingeschränkt.

Auch im Erregungsbildungs- und Erregungsleitungssystems des Herzens werden im Alter untergegangene Zellen durch Bindegewebe ersetzt. Dieses begünstigt Rhythmusstörungen. Es können Extraschläge (Extrasystolen), die vom Vorhof oder der Kammer ausgehen, auftreten. Auch die Überleitungszeit am AV-Knoten ist mit zunehmendem Alter verlängert. Etwa die Hälfte aller älteren Menschen zeigt im EKG Rhythmusstörungen.

Als Folge dieser altersbedingten Veränderungen können sich verschiedene Erkrankungen des Herzens entwickeln. Im Alter ist der Herzmuskel bestrebt seine verminderte Kontraktionskraft durch Größenzunahme der Muskelfasern auszugleichen. Die einzelnen Muskelzellen nehmen an Dicke und Länge zu, sie hypertrophieren. Ein Teil der Herzmuskelzellen wurde durch Bindegewebe ersetzt. Bei den meisten Menschen ab dem 70. Lebensjahr ist mit einer Hypertrophie der linken Kammer zu rechnen. Sind weitere Risikofaktoren wie Bluthochdruck, Arteriosklerose der Herzkranzgefäße oder Herzrhythmusstörungen vorhanden, kann sich eine Herzinsuffizienz entwickeln. Dabei ist das Herz unfähig, das vom Organismus benötigte Herzminutenvolumen zu fördern. Das Resultat ist eine verminderte körperliche Belastbarkeit, die sich zunächst als Atemnot (Dyspnoe) bei erhöhter Belastung zeigt. Später hat der Betreffende auch unter Ruhebedingungen Atemnot.

Die altersphysiolgischen Veränderungen des Herzens zeigen, dass die körperliche Leistungsfähigkeit im Alter im Vergleich zum jüngeren Lebensalter nachlässt. Dennoch sollte dies kein Grund sein, körperliche Belastungen zu meiden oder sich zu schonen. Der alte Mensch sollte sich seiner körperlichen Leistungsfähigkeit angemessen bewegen, da sonst Muskel- und Knochenabbau zu befürchten sind. Ein alter Mensch könnte unter entsprechendem Ausdauertraining durchaus einen Marathon bewältigen, er würde aber wohl nicht als Erster über die Ziellinie laufen. Aufgaben, die körperlichen Einsatz verlangen, benötigen also im Alter etwas mehr Zeit.

7.2 Blutgefäßsystem

Die Blutgefäße bilden mit dem Herzen als zentrale Pumpe das Herz-Kreislauf-System (kardiovaskuläres System). Die Aufgaben dieses Systems sind die Versorgung aller Zellen des Körpers mit Nährstoffen und Sauerstoff sowie der Abtransport von Kohlendioxid und anderen Stoffwechselendprodukten.

7.2.1 Arterien

Alle Gefäße, die vom Herzen wegführen, werden als Arterien bezeichnet. Sie führen im Körperkreislauf sauerstoffreiches Blut, im Lungenkreislauf sauerstoffarmes Blut. Die großen Arterien verzweigen sich in kleinere Gefäße, die als Arteriolen bezeichnet werden. Diese münden wiederum in den arteriellen Schenkel der kleinsten Haargefäße (Kapillaren).

Wandaufbau der Arterien

Ähnlich wie die Herzwand besitzen die Arterien einen dreischichtigen Wandaufbau:

- Innerste Schicht (Tunica interna oder auch Tunica initima, kurz Interna)
- Mittlere Schicht (Tunica media, kurz Media)
- Äußere Schicht (Tunica externa oder Tunica adventitia, kurz Adventitia)

Die **Tunica interna** besteht aus einem einschichtigen, platten Epithel, dem Endothel. Es dient dem Flüssigkeits-, Stoff-, und Gasaustausch.

Die **Tunica media** enthält elastische Fasern und glatte Muskelfasern. Das Verhältnis der glatten Muskulatur zu den elastischen Fasernetzen bestimmt den Typ der Arterien.

Enthalten sie in ihrer Wand mehr elastische Fasern, so werden sie als Arterien vom **elastischen Typ** bezeichnet. Sie befinden sich in Herznähe, da sie die pulsierende Strömung, bedingt durch den rhythmischen Wechsel von Diastole und Systole, in eine gleichmäßige Strömung umwandeln müssen.

Arterien vom **muskulären Typ** enthalten in ihrer Wand viele glatte Muskelzellen. Sie können sich daher zusammenziehen, was als Gefäßverengung (Vasokonstriktion) bezeichnet wird, oder erschlaffen (Gefäßerweiterung oder Vasodilatation). Die Arterien vom muskulären Typ befinden sich weiter vom Herzen entfernt und regulieren somit die Gefäßweite in der Körperperipherie. Sie werden daher auch Widerstandsgefäße genannt.

Die äußerste Schicht der Arterien (**Tunica externa**) besteht aus lockerem Bindegewebe und verbindet das Gefäß mit dem umgebenden Gewebe.

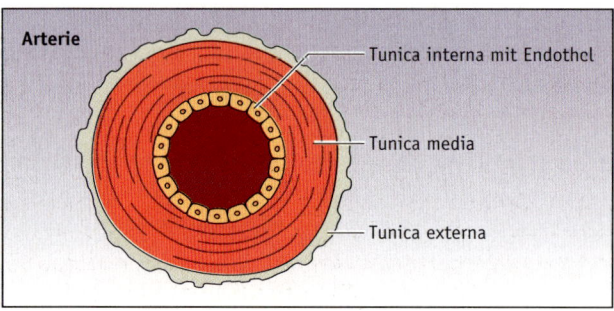

Arterienaufbau

Herznahe Arterien sind Arterien vom elastischen Typ, herzferne Arterien gehören zum muskulären Typ.

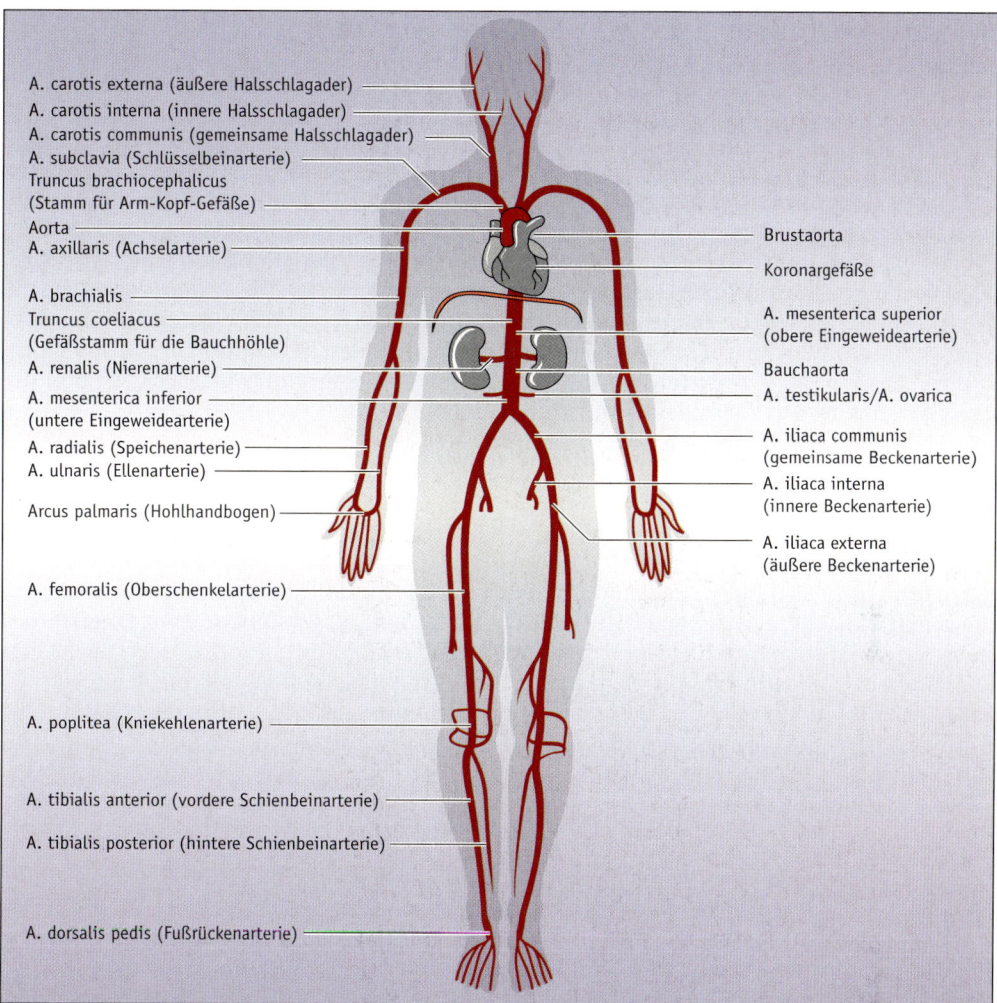

A. carotis externa (äußere Halsschlagader)
A. carotis interna (innere Halsschlagader)
A. carotis communis (gemeinsame Halsschlagader)
A. subclavia (Schlüsselbeinarterie)
Truncus brachiocephalicus
(Stamm für Arm-Kopf-Gefäße)
Aorta
A. axillaris (Achselarterie)

A. brachialis
Truncus coeliacus
(Gefäßstamm für die Bauchhöhle)
A. renalis (Nierenarterie)
A. mesenterica inferior
(untere Eingeweidearterie)
A. radialis (Speichenarterie)
A. ulnaris (Ellenarterie)

Arcus palmaris (Hohlhandbogen)

A. femoralis (Oberschenkelarterie)

A. poplitea (Kniekehlenarterie)

A. tibialis anterior (vordere Schienbeinarterie)

A. tibialis posterior (hintere Schienbeinarterie)

A. dorsalis pedis (Fußrückenarterie)

Brustaorta

Koronargefäße

A. mesenterica superior
(obere Eingeweidearterie)

Bauchaorta
A. testikularis/A. ovarica

A. iliaca communis
(gemeinsame Beckenarterie)
A. iliaca interna
(innere Beckenarterie)

A. iliaca externa
(äußere Beckenarterie)

Arterien des menschlichen Körpers

Wichtige Arterien des Körperkreislaufes

Aus der linken Kammer entspringt die Aorta, die größte Schlagader des Menschen. Die ersten Äste sind die rechte und linke Herzkranzarterie zur Eigenversorgung des Herzens. Die Aorta verläuft nach ihrem Abgang aus dem Herzen in einem Bogen, der als **Aortenbogen** (Arcus aortae) bezeichnet wird. Im Bereich des Aortenbogens gibt sie rechts den gemeinsamen Stamm für die Arm-Kopf-Gefäße (Truncus brachiocephalicus) ab. Dieser teilt sich bald in die rechte **gemeinsame Halsschlagader** (Arteria carotis communis dextra) und in die rechte **Schlüsselbeinarterie** (A. subclavia dextra). Die linke gemeinsame Halsschlagader (A. carotis communis sinistra) und die linke Schlüsselbeinarterie (A. subclavia sinistra) gehen direkt aus dem Aortenbogen hervor.

Die gemeinsame Halsschlagader (A. carotis communis) gabelt sich in die **äußere Halsschlagader** (A. carotis externa), welche das Gesicht und den äußeren Schädel versorgt, und die **innere Halsschlagader** (A. carotis interna). Diese ist für die arterielle Versorgung des Gehirns zuständig.

Die Schlüsselbeinarterie (A. subclavia) wird zur Achselarterie (A. axillaris) und zieht als **Armarterie** (A. brachialis) zum Arm. Im Bereich der Ellenbeuge gabelt sich die Armarterie (A. brachialis) in die **Ellenarterie** (A. ulnaris) und **Speichenarterie** (A. radialis). Diese vereinigen sich in der Hohlhand zum Arterienbogen der Hand, wo einzelne Äste für die Finger abgehen.

Die Aorta zieht durch das Mittelfell (Mediastinum) und tritt durch das Zwerchfell in den Bauchraum. Dort gehen die unpaaren Arterien für die Bauchorgane ab. Der Gefäßstamm für die Bauchhöhle (**Truncus coeliacus**) versorgt Leber, Magen, Bauchspeicheldrüse, Milz sowie den Zwölffingerdarm mit arteriellem Blut. Unmittelbar unter dem Truncus coeliacus entspringt die **obere Eingeweidearterie** (A. mesenterica superior). Sie führt dem gesamten Dünndarm sowie den rechten und mittleren Teilen des Dickdarms sauerstoffreiches Blut zu. Die **untere Eingeweidearterie** (A. mesenterica inferior) versorgt die übrigen Teile des Dickdarms bis zum oberen Teil des Mastdarms.

Die Nieren werden durch die paarigen **Nierenarterien** (Aa. renales) gespeist. Im Bereich der Lendenwirbelsäule gabelt sich die Aorta in eine rechte und linke **gemeinsame Beckenarterie** (A. iliaca communis).

Die gemeinsame Beckenarterie wiederum verzweigt sich in die **innere Beckenarterie** (A. iliaca interna), welche die Beckeneingeweide versorgt, und die **äußere Beckenarterie** (A. iliaca externa). Diese wird nach ihrem Durchtritt unter dem Leistenband zur **Oberschenkelarterie** (A. femoralis), die durch den Oberschenkel zieht und in die Kniekehlenarterie (A. polpitea) übergeht. Zur Versorgung des Unterschenkels und Fußes verzweigt sich die Kniekehlenarterie in eine vordere und hintere Schienbeinarterie (A. tibialis anterior und A. tibialis posterior) und eine Wadenbeinarterie (A. fibularis).

Windkesselfunktion der Aorta

Die große Schlagader des Menschen (Aorta) geht direkt aus dem Herzen hervor. In der Systole wird unter hohem Druck das Blut aus dem linken Ventrikel in die Aorta gepresst. In der Diastole wird praktisch kein Blut in die Aorta ausgeworfen. Dank ihrem hohen Anteil an elastischen Fasern vermag die Aorta die pulsierende Strömung in eine kontinuierliche Strömung während aller Herzphasen zu verwandeln. Während der Systole wird ein Teil des ausgeworfenen Blutes in der dehnbaren Wand der Aorta gespeichert. Während der Diastole kommt es zur Entspeicherung durch die Eigenelastizität der großen Schlagader. Es resultiert eine kontinuierliche Strömung. Diese Eigenschaft der Aorta wird als „Windkesselfunktion" bezeichnet, die alle herznahen Arterien besitzen.

Puls

Durch den stoßweisen Auswurf des Blutes in der Systole wird eine Druckwelle erzeugt, die auch Pulswelle genannt wird. Die Impulse werden von Teilchen zu Teilchen übertragen und erreichen schon nach 0,2 s die Fußarterien. Die Pulswelle ist an oberflächlich liegenden Arterien als „Puls" tastbar. Hiermit können Herzfrequenz und Herzrhythmus bestimmt werden.

In der Regel wird der Puls an der Speichenarterie (A. radialis) getastet. Ist dieser in bestimmten Kreislaufsituationen nicht mehr fühlbar, wird der Puls an der gemeinsamen Halsschlagader (A. carotis communis) getastet.

Auch an anderen Arterien kann eine Pulstastung durchgeführt werden. An den Beinarterien dient diese der Beurteilung der Durchgängigkeit der Arterien und somit der Durchblutungssituation des Beines.

Pulstastpunkte an der unteren Extremität sind die Oberschenkelarterie (A. femoralis) in der Leiste, die Kniekehlenarterie (A. poplitea) in der Kniekehle, die Fußrückenarterie (A. dorsalis pedis) und die hintere Schienbeinarterie (A. tibialis posterior) am Innenknöchel.

Merkmale des Pulses sind:

Herzfrequenz

	Norm	Tachykardie	Bradykardie
Schläge pro Minute	60–80	> 100	< 60
Vorkommen	physiologisch	**physiologisch:** körperliche oder psychische Belastung **pathologisch:** Fieber, Flüssigkeitsverluste wie Durchfall, Erbrechen und Blutverluste, Überfunktion der Schilddrüse, Arzneimittel	**physiologisch:** Schlaf, tiefe Entspannung, Leistungssportler **pathologisch:** Erregungsweiterleitungsstörungen im AV-Knoten, Arzneimittel, Hirndrucksteigerung

Herzrhythmus
Die Schlagfolge des Herzens ist regelmäßig. Der Herzrhythmus des Gesunden wird vom Sinusknoten gesteuert.

◆ Extrasystolen: Schläge, die außerhalb des regulären Grundrhythmus auftreten

◆ Zwillingspuls (Bigeminus): auf jeden normalen Herzschlag folgt eine Extrasystole

◆ Absolute Arrhythmie: ein tastbarer, aber komplett arrhythmischer Puls

Blutdruck und Blutdruckmessung

Unter Blutdruck wird der arterielle Druck im Körperkreislauf verstanden. Er wird allein durch die Herzkontraktion erzeugt. Der höhere systolische Druck wird durch den Blutauswurf in der Systole bestimmt. Da in der Diastole kein Blut in die Aorta ausgeworfen wird, ist der diastolische Wert des Blutdrucks geringer.

Die Blutdruckmessung erfolgt in der Regel nach der Methode des Arztes Riva-Rocci. Die Blutdruckmessung sollte möglichst im Liegen oder Sitzen erfolgen, nachdem eine fünfminütige Ruhepause eingehalten wurde. Eine aufblasbare Oberarmmanschette wird am Oberarm befestigt. Der Unterrand der Oberarmmanschette befindet sich etwa 2,5 cm oberhalb der Ellenbeuge. Ein Stethoskop wird in die Ellenbeuge gedrückt. Die Oberarmmanschette wird so lange aufgeblasen, bis der Radialispuls nicht mehr tastbar ist bzw. 30 Millimeter Quecksilbersäule (mmHg) über den vermuteten systolischen Druck. Der Druck auf die Oberarmarterie (A. brachialis) wird nun durch langsames Luftablassen (etwa 2 mmHg/s) verringert. Wenn erstmals wieder Blut durch die A. brachialis fließt, ist ein pulsierendes Geräusch mithilfe des Stethoskops in der Ellenbeuge zu hören. Dies entspricht dem systolischen Blutdruck. Das Verschwinden des Geräuschs zeigt den diastolischen Wert an. Die Geräusche werden als Korotkow-Geräusche bezeichnet.

Die Beurteilung von Blutdruckwerten erfolgt nach den Leitlinien der European Society of Hypertension:

Kategorie	Systolisch (mmHg)	Diastloisch (mmHg)
Optimal	< 120	< 80
Normal	120–129	80–84
Grenzwertig	130–139	85–89
Bluthochdruck (Hypertonie)	> 140	> 110
Isolierte systolische Hypertonie	> 140	< 90

Quelle: Mancia, G.; de Backer, G.; Dominiczak, A. u. a., Guidelines for the Management of Arterial Hypertension, in: Journal of Hypertension, Band 25, Heft 6, 2007, S. 1105–1187

Blutdruckregulation

Der Blutdruck, der im Gefäßsystem herrscht, muss den Erfordernissen des Organismus angepasst sein. Nur wenn der Blutdruck der gerade anstehenden Belastung entspricht, ist gewährleistet, dass das Blut bis in die Kapillaren zu den Zellen gelangt. Andererseits darf der Blutdruck nicht zu hoch sein, da es sonst zu Schäden der Gefäßwände kommt. Der Blutdruck selbst ist ein Produkt aus dem Herzminutenvolumen (Schlagvolumen multipliziert mit der Herzfrequenz) und dem Gefäßwiderstand (Gefäßweite).

Im menschlichen Organismus gibt es deshalb Druckrezeptoren (Pressorezeptoren), die den aktuellen Druck messen. Diese Rezeptoren finden sich beispielsweise in der großen Körperschlagader (Aorta) oder in den Halsschlagadern. Sie fühlen, wie stark die Gefäßwand durch das hindurchströmende Blut gedehnt wird. Diese Information wird an das Kreislaufregulationszentrum im Gehirn weitergeleitet.

Das Kreislaufregulationszentrum kann durch Nervenimpulse das Schlagvolumen erhöhen bzw. erniedrigen oder die Gefäßweite verändern. Eine Erhöhung des Schlagvolumens führt zu einer Blutdrucksteigerung, die Erniedrung zur Abnahme des Blutdrucks.

Bei Verengung der Arterien bzw. Arteriolen (Vasokonstriktion) verkleinert sich der Gefäßquerschnitt. Dadurch wird dem Blutfluss ein höherer Widerstand entgegengesetzt, der Blutdruck steigt. Besonders die Arterien vom muskulären Typ, die sich in der Körperperipherie befinden, sind für diesen peripheren Widerstand verantwortlich. Dagegen führt eine Gefäßerweiterung (Vasodilatation) zur Blutdrucksenkung.

Ein weiteres Kontrollsystem für die Blutdruckregulation stellt das Renin-Angiotensin-Aldosteron-System dar. Renin (s. S. 111) ist ein Hormon, welches in der Niere hergestellt wird. Die Reninausschüttung erfolgt bei einer Minderdurchblutung der Nierenarterie und einem Natriummangel. Renin führt über verschiedene Zwischenstufen zur Aktivierung des Angiotensin II. Dieses Eiweiß sorgt dafür, dass sich die Gefäße verengen und der Blutdruck steigt. Desweiteren regt Angiotensin II die Nebennierenrinde an, Aldosteron auszuschütten. Dieses Hormon führt zu einer Erhöhung des Blutvolumens und damit zur Blutdrucksteigerung.

Auch der Sympathikus, ein Teil des vegetativen Nervensystems, hat Einfluss auf den Blutdruck. Im Bedarfsfall kann er die Gefäße in der Skelettmuskulatur erweitern, dagegen die Gefäße der Haut verengen. Damit kann die Muskulatur bei Belastungen besser mit Sauerstoff und Nährstoffen versorgt werden.

Blutdruck = Herzminutenvolumen x Gefäßwiderstand

Die Blutdruckregulation erfogt über die Änderung des Schlagvolumens und der Gefäßweite.

Die Blutdruckerhöhung ist Folge eines erhöhten Herzminutenvolumens oder eines erhöhten Gefäßwiderstands oder beider Faktoren.

Altersphysiologische Veränderungen der Arterienwand und des Blutdruckes

Die Wände der Arterien und Arteriolen unterliegen altersbedingten Umbauprozessen. Insbesondere die innere und mittlere Schicht (Tunica interna und Tunica media) sind von diesen Alterungsvorgängen betroffen. Die Wanddicke dieser Schichten steigt im Alter um das Zwei- bis Dreifache. Einerseits zeigt sich eine Vermehrung des bindegewebigen Anteils, andererseits steigt die Zahl der glatten Muskelfasern in der arteriellen Wand. Gleichzeitig findet sich auch eine Abnahme der elastischen Fasernetze. Bei Zunahme der Wanddicke ist eine Abnahme der Eigenelastizität zu verzeichnen. Der stetige Elastizitätsverlust führt zu einer verminderten Windkesselfunktion der herznahen Arterien. Der systolische Blutdruck steigt im Alter durch die Abnahme der Eigenelastizität und Zunahme der Wanddicke.

Eine weitere altersphysiologische Veränderung zeigt sich im Untergang von Endothelzellen der Tunica interna. Dies hat insofern Bedeutung, als diese Zellen am Gleichgewicht zwischen Gefäßerweiterung (Vasodilatation) und Gefäßverengung (Vasokonstriktion) beteiligt sind. Im Alter verschiebt sich dieses Gleichgewicht eher zur Gefäßverengung. Dadurch wird dem Blutfluss ein höherer Widerstand entgegengesetzt, was wiederum den Blutdruck steigert.

Vermutlich erfolgt beim alten Menschen eine Blutdruckerhöhung auch durch die verminderte Anpassungsfähigkeit der Niere an eine vermehrte Kochsalzzufuhr. Die zu geringe Natriumausscheidung kann zu Erhöhungen des Blutvolumens und des Blutdrucks führen. Der alte Mensch reagiert auf eine Beschränkung der Salzzufuhr mit Blutdruckerniedrigung.

Die zunehmende Wanddicke und Steifigkeit der arteriellen Gefäße sowie die abnehmende Fähigkeit zur Gefäßerweiterung begünstigen das Auftreten einer Hypertonie im Alter. Je älter der Mensch, desto höher sind die Erkrankungszahlen.

Eine Blutdruckerhöhung kann jahrelang vorliegen, ohne dass sie Beschwerden verursacht. Fast alle Hypertoniker entwickeln eine **frühzeitig beginnende Arterienverkalkung (Arteriosklerose)**.

Die Arteriosklerose ist eine langsam fortschreitende krankhafte Veränderung der Gefäßwände. Diese werden durch fetthaltige Ablagerungen und Entzündungsreaktionen verhärtet und verengt. Es bilden sich arteriosklerotische Ablagerungen (Plaques), die dann aufreißen und das gesamte Gefäß verstopfen können. Die Arteriosklerose der Herzkranzgefäße kann zu einem Herzinfarkt oder einer Herzmuskelschwäche führen. Weitere Komplikationen der Hypertonie und Arterienverkalkung sind der Schlaganfall, schwere Durchblutungsstörungen der Beine oder Aussackungen (Aneurysmen) der Bauchaorta.

Die Arteriosklerose nur als eine altersphysiolgische Veränderung zu betrachten, ist jedoch nicht angemessen. Zwar betrifft der Herz-Kreislauf-Tod vor allem ältere Menschen und ist die Haupttodesursache. 90 % der an den Folgen der Arteriosklerose Verstorbenen sind über 65 Jahre alt. Dennoch wird der Ausprägungsgrad der arteriosklerotischen Gefäßwandveränderungen von den Risikofaktoren wie fettreicher Ernährung, Rauchen, Bewegungsmangel, Diabetes mellitus und anhaltendem Stress in großem Maße mitbestimmt. In den letzten Jahren ist nicht nur das Alter in der Bevölkerung gestiegen, sondern auch das Risikoprofil in den Industrienationen hat erheblich zugenommen.

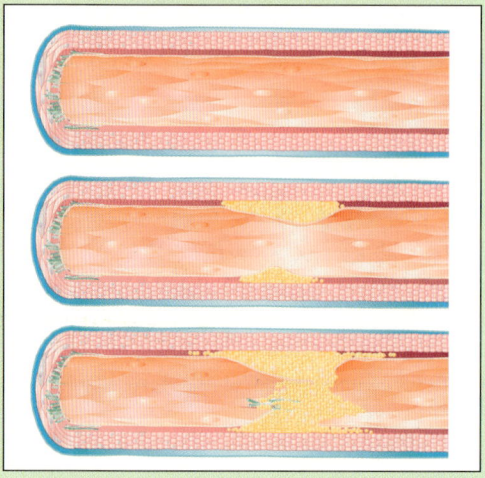

Arteriosklerose

Um einer Hypertonie und auch Arteriosklerose vorzubeugen, ist ein gesundes, aktives Altwerden zu empfehlen. Eine gesunde Ernährungsweise im Sinne einer Mittelmeerkost mit Olivenöl, viel Obst und Gemüse, wenig Fleisch sowie ein Verzicht auf das Rauchen könnten das Auftreten der Arteriosklerose verringern. Ebenso führen angemessene körperliche Bewegung und Methoden zur Stressbewältigung zu einer Minderung des Risikos für Herz-Kreislauf-Erkrankungen.

Eine aufgetretene Hypertonie auch im höheren Lebensalter muss konsequent mit Antihypertonika behandelt werden um Spätfolgen zu vermeiden. Oftmals treten zu Beginn einer medikamentösen Therapie unangenehme Nebenwirkungen wie Schwindel und Müdigkeit auf, die unter anderem durch die Blutdrucksenkung bedingt sind. Dennoch darf auf eine Arzneimitteltherapie nicht verzichtet werden, eventuell kann ein Wechsel des Arzneimittels zur besseren Verträglichkeit beitragen.

7.2.2   Kapillaren

Die Kapillaren, haarfeine Gefäße, bilden das Zwischenstück zwischen arteriellem und venösem Gebiet. Sie sind funktionell sehr wichtig für den Stoff- und Gasaustausch im Herz-Kreislauf-System. Die Oberfläche aller Kapillaren ist mit 300 m² sehr groß. Durch die relativ geringe Blutflussgeschwindigkeit im Kapillargebiet sind die Kontaktzeiten des Blutes mit dem umgebenden Gewebe lang.

Die Kapillaren bestehen aus einer dünnen Schicht von Endothelzellen. Sie sind für Flüssigkeiten und kleinere Moleküle gut durchlässig. Besonders der Mechanismus der Diffusion (s. S. 30) ist für den Stoff- und Flüssigkeitsaustausch zwischen Blut und Zwischenzellraum (Interstitium) bedeutend. Sauerstoff und Nährstoffe werden zu den Körperzellen gebracht, Stoffwechselendprodukte und Kohlendioxid werden abtransportiert.

7.2.3   Venen

Nachdem das Blut die Kapillaren durchflossen hat, sammeln kleinste Venen (Venolen) das Blut. Alle Gefäße, die zum Herzen hinführen, werden als Venen bezeichnet.

Wandaufbau der Venen

Die Hauptaufgaben der Venen sind die Speicherung von Blut und Flüssigkeit sowie die Erfüllung von Transportfunktionen.

Auch hier zeigt sich wieder der dreischichtige Aufbau der Arterien, mit Intima, Media und Externa. Insgesamt sind Venen jedoch wandschwächer und dünner als Arterien.

Die innerste Schicht (Tunica interna) besteht aus dem Endothel und dem darunter liegendem Bindegewebe. Im Bereich mittelgroßer oder großer Venen bildet die Intima zwei einander gegenüberliegende Taschenklappen aus. Ähnlich wie beim Herzen verhindern sie den Rückstrom des venösen Blutes und fördern damit den Blutfluss zur rechten Herzhälfte.

Die mittlere Schicht (Tunica media) weist eine lockere, ringförmige Muskelschicht auf. Im Gegensatz zum arteriellen Wandaufbau ist sie weniger kompakt. Da die glatten Muskelzellen in geflechtartigen Bündeln angeordnet sind, tragen sie zur hohen Dehnbarkeit der Venen bei. Zusätzlich sind noch elastische Faserschichten vorhanden, die eine Längenausdehnung ermöglichen. Durch ihre enorme Dehnbarkeit stellen die Venen ein Speicherorgan für das Blut dar. 75–80 % des Blutvolumens können in den Venen gespeichert werden. Venen werden deshalb auch als Kapazitätsgefäße bezeichnet.

Die äußerste Schicht besteht aus lockerem Bindegewebe.

Rückstrommechanismen des venösen Blutes

Das arterielle Blut im Körperkreislauf wird durch die Kontraktion der linken Kammer in die Aorta gepresst. Im venösen System gibt es mehrere Mechanismen, die den Rückstrom des Blutes zur rechten Herzhälfte gewährleisten.

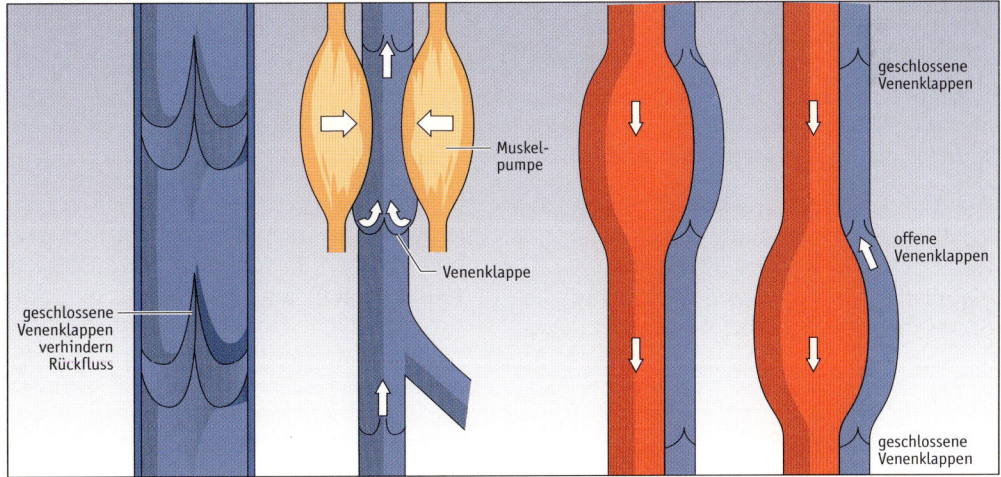

Venenklappen, Bluttransport mithilfe der Muskulatur, Bluttransport durch benachbarte Venen

◆ Die Taschenklappen der Intima verhindern den Rückstrom des venösen Blutes.

◆ Um die tiefen Venen befindet sich Muskulatur. Kontrahiert sich diese, werden die Venen zusammengepresst und das venöse Blut wird Richtung Herz transportiert. Dieser Mechanismus wird als Muskelpumpe bezeichnet. Bewegung führt hiermit zu einem besseren Rückfluss des venösen Blutes zum Herzen.

◆ Da die Venen meist parallel zu den entsprechenden Arterien verlaufen, fördert der Druck der arteriellen Pulswelle ebenfalls den Rückstrom des venösen Blutes.

◆ Das Herz besitzt neben der Pumpfunktion auch eine Sogwirkung. Das venöse Blut sowohl aus dem Körper- als auch dem Lungenkreislauf wird von den Vorhöfen angesogen.

◆ Auch der Brustkorb besitzt während der Einatmung (Inspiration) eine Sogwirkung. Während der Einatmung wird der Rücktransport des venösen Blutes zum Herzen gefördert.

Große Venen des Körperkreislaufes

Prinzipiell verlaufen die Venen parallel zu den Arterien. In der Regel werden sie gleich bezeichnet. Es bestehen jedoch einige Ausnahmen. Zudem gibt es mehr Venen als Arterien. Dies zeigt sich besonders deutlich an den Armen und Beinen. Hier finden sich zusätzlich oberflächliche Venen in der Unterhaut, die nicht dem Verlauf der Arterien entsprechen.

In den rechten Vorhof münden die obere Hohlvene (V. cava superior) und die untere Hohlvene (V. cava inferior). Die obere Hohlvene sammelt das venöse Blut des Kopfes, des Halses, der oberen Extremität und der Brust. Die untere Hohlvene nimmt das venöse Blut der unteren Extremität sowie der Becken- und Bauchorgane auf und leitet es zum rechten Vorhof.

Die innere Drosselvene (Jugularvene, V. jugularis interna) verläuft mit der gemeinsamen Halsschlagader (A. carotis communis). Sie nimmt das Blut aus der Schädelhöhle, dem Kopf und großen Teilen des Halses auf. Die äußere Drosselvene (V. jugularis externa) sammelt das venöse Blut der Kopfhaut und des Mundbodens. Der Zusammenfluss von Drosselvenen und Schlüsselbeinvenen (V. subclavia) wird als rechter und linker Venenwinkel bezeichnet. Hier münden auch die Hauptlymphstämme ins venöse System.

Die untere Hohlvene entsteht aus dem Zusammenfluss der beiden gemeinsamen Beckenvenen (Vv. iliacae communes). Diese wiederum nehmen beiderseits über die äußere Beckenvene (V. iliaca externa) das Blut der Beine sowie über die innere Beckenvene (V. iliaca interna) das Blut der Beckenorgane auf.

Venöses Abflusssytem an den Beinen

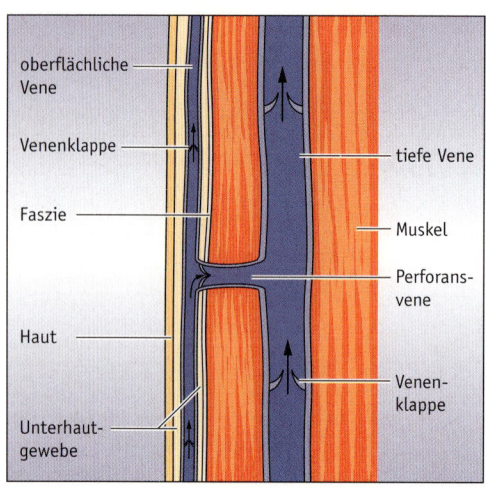

Oberflächliches und tiefes Beinvenensystem

An den Beinen gibt es ein tiefes und ein oberflächliches Beinvenensystem. Die tiefen Beinvenen begleiten in ihrem Verlauf die gleichnamigen Beinarterien. Über Schienbeinvenen, Kniekehlenvene (V. poplitea), große Oberschenkelvene (V. femoralis) und innere Beckenvene (V. iliaca interna) wird das venöse Blut in die untere Hohlvene geleitet. Diesem tiefen System steht ein oberflächliches gegenüber. Beide Systeme sind über „durchbohrende" Venen (Perforansvenen) miteinander verbunden. 90 % des venösen Blutes am Bein wird über Perforansvenen in das tiefe Beinvenensystem zur inneren Beckenvene transportiert. Zum oberflächlichen Venensystem gehören die große „verbogene" Vene (V. saphena magna) und die kleine „verbogene" Vene (V. saphena parva). Die V. saphena magna beginnt am inneren Fußrand, zieht aufwärts und mündet unterhalb des Leistenbandes in die große Oberschenkelvene. Die V. saphena parva entsteht am äußeren Fußrand und zieht über die Rückseite des Unterschenkels zur Kniekehlenvene.

Beispiel: Das Krampfaderleiden (primäre Varikosis) zeigt sich in einer Veränderung der Venenwand oberflächlicher Beinvenen. Die Erweiterung führt zur Schlussunfähigkeit der Venenklappen. Bei schweren Formen der Varikosis fließt das venöse Blut der insuffizienten oberflächlichen Beinvenen zurück in die Peripherie und tritt über die Perforansvenen in das tiefe Beinvenensystem ein. Wegen der zunehmenden Überlastung und Erweiterung der tiefen Beinvenen und Perforansvenen werden auch deren Venenklappen schlussunfähig (insuffizient). Das venöse Blut staut sich in den oberflächlichen Beinvenen und führt zu Ernährungsstörungen des Gewebes.

Pfortaderkreislauf

Eine weitere Besonderheit des Venensystems ist der Pfortaderkreislauf. Das venöse Blut aus den unpaaren Bauchorganen von Magen, Darm, Bauchspeicheldrüse und Milz wird über die Pfortader (V. portae) zunächst der Leber zugeleitet. Dieses venöse Blut enthält die im Darm aufgenommenen Nährstoffe. Diese werden in der Leber verstoffwechselt. Nachdem das venöse Blut die Leber durchflossen hat, wird es in den Lebervenen gesammelt und der unteren Hohlvene (V. cava inferior) zugeführt.

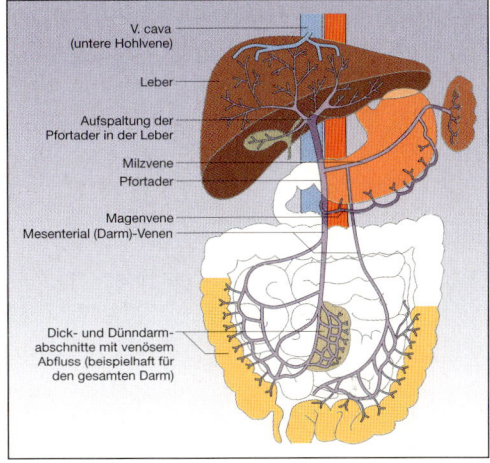

Pfortaderkreislauf

Veränderungen der Venenwände im Alter

Der wichtigste Risikofaktor für die Entstehung des Krampfaderleidens (Varikosis) ist das **Alter**. Ohne ersichtliche Ursache wird die glatte Muskulatur der Venenwand durch kollagene Fasern ersetzt. Die glatten Muskeln, die in Bündeln angeordnet sind, sorgen für die Dehnbarkeit der Venen. Gleichzeitig kommt es zu einem Untergang der elastischen Fasern. Dadurch erweitern und überdehnen sich die Venenwände, was zu einer Schlussunfähigkeit der Venenklappen führt. Folge ist ein Rückfluss gegen die physiologische Stromrichtung. Das venöse Blut staut sich und es kommt zu Schwere- und Spannungsgefühl in den Beinen sowie Wasseransammlungen im Gewebe.

Neben dem Alter sind besonders Frauen gefährdet an einer Varikosis zu erkranken, auch Übergewicht, hohe Geburtenzahl, genetische Belastung und stehende Arbeitsweise spielen bei der Entstehung eine Rolle.

Wichtigste pflegetherapeutische Maßnahme ist die Kompression der Venen durch entsprechende Verbände oder Strümpfe. Durch die Kompression der Muskulatur wird die Muskelpumpe wirksam, die den venösen Rückstrom des Blutes fördert. Erleichternd wirken auch das regelmäßige Hochlagern und das kalte Abduschen der Extremitäten. Beim Krampfaderleiden gilt, dass Sitzen und Stehen zur weiteren venösen Stauung führen, durch Liegen und Laufen wird der venöse Rückstrom gefördert und führt zur Entlastung.

Wenn Krampfadern zur Blutgerinnselbildung (Thrombose) oder zu oberflächlichen Venenentzündungen geführt haben, müssen diese medikamentös und/oder operativ versorgt werden. Zur medikamentösen Behandlung stehen Arzneimittel, die die Gerinnungsfähigkeit des Blutes herabsetzen, zur Verfügung.

Fallsituation

Herr Herbert Müller, 74 Jahre alt, lebt seit dem Tod seiner Frau vor einem Jahr in der Seniorenresidenz „Sonnenschein". Seine Frau verstarb innerhalb kurzer Zeit. Da er sich mit Haushaltsdingen nie beschäftigt hat und auch keine Kinder hatte, beschloss er damals in eine Alteneinrichtung zu ziehen. Vor drei Jahren hatte der Hausarzt einen Bluthochdruck festgestellt, der jedoch noch nicht behandlungsbedürftig war. Ansonsten sind bei Herrn Müller keine Erkrankungen bekannt, bis auf eine geringgradige Prostatavergrößerung.

Nach der Berentung hatten Herr Müller und seine Frau es sich angewöhnt, jeden Tag eine Stunde spazieren zu gehen. Als seine Frau krank wurde, gaben sie diese Gewohnheit auf. Jetzt hat Herr Müller nur noch selten Freude daran einen Spaziergang zu unternehmen. Viel mehr Freude bereitet es Herrn Müller die Mahlzeiten in der Seniorenresidenz zu verspeisen. Er konnte nie kochen und genießt es deshalb wieder bekocht zu werden. Dass es ihm schmeckt, sieht man Herr Müller an. Er nimmt stetig an Gewicht zu und wiegt nun 85 Kilo bei einer Größe von 1,69 m.

Nach einem Spaziergang fühlt sich Herr Müller sehr unwohl. Er klagt über Schwindel und Kopfschmerzen. Er bittet Sie den Blutdruck zu messen. Dieser beträgt 180/90 mmHg, auch fällt ihnen auf, dass der Puls mit 95 Schlägen/Minute recht schnell ist.

Der Hausarzt von Herrn Müller wird verständigt. Dieser verschreibt ihm eine Kapsel Adalat und bittet alles für die Visite in zwei Stunden vorzubereiten.

Während der Vorbereitung für die Visite werden Sie von den Kollegen gebeten zu erklären, welcher Zusammenhang zwischen dem Herzen und dem Blutdruck besteht. Herz und Kreislauf sind gerade Thema Ihrer Ausbildung.

1. *Erklären Sie den Aufbau des Herzens und die Herzmechanik. Was verstehen Sie unter dem Herzminutenvolumen? Welche Werte werden bei der Blutdruckmessung gemessen? Worüber kann die Pulskontrolle Auskunft geben?*

2. *Welche Vorbereitungen sollten für die Arztvisite getroffen werden?*

3. *Welchen Inhalt sollte ein Beratungsgespräch mit Herrn Müller haben?*

8   Atmungssystem

Die Hauptaufgabe des Atmungssystems umfasst den Gasaustausch. Dieser findet nur in den Lungenbläschen (Alveolen) statt. Aus der Atemluft wird Sauerstoff aufgenommen, Kohlendioxid wird abgegeben und anschließend abgeatmet. Dieser Vorgang wird als äußere Atmung bezeichnet. Funktionell kann deshalb das Atmungssystem in die luftleitenden Wege und die Lungenbläschen, wo der eigentliche Gasaustausch stattfindet, unterteilt werden.

Zu den luftleitenden Wegen gehören die Nasenhöhle mit den Nasennebenhöhlen, der Rachen, der Kehlkopf, die Luftröhre und der Bronchialbaum. Über diese Wege gelangt die sauerstoffreiche Atemluft zu den Alveolen.

Klinisch wird das Atmungssystem in die oberen und unteren Atemwege unterteilt. Zu den oberen Atemwegen werden alle anatomischen Strukturen oberhalb des Kehlkopfes gezählt. Hierzu gehören die Nasenhöhle, Nasennebenhöhlen und der Rachen. Zu den unteren Atemwegen zählen der Kehlkopf, die Luftröhre, der Bronchialbaum und die Lungenbläschen.

Die äußere Atmung findet in den Lungenbläschen statt, die innere Atmung (s. S. 21) in den Körperzellen.

8.1   Nase

Die äußere Nase besteht aus einem Knochen- und Knorpelgerüst. Der knöcherne Anteil der Nase befindet sich im Bereich der Nasenwurzel. Der größte Teil der äußeren Nase ist knorpelig. Die Knorpel gewährleisten, dass die Nasenlöcher und damit die Nasenhöhlen offengehalten werden.

Die Nasenscheidewand teilt die eigentliche Nasenhöhle in eine rechte und linke Hälfte. Nach vorne öffnen sich die paarigen Nasenhöhlen zu den Nasenlöchern, nach hinten zu den hinteren Nasenöffnungen (Choanen) direkt in den Rachen.

Jede Nasenhöhle weist eine Dreiecksform auf. Die seitlichen Wände der Nasenhöhle werden im hinteren Anteil durch Schädelknochen gebildet. Sie weisen muschelartige Knochenvorsprünge auf, die deshalb als Nasenmuscheln (Conchae nasales) bezeichnet werden. Die obere, mittlere und untere Nasenmuschel bedecken je einen gleichnamigen Nasengang, in die die Nasennebenhöhlen und der Tränengang münden. Dies erklärt die Verbindung der Nasennebenhöhlen und des Tränenapparates zu den Nasenhöhlen.

Respiratorisches Epithel (respiratorisches Flimmerepithel)

Die Aufgaben der Nase sind eng mit ihrem Feinbau verbunden. Kurz hinter den Nasenlöchern geht das mehrschichtig verhornte Plattenepithel der Haut in das mehrreihige Flimmerepithel des Atemtrakts über. Es wird auch als respiratorisches Epithel bezeichnet, da es nur in den Atemwegen vorkommt. Bis auf eine kleine Region über der oberen Nasenmuschel befindet sich das respiratorische Epithel in der gesamten Nasenhöhle und auch in den übrigen Atemwegen. Neben den charakteristischen Flimmerhärchen, die die Atemluft reinigen, finden sich im respiratorischen Epithel viele Schleim produzierende Becherzellen. Der Schleim dient der Befeuchtung der Atemluft.

Unterhalb der Epithelschicht finden sich zahlreiche Blutkapillaren, die in ein oberflächliches Venengeflecht einmünden. Die Blutkapillaren sind für die Erwärmung der Einatemluft verantwortlich.

Die physiologische Atmung ist die Nasenatmung. Bei dieser wird die Einatemluft befeuchtet, erwärmt und gereinigt. Bei der Mundatmung kann die Atemluft nicht im gleichen Maße erwärmt, befeuchtet und gereinigt werden.

Riechepithel

In der seitlichen Wand der Nasenhöhle, über der oberen Nasenmuschel, findet sich die Riechschleimhaut. Diese bedeckt in der Nase nur eine Fläche von 2–5 cm². Die Riechzellen sind Sinneszellen, deren Nervenfortsätze (Axone) direkt zum Riechkolben (Bulbus olfaktorius) des Gehirns ziehen. Zur Nasenhöhle hin entsenden die Riechnervenzellen Fortsätze (Riechgeißeln) zur Bindung der Duftstoffe. Diese Riechgeißeln liegen in einem speziellen Sekret, dem Riechschleim. Dieser wird von den Riechschleimdrüsen gebildet.

Im Riechepithel finden sich auch Stütz- und Basalzellen. Basalzellen stellen die Stammzellen der Riechzellen dar. Riechzellen sind die einzigen Nervenzellen im menschlichen Körper, die regenerationsfähig sind. Alle 30 bis 60 Tage gehen die Sinneszellen zugrunde und werden durch neue ersetzt.

Gerüche werden nicht nur durch die Einatmung wahrgenommen, sondern auch beim Schlucken kommt es zu einem Aufsteigen von Duftstoffen. Die Informationen, welche beim Trinken oder Kauen von Nahrungsmitteln, als „Geschmack" empfunden werden, werden zu 80 % über den Geruchssinn übermittelt. Der Geruchssinn ist somit ein Sinn, der uns die über die Grundgeschmacksarten (süß, sauer, salzig, bitter) hinausgehenden Wahrnehmungen vermittelt.

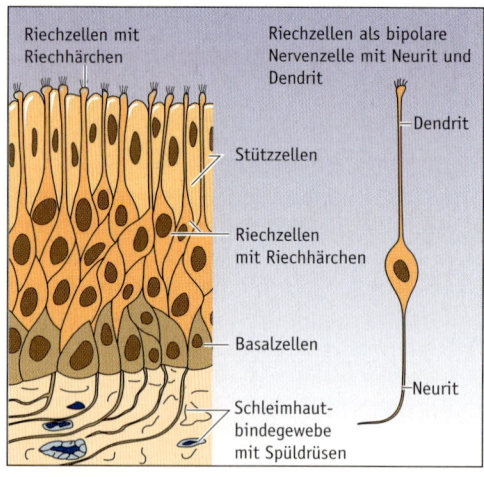

Kommt es nun zur Bindung von Duftstoffen an die Riechgeißeln, werden diese Informationen direkt zum Riechkolben des Stirnhirns weitergeleitet. Die weitere Verarbeitung der Impulse führt zur bewussten Wahrnehmung und Unterscheidung der Gerüche. Durch Verbindungen zum limbischen System (s. S. 200) rufen Gerüche auch emotinale Reaktionen hervor („Du riechst gut, ich kann dich gut leiden"). Die Verbindung zum vegetativen Nervensysten bewirkt, dass Gerüche auch Übelkeit und Erbrechen auslösen können.

Riechepithel

Altersphysiologische Veränderungen des Geruchssinnes

Etwa 80 % der Informationen, die bei der Nahrungsaufnahme als Geschmack empfunden werden, werden über den Geruchssinn vermittelt.

Die Riechnervenzellen werden alle 30 bis 60 Tage ersetzt. Mit zunehmendem Alter geht jedoch die Neubildung der Riechzellen zurück. Die Gesamtzahl der Sinneszellen nimmt ab. Das Riechepithel wird zunehmend durch respiratorisches Epithel ersetzt. Zusätzlich findet sich auch eine verminderte Leistungsfähigkeit in der Reizweiterleitung und Verarbeitung im Gehirn. Es sind Degenerationen der Axone der Riechnervenzellen zu beobachten. Zudem findet sich eine Abnahme der Impulsweiterleitung im Riechkolben (Bulbus olfactorius).

Somit ist im Alter sowohl eine Reduzierung der Riechnervenzellen als auch eine Minderung der Reizverarbeitung zu beobachten.

Der im Alter nachlassende Geruchssinn führt dazu, dass zuvor vertraute Speisen nicht mehr als wohlschmeckend empfunden werden. Auch das Erinnern von Gerüchen ist bei alten Menschen schwieriger als bei jungen. Bei manchen alten Menschen kann der Gedanke entstehen, das Essen sei vergiftet, da es so anders schmeckt als früher. Ein fader Geschmack verführt dazu, dass übermässig gesalzen oder nachgewürzt wird. Bei zusätzlicher Einschränkung des Sehens können auch Speisen nicht mehr als solche erkannt werden. Der nachlassende Geruchssinn kann auch eine Appetitlosigkeit und somit Mangelernährung nach sich ziehen.

Speisen sollten gerade im Alter attraktiv angerichtet werden, wohlriechend und von entsprechender Qualität sein. Zu empfehlen sind leicht verdauliche Speisen, die dem Angebot der Jahreszeit entsprechen. Grundsätzlich sollten besondere Vorlieben und Abneigungen berücksichtigt werden, solange die Vitamin- und Nährstoffversorgung sichergestellt ist.

8.2 Nasennebenhöhlen

Die Nasennebenhöhlen sind paarig angelegte Hohlräume, die sich in den benachbarten Schädelknochen der Nasenhöhle befinden. Über dünne Verbindungsgänge, die in die seitliche Wand der Nasenhöhle münden, sind sie mit dieser verbunden. Auch in den Nasennebenhöhlen findet sich das respiratorische Epithel.

Zu den Nasennebenhöhlen gehören

◆ die Stirnhöhlen, die sich hinter den knöchernen Augenbrauenwülsten des Stirnbeins befinden und in den mittleren Nasengang münden,

◆ die Siebbeinzellen, die dünnwandige Kammern im Siebbein (Os ethmoidale) darstellen und in den mittleren und unteren Nasengang münden,

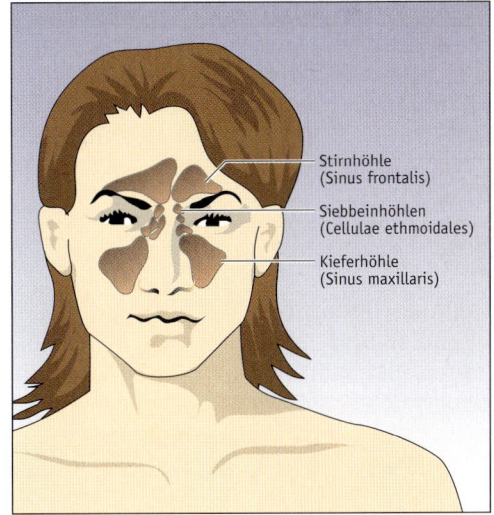

Stirnhöhle
(Sinus frontalis)

Siebbeinhöhlen
(Cellulae ethmoidales)

Kieferhöhle
(Sinus maxillaris)

Nasenebenhöhlen

◆ die Kieferhöhlen, die sich rechts und links im Oberkiefer befinden und in den mittleren Nasengang münden,

◆ die Keilbeinhöhlen, die sich hinter den Nasenhöhlen befinden und zwischen oberer und mittlerer Nasenmuschel münden.

Durch die Verbindungen zwischen Nasenhöhle und Nasennebenhöhlen können sich Infektionen der Nasenschleimhaut in die Nasennebenhöhlen ausbreiten.

8.3   Rachen (Pharynx)

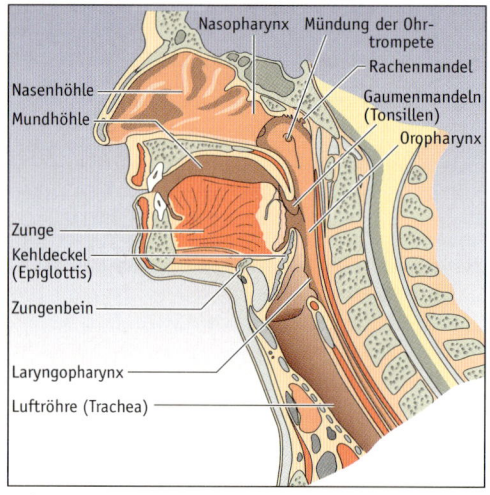

Schnitt durch den Rachen

Den hinteren Nasenöffnungen (Choanen) schließt sich der Rachen (Pharynx) an. Der Rachen ist ein etwa 12 cm langer Schlauch, der an der Schädelbasis aufgehängt ist. Aufgrund seiner Öffnungen wird der Rachen in drei Abschnitte unterteilt, den Nasenrachen (Nasopharynx), den Mundrachen (Oropharynx) und den Kehlkopfrachen (Laryngopharynx).

Im Dach des Nasenrachens findet sich die unpaare Rachenmandel (Polypen). Vergrößerungen der Rachenmandel können zur Behinderung der physiologischen Nasenatmung führen. Seitlich mündet je eine Ohrtrompete (Tuba auditiva), die die Verbindung des Rachens zum Mittelohr darstellt.

Der Mundrachen beginnt in Höhe des Gaumensegels, dem weichen Gaumen. Hier kreuzen sich Luft- und Speiseweg.

Im Kehlkopfrachen befindet sich vorne der Kehlkopf als Eingang zur Luftröhre (Trachea), hinten eine Öffnung zur Speiseröhre (Ösophagus). Der Kehlkopf ist die Schaltstelle zwischen Luft- und Speiseweg. Luft wird über die Öffnung des Kehldeckels in die Luftröhre transportiert. Feste und flüssige Nahrungsbestandteile werden in die Speiseröhre geleitet.

8.4   Kehlkopf (Larynx)

Der Kehlkopf befindet sich unter dem Zungenbein, mit dem er durch eine Bindegewebsmembran und Bänder verbunden ist. Das U-förmige Zungenbein, das keine Verbindung zum Skelett hat, dient als Ansatz für zahlreiche Muskeln des Zungenbodens und der Zunge. Beim Schluckakt folgt der Kehlkopf den Bewegungen des Zungenbeins.

Knorpeliges Kehlkopfskelett

Der Kehlkopf ragt mit seinem Kehldeckel in den Kehlkopfrachen, sein unterer Anteil, der von Schilddrüsengewebe bedeckt ist, grenzt an die Luftröhre.

Das Gerüst des Kehlkopfes besteht aus fünf Knorpeln. Der größte Knorpel des Kehlkopfgerüstes ist der Schildknorpel (Cartilago thyreoidea). Er besteht aus zwei Platten aus hyalinem Knorpel, die zusammengewachsen sind. Ein besonders prominenter Vorsprung des Schildknorpels ist der Adamsapfel, der vor allen bei Männern an der Vorderseite des Halses sicht- und tastbar ist.

Der hyaline Ringknorpel (Cartilago cricoidea) erinnert von der Form her an einen Siegelring. Er liegt unterhalb des Schildknorpels und das „Siegel" ist nach hinten gerichtet. Am Übergang zwischen Bogen und Siegel findet sich je eine Gelenkfläche für den Schildknorpel. An der Oberkante gibt es zwei Gelenkflächen für die beiden Stellknorpel.

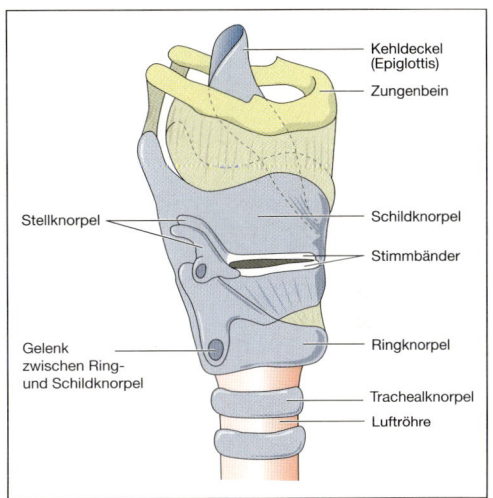

Die paarigen Stellknorpel haben die Form von kleinen dreiseitigen Pyramiden. Sie sitzen mit ihren Grundflächen dem Ringknorpel auf. An nach vorne gerichteten Fortsätzen der Stellknorpel sind die Stimmlippen angeheftet.

Der Kehldeckel (Epiglottis) besteht aus elastischem Knorpel und ist mithilfe eines Bandes an der Innenseite des Schildknorpels befestigt.

Kehlkopfskelett

Bänder des Kehlkopfes

Die inneren Kehlkopfbänder spannen sich im Binnenraum des Kehlkopfes zwischen den einzelnen Knorpeln aus. Dazu zählen die paarigen Stimm- und Taschenbänder. Die Stimmbänder sind Anteile der Stimmlippen, welche noch jeweils einen Stimmlippenmuskel (M. vocalis) enthalten. Die Stimmlippen verlaufen von der Innenfläche der Schildknorpelplatte zum jeweiligen Stellknorpel. Kleine Kehlkopfmuskeln setzen ebenfalls an den Stellknorpeln an und tragen somit zu den Schließ- und Öffnungsbewegungen der Stimmlippen bei. Die Länge der Stimmlippen beträgt beim Mann bis zu 2,4 cm, bei der Frau bis zu 2 cm.

Funktionen des Kehlkopfes

Der Kehlkopf hat wichtige Funktionen bei der Atmung und Stimmbildung. Als Teil der Atemwege leitet der Kehlkopf die Luft vom Rachen in die Luftröhre (Trachea). Bei der Atmung ist der Kehldeckel geöffnet.

Dagegen sorgt der Kehldeckel im Rahmen des Schluckaktes dafür, dass keine flüssigen und festen Nahrungsbestandteile in die Luftröhre gelangen Durch Heben des Kehlkopfes beim Schlucken kommt der Kehldeckel flach auf den Kehlkopfeingang zu liegen und lässt die Nahrung in die hinten gelegene Speiseröhre gleiten.

Die Stimmlippen mit den Stimmbändern, die sich im Binnenraum des Kehlkopfes ausspannen, begrenzen zwischen sich die Stimmritze. Die Stellung der Stimmlippen zueinander wird durch Muskeln und Bänder, die am Kehlkopfskelett ansetzen, reguliert.

Der Kehlkopf dient bei nahezu geschlossener Stimmritze der Stimmbildung (Phonation). Hierbei liegen die Stimmbänder parallel und eng beieinander und werden durch den Luftstrom bei der Ausatmung in Schwingungen versetzt. Ähnlich wie bei den Saiten eines Musikinstrumentes spielt für die Tonhöhe die Länge, Dicke und Spannung der Stimmlippen eine Rolle. Kürzere Stimmbänder erzeugen hohe Töne. Bei einer Dickenzunahme kommt es zu einer Abnahme der Tonhöhe. Die Spannungserhöhung in den Stimmlippen führt zu höheren Tönen. Frauen haben kürzere und schmälere Stimmlippen, deshalb ist deren Stimme in der Regel höher. Die Klangfarbe wird durch die Form des Rachens, der Nase und des Mundes bestimmt. Die Lautstärke der Stimme ist abhängig vom Luftstrom bei der Ausatmung.

Bei geöffneter Stimmritze kann Luft in den Atemwegen bewegt werden. Beim Hustenreflex wird die Stimmritze in der Ausatmungsphase schnell geöffnet und es entweicht Luft unter hohem Druck.

Der vollständige Stimmritzenschluss erfolgt beim Schluckakt.

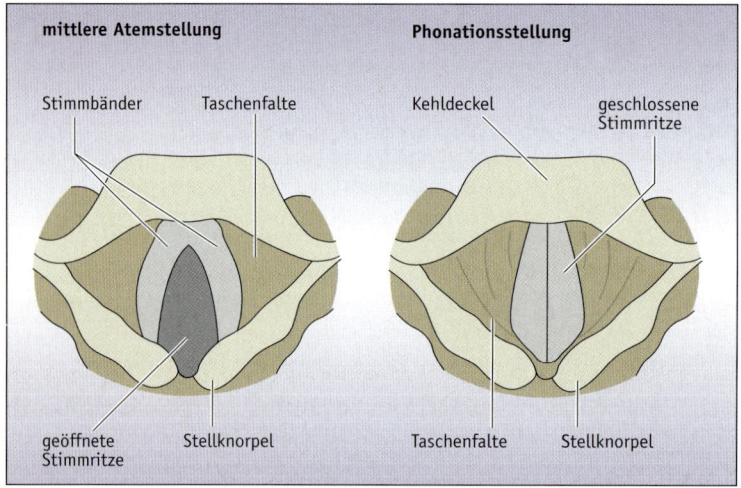

Stimmritzen

Altersphysiologische Veränderungen der Stimme – „die Altersstimme"

Mit zunehmendem Alter findet sich eine Abnahme des Atemvolumens. Durch den verminderten Luftstrom während der Ausatmung, der die Stimmbänder in Schwingungen versetzt, nimmt die Lautstärke ab. Die Stimmintensität ist reduziert, die Stimme wirkt schwach und ermüdet schnell.

Im Alter sind auch eine mehr oder minder fortschreitende Verknöcherung des knorpeligen Kehlkopfskeletts, eine Abnahme der elastischen Elemente in den Stimmlippen sowie eine

Atrophie des Stimmlippenmuskels zu beobachten. Bei der älteren Frau sinkt die Tonlage häufig auf das Niveau eines Mannes. Die Tonlage des älteren Mann dagegen wird höher. Insgesamt wirkt die Altersstimme brüchiger.

Die Ausprägung der Altersstimme ist individuell unterschiedlich. Durch häufiges Sprechen und Singen kann die Stimme im Alter gestärkt werden. Auch lautes Vorlesen kann helfen. Auf eine ausreichende Flüssigkeitszufuhr ist zu achten, da das Epithel der Stimmlippen leicht austrocknet. Die Stimme wird dann krächzend.

Grundsätzlich muss erwogen werden, ob der Stimmabbau körperliche Ursachen hat. Die Untersuchung durch den HNO-Arzt deckt Erkrankungen der Stimmlippen auf. Bei Veränderungen der Stimme ist auch eine Schwerhörigkeit in Betracht zu ziehen.

Bei sehr dünner und rauer Stimme, die sich schlecht gegen Umgebungslärm durchsetzen kann, kann eine logopädische Behandlung hilfreich sein.

8.5   Luftröhre (Trachea) und Hauptbronchien

Die Luftröhre (Trachea) ist ein 10–12 cm langes, biegsames Rohr. Sie erstreckt sich vom Ringknorpel des Kehlkopfes bis zur Aufteilung in die beiden Hauptbronchien in Höhe des vierten Brustwirbels.

Die Wand der Luftröhre besteht aus 16 bis 20 hufeisenförmigen Knorpelspangen, die nach hinten offen sind. An der Vorder- und Seitenwand sind die Knorpelspangen durch längs- und querelastische Bänder miteinander verbunden. Die Hinterwand der Luftröhre besteht aus einer bindegewebigen Platte, die glatte Muskelfasern enthält.

In Höhe des vierten Brustwirbels gabelt sich die Luftröhre in einen rechten und einen linken Hauptbronchus. Die Teilungsstelle der Trachea wird auch als Bifurkation (Bifurcatio tracheae) bezeichnet.

Der rechte Hauptbronchus setzt in etwa die Verlaufsrichtung der Luftröhre fort. Der linke Hauptbronchus ist dagegen etwa 35° gegen die Trachea geneigt.

Der Wandbau der Trachea und der Hauptbronchien ist identisch. Die innere Schleimhautschicht besteht aus einem mehrreihigen Flimmerepithel mit Schleim produzierenden Becherzellen. Durch den Schlag der Flimmerhaare (Zilien) werden eingeatmete Teilchen und Keime Richtung Rachen befördert.

Beispiel: Das respiratorische Epithel ist Bestandteil des Abwehrsystems des Körpers. Bei langjährigen Rauchern wird das mehrreihige Flimmerepithel geschädigt. Es kommt zu einer Verklebung der Flimmerhärchen, sodass der Abtransport von Fremdstoffen nicht mehr gewährleistet ist. Folge davon sind häufige bronchiale Infekte.

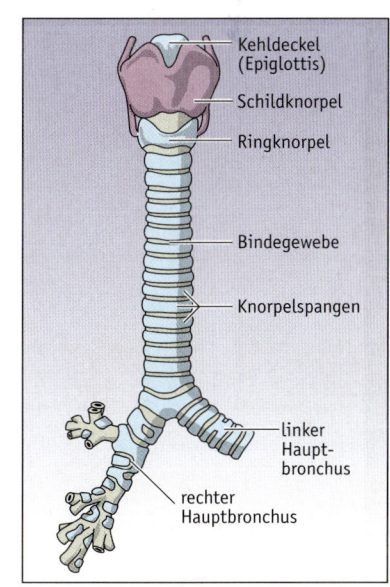

Kehldeckel (Epiglottis)

Schildknorpel

Ringknorpel

Bindegewebe

Knorpelspangen

linker Hauptbronchus

rechter Hauptbronchus

Trachea und große Bronchien

8.6   Lunge

Die paarigen Lungen liegen im Brustkorb (Thorax) und umschließen das Mittelfell (Mediastinum). Die Lunge hat die Form eines Halbkegels. Über das Brustfell ist die Lunge am Brustkorb fixiert. Die Lungenspitze reicht bis über das Schlüsselbein. Seitlich wird die Lunge von den Rippen begrenzt. Die Lungenbasis liegt dem Zwerchfell auf. Die dem Mittelfell zugewandte Seite der Lunge zeigt die Lungenpforte (Lungenhilus), wo der Hauptbronchus, die Lungenarterie sowie Lungenvenen und Nerven ein- und austreten.

Wegen der Ausdehnung des Herzens ist der linke Lungenflügel kleiner als der rechte. Jede Lunge wird durch tiefe Einschnitte in Lappen unterteilt. Die rechte Lunge besteht aus dem Ober-, Mittel- und Unterlappen. Die linke Lunge wird nur vom Ober- und Unterlappen gebildet. Äußerlich nicht sichtbar sind die weiteren Untereinheiten der Lappen, die Segmente. Die rechte Lunge enthält zehn Lungensegmente, die linke Lunge neun.

Das Lungengewebe besteht aus elastischem Bindegewebe, in welchem die Bronchien, Lungenbläschen und Blutgefäße eingebettet sind.

Pleura (Brustfell)

Das Brustfell bildet eine Art Sack, in den die Lunge eingestülpt ist. Das Brustfell besteht aus zwei Blättern, dem Lungenfell (Pleura visceralis) und dem Rippenfell (Pleura parietalis). Das Lungenfell ist fest mit der Lunge verwachsen. Das Rippenfell überkleidet Rippen, Zwerchfell und Mittelfell. An der Lungenpforte gehen Rippen- und Lungenfell ineinander über. Zwischen beiden Blättern findet sich der mit Flüssigkeit gefüllte Pleuraspalt. Er ermöglicht die reibungsfreie Bewegung der Lunge im Brustkorb. Da im Pleuraspalt ein Unterdruck herrscht, folgt die Lunge bei der Atmung den Brustkorbbwegungen.

Die Unversehrtheit des Pleuraspaltes ist die Voraussetzung für eine physiologische Atmung. Wird der Unterdruck im Pleuraspalt aufgehoben, zieht sich die elastische Lunge zusammen und kann nicht mehr den Brustkorbbewegungen folgen.

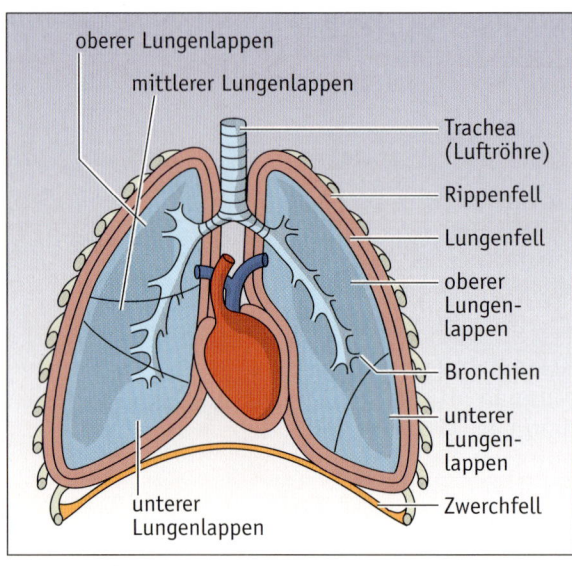

Lunge mit Pleura

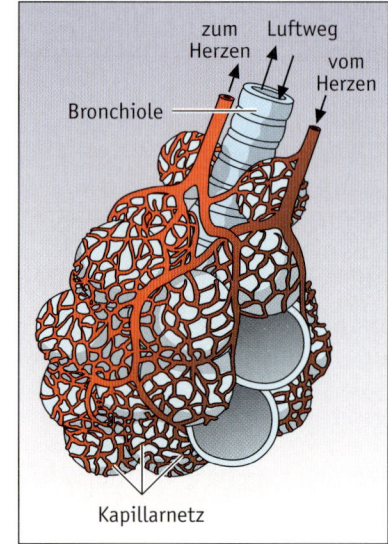

Lungenbläschen mit Lungenkapillaren

Aufteilung des Bronchialbaumes

Von der Luftröhre bis zu den Lungenbläschen zählt man etwa 23 Verzweigungen. Die zu Anfang dicken Bronchien teilen sich in immer feinere Äste. Dieses entspricht dem Bild eines Baumes, der deshalb als Bronchialbaum bezeichnet wird.

Die Luftröhre teilt sich noch außerhalb der Lunge in den rechten und linken Hauptbronchus. Nach ihrem Eintritt in die Lunge gabeln sich die beiden Hauptbronchien in die Lappenbronchien (rechts drei und links zwei), diese wiederum in die Segmentbronchien (zehn im rechten Lungenflügel und neun im linken). Lappenbronchien und Segmentbronchien besitzen noch Knorpelplättchen und respiratorisches Epithel. Die Knorpelspangen und Knorpelplättchen der Bronchien haben die Aufgabe, die luftleitenden Wege offen zu halten. Glatte Muskelfasern in der Bronchialwand können eine Kontraktion hervorrufen und so den Zu- und Abstrom von Luft aktiv regulieren.

Die kleinsten Bronchien werden als Bronchioli bezeichnet, ihnen fehlt der knorpelige Anteil. Dafür besitzen sie reichlich elastische Fasern, die ein Zusammenfallen der knorpelfreien Wand bei Erschlaffung der glatten Muskulatur verhindern.

Am Ende der Bronchioli sind die Lungenbläschen (Alveolen) weintraubenartig um einen Lungenbläschengang (Alveolargang) angeordnet. Die Wände des Alveolarganges bestehen nur noch aus Lungenbläschen. Der Mensch besitzt etwa 300 Millionen Alveolen, die Gasaustauschfläche beträgt bis zu 140 m². Je weiter sich der Bronchialbaum verzweigt, desto flacher wird das Epithel. In den Lungenbläschen findet sich nur noch ein einschichtiges Epithel ohne Flimmerhaare. Jede Alveole ist von einem feinen Netz von Blutgefäßen umgeben. Der Sauerstoff aus der Atemluft kann sehr leicht durch das dünne Epithel der Alveole und der Kapillare in das Blut übertreten und umgekehrt das Kohlendioxid aus dem Blut in die Alveolarluft. Die Lungenarterien, die zum Lungenkreislauf gehören und das sauerstoffarme Blut aus der rechter Herzkammer zur Lunge bringen, verzweigen sich mit dem Bronchialbaum. Sie umspinnen mit ihren Kapillaren die Lungenbläschen.

In den Alveolen wird ein die Oberflächenspannung herabsetzender Faktor (Surfactant) produziert. Surfactant besteht aus Phospholipiden, die verhindern, dass die Lungenbläschen während der Ausatmung zusammenfallen (kollabieren).

Das Lungengewebe besteht aus einem luftleitenden Teil und einem gasaustauschenden Teil des Bronchialbaumes. Der luftleitende Teil hat die Aufgabe, die Atemluft zu reinigen, zu befeuchten und zu erwärmen. In den Alveolen findet der Gasaustausch statt.

Gasaustausch

Für den Gasaustausch in den Alveolen sind die Belüftung (Ventilation), die Durchblutung (Perfusion) sowie die Größe der Gasaustauschfläche und Dicke der Blut-Luft-Schranke von Bedeutung.

Durch die Ein- und Ausatmung werden die Alveolen belüftet. Die Durchblutung erfolgt durch die Kapillaren der Lungengefäße, die die Alveolen spinnwebenartig umgeben.

Die Einatemluft, ein Gasgemisch, besteht neben Stickstoff aus 21 % Sauerstoff und 0,05 % Kohlendioxid. Die Ausatemluft enthält nur noch 15 % Sauerstoff, aber 4 % Kohlendioxid. Der Gasaustausch erfolgt nach dem Gesetz der Diffusion (s.S. 30). Bei diesem Teilchentransport wandern Sauerstoff- und Kohlendioxidmoleküle vom Ort der höheren Konzentration zum Ort der niedrigeren Konzentraion. Dabei muss das Epithel des Lungenbläschens, die Basalmembran sowie das Endothel der Kapillare überwunden werden. Diese drei Schichten werden als **Blut-Luft-Schranke** bezeichnet und haben insgesamt nur eine Dicke von etwa 5 µm. Der Sauerstoff aus der Alveole diffundiert in die Blutkapillare. So gelangt der Sauerstoff der Atemluft ins Blutgefäßsystem, wird dort an den Blutfarbstoff der roten Blutkörperchen gebunden und im gesamten Körperkreislauf verteilt. Umgekehrt diffundiert Kohlendioxid aus der Kapillare in die Alveole und wird dann abgeatmet. Kohlendioxid wird im Blut hauptsächlich in chemisch gebundener Form als Bikarbonat transportiert.

Atemmechanik

Der Lufteinstrom in die Lunge und der Luftausstrom werden als Belüftung (Ventilation) bezeichnet. Die Belüftung der Lunge erfolgt durch die Einatmung (Inspiration) und die Ausatmung (Exspiration). Die Atembewegungen sind Voraussetzungen für den Gasaustausch. Bei den im Brustkorb entfalteten Lungen sind deren elastische Fasern gedehnt. Die Lungenflügel sind bestrebt sich zu verkleinern. Es entsteht eine zur Lungenpforte (Lungenhilus) gerichtete elastische Rückstellkraft.

Die Einatmung (Inspiration) ist ein aktiver Vorgang. Das Zwerchfell und die äußeren Zwischenrippenmuskeln (Mm. intercostales externi) kontrahieren sich (s. S. 97). Der Thoraxinnenraum vergrößert sich. Diese Bewegungen werden mithilfe der Pleura auf die Lunge übertragen. Durch den im Pleuraspalt herrschenden Unterdruck muss die Lunge den Thoraxbewegungen folgen und sich bei der Einatmung ebenfalls ausdehnen. Bei tiefer Atmung kann zusätzlich die Atemhilfsmuskulatur zur Erweiterung des Brustkorbs eingesetzt werden.

Die Ausatmung ist ein passiver Vorgang. Das Zwerchfell und die äußeren Zwischenrippenmuskeln erschlaffen. Das Zwerchfell steigt nach oben. Der Brustkorbbinnenraum verkleinert sich durch die elastischen Rückstellkräfte von Lunge und Thorax. Die Exspiration wird durch die inneren Zwischenrippenmuskeln unterstützt. Zusätzlich kann noch die Bauchmuskulatur eingesetzt werden.

Bei der Brustatmung heben sich die Rippen durch Kontraktion der äußeren Interkostalmuskulatur. Bei der Zwerchfellatmung senkt sich die Zwerchfellkuppel ab durch Kontraktion des Zwerchfells.

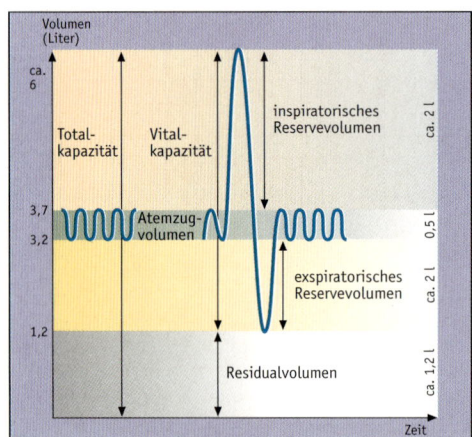

Atemvolumina bei Ruheatmung und bei vertiefter Ein- und Ausatmung

Lungen- und Atemvolumina

Bei der Einatmung in Ruhe gelangen bei jedem Atemzug etwa 500 ml Luft in die Atemwege. Dieses Volumen wird als Atemzugvolumen bezeichnet. Wird das Atemzugvolumen mit der Anzahl der Atemzüge pro Minute (Norm: 14–15 Atemzüge) multipliziert, so ergibt sich das Atemminutenvolumen (7–8 l/min). Jedoch kann der Mensch auch verstärkt ein- oder ausatmen.

Die Lungenfunktion eines Menschen kann mithilfe eines Gerätes (Spirometer) überprüft werden. Die unterschiedlichen Atemvolumina werden mithilfe von Kurven dargestellt.

Fachbegriff	Erklärung
Atemzugvolumen	Luftvolumen, das im Ruhezustand eingeatmet werden kann
Atemfrequenz	Anzahl der Atemzüge pro Minute
Atemminutenvolumen	Atemfrequenz x Atemzugvolumen
Inspiratorisches Reservevolumen	Luftvolumen, das nach einer normalen Einatmung **maximal** noch eingeatmet werden kann
Exspiratorisches Reservevolumen	Luftvolumen, das nach einer normalen Ausatmung **maximal** noch ausgeatmet werden kann
Vitalkapazität	Luftvolumen, das bei normaler Ein- und Ausatmung noch **maximal** ein- und ausgeatmet werden kann Inspiratorisches Reservevolumen + Exspiratorisches Reservevolumen + Atemzugvolumen = Vitalkapazität
Residualvolumen	Luftvolumen, das nach maximaler Ausatmung in der Lunge bleibt
Totalkapazität	Gesamtvolumen der Lunge Vitalkapizität + Residualvolumen = Totalkapazität

Alle Volumina sind von Alter, Körpergröße und Trainingszustand des Menschen abhängig.

Insbesondere die **Vitalkapazität** stellt ein Maß für die Ausdehnungsfähigkeit von Lunge und Brustkorb dar.

Da der Gasaustausch nur in den Lungenbläschen stattfindet, werden die übrigen Atemwege als anatomischer Totraum bezeichnet. Bei einem Atemzugvolumen von 500 ml erreichen nur 350 ml die Lungenbläschen. Der Rest, etwa ein Viertel des Atemzugsvolumens, verbleibt in Kehlkopf, Luftröhre und Bronchien. Dies wird auch als Totraumventilation bezeichnet.

Atemregulation

Anders als das Herz, das ein eigenes Erregungsbildungssystem besitzt, benötigt die Atmung einen zentralen Taktgeber. Die Atembewegungen von Brustkorb und Zwerchfell werden durch die rhythmische Bildung von Nervenimpulsen im zentralen Atemzentrum gesteuert. Das Atemzentrum liegt im Hirnstamm. Durch äußere Einflüsse können die Atembewegungen den aktuellen Bedürfnissen des Körpers angepasst werden.

Um eine Überdehnung der Lunge zu verhindern, sind im Lungengewebe Dehnungsrezeptoren vorhanden. Diese melden eine übermäßige Blähung der Lunge ans Atemzentrum. Dort werden Impulse ausgesendet, die zur Ausatmung führen und das Lungenvolumen verkleinern. Dieser Vorgang wird als Lungendehnungsreflex oder Hering-Breuer-Reflex (nach den Entdeckern) bezeichnet.

Die chemische Kontrolle der Atmung erfolgt durch die Kohlendioxidkonzentration, den pH-Wert und die Sauerstoffkonzentration im arteriellen Blut.

◆ Die Erhöhung der arteriellen Kohlendioxidkonzentration führt zu einer Steigerung der Atemtätigkeit.
◆ Ein Absinken des arteriellen pH-Wertes unter 7,4 führt zu einer Steigerung der Atemtätigkeit.
◆ Die Abnahme der Sauerstoffkonzentration führt zu einer mäßigen Steigerung der Atemtätigkeit.

Diese Regelgrößen werden über periphere bzw. zentrale Chemorezeptoren wahrgenommen. Die Belüftungssteigerung der Lunge bei Muskelarbeit erfolgt einerseits im zentralen Nervensystem, andererseits über chemische Atemantriebe. Auch unspezifische Reize wie Schmerz und Temperatur und das Stresshormon Adrenalin (s. S. 261) führen zur Atmungssteigerung.

Beispiel: Bei Durchblutungsstörungen (Schlaganfall, Arteriosklerose der Hirngefäße) oder Entzündungen kann eine Schädigung des Atemzentrums auftreten. Dieses zeigt sich durch die **Cheyne-Stokes-Atmung**, bei der die Atemzüge unregelmäßig sind, die Atemtiefe wechselt und es zu Atempausen kommt.
Bei Blutungen oder auch Entzündungen, die das Atemzentrum betreffen, kann die normale, kräftige Atmung durch plötzliche Atempausen unterbrochen sein. Dies wird als **Biot-Atmung** bezeichnet.
Beim diabetischen Koma kommt es zur Anhäufung von sauren Stoffwechselendprodukten und damit zum Absinken des pH-Wertes. Folge ist eine regelmäßige, normfrequente, aber vertiefte Atmung, die als große Atmung oder **Kussmaul-Atmung** bezeichnet wird.

Altersphysiologische Veränderungen der Atemwege

Alterungsprozesse des Atmungssystems zeigen sich einerseits in der verminderten körperlichen Belastbarkeit des alten Menschen, andererseits in einer erhöhten Anfälligkeit für bronchiale Infekte.

Für den Gausaustausch sind die Durchblutung, die Größe der Gasaustauschfläche, die Dicke der Blut-Luft-Schranke und die Belüftung von Bedeutung. Aufgrund der Degeneration elastischer Fasern nimmt im Alter die Elastizität des Lungengewebes ab. Vor allem in körperlichen Belastungssituationen vermindert sich das ausgeatmete Luftvolumen. Es verbleibt Luft in den Bronchien und kann zur Überblähung der Lunge führen. Das Resultat ist eine Minderbelüftung der Lunge, die einen reduzierten Gasaustausch nach sich zieht.

Alterungsvorgänge zeigen sich in den Lungenbläschen und den sie umgebenden Kapillaren. Die Wand der Alveolen verdickt sich. Das Endothel der kleinsten Blutgefäße wird zunehmend bindegewebig umgewandelt. Dadurch nimmt die Dicke der Blut-Luft-Schranke zu und der Gasaustausch ist beeinträchtigt. Die maximale Sauerstoffaufnahme reduziert sich und es kann weniger Sauerstoff zu den Körperzellen transportiert werden.

Die Beweglichkeit des Brustkorbs wird mit zunehmendem Alter durch Kalkeinlagerungen in den hyalinen Rippenknorpeln eingeschränkt. Zugleich zeigt sich eine Atrophie und damit abnehmende Kraft der Atemmuskulatur. Die Brustkorbbewegungen sind in ihrem Umfang eingeschränkt. Eine maximale Einatmung ist nicht mehr möglich, da die größte Brustkorberweiterung nicht mehr erreicht werden kann. Auch der maximalen Ausatmung, bei der der Brustkorbbinnenraum verkleinert wird, sind Grenzen gesetzt. In der Lungenfunktion zeigt sich eine Verminderung des Luftvolumens, was nach normaler Atmung noch maximal ein- und ausgeatmet werden kann (Vitalkapazität). Mit zunehmendem Alter nimmt die Vitalkapazität ab.

Die Atemregulation erfolgt durch das Atemzentrum im Hirnstamm. Durch Abnahme der Sauerstoffkonzentration und Zunahme der Kohlendioxidkonzentration im arteriellen Blut wird normalerweise die Atemtätigkeit vermehrt (Atemantrieb). Im Alter zeigt sich insbesondere während körperlicher Belastungsituationen ein verminderter Atemantrieb.

Die altersphysiologischen Veränderungen des Lungengwebes, der Alveolen und Lungenkapillaren, die abnehmende Brustkorbbeweglichkeit und der verminderte Atemantrieb schränken die körperliche Leistungsfähigkeit des alten Menschen ein. Besonders unter vermehrten Belastungen zeigt sich schnell eine Atemnot, da nicht genügend Sauerstoff im arteriellen Blut zur Verfügung steht um alle Körperzellen optimal zu versorgen.

Auch im Alter kann durch regelmäßige Bewegung und Ausdauertraining die Leistungsfähigkeit der Lunge verbessert werden. Der Ausdauersport sollte in einem Belastungsbereich erfolgen, der dem jeweiligen Alter angepasst ist. Geeignet sind Gehen und Schwimmen, um die Ausdauer zu fördern. Eventuell können auch ein Training am Laufband oder Fahrradergometer die Grundlagenausdauer verbessern.

Mit zunehmendem Alter wird das respiratorische Epithel nicht mehr im vollem Unfang regeneriert. Funktionell betroffen sind das Flimmerepithel und auch die schleimbildenden Becherzellen. Durch den Schlag der Flimmerhärchen werden kleinere Partikel ähnlich wie auf einem Fließband Richtung Rachen transportiert. Mit dem Untergang von Flimmerhärchen verbleiben auch Staub-, Rußteilchen und Erreger länger in den Atemwegen. Der Verlust der Becherzellen führt zu einer verminderten Befeuchtung der Atemluft. Folge ist eine erhöhte Anfälligkeit des alten Menschen für bronchiale Infekte.

Im hohen Alter kommt es außerdem zu einer Abschwächung des Hustenreflexes. Dieser wird nicht mehr so häufig ausgelöst. Die Bronchien werden weniger gut von Schleim befreit, der aber ein idealer Nährboden für das Wachstum von Bakterien ist.

Altersphysiologische Veränderungen der Lunge, aber auch die altersbedingte Abwehrschwäche und die häufig zu geringe Flüssigkeitszufuhr im Alter verstärken die Neigung zu Bronchialininfekten. Eine ausreichende Zufuhr von Flüssigkeit ist notwendig zur Verflüssigung des Bronchialschleims, der dann leichter abgehustet werden kann.

Viele alte Menschen versterben nicht an ihrer Grunderkrankung, sondern an einer Lungenentzündung (Pneumonie). Bedeutend für die erhöhte Rate sind die altersphysiolgischen Veränderungen der Lunge. Keime aus der Mundhöhle und dem oberen Atemtrakt, die häufigsten Erreger einer Pneumonie beim älteren Menschen, können durch den verminderten Hustenreflex im Bronchialsystem verbleiben und sich vermehren.

Typische Symptome einer Lungenentzündung sind Husten, Auswurf, Fieber und Thoraxschmerzen. Oftmals zeigt sich die Pneumonie im Alter atypisch. Fieber kann fehlen, Leistungsabfall, Schwächegefühl, Appetitlosigkeit, Verwirrtheit, Stürze, Inkontinenz oder Verlust von Funktionen zur Alltagsbewältigung können Hinweise auf eine Lungenentzündung sein. Generell ist es bedeutsam, eine Infektion zu erkennen, da im hohen Alter anstelle der erwarteten Krankheitszeichen oft Verwirrtheit und Apathie im Vordergrund stehen.

Besonders gefährdet für eine Pneumonie sind alte Menschen, bei denen zusätzliche Faktoren der Minderbelüftung und Minderdurchblutung der Lunge vorliegen. Länger andauernde Bettlägerigkeit führt zu einer reduzierten Belüftung und Durchblutung der unteren Lungenbezirke. In diesen Lungenabschnitten kommt es zu vermehrter Ansammlung von Bronchialsekreten, die wiederum Erregern einen guten Nährboden bieten. Weitere Faktoren, die das Auftreten einer Pneumonie begünstigen, sind bestehende Herz- und Lungenerkrankungen, Erkältungskrankheiten, Nikotinkonsum, Schluckstörungen und Schonatmung (Schmerzen).

Durch Atemskalen kann die individuelle Atemgefährdung erfasst werden. Je höher die Anzahl der Risikofaktoren, desto größer ist die Gefährdung für eine Lungenentzündung. Generell kann die Belüftung und Durchblutung der Lunge durch tiefes, bewusstes Durchatmen unter Frischluftzufuhr verbessert werden. Auch Lagerungen mit erhöhtem Oberkörper oder Stellungen, die den Einsatz der Atemhilfsmuskulatur ermöglichen, sind bei gefährdeten Personen zu bevorzugen. Durch Einreibungen und Klopfmassagen des Rückens können Bronchialsekrete gelockert werden. Dies erleichtert das Abhusten.

Grundsätzlich sind bei Menschen, die älter als 60 Jahre sind, Impfungen gegen Grippe und Pneumokokken zu empfehlen.

Fallsituation

Herr Heinz Weber, 72 Jahre alt, lebt seit zwei Jahren allein in seinem Häuschen. Als ehemaliger LKW- Fahrer war er viel unterwegs und rauchte damals ein bis zwei Päckchen Zigaretten pro Tag. Seitdem er nicht mehr berufstätig ist, hat er das Rauchen auf etwa 10 Zigaretten pro Tag reduziert. Vor zwei Jahren verstarb seine Frau. Da er sich nie um das Einkaufen und die Essenszubereitung gekümmert hat und auch die zwei Söhne mit ihren Familien weiter entfernt wohnen, bestellte er schon bald über den Sozialdienst „Essen auf Rädern". Zudem helfen ihm zweimal pro Woche Mitarbeiter des Sozialdienstes beim Baden, da er durch seine Hüftgelenksarthrose Probleme hat, in die Badewanne zu steigen und wieder herauszukommen.

Da er zwar durch die Coxarthrose in seiner Mobilität eingeschränkt ist, ansonsten aber keine gesundheitlichen Beschwerden hat, genießt er es draußen vor seinem Häuschen zu sitzen, auch im Winter, und seine Zigarette zu rauchen. Das Rauchen möchte er nicht aufgeben, obwohl er besonders in der Wintersaison häufiger an bronchialen Infekten leidet.

Als Mitarbeiter/-in des sozialen Dienstes besuchen Sie heute Herrn Weber um ihm beim Baden behilflich zu sein. Doch Herrn Weber geht es heute nicht gut. Er sitzt in seinem Sessel. Im ersten Moment erkennt er Sie nicht und scheint leicht verwirrt. Er fühle sich so schwach und schwindelig. Außerdem tue ihm alles weh. Er könne weder trinken noch essen. Schon bei der kleinsten Tätigkeit habe er Atemnot. Auch ein Husten quäle ihn sehr, aber er könne nichts abhusten.

1.   *Wie beurteilen Sie die aktuelle gesundheitliche Situation von Herrn Weber?*

2.   *Beschreiben Sie den anatomischen Aufbau der oberen und unteren Atemwege.*

3.   *Welche Faktoren im Alter bedingen, dass gerade bei älteren Menschen häufiger Infekte der unteren Atemwege auftreten?*

9 Verdauungssystem

Als Verdauungsorgane werden der Magen-Darm-Trakt (Gastrointestinaltrakt) und seine Anhangsdrüsen (Bauchspeicheldrüse und Leber mit Gallenblase) bezeichnet.

Ohne Zufuhr von fester und flüssiger Nahrung wäre ein Überleben nicht möglich. Bevor der Körper jedoch die Nährstoffe aufnehmen (resorbieren) kann, müssen die Nahrungsbestandteile in ihre kleinsten Teilchen zerlegt werden. Das geschieht einerseits mechanisch durch Zähne, Zunge und Magenmotorik. Die mechanische Verdauung ist am ehesten mit einer Schere zu vergleichen, die grobe Teile in kleinere Stücke schneidet. Doch dieser Zerteilung sind Grenzen gesetzt. Deshalb erfolgt eine weitere Zerlegung durch Verdauungsenzyme in kleinste, für den Körper aufnehmbare (resorbierbare) Teilchen. Enzyme sind für den Stoffwechsel unentbehrliche Eiweißkörper. Die Verdauungsenzyme zerlegen die Nährstoffe, also Kohlehydrate, Eiweiße und Fette, in ihre kleinsten Grundbausteine. Diese Form der Verdauung wird als chemische Verdauung bezeichnet. Erst die Grundbausteine unserer Nährstoffe können in die Blut- und Lymphgefäße des Körpers aufgenommen werden und dann über die Pfortader (V. portae) zur Leber transportiert werden, wo sie weiter verarbeitet werden.

In unserer Nahrung gibt es jedoch auch Stoffe, die für den Körper nicht verwertbar sind, sie werden mit dem Stuhl ausgeschieden.

Die mechanische Verdauung erfolgt durch Zähne, Zunge und Magenmotorik.

Die chemische Verdauung erfolgt durch Verdauungsenzyme.

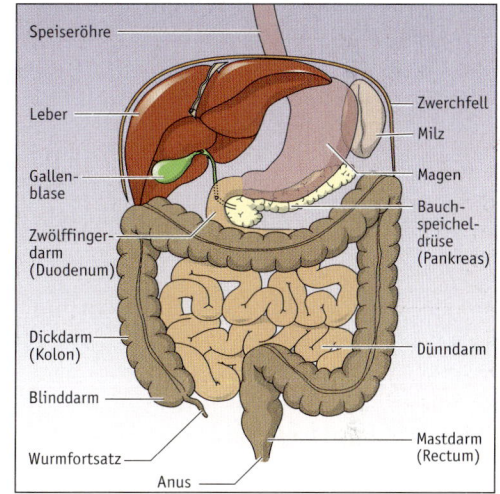

Verdauungstrakt

Stationen der festen und flüssigen Nahrung

In der Mundhöhle wird der Nahrungsbissen durch Zähne und Zunge mechanisch zerkleinert. Gleichzeitig wird die aufgenommene Nahrung mit dem Mundspeichel vermischt und dadurch gleitfähig gemacht. Die Zunge formt einen schluckfähigen Bissen und schiebt ihn nach hinten in den Rachen (Pharynx). Durch den Schluckvorgang wird der Nahrungsball (Bolus) vom Rachen in die Speiseröhre (Ösophagus) befördert. Die wellenförmigen Bewegungen der Speiseröhrenmuskulatur transportieren den Bolus in den Magen. Der Magen durchmischt den Nahrungsbrei mit dem Magensaft und gibt ihn in kleinen Portionen an den Zwölffingerdarm (Duodenum), den ersten Abschnitt des Dünndarms, ab. In diesem Bereich des Dünndarms werden auch Galle und Bauchspeichel hinzugegeben. Dadurch erfolgt die abschließende chemische Verdauung der aufgenommenen Nährstoffe. Im Leerdarm (Jejenum) und Krummdarm (Ileum), den zwei weiteren Anteilen des Dünndarms, werden dann die zerlegten Nahrungsbestandteile in die Blut- und Lymphgefäße des Körpers aufgenommen und mit dem Pfortaderblut zur Leber transportiert.

Der Dickdarm und der sich anschließende Mastdarm (Rektum) bilden den letzten Abschnitt des Verdauungsrohres. Im Dickdarm ist die Verdauung und Resorption der Nährstoffe abgeschlossen. Hier werden den unverdaulichen Nahrungsresten nur noch Wasser und Elektrolyte entzogen, somit wird der Stuhl eingedickt. Der Mastdarm geht aus dem Dickdarm hervor und endet mit dem After (Anus).

Wandbau des Verdauungstraktes

Der Wandbau des Verdauungstraktes von der Speiseröhre bis zum Dickdarm gleicht sich, von einigen Besonderheiten abgesehen. Grundsätzlich können vier Schichten unterschieden werden.

◆ Schleimhaut (Mukosa): Der Aufbau des Epithels (Schleimhaut) entspricht den funktionellen Erfordernissen des jeweiligen Verdauungsabschnittes.

◆ Bindegewebsschicht (Submukosa): Unter der Mukosa liegt eine Bindegewebsschicht.

◆ Muskelschicht (Muscularis): Bis auf das obere Drittel der Speiseröhre besteht die Muscularis aus glattem Muskelgewebe, das charakteristisch angeordnet ist. Eine innere ringförmige Muskelschicht wird von einer äußeren Längsmuskelschicht umgeben. Diese besondere Anordnung ermöglicht die für das Verdauungssystem typischen ringförmig fortlaufenden Muskelkontraktionen (Peristaltik). Diese Weiterbeförderung des Speisebreis gleicht am ehesten dem Ausdrücken von Zahnpasta aus einer Tube.

◆ Äußere Bindegewebsschicht (Adventitia): Diese Schicht ermöglicht den bindegewebigen Einbau des Verdauungsrohres in der Umgebung.

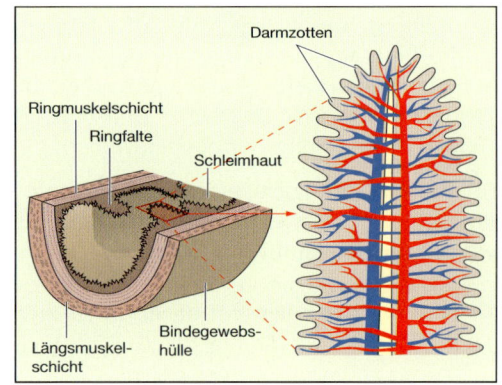

Nervensorgung des Dünn- und Dickdarms

In die Darmwand des Verdauungstraktes sind Nervenzellen und Nervenfasergeflechte (Plexus) eingebaut. In der Bindegewebsschicht (Submukosa) ist der Plexus submukosus zu finden. Zwischen Ring- und Längsmuskulatur der Muskularis stellt sich der Plexus myentericus dar. Beide Plexi arbeiten selbstständig ("Darmhirn"), werden aber durch den Sympathikus und Parasympathikus beeinflusst. Der Plexus myentericus steuert die Peristaltik, wobei der Sympathikus hemmend und der Parasympathikus fördernd wirkt. Der Plexus submukosus reguliert die sekretorische Funktion der Darmdrüsen, auch hier zeigen sich der hemmende Einfluss des Sympathikus und der fördernde des Parasympathikus.

Nervenzelluntergang im Plexus myentericus

Mit zunehmendem Alter ist sowohl im Dünn- als auch im Dickdarm ein Untergang von Nervenzellen im Plexus myentericus zu beobachten. Der Plexus myentericus steuert die Peristaltik, also die dem Darm eigene Bewegungsform. Diese anatomischen Veränderungen sind funktionell jedoch nicht bedeutsam, da wohl die Reserven des Magen-Darm-Trakts außerordentlich groß sind. Die Passagezeiten durch Dünndarm und Dickdarm sind auch im Alter in der Regel nicht erhöht.

Bauchfell (Peritoneum)

Der Bauchraum (Peritonealraum), die größte Körperhöhle des Menschen, wird von Bauchfell (Peritoneum) ausgekleidet. Begrenzt wird der Bauchraum oben durch das Zwerchfell, seitlich und vorne durch die Bauchwandmuskulatur und hinten durch die Rückenmuskulatur und Rippen. Das Bauchfell hat somit eine Ausdehnung von ca. 2 m². Nicht alle Organe des Verdauungstraktes liegen vollständig im Bauchraum. Der hinter (lat: retro) der Bauchhöhle liegende Bereich wird als Retroperitonealraum bezeichnet.

Alle Organe, die vollständig von Bauchfell umgeben sind, werden als intraperitoneale Organe bezeichnet. Vollständig in der Bauchhöhle liegen Magen, Leber und Teile von Dünn- und Dickdarm. Alle intraperitonealen Organe haben Aufhängebänder und sind deshalb frei beweglich.

Organe, die nur teilweise von Bauchfell überzogen sind, werden als retroperitoneale Organe bezeichnet. Dazu gehören der Zwölffingerdarm, die Bauchspeicheldrüse sowie der auf- und absteigende Dickdarm. Sie sind nur an der Vorderseite mit Bauchfell überzogen, die Rückseite ist mit der hinteren Bauchwand verwachsen.

Der Mastdarm (Rektum) liegt außerhalb der Bauchhöhle, seine Lage wird als extraperitoneal bezeichnet.

Das Bauchfell besteht aus einer Schicht, die Flüssigkeit absondert, und einer Bindegewebsschicht. Dadurch sind das Bauchfell und die Bauchorgane gegeneinander verschiebbar. Das Bauchfell wird von zahlreichen Blutgefäßen, Nerven und Lymphgefäßen durchzogen.

9.1   Mundhöhle

Der Bereich außerhalb der Zahnbögen wird als Mundvorhof bezeichnet. Innerhalb der Zahnbögen liegt die eigentliche Mundhöhle. Vorne und seitlich befinden sich die Zähne, die im Kieferknochen in den entsprechenden Zahnfächern (Alveolarfortsätze) liegen. Das Dach der Mundhöhle bilden der harte und der weiche Gaumen. Auf dem Boden der Mundhöhle ist die Zunge befestigt. Der harte Gaumen ist knöchern versteift und mit der Mundschleimhaut verwachsen. Der weiche Gaumen, auch Gaumensegel genannt, hängt vor der hinteren Rachenwand. Vom Hinterrand ist mittig das Zäpfchen (Uvula) sichtbar. Seitlich befinden sich der vordere und hintere Gaumenbogen, die den Gaumenmandeln (Tonsillae palatinae) eine Nische bieten. Die Gaumenmandeln dienen der Infektabwehr. Der weiche Gaumen besteht aus Skelettmuskulatur und Sehnen. Beim Schlucken kontrahiert sich der weiche Gaumen, das Gaumensegel hebt sich und schließt den Nasen-Rachen-Raum ventilartig ab.

Die Mundschleimhaut besteht aus einem mehrschichtig unverhornten Plattenepithel und einem darunter liegenden lockeren Bindegewebe. Im Bindegewebe befinden sich zahlreiche kleine Speicheldrüsen. Die Mundhöhle ist physiologischerweise mit Bakterien besiedelt.

Blick in die Mundhöhle eines Erwachsenen

9.2   Zunge

Die Zunge bewegt die Nahrung im Mund, hilft beim Schluckakt und ermöglicht das Sprechen. Außerdem dient sie der Geschmacksempfindung und ist ein Tastorgan.

Die Zunge, ein mit Schleimhaut überzogener Muskel, ist am Boden der Mundhöhle befestigt. Vom Aufbau her werden die Zungenwurzel, der Zungenrücken und die Zungenunterseite unterschieden. Beim Heben der Zunge wird das Zungenbändchen sichtbar, an dessen Ursprung rechts und links die Unterkiefer- und Unterzungenspeicheldrüsen münden.

Bei Betrachtung des Zungenrückens sind kleinste warzenartige Erhebungen, die Papillen, sichtbar. Wie die Mundschleimhaut besteht auch der Zungenrücken aus unverhorntem mehrschichtigem Plattenepithel und Bindegewebe. Im Niveau dieser Schleimhaut liegen

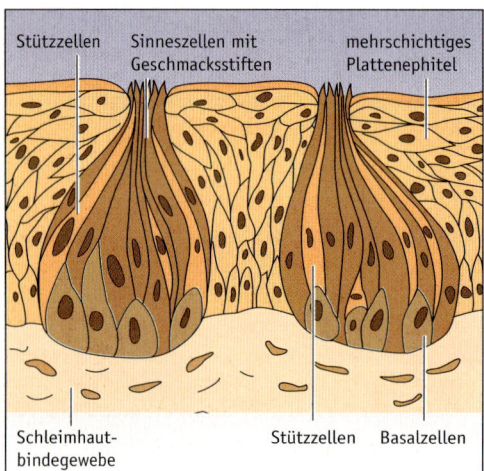

unterschiedlich geformte Zungenpapillen. Diese dienen der Geschmacks-, Tast- und Temperaturempfindung. Über den gesamten Zungenrücken verteilt finden sich pilzförmige Papillen, die der Wärme- und Kälteempfindung dienen, sowie Fadenpapillen, die die Tastempfindung vermitteln.

Die Wallpapillen am hinteren Zungenrückenrand sowie die Blätterpapillen enthalten die Geschmacksknospen, die Grundlage des Geschmackssinnes. Der menschliche Organismus besitzt 2.000 bis 6.000 Geschmacksknospen.

Geschmacksknospen

Die Geschmacksknospen sind zwiebelartig aufgebaut. Sie bestehen aus den Stützzellen und den eigentlichen Sinneszellen, den Geschmackszellen. Diese tragen je ein schmales Geschmacksstiftchen, das in ein Geschmacksgrübchen (Geschmacksporus) hineinragt. Die Stiftchen sind Chemorezeptoren, die auf lösliche Stoffe am Eingang des Verdauungstraktes reagieren. Die Geschmackszellen leben nur etwa zehn Tage und werden aus Basalzellen nachgebildet. Die Impulse der Geschmackszellen werden über Geschmacksfasern weitergeleitet. Die Geschmacksfasern laufen in drei Hirnnerven. Die Geschmackswahrnehmungen treffen über diese dann in der Hirnrinde ein, die der Verarbeitung der Sinneswahrnehmung (sensorische Hirnrinde) dient. Hier gelangt die Wahrnehmung ins Bewusstsein. Wie auch beim Geruchssinn erfolgen weitere Verschaltungen zum limbischen System und zum Hypothalamus. Hierdurch werden Geschmackswahrnehmungen mit Gefühlen und vegetativen Reaktionen wie Übelkeit verbunden.

Sensorisch und sensibel

Sensorisch bedeutet wörtlich: „die Aufnahme von Sinneswahrnehmungen betreffend". Früher wurde in der Sinnesphysiologie das Wort sensorisch nur für die Sinnesarten Sehen, Hören, Riechen und Schmecken verwendet. Sensibel dagegen waren die Sinneswahrnehmungen der Haut, wie Berührung, Temperatur und Schmerz. Heute werden meist beide Begriffe gleichwertig benutzt.

Beim Menschen gibt es nur die Geschmacksqualitäten süß, sauer, salzig und bitter. Süß wird am besten an der Zungenspitze, salzig an den Rändern und der Spitze, sauer an den hinteren Zungenrändern und bitter im Bereich der Zungenwurzel wahrgenommen.

Da auf der Zunge nur relativ wenige Geschmacksqualitäten wahrgenommen werden können, wird der hauptsächliche Eindruck des Schmeckens über den Geruchssinn vermittelt. Flüchtige Geruchssubstanzen der Nahrung gelangen in das Riechepithel der Nase und werden als Geschmack wahrgenommen.

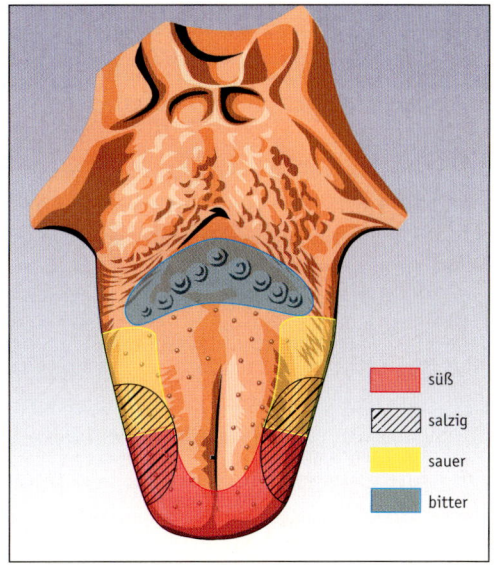

	süß
	salzig
	sauer
	bitter

Verteilung der Geschmacksempfindungen auf der Zunge

Altersphysiologische Veränderungen der Geschmacksknospen

Mit zunehmendem Alter kommt es zu einem Verlust der Geschmacksknospen. Dadurch kann die Wahrnehmungsschwelle je nach Substanz um das Zwei- bis Elffache ansteigen. Da es nur die vier Geschmacksqualitäten süß, sauer, bitter und salzig gibt, werden diese durch die Wahrnehmungen der Riechzellen ergänzt. Der Eindruck des Schmeckens wird zu etwa 80 % über Riechzellen vermittelt. Da auch diese im Alter abnehmen, müssen daher mit Zunahme des Alters Geruchs- und Geschmacksreize deutlich intensiver werden, um ähnlich wahrgenommen zu werden wie in jüngeren Jahren. Insbesondere Speisen werden vom alten Menschen als fade oder sogar unappetitlich empfunden, wie es bereits bei den altersphysiologischen Veränderungen des Geruchssinns (s. S. 141) beschrieben wurde.

9.3   Speicheldrüsen und Speichel

Pro Tag werden etwa 1,5 l Speichel in den drei paarigen Speicheldrüsen produziert. Durch den Speichel werden Bissen gleitfähig gemacht. Außerdem reinigt der Speichel die Mundhöhle und befeuchtet die Lippen. Im Speichel befinden sich Schleim, Enzyme sowie Zellen der Immunabwehr. Die Speichelamylase (Pytalin) ist ein Verdauungsenzym.

Bereits in der Mundhöhle beginnt durch die Speichelamylase die chemische Verdauung der Kohlehydrate. Außerdem enthält der Speichel große Mengen des Antikörpers Immunglobulin A und den Wirkstoff Lysozym (s. S. 237) zur Abwehr von Bakterien.

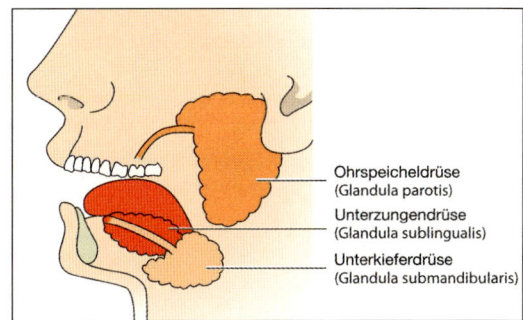

Ohrspeicheldrüse
(Glandula parotis)
Unterzungendrüse
(Glandula sublingualis)
Unterkieferdrüse
(Glandula submandibularis)

Speicheldrüsen

Speichel ist ein wichtiger Geschmacksträger. Erst wenn sich die Substanzen im Speichel gelöst haben, können sie die Geschmacksknospen erreichen.

Die Speichelsekretion wird durch Geruchs- und Geschmacksreize sowie Kaubewegungen gefördert.

Es gibt drei große paarige Speicheldrüsen. Die größte ist die Ohrspeicheldrüse (Parotis). Sie liegt vor und unter dem äußeren Ohr. Der oberflächliche Teil dieser Drüse liegt auf der Faszie des Kaumuskels (M. masseter). Die Ohrspeicheldrüse mündet in den Mundvorhof in Höhe des zweiten oberen Mahlzahnes. Die Ohrspeicheldrüse gehört zu den serösen Drüsen und produziert ein dünnflüssiges (seröses) Sekret, welches Speichelamylase enthält.

Die Unterkieferspeicheldrüsen liegen in der vorderen Halsregion unterhalb des Unterkieferknochens. Gemeinsam mit den Gängen der Unterzungenspeicheldrüse münden sie beidseits im Bereich der Zungenwurzel in die eigentliche Mundhöhle. Die Unterkieferspeicheldrüse produziert ein dünnflüssig-schleimiges Sekret.

Die Unterzungenspeicheldrüsen liegen auf der Mundbodenmuskulatur. Auch sie stellen ein gemischtes Sekret her.

Altersphysiologische Veränderungen der Speichelproduktion

Die Speicheldrüsen gehören zu den exokrinen Drüsen. Mit zunehmendem Alter wird eine Abnahme der Drüsenzellen beobachtet, welche durch Fettgewebe ersetzt werden. Im Alter kommt es damit zu einer Abnahme der Speichelproduktion und Änderung der Speichelzusammensetzung. Zusätzlich spielt wohl auch die geringere Flüssigkeitsaufnahme bei reduziertem Durstgefühl im Alter eine Rolle.

Der Speichel ist für den Schluckakt unbedingt notwendig. Trockene Nahrungsbestandteile werden eingespeichelt und so schluckfähig gemacht. Ein koordinierter Schluckakt wird erst durch den Speichel zusammen mit regelrechten Bewegungen der Speiseröhre und des Magenmundes möglich. Zu geringe Speichelmengen können zum Verschlucken führen.

Weiteres kann im Alter ebenfalls zu einer verminderten Speichelproduktion führen. Eine geringe Nahrungsaufnahme hat mangelnde Kaubewegungen zur Folge, was die Speichelproduktion reduziert. Zusätzlich werden mit zunehmendem Alter häufig Arzneimittel verordnet, z. B. bei Bluthochdruck, Depressionen oder M. Parkinson, die zu einer Verminderung der Speichelsekretion führen. Zurzeit sind etwa 400 Arzneimittel auf dem Markt, die zu einer Hemmung bzw. Verminderung der Speichelsekretion führen.

Der gesunde Speichelfluss reinigt die Mundhöhle und die Zähne. Die sich im Mundraum befindlichen Bakterien werden durch das Schlucken beseitigt und im sauren Magenmilieu unschädlich gemacht. Zusätzlich beinhaltet der Speichel Immunglobuline und Lysoszym, die die unphysiologische bakterielle Besiedelung der Mundhöhle verhindern. Bei reduzierter Speichelmenge und geänderter Speichelzusammensetzung ist mit häufigeren Infektionen des Mundraumes zu rechnen, insbesondere die Besiedelung der Mundhöhle mit dem Pilz Candida (Soor) oder Entzündungen der Ohrspeicheldrüse (Parotitis) treten häufiger auf.

Da sowohl die Speichelmenge als auch der Speichelfluss vermindert sind, ändert sich die Qualität des Speichels. Dies beeinflusst den Halt von Zahnprothesen, insbesondere Oberkieferprothesen sind davon betroffen.

Grundsätzlich sollte besonders im Alter auf eine gute Mundpflege geachtet werden, ungeachtet der Tatsache, ob diese allein oder mit Hilfestellung durchgeführt wird. Somit kann die Kautätigkeit erhalten bleiben, der Speichelfluss angeregt werden und Infektionen des Mundraumes vermieden werden.

Insbesondere sollte für eine ausreichende Flüssigkeitszufuhr gesorgt werden. Je nach Situation können Kaugummis, Dörrobst usw. angeboten werden, um die Kautätigkeit zu erhöhen. Spülungen des Mundes mit Wasser oder Tees können hilfreich sein, um den Speichelfluss anzuregen. Bei ausgeprägter Mundtrockenheit können Mundgels, Mundspülungen oder Mundsprays helfen.

9.4 Zähne

Die Zähne des Ober- und Unterkiefers trennen bogenförmig den Mundvorhof von der eigentlichen Mundhöhle ab. Ihre Aufgaben sind die mechanische Zerkleinerung der festen Nahrung und die Mitbeteiligung bei der Sprachbildung.

Das Erwachsenengebiss besteht aus 32 Zähnen, je 16 Zähne im Ober- und Unterkiefer. Zahnärzte sprechen auch von vier Kieferhälften (Quadranten) mit je acht Zähnen. Ein Quadrant besteht aus zwei Schneidezähnen, einem Eckzahn, zwei Backenzähnen und drei Mahlzähnen, von denen der letzte auch Weisheitszahn genannt wird. Schneidezähne dienen dem Abbiss, Eckzähne dem Reißen und Halten, Backenzähne dem Zerreiben und Quetschen, während Mahlzähne die größte Kauarbeit leisten.

Der sichtbare Teil des Zahnes wird als Zahnkrone bezeichnet. Der Zahnhals ist normalerweise nicht sichtbar und liegt im Niveau des Zahnfleisches. Die Zahnwurzel befindet sich unter dem Zahnfleisch und ist durch den Zahnhalteapparat mit dem Kieferknochen verbunden. Der Zahnschmelz umgibt die Zahnkrone. Er ist die härteste Substanz im menschlichen Körper. Der Zahnschmelz besitzt keine Nerven und kann sich auch nicht regenerieren. Oberflächliche Defekte des Zahnes verursachen keine Schmerzen. Der Kern des Zahnes wird durch das Zahnbein (Dentin) gebildet. Im Inneren des Zahnes findet sich das Zahnmark (Pulpa). Es besteht aus lockerem Bindegewebe, das Nerven und Blutgefäße mit sich führt. Die Zahnwurzel steckt im knöchernen Zahnfach (Alveole), in der sie durch Bindegewebsfasern, die als Wurzelhaut bezeichnet werden, verankert ist. Die Wurzelhaut gehört zum Zahnhalteapparat.

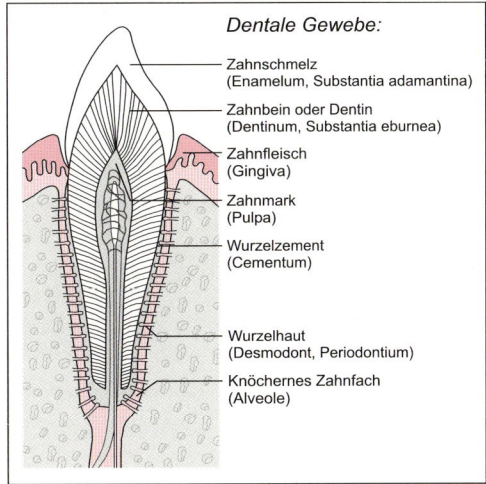

Dentale Gewebe:

Zahnschmelz (Enamelum, Substantia adamantina)

Zahnbein oder Dentin (Dentinum, Substantia eburnea)

Zahnfleisch (Gingiva)

Zahnmark (Pulpa)

Wurzelzement (Cementum)

Wurzelhaut (Desmodont, Periodontium)

Knöchernes Zahnfach (Alveole)

Aufbau eines Zahnes

Altersphysiologische Veränderungen der Zähne

Die Hauptursache für die Zahnlosigkeit ist trotz verbesserter Mundgesundheit nach wie vor der Zahnverlust durch Karies oder Parodontitis. Auch wenn ein Zahnerhalt bis ins hohe Alter möglich ist, zeigen sich diese beiden Erkrankungen vor allem bei älteren Menschen, deren gesundheitliche Situation und Immunabwehr sich plötzlich verschlechtern. Hierbei ist auch die nachlassende Speichelproduktion und Mundtrockenheit im Alter bedeutsam. Möglicherweise kann auch die Mundhygiene im Alter wegen verminderter manueller Geschicklichkeit reduziert sein. Bei der Zahnkaries führen Säuren, die von Bakterien aus Zuckern gebildet werden, zur Entkalkung des Zahnschmelzes. Dies kann soweit führen, dass die Defekte bis zum Zahnmark reichen und dort eine Entzündung hervorrufen. Bei nicht rechtzeitiger zahnärztlicher Behandlung ist dann eine Entfernung des Zahnes unumgänglich. Die Parodontitis ist eine Entzündung des Zahnhalteapparates und des Kieferknochens. Zunächst kommt es durch Bakterien zu einer Entzündung des Zahnfleisches. Ist das Abwehrsystem nicht in der Lage die Bakterien unschädlich zu machen, kann die Entzündung auf den Zahnhalteapparat und den Kieferknochen übergreifen. Im Extremfall schwindet der Kieferknochen und es kommt zum Zahnausfall.

Zähne nehmen Einfluss auf die Kaufunktion. Mangelnde Kautätigkeit verursacht einerseits einen verminderten Speichelfluss, andererseits eine Inaktivitätsatrophie der Kaumuskulatur mit weiterer Abnahme der Kaukraft. Nicht nur der totale Verlust an Zähnen, sondern auch das Fehlen von wenigen Zähnen kann zu Fehlfunktionen im Kieferbereich führen. Fehlen mehrere untere Backenzähne, wird das Kiefergelenk besonders stark beansprucht. Folge ist eine Kiefergelenksarthrose mit Schmerzen beim Kauen. Diese Faktoren beeinflussen wesentlich die Nahrungsaufnahme. Kaubeschwerden sind neben der Immobilität ein Hauptrisikofaktor der Mangelernährung (Malnutrition) bei alten Menschen. Mangelernährung kann dann entstehen, wenn insgesamt zu wenig Nahrung aufgenommen wird. Auch eine unausgewogene Zusammensetzung der Nahrung, die zwar kalorisch ausreichend ist, aber zu wenig Eiweiß, Vitamine und Mineralstoffe enthält, kann zur (spezifischen) Mangelernährung führen. Da Malnutrition zu Beeinträchtigen des Immunsystems mit erhöhter Infektanfälligkeit, zu Muskelabbau, zu Verlust an Knochendichte und Wundheilungsstörungen führt, muss diese im Alter vermieden werden. Insbesondere sollte stets eine Sanierung des Zahnstatus angestrebt werden.

Zähne dienen nicht nur der mechanischen Zerkleinerung der Nahrung, sie sind auch wichtig für die Sprechfunktion und damit Kommunikation und bestimmen das äußere Erscheinungsbild. Zähne sind damit auch entscheidend für die Lebensqualität des alten Menschen.

Eine sorgfältige Mundpflege ist gerade beim alten Menschen von enormer Wichtigkeit. Diese sollte auch insbesondere nach den Mahlzeiten durchgeführt bzw. veranlasst werden.

Die Folgen des Zahnverlustes sollten durch eine entsprechende zahnärztliche Therapie mit Prothesen oder Implantaten kompensiert werden. Dennoch ist zu bedenken, dass durch die Veränderung der Speichelmenge und auch der Speichelzusammensetzung der Halt einer Prothese eingeschränkt sein kann. Dadurch kann ein Teufelskreis in Gang gesetzt werden. Mangelhafter Prothesenhalt führt zur verminderten Kautätigkeit, diese wiederum zur Reduktion des Speichelflusses, was den Sitz der Prothese beeinträchtigt.

9.5 Rachen (Pharynx)

In den ca. 12 cm langen Rachen öffnen sich nach vorne oben die hinteren Nasenlöcher (Choanen), in der Mitte die Mundhöhle und unten der Kehlkopfeingang (s. S. 142). Der Kehlkopfrachen ist als Schaltstelle für Luft und für feste und flüssige Nahrungsbestandteile zu sehen. Nach Schluss des Kehldeckels (Epiglottis) werden diese in die hinten liegende Speiseröhre (Ösophagus) befördert.

Schluckakt

Das eigentlich so selbstverständliche Schlucken ist ein fein abgestimmter Vorgang, der verhindert, dass Speisen und Flüssigkeiten in die Atemwege gelangen. Der Schluckakt wird zunächst willkürlich vorbereitet. Durch Reizung der Rachenhinterwand wird der eigentliche Schluckreflex ausgelöst. Dabei werden reflektorisch die Atemwege kurzfristig verschlossen. Der Schluckakt kann in drei Phasen unterteilt werden.

- Die erste Phase beginnt im Mund (orale Phase). Der Nahrungsbissen wird durch entsprechende Kaubewegungen mechanisch zerkleinert und eingespeichelt. Die Lippen werden geschlossen. Die Zunge drückt sich zunächst gegen den harten Gaumen und schiebt den Nahrungsball (Bolus) mit nach hinten gerichteten Bewegungen Richtung Rachen. Wenn der Bolus die Rachenhinterwand berührt, wird der Schluckreflex ausgelöst.
- Die zweite Phase findet im Rachen statt (pharyngeale Phase). Zunächst kontrahiert und hebt sich der weiche Gaumen. Das Gaumensegel verschließt den Nasen-Rachen-Raum um einen Übertritt des Nahrungsbreis in die oberen Luftwege zu verhindern. Durch die Kontraktion der Mundbodenmuskulatur heben sich Zungenbein und Kehlkopf. Der Kehlkopfeingang wird durch den Kehldeckel verschlossen. Gleichzeitig erfolgt der Schluss der Stimmritze. Die Atmung stoppt für kurze Zeit. Die unteren Luftwege sind vom Speiseweg abgetrennt. Der obere Schließmuskel der Speiseröhre (oberer Ösophagusspinkter) öffnet sich. Durch Kontraktion der mittleren und unteren Rachenmuskulatur wird der Bissen Richtung Speiseröhre befördert.
- In der letzten Phase in der Speiseröhre (ösophageale Phase) schließt sich der obere Ösophagusspinkter. Durch die wellenförmigen Kontraktionen (Peristaltik) kann der Nahrungsball weiterbefördert werden. Der untere Schließmuskel der Speiseröhre, der sich an den Mageneingang (Kardia) anschließt, öffnet sich. Wenn der Bolus in den Magen eintritt, ist der Schluckakt beendet.

Der Schluckreflex wird durch Berührung der Rachenhinterwand mittels Nahrung ausgelöst. Die Nervenimpulse werden über die Fasern des Zungen-Rachen-Nervs (IX. Hirnnerv, N. glossopharyngeus) und des Eingeweidenervs (X. Hirnnerv, N. vagus) zum Schluckzentrum im verlängerten Halsmark geleitet. Dort werden motorische Fasern erregt, die die fein aufeinander abgestimmten Kontraktionsvorgänge beim Schluckakt steuern.

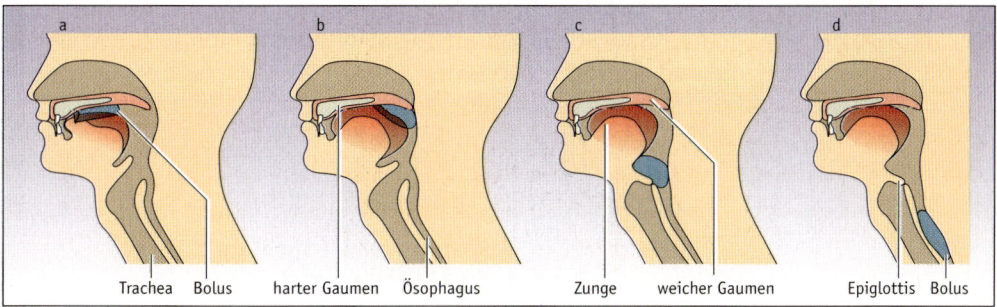

| Trachea | Bolus | harter Gaumen | Ösophagus | Zunge | weicher Gaumen | Epiglottis | Bolus |

Schluckakt, Schluckreflex

Alterphysiologische Veränderungen des Schluckaktes

Durch altersbedingte Veränderungen kann es zu einer Störung des Schluckaktes kommen.

Der Schluckakt beginnt mit einer willkürlich gesteuerten Phase im Mundraum. Oft ist im Alter eine verlängerte Vorbereitung und Zerkleinerung der Nahrung zu beobachten. Durch Zahnverlust oder eine schlecht sitzende Prothese sind das Abbeißen und Zerkauen der Nahrung gestört. Auch eine Atrophie der Kaumuskulatur sowie Abnutzungserscheinungen im Kiefergelenk können den Kauakt behindern. Die verminderte Speichelproduktion führt dazu, dass trockene Nahrungsbestandteile nicht ausreichend eingespeichelt und damit gleitfähig gemacht werden können. Durch altersbedingte Abnahme der Zungenmuskulatur kann die Zungenhebung unzureichend sein, was die Beförderung der Nahrung Richtung Rachen erschwert. Speisereste verbleiben auf oder unter der Zunge sowie in den Wangentaschen und am Gaumen. Mit zunehmendem Alter dauert die Nahrungszerkleinerung länger und dadurch wird der Schluckreflex später ausgelöst.

Auch können sich altersbedingte Veränderungen auf die pharyngeale Phase auswirken. Die Hebung des Kehlkopfes ist einerseits durch Absinken des Zungenbein-Kehlkopf-Komplexes, andererseits durch Verknöcherung des Kehlkopfskeletts reduziert. In der ösophagealen Phase zeigen sich Transportstörungen in der Speiseröhre. Der Schluckakt des alten Menschen ist deutlich verlängert.

Das Schlucken ist im Alter durch anatomische und dynamische Umbauvorgänge verändert. Diese allein rufen jedoch keine Schluckstörung (Dysphagie) hervor, da sie kompensiert werden können. Zwar treten Dysphagien im Alter gehäuft auf, doch ein Nachweis, dass altersbedingte Veränderungen eher zu einer Schluckstörung führen, existiert bisher nicht. Bei älteren Menschen mit einer dauerhaften und bedeutsamen Dysphagie sind zusätzliche Erkrankungen wie Schlaganfälle, M. Parkinson oder Demenzen zu finden.

9.6   Speiseröhre (Ösophagus)

Die Speiseröhre ist lediglich ein Transportrohr, das den Bissen vom Rachen über den Magenmund (Kardia) in den Magen befördert. Die etwa 30 cm lange Speiseröhre beginnt am Ringknorpel des Kehlkopfs. Sie verläuft hinter der Luftröhre (Trachea). Kurz nach ihrem Durchtritt durch das Zwerchfell geht sie in den Magenmund über.

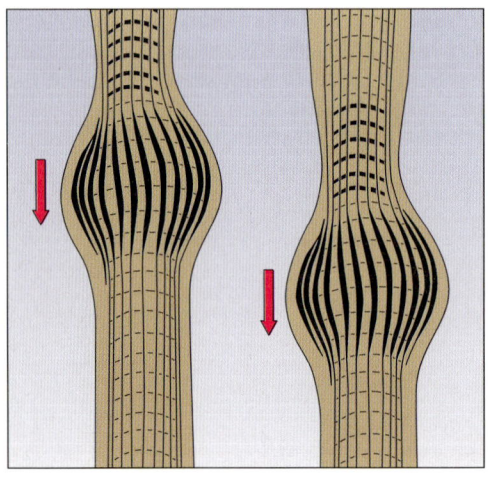

Das Epithel der Speiseröhre ist ein mehrschichtig unverhorntes Plattenepithel. Die Muskelschicht der Speiseröhre besteht im oberen Drittel aus Skelettmuskulatur, in den unteren zwei Drittel aus glatter Muskulatur. Mittels peristaltischer Wellen werden der Speisebrei und Flüssigkeiten Richtung Magen befördert. Der obere und untere Speiseröhrenverschluss (Ösophagussphinkter) sind funktionelle Verschlüsse der Muskelschicht (Muscularis). Im Rahmen des Schluckaktes erschlaffen diese und lassen die Speisen passieren.

Speiseröhrenperistaltik schematisch

9.7   Magen (Gaster, Ventriculus)

Der Magen liegt im linken Oberbauch und ist fast vollständig von Bauchfell umgeben. Kopfwärts ist der Magen mit der Speiseröhre verbunden, nach unten geht er in den Zwölffingerdarm, den ersten Abschnitt des Dünndarmes, über. Im Leerzustand ähnelt er einem leeren Darmstück, bei Füllung wird er dicker und länger. Zwei Biegungen verleihen dem Magen seine Form. Die große Kurvatur zeigt nach links, von ihr geht das große Netz (Omentum majus) aus. Diese gedoppelte Bauchfellschürze legt sich über die Unterbauchorgane. Die kleine Kurvatur des Magens ist nach rechts innen gewölbt. Zwischen der kleinen Kurvatur und der Leber findet sich ein weiteres Bauchfellnetz, das kleine Netz (Omentum minus).

Der Magen ist in vier Abschnitte gegliedert, die ohne scharfe Grenzen ineinander übergehen:

- Der **Mageneingang (Kardia)** ist der an die Speiseröhre grenzende Teil.

- Die **Magenkuppel (Fundus)** stellt eine Ausbuchtung oberhalb des Mageneingangs dar.

- Der **Magenkörper (Corpus)** macht den Hauptteil des Magens aus.

- Der **Vorhof (Antrum)** stellt eine Erweiterung nach dem Magenkörper dar.

- Der **Pförtner (Pylorus)** ist der Endabschnitt des Magens, der mit dem unteren Magenmund den Magen verschließt.

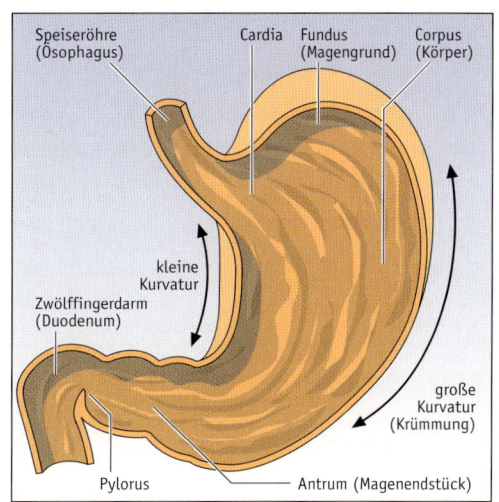

Magen im Längsschnitt

Feinbau und Funktion des Magens

Der Feinbau des Magens steht in enger Beziehung zu seiner Funktion. Die Schleimhautoberfläche zeigt eine höckrige Struktur. Feine Punkte stellen die Magengrübchen dar, in die die Magendrüsen münden.

Das oberflächliche Magenepithel, welches die Magengrübchen auskleidet, produziert den alkalischen Magenschleim, der die Magenwand vor der verdauenden Wirkung des sauren Magensaftes schützt.

Im Magenkörper und im Magengrund liegen die spezifischen Magendrüsen (Fundusdrüsen). Sie produzieren den eigentlichen Magensaft. Pro Tag werden etwa 2 l Magensaft produziert. Die Fundusdrüsen sind langgestreckte, röhrchenförmige Drüsen, die drei verschiedene Zelltypen aufweisen. Die Drüsenschläuche lassen sich in einen Hals und ein Hauptstück unterteilen.

- **Nebenzellen**: Sie befinden sich nur im Drüsenhals und produzieren ebenfalls Schleim.

- **Belegzellen**: Sie finden sich sowohl im Hals als auch im Hauptstück der Drüsen. Sie produzieren die Salzsäure, welche dem Magensaft einen sauren pH-Wert verleiht. Die Salzsäure wirkt als natürliches Desinfektionsmittel, da sie Bakterien in der Nahrung und im verschluckten Speichel zum größten Teil abtötet. Zusätzlich aktiviert die Salzsäure Pepsinogen zu Pepsin, dem Eiweiß spaltenden Enzym des Magensaftes. Belegzellen sezernieren auch den Intrinsic-Faktor, der für die Aufnahme (Resorption) von Vitamin B12 im Dünndarm unentbehrlich ist. Vitamin B12 kann vom menschlichen Körper nicht selbst hergestellt werden, deshalb ist der Intrinsic-Faktor für den Menschen unentbehrlich.

◆ **Hauptzellen:** Sie befinden sich im Drüsenhauptstück. Sie scheiden das Pepsinogen aus. Durch die Salzsäure wird es zum Eiweiß spaltenden Enzym Pepsin aktiviert.

Die Muskelschicht des Magens besitzt ebenfalls eine Besonderheit. Der Magen besitzt neben der Ring- und Längsmuskulatur eine dritte innerste Muskelschicht, die quer verläuft. Durch den Spannungszustand der Muskulatur wird die Magengröße der Füllung angepasst. Zusätzlich dienen die peristaltischen Bewegungen der Durchmischung des Nahrungsbreies mit dem sauren Magensaft und der portionsweisen Abgabe des Mageninhaltes an den Dünndarm. Durch die ständige Durchmischung des Nahrungsbreies werden große Fetttropfen in kleinere Fetttröpfchen getrennt, was man auch als Emulgierung bezeichnet. Die Verweildauer des Speisebreies im Magen beträgt zwischen einer und vier Stunden. Sie wird von der Nahrungszusammensetzung bestimmt. Ein hoher Fettanteil, eine große Nährstoffdichte, hohe Temperatur, eine große Speisemenge und eine ungenügende Zerkleinerung der Nahrung verlangsamen die Magenpassage.

Schlauchförmige Drüsen	Zellen	Produkt	Aufgaben
	Nebenzellen	Schleim	Schutzfilm
	Belegzellen (groß, herausragend)	Salzsäure Intrinsic Factor	aktiviert Pepsinogen, tötet Krankheitserreger ab Resorption von Vitamin B_{12}
	Hauptzellen (wabig)	Pepsinogen (inaktive Vorstufe) wird aktiviert zu Pepsin (Enzym des Magensaftes)	Spaltung von Eiweißen

Fundusdrüsen

Die Magenmotorik dient der mechanischen Zerkleinerung und der portionsweisen Abgabe des Speisebreies in den Zwölffingerdarm. Die Salzsäure wirkt als Desinfektionsmittel und aktiviert Pespsinogen. Pepsin spaltet Eiweiße in größere Bruchstücke.

Bildung des Magensaftes

Die Bildung des Magensaftes ist stark von der Nahrungsaufnahme abhängig. Die schleimbildenden Drüsenzellen sind dagegen ständig aktiv.

Bereits vor dem Essen wird die Magensaftproduktion durch Gerüche oder Gedanken an eine bevorstehende Mahlzeit angeregt. Dies geschieht einerseits durch den X. Hirnnerv und andererseits durch die G-Zellen, die Gastrin ausschütten. Gastrin stimuliert die Nebenzellen zur Sekretion von Salzsäure.

Wenn die Nahrung dann den Magen erreicht, führen auch Dehnungsreize und ange-daute Eiweiße im Bereich des Vorraums (Antrum) und des Pförtners (Pylorus) zu einer verstärkten Freisetzung von Gastrin.

Wenn der Nahrungsbrei den Zwölffingerdarm erreicht, führen chemische und mechani-sche Reize zur Ausschüttung des Hormons Sekretin. Dies hemmt die Salzsäureproduktion in den Nebenzellen und stimuliert die Hauptzellen zur Sekretion von Pepsinogen. Des-sen aktive Form, das Pepsin, spaltet Eiweiße in gröbere Bruchstücke.

Altersphysiologische Veränderungen der Magensaftsekretion

Durch eine Schleimhautatrophie im Alter ist mit einer verminderten Magensaftproduktion zu rechnen. Mit zunehmendem Alter wird eine Erhöhung des Magen-pH-Wertes festgestellt. Hinsichtlich der im Magen beginnenden Eiweißverdauung sind keine Änderungen im Alter zu erwarten, da die funktionellen Reserven recht hoch sind. Inwieweit die Veränderung des sau-ren Milieus ins basische Auswirkungen auf die Arzneimitteltherapie (Pharmakotherapie) hat, kann noch nicht abschließend beurteilt werden.

Auch die Magenentleerungsrate für feste Nahrung scheint im Alter reduziert zu sein.

Erbrechen (Vomitus/Emesis)

Erbrechen ist ein Schutzreflex, der verhindert, dass schädliche Substanzen in den Orga-nismus gelangen. Es erfolgt eine reflektorische Magenentleerung über die Mundhöhle, die über das Brechzentrum im verlängerten Mark (Medulla oblongata) gesteuert wird. Erbrechen kann in der Körperperiphere ausgelöst werden, beispielsweise durch mechani-sche Reizung der Rachenhinterwand, durch schädliche chemische Reize, die auf die Magenschleimhaut einwirken, oder durch Gerüche. Das Brechzentrum in der Medulla oblongata kann auch direkt erregt werden durch Medikamente, Gifte, Entzündungsstoffe im Blut oder durch konstante Reizung des Gleichgewichtsorgans (Reisekrankheit).

Beim Erbrechen entspannt sich die Magenmuskulatur, der untere Speiseröhrenschließ-muskel erschlafft. Gleichzeitig verschließt sich der untere Magenmund. Es erfolgt eine Einatmungsbewegung bei geschlossener Stimmritze. Die Bauchmuskulatur kontrahiert sich. Der obere Speiseröhrenschließmuskel erschlafft. Der Mageninhalt entleert sich bei geschlossenen Atemwegen über die Mundhöhle.

9.8   Dünndarm

Der Dünndarm ist etwa fünf Meter lang und besteht aus drei Abschnitten, die ohne scharfe Grenzen ineinander übergehen. Der erste Abschnitt des Dünndarms ist der Zwölffinger-darm (Duodenum). Er ist fest mit der hinteren Bauchwand verwachsen und umschließt den Kopf der Bauchspeicheldrüse (Pankreas) C-förmig. Nach ungefähr 25 cm geht der Zwölffingerdarm in den Leerdarm (Jejunum) über. Der letzte Abschnitt des Dünndarms ist der Krummdarm (Ileum). Krummdarm und Leerdarm sind sehr lang. Aus Platzgründen sind diese Abschnitte in Schlingen angeordnet. Ihre Beweglichkeit verdanken sie ihrem Bauchfellüberzug und dessen Stiel, der an der hinteren Bauchwand befestigt ist.

Feinbau des Dünndarms

Im Dünndarm erfolgen die abschließende chemische Verdauung der Nährstoffe und die anschließende Resorption der kleinmolekularen Nahrungsbestandteile. Zur bestmöglichsten Resorption ist die Schleimhaut des Dünndarms auf etwa 100 m² vergrößert.

Im Dünndarm sind hohe Ringfalten, die Aufstülpungen der Schleimhaut (Mukosa) und der darunter liegenden Bindegewebsschicht (Submukosa) darstellen, zu finden. Sie werden auch als Kerckring-Falten bezeichnet.

Zur weiteren Oberflächenvergrößerung gibt es fingerförmige Ausstülpungen, die Zotten. Die Oberflächenvergrößerung durch die Zotten entspricht in etwa einem Frotteehandtuch, das durch seine großen Maschen viel Flüssigkeit aufnehmen kann. Im Bindegewebe der Zotten liegen eigene Blut- und Lymphgefäße.

Neben den Zotten finden sich Einstülpungen, sogenannte Krypten. Das Epithel der Krypten dient der Zellerneuerung. Aus den im Kryptenepithel enthaltenen Stammzellen entstehen Tochterzellen, die Richtung Zottenspitze wandern. Die Lebensdauer der Epithelzellen beträgt nur etwa fünf Tage. Das Dünndarmepithel besitzt einen hohen Zellumsatz. Die Krypten werden auch als Darmdrüsen bezeichnet, da sie neben der Zellerneuerung auch der Sekretion dienen. Der größte Anteil des etwa 2,5 l umfassenden Dünndarmsekretes wird von Krypten sezerniert.

Das Epithel des Dünndarms besteht aus den typischen Dünndarmzellen (Enterozyten) mit Mikrovilli, weiteren feinsten Ausstülpungen auf zellulärer Ebene. Diese „Rasen" von Mikrovilli werden auch als Bürstensaum bezeichnet. Sie tragen zur weiteren Oberflächenvergrößerung des Dünndarms bei.

In das Dünndarmepithel sind Becherzellen eingestreut, die Schleim sezernieren. Auch sogenannte Brunner-Drüsen im Zwölffingerdarm produzieren ein schleimiges Sekret, welches den sauren Magensaft neutralisiert. Die Dünndarmschleimhaut enthält des Weiteren zuckerspaltende Enzyme, die Glukosidasen. Diese können Zweifachzucker in Einfachzucker spalten. Nur Einfachzucker können von der Schleimhaut aufgenommen werden.

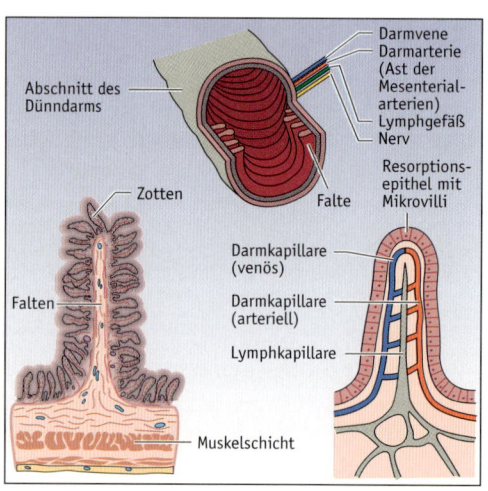

In der Submukosa, besonders im Krummdarm, finden sich auch lymphatische Follikel, die der Abwehr dienen.

Die Muskelschicht des Dünndarms besteht aus einer stärkeren inneren Ringmuskelschicht und einer schwächer ausgebildeten Längsmuskelschicht.

Oberflächenvergrößerung im Dünndarm durch Falten und Zotten

Funktion des Dünndarms

Im Dünndarm wird die chemische Verdauung der Nährstoffe abgeschlossen. Im Zwölffingerdarm werden Galle und Bauchspeichel (Pankreassaft) dem Speisebrei zugemischt. Pankreas- und Gallengang münden gemeinsam an der Papille (Papilla duodeni major) in den Zwölffingerdarm. Durch die Verdauungssäfte und das Dünndarmsekret werden Kohlehydrate, Eiweiße und Fette in ihre Grundbausteine zerlegt. Diese werden über die Bürstensäume der Dünndarmzellen resorbiert und gelangen mit dem Pfortaderblut zur Leber, wo sie weiter verarbeitet werden. Eine der Hauptaufgaben des Dünndarms ist die Resorption von kleinmolekularen Nahrungsbestandteilen. Neben den Grundbausteinen der Nährstoffe werden auch Wasser, Mineralstoffe und Vitamine durch das Dünndarmepithel aufgenommen.

Im Dünndarm erfolgen auch die Durchmischung des Darminhaltes und der Weitertransport des Nahrungsbreies. Die Ringmuskulatur und die Längsmuskulatur des Dünndarms arbeiten gegensätzlich (antagonistisch). Für die Durchmischung des Darminhaltes kontrahiert sich einerseits die Ringmuskulatur, was zur Verkürzung und Erweiterung des Darmabschnitts führt. Andererseits zieht sich die Längsmuskulatur zusammen, was den Darmabschnitt verlängert und verengt. Dem Weitertransport des Nahrungsbreies dient die gleichzeitige Kontraktion von Ring- und Längsmuskulatur (Peristaltik).

9.9 Bauchspeicheldrüse (Pankreas)

Die leicht S-förmige Bauchspeicheldrüse liegt im linken Oberbauch. Sie ist 13–15 cm lang und befindet sich etwa in Höhe des ersten Lendenwirbels an der hinteren Bauchwand. Sie erstreckt sich vom „C" des Zwölffingerdarms bis zur Milz. Das Pankreas besteht aus einem Kopf, Körper und Schwanz. Das Organ ist fest mit der hinteren Bauchwand verwachsen und vorne mit Bauchfell (Peritoneum) überzogen. Dies wird als retroperitoneal bezeichnet. Nahe der Hinterfläche verläuft der Pankreasgang (Ductus pancreaticus). Dieser mündet gemeinsam mit dem Gallengang über die Papille in den Zwölffingerdarm. Manchmal gibt es einen zusätzlichen Pankreasgang, der über eine kleinere Papille ins Duodenum führt.

Feinbau der Bauchspeicheldrüse

Die Bauchspeicheldrüse besitzt einen größeren exokrinen und einen kleineren endokrinen Anteil.

Der exokrine Drüsenanteil produziert den rein flüssigen (serösen) Bauchspeichel, der über Ausführungsgänge in den Pankreasgang geleitet wird.

Der endokrine Drüsenanteil (s. S. 261) bildet das Inselorgan, das aus den einzelnen Langerhans- Inseln, die nach deren Erstentdecker benannt wurden, zusammengesetzt ist. Sie liegen verstreut über das Pankreas. Die von ihnen produzierten Hormone werden direkt an die Blutbahn abgegeben.

Exokrine Funktion der Bauchspeicheldrüse

Der exokrine Drüsenanteil produziert den alkalischen Bauchspeichel (Pankreassaft). Durch die im Pankreassaft enthaltenen Bicarbonationen wird der saure Speisebrei aus dem Magen neutralisiert. Täglich werden 1,5–2 l Bauchspeichel sezerniert.

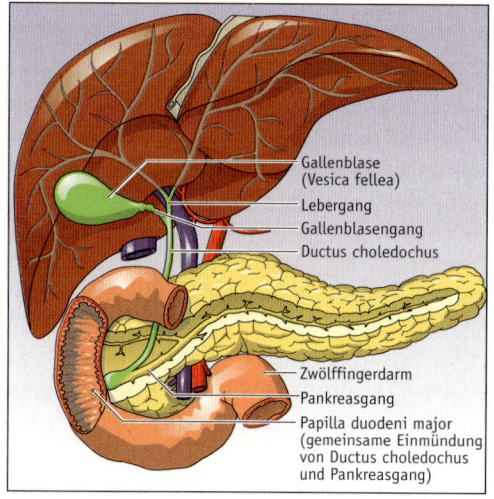

Gallenblase
(Vesica fellea)
Lebergang
Gallenblasengang
Ductus choledochus

Zwölffingerdarm
Pankreasgang
Papilla duodeni major
(gemeinsame Einmündung
von Ductus choledochus
und Pankreasgang)

Des Weiteren enthält der Bauchspeichel wichtige Enzyme zur Verdauung von Kohlehydraten, Eiweißen und Fetten.

Der exokrine Bauchspeichel beinhaltet Lipasen für den Fettabbau, Amylasen für den Kohlehydratabbau und Proteasen für den Eiweißabbau.

Leber, Gallenwege, Pankreas

Verdauungsenzym	Funktion
Amylase	Kohlehydratverdauung, Spaltung in Zweifachzucker
Lipase	Fettverdauung, Spaltung von Triglyceriden in Monoglyceride und Fettsäuren
Trypsin, Chymotrypsin, Elastase	Eiweißverdauung, Eiweißspaltung
Carboxypeptidase	Eiweißverdauung, Aminosäureabspaltung

Kohlehydratverdauung

Ein Großteil des Kohlehydratbedarfs wird durch die pflanzliche Stärke in Brot, Getreide, Kartoffeln und Reis gedeckt. Stärke ist ein Vielfachzucker (Polysaccharid), sie besteht aus einer Vielzahl von Glucosemolekülen (Traubenzucker). Der tierische Vielfachzucker ist das Glykogen. Stärke und Glykogen werden durch die Verdauung in Glucose zerlegt.

Die Kohlehydratverdauung beginnt bereits im Mund durch die Speichelamylase (Pytalin). Der Großteil der Spaltung in Zweifachzucker (Disaccharide) erfolgt durch die Pankreasamylase. Die weitere Zerlegung in Einfachzucker erfolgt durch die zuckerspaltenden Enzyme des Bürstensaums der Dünndarmzellen.

Einfachzucker (Monosaccharide) können dann von den Enterozyten resorbiert werden und gelangen über das Pfortaderblut zur Leber, wo sie weiterverarbeitet werden.

Eiweißverdauung

Die menschliche Nahrung setzt sich aus tierischem und pflanzlichem Eiweiß zusammen. Besonders in tierischen Proteinen wie in Milch oder Fleisch sind Aminosäuren vorhanden, die der Körper nicht selbst herstellen kann. Sie werden als essentielle Aminosäuren bezeichnet.

Die chemische Eiweißverdauung beginnt im Magen. Das Pepsinogen, welches in den Fundusdrüsen synthetisiert wird, wird durch die Salzsäure des Magensaftes aktiviert. Pepsin spaltet von den Proteinen größere Bruchstücke ab. Die weitere Zerlegung der Eiweiße in Amonsäuren erfolgt durch die Eiweiß spaltenden Enzyme (Trypsin, Chymotyrypsin, Caroxypeptidase) der Bauchspeicheldrüse.

Fettverdauung

Die tägliche Fettaufnahme erfolgt hauptsächlich durch Verzehr von Butter, Öl, Margarine, Milch, Fleisch, Wurst, Käse und Eiern. Der Hauptanteil der Fette sind Neutralfette (Triglyceride), dazu kommen Cholesterinester und die fettlöslichen Vitamine A, D, E und K. Diese Vitamine können nur zusammen mit Lipiden aufgenommen werden.

Die Fett spaltenden Lipasen der Bauchspeicheldrüse entfalten ihre Aktivität vor allem, wenn eine Emulgierung der Fette stattgefunden hat. Diese Verteilung in kleinste Tröpfchen erfolgt durch die intensive Durchmischung des Nahrungsbreies mittels der Magenmuskulatur. Nachdem die Lipasen die Neutralfette in Monoglyceride und freie Fettsäuren gespalten haben, werden mithilfe der Gallensäure Mizellen (s. S. 172) gebildet. Diese lagern sich der Dünndarmschleimhaut an und erleichtern die Aufnahme der Fette (Fettresorption) in die Dünndarmzellen.

Kurzkettige Fettsäuren gelangen direkt über die Pfortader zur Leber. Langkettige Fettsäuren, Monglyceride und fettlösliche Vitamine (A, D, E und K) können aufgrund ihrer fehlenden Wasserlöslichkeit nicht mit dem Blut transportiert werden. Sie werden dagegen zusammen mit wasserlöslichen Eiweißen (Chylomikronen) „verpackt" und gelangen über die Darmlymphe zum Milchbrustgang (s. S. 242), der im Venenwinkel in die obere Hohlvene mündet. Hier wird die Lymphe dem venösen Blutsystem zugeführt.

Altersphysiologische Veränderungen im Dünndarm und in der Bauchspeicheldrüse

Über die Papille wird dem Zwölffingerdarm der Bauchspeichel (Pankreassaft) zugeführt. In diesem sind wichtige Enzyme zur Verdauung der Kohlehydrate, Eiweiße und Fette enthalten. Die chemische Verdauung der Nährstoffe wird im Dünndarm abgeschlossen. Durch die enorme Oberflächenvergrößerung können nun die Grundbausteine von der Dünndarmschleimhaut resorbiert und ins Pfortaderblut abgegeben werden.

Wie bei allen exokrinen Drüsen ist auch die Sekretion des Bauchspeichels im Alter vermindert. Da die Bauchspeicheldrüse eine große Reservekapazität besitzt, kommt es erst bei einer Einschränkung von mehr als 90 % der exokrinen Pankreasfunktion zu Zeichen der ungenügenden chemischen Verdauung.

Auch zeigt sich im Alter eine verminderte Durchblutung der Darmorgane. Insgesamt wird eine Ausdünnung der Resorptionsfläche des Dünndarms beobachtet. Die Dünndarmzellen zeigen einen erhöhten Zellumsatz mit vermehrtem Zelluntergang und gesteigerter Neubildung. Da auch die funktionellen Reserven bei der Resorption der kleinmolekularen Bestandteile relativ groß sind, dürften auch bis ins hohe Alter keine nennenswerten Resorptionsstörungen auftreten.

9.10 Leber (Hepar)

Die Leber ist die größte Anhangsdrüse des Darms. Sie wiegt etwa 1,5 kg und hat eine rotbraune Farbe. Die Leber befindet sich im rechten Oberbauch, ihre Ober- und Vorderseite schmiegen sich der Zwerchfellkuppel an. Der Magen wird durch die Leber weitgehend verdeckt. Die Leber ist fast vollständig mit Bauchfell überzogen, sie liegt also intraperitoneal.

Die Leber besitzt vier verschiedene Abschnitte. An der gewölbten Vorderseite wird sie äußerlich durch das Sichelband (Ligamentum falciforme) in einen rechten und linken Leberlappen unterteilt. Der rechte Leberlappen bildet die Hauptmasse der Leber.

Die Eingeweideseite, die sich leicht nach innen wölbt, hat enge Beziehungen zu den Nachbarorganen (Zwölffingerdarm, quer verlaufender Dickdarm, rechte Niere, Magen). An der Eingeweideseite sind noch zwei weitere Leberlappen zu erkennen. Beim liegenden Menschen liegt der quadratische Lappen (Lobus quadratus) oben und der geschwänzte Lappen (Lobus caudatus) unten. Zwischen diesen beiden Lappen liegt die Leberpforte. In die Leberpforte treten zwei Äste der Leberarterie, die Pfortader und Nerven ein. Gallengänge und Lymphgefäße verlassen hier die Leber. Oberhalb der Leberpforte treten die Lebervenen aus, die in die untere Hohlvene (V. cava inferior) münden. Die Gallenblase, ein birnenförmiger, etwa 10 cm langer Sack, liegt neben dem geschwänzten Lappen. Sie fasst bis zu 50 ml Gallenflüssigkeit.

Leber und Gallenblase sind von einer festen Bindegewebskapsel umgeben und diese wiederum von Bauchfell.

Feinbau der Leber

Das Lebergewebe besteht aus einer Vielzahl von Leberläppchen. Sie sind die Baueinheiten der Leber und von unregelmäßiger, länglicher Form. Quer- und Längsdurchmesser betragen etwa einen bzw. zwei Millimeter. Im Querschnitt erscheinen sie vieleckig (polygonal). Überall dort, wo drei oder mehr Läppchen zusammentreffen, wird ein Bindegewebszwickel (Periportalfeld) gebildet. Dieser enthält drei verschiedene Gefäße, die nach dem Erstentdecker **Glisson-Trias** genannt werden. Ein Ast der Leberarterie (A. hepatica) und ein Ast der Pfortader (V. portae) gehören zu den zuführenden Blutgefäßen. Das dritte Gefäß stellt der ableitende Gallengang dar.

Die Pfortader bringt der Leber das nährstoffreiche Blut aus dem Magen-Darm-Trakt, der Bauchspeicheldrüse und der Milz. Da dieses Blut bereits ein Kapillarnetz passiert hat, handelt es sich um venöses Blut. In der Leber muss das Pfortaderblut ein zweites Mal ein kapillares System durchfließen.

Da das Pfortaderblut sauerstoffarm ist, benötigt die Leber zur Sauerstoffversorgung die Leberarterie. Diese kann im Gegensatz zur Pfortader die Blut- und Sauerstoffzufuhr an den wechselnden Eigenbedarf der Leber anpassen.

Das Leberläppchen wird durch feinste Äste der Pfortader und der Leberarterie versorgt. Das Leberläppchen selbst besteht aus in Balken angeordneten Leberzellen und Kapillaren mit speziellem Wandaufbau (Lebersinusoide). In den Sinusoiden mischt sich venöses Blut der Pfortader mit dem sauerstofffreien Blut der Leberarterien. Nachdem das Blut die Sinusoide der Leberläppchen durchflossen hat, mündet es in einer Zentralvene. Das venöse Blut der Zentralvenen wird von den Lebervenen gesammelt und der unteren Hohlvene zugeführt.

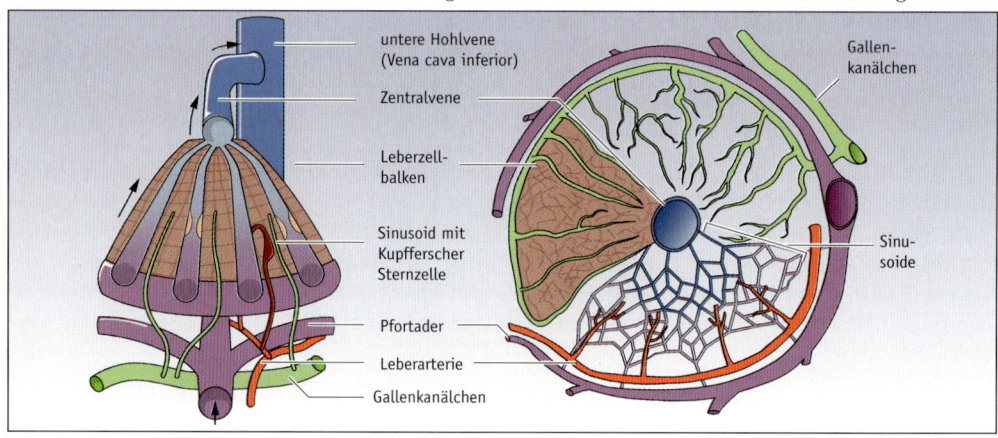

Leberläppchen

Die Sinusoide weisen flache Endothelzellen und zwischen ihnen verankerte Fresszellen (Makrophagen) auf, die nach einem ihrer Entdecker als Kupffer-Zellen bezeichnet werden. Sie beseitigen Bakterien sowie körpereigene und körperfremde Zellreste.

Die Sinusoide führen das nährstoffreiche Blut der unpaaren Bauchorgane. Zwischen Leberzellen und dem Blut der Sinusoide findet ein Stoffaustausch statt. Die Leberzellen speichern – je nach Funktionszustand – Glykogen, Fette, Eiweiße und Pigmente.

Die Wand der Gallenkapillaren wird von der Zytoplasmamembran benachbarter Leberzellen gebildet. Die in den Leberzellen gebildete Galle wird in die Gallenkapillaren abgegeben. Da die Strömumgsrichtung der Galle der des Blutes entgegengesetzt ist, fließt die Galle von den kleinsten Gallenkapillaren zu den im Bindegwebszwickel liegenden Gallengängen. Diese vereinigen sich zu immer größer werdenden Gängen. An der Leberpforte treten dann rechter und linker Lebergallengang aus und vereinigen sich zum gemeinsamen Lebergallengang.

Gallenblase und Gallenwege

Die Galle, die von den Leberzellen kontinuierlich hergestellt wird, verlässt über den rechten und linken Lebergallengang (Ductus hepaticus dexter und sinister) die Leber. Diese vereinigen sich bald zum gemeinsamen Lebergallengang (Ductus hepaticus communis). Nach Aufnahme des Gallenganges setzt sich der gemeinsame Lebergallengang als Hauptgallengang (Ductus choledochus) fort. Der Ductus choledochus mündet gemeinsam mit dem Pankreasgang auf der Papille (Papilla duodeni major) im Zwöffingerdarm. Der Hauptgallengang besitzt einen Schließmuskel, der sich öffnet, wenn Galle abgegeben wird.

Die Gallenblase dient als Speicher für die Galle. Sie fasst etwa 30–50 ml Flüssigkeit. Durch Resorption von Wasser wird die Galle eingedickt.

Die Gallenblase dient der Speicherung und Eindickung der Galle, die Gallenwege sind Transportwege der Galle. Die Galle wird in der Leber gebildet.

Funktionen der Leber

Die Leber ist das größte Stoffwechselorgan im menschlichen Körper, sie vollbringt wichtige Leistungen im Kohlehydrat-, Eiweiß- und Fettstoffwechsel und bei der Entgiftung. Die Leberzellen produzieren die Galle.

Kohlehydratstoffwechsel
Nach den Mahlzeiten synthetisiert die Leber aus überschüssiger Glucose Glykogen. Sind die Glykogenspeicher gefüllt, werden aus Glucose Fette (Fettsäuren und Neutralfette) hergestellt.

Im Hungerzustand stellt die Leber Glucose durch Abbau des Glykogens (Glykogenolyse) bereit. Insbesondere Gehirnzellen, rote Blutkörperchen und die Zellen des Nebennierenmarks sind auf Glucose angewiesen. Auch aus den Grundbausteinen der Eiweiße, den Aminosäuren, erfolgt eine Zuckerneubildung (Glukoneogenese).

Die Leber ist an der Regulation des Blutzuckerspiegels beteiligt.

Eiweißstoffwechsel
Aus Aminosäuren, den Grundbausteinen, synthetisiert die Leber wichtige Eiweiße des Blutplasmas. Vor allem Albumin, das wichtigste Protein des Blutplasmas, Gerinnungsfaktoren und Immunglobuline werden in der Leber hergestellt.

Durch den ständigen Um- und Abbau der Eiweiße fallen große Mengen an Stickstoff an, aus denen die Leber Harnstoff (s. S. 110) bildet. Dieser kann über die Nieren ausgeschieden werden.

Fettstoffwechsel

Eine geringe Menge von Neutralfetten (Triglyceride) kann in der Leber gespeichert werden und bei Bedarf abgegeben werden.

Bei Hungerzuständen können die Fettreserven überstürzt „eingeschmolzen" werden. Es entstehen Ketonkörper, die zu einer Übersäuerung des Blutes führen.

Gallenproduktion

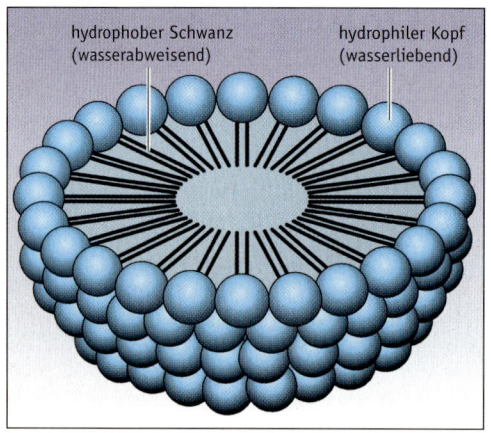

Als Mizelle strukturierte Lipidmoleküle (Aufschnitt)

Etwa 1 Liter Galle wird pro Tag von der Leber gebildet. Die Gallenflüssigkeit enthält Wasser, Cholesterin, Gallensäuren, Lecithin und den Gallenfarbstoff (Bilirubin).

Die Gallensäuren werden aus Cholesterin in der Leber synthetisiert. Nachdem die Lipasen des Bauchspeichels die Neutralfette in Monoglyceride und freie Fettsäuren gespalten haben, bilden diese Spaltprodukte mit den Gallensäuren, sogenannte Mizellen. Die Lipidmoleküle gruppieren sich zu kugeligen Gebilden und können sich der Dünndarmschleimhaut anlagern. Dadurch wird die Fettresorption erleichtert.

Über die Gallenflüssigkeit wird der Gallenfarbstoff ausgeschieden. Bilirubin entsteht über verschiedene Zwischenstufen aus dem Blutfarbstoff Hämoglobin. Bilirubin wird im Darm zu Sterkobilin umgewandelt und gibt dem Stuhl seine dunkle Farbe. Ein Teil des Bilirubins wird allerdings in Form von Urobilinogen wieder aufgenommen und gelangt über den Blutweg zur Ausscheidung in die Niere.

Entgiftungsfunktion

Alle oral eingenommen Arzneimittel gelangen über den Pfortaderkreislauf zunächst zur Leber, bevor sie den Körperkreislauf erreichen. Sie werden in der Leber durch Enzyme zum Teil inaktiviert. Dies wird auch als „first-pass-effect" (Effekt der ersten Passage) bezeichnet.

Ammoniak entsteht im Dickdarm bei der bakteriellen Zersetzung von unverdaulichen Nahrungsresten. In der Leber wird das für den Körper schädliche Ammoniak zu Harnstoff abgebaut.

Alkohol wird durch zwei Leberenzyme (Alkoholdehydrogenase, Aldehyddehydrogenase) zu Essigsäure und letztendlich zu Fetten abgebaut. Giftstoffe und Arzneimittel werden durch Enzyme (z. B. Cytochrom P450) abgebaut.

Ausscheidungsfunktion

Abbauprodukte der Leber, die gut in Wasser löslich sind, werden ans das Blut abgegeben und gelangen über die Nieren zur Ausscheidung. Schlecht wasserlösliche Abbauprodukte der Leber werden der Gallenflüssigkeit zugeführt und gelangen über die Gallenwege zum Darm, wo sie dann mit dem Stuhl ausgeschieden werden.

Speicherfunktion

Die Leber kann erhebliche Mengen an Blut speichern und im Bedarfsfall dem Kreislauf wieder zuführen. Außerdem dient sie als Speicher für die Vitamine A, D, E und B12.

Altersphysiologische Veränderungen der Leber

Mit zunehmendem Alter zeigt sich eine Abnahme des Lebergewichts. Bei verminderter Leberzellenanzahl kommt es zur Vergrößerung einzelner Leberzellen. Häufig zeigt sich im Alter auch eine Leberzellverfettung, die durch einen erhöhten Blutzuckerspiegel (Diabetes mellitus Typ II) hervorgerufen wird. Insgesamt sind die Leberzellen im Alter anfälliger für Schädigungen durch Alkohol, Medikamente und Viren.

Bei einer viral bedingten Leberentzündung (Hepatitis) ist die Leber zur Neubildung von Leberzellen fähig. Die verminderte Regenerationsfähigkeit im Alter erklärt die oft schweren Krankheitsverläufe bei Leberentzündungen bei älteren Menschen.

Mit zunehmendem Alter wird eine reduzierte Leberdurchblutung beobachtet. Auch die Aktivität der Leberenzyme, die für den Abbau von giftigen Substanzen wie Arzneimittel wichtig sind, ist vermindert. Gerade alte Menschen zeigen eine erhöhte Empfindlichkeit gegenüber Arzneimitteln, die in der Leber abgebaut und über die Galle ausgeschieden werden. Es kommt bei diesen Medikamenten häufiger zu unerwünschten Nebenwirkungen.

Bei alten Menschen sollte bei einer raschen Änderung des Gesundheitszustandes auch an eine Medikamentennebenwirkung gedacht werden. Da der Abbau von Arzneimitteln in der Leber sowie die Ausscheidung über die Galle als auch über die Nieren vermindert sind, ist generell mit einer erhöhten Empfindlichkeit gegenüber Pharmaka im Alter zu rechnen.

Eine sorgfältige Dokumentation der Arzneimitteleinnahme, die Nebenwirkungen und auch eventuelle Wechselwirkungen aufdeckt, ist anzuraten.

9.11 Dickdarm

Der Dickdarm und der sich anschließende Mastdarm (Rektum) stellen den letzten Abschnitt des Verdauungsrohres dar.

Zwischen Krummdarm (Ileum) und dem ersten Abschnitt des Dickdarms findet sich eine Klappe, die Ileozäkalklappe. Der Dickdarm mit einer Länge von etwa 1,5 m umrahmt die Dünndarmschlingen. Der Dickdarm wird in folgende Abschnitte unterteilt:

- Der Blinddarm (Zäkum) mit dem Wurmfortsatz (Appendix vermiformis) ist vollständig von Bauchfell überzogen (intraperitoneal).
- Der aufsteigende Grimmdarm (Colon ascendens) ist nur an der Vorderseite von Bauchfell überzogen (retroperitoneal).
- Der querverlaufende Grimmdarm (Colon transversum) liegt intraperitoneal.
- Der absteigende Grimmdarm (Colon descendens) liegt retroperitoneal.
- Der S-förmige Grimmdarm (Colon sigmoideum, kurz: Sigma) liegt intraperitoneal.

Der Blinddarm, der querverlaufende Grimmdarm und der S-förmige Grimmdarm besitzen ein Aufhängeband (Mesokolon), über das der Dickdarm mit Blut und Nerven versorgt wird.

Feinbau des Dickdarms

Die Schleimhaut des Dickdarms weist nur noch Einstülpungen (Krypten) auf. Das Epithel besteht aus zylindrischen Darmzellen und Schleim produzierenden Becherzellen.

Die außen liegende Längsmuskulatur ist zu drei schmalen Strängen, den Tänien, zusammengefasst.

Wenn sich die innen liegende Ringmuskulatur kontrahiert, zeigen sich Einschnürungen. Zwischen diesen liegen die Ausbuchtungen, als Haustren bezeichnet.

Tänien und Haustren sind typische Dickdarmzeichen, wobei sich die Ausprägung der Haustren je nach Darmbewegung ändern kann.

Das Anhängsel des Blinddarms, der Wurmfortsatz, kann bis zu 9 cm lang sein. Seine Lage ist variabel. Er besitzt keine Tänien, die Längsmuskulatur ist kontinuierlich vorhanden.

Der Appendix zeigt in seiner Schleimhaut ausgeprägte Lymphfollikel, die zum Abwehrsystem zählen. Entzündungen in diesem Bereich sind recht häufig und werden fälschlicherweise als „Blinddarmentzündung" bezeichnet.

Funktion des Dickdarms

Im Dickdarm ist die Verdauung und Resorption der Nährstoffe abgeschlossen. Hier werden dem Stuhl nur noch Wasser und Elektrolyte entzogen. Wegen der besseren Gleitfähigkeit erfolgt eine Beimengung von Schleim. Der Darminhalt von 100–200 ml pro Tag wird bis zur Ausscheidung im Dickdarm gespeichert. Dort sind physiologisch Bakterien vorhanden, die unverdauliche Nahrungsreste durch Gärungs- und Fäulnisprozesse weiter abbauen.

Altersphysiologische Veränderungen des Dickdarms

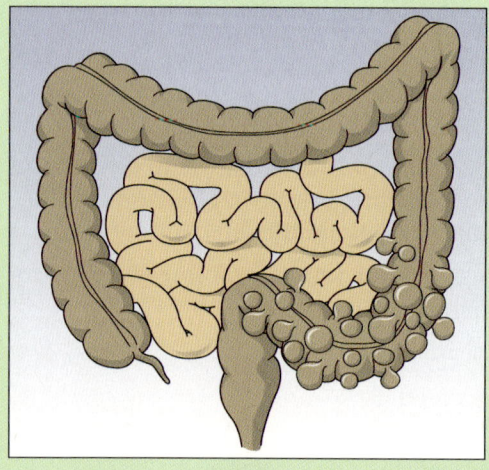

Divertikulose des Dickdarms

Mit zunehmendem Alter kommt es zu einer Zunahme der Wanddicke im Dickdarm. Es werden vermehrt kollagene Fasern ins Bindegewebe eingelagert. Damit nimmt die Elastiztät der Dickdarmwand ab. Durch den nun erhöhten Druck im Dickdarminnenraum kommt es gehäuft zu Ausstülpungen der Dickdarmwand. Diese werden als Divertikel bezeichnet.

Divertikel betreffen entweder die gesamte Darmwand oder es kann sich nur die Schleimhaut durch Muskellücken vorstülpen. Etwa 60 % der über 70-jährigen Menschen haben Divertikel. Neben der Verdickung der Kolonwand spielt auch die ballaststoffarme Ernährung in den westlichen Industrieländern eine Rolle. Wenn es im Bereich der Divertikel zu Stuhlstau und Entzündung der Darmwand kommt, wird dies als Divertikulitis bezeichnet. Im Extremfall können diese Ausstülpungen platzen und zu einer lebensgefährlichen Bauchfellentzündung führen.

Um eine Divertikelentstehung zu verhindern, sind ballaststoffreiche Kost und eine angemessene körperliche Aktivität angezeigt. Gerade im Alter ist die Ballaststoffzufuhr vermindert, insbesondere wenn die zahnprothetische Versorgung nicht optimal ist.

Auch das Auftreten von bösartigen Tumoren des Dickdarms und des Mastdarms (Kolorektales Karzinom) ist mit zunehmendem Alter erhöht. Vermutet wird hier, dass die Dickdarm- und Mastdarmschleimhaut aufgrund des höheren Alters Krebs auslösenden Substanzen länger ausgesetzt ist. Zusätzlich spielt auch die nachlassende Immunität im Alter eine Rolle. Wichtige Zeichen eines kolorektalen Karzinoms sind Blutbeimengungen im Stuhl und neu aufgetretene Stuhlunregelmäßigkeiten.

Die Darmflora des Menschen zeichnet sich durch eine Vielzahl von verschiedenen Bakterien aus. Es wird davon ausgegangen, dass insgesamt 10–100 Billionen Bakterien den Dünndarm und vor allem den Dickdarm besiedeln. Beim alten Menschen zeigt sich eine Verschiebung der bakteriellen Darmflora, was ihn anfälliger für Magen-Darm-Infekte (Gastroenteritiden) macht. Zusätzlich spielt auch die nachlassende Immunität eine Rolle. Bei Durchfall und Erbrechen kommt es zu Flüssigkeitsverlusten, die der alte Mensch durch das nachlassende Konzentrierungsvermögen der Niere nur schlecht ausgleichen kann. Durch eine Gastroenteritis entstehen bei alten Menschen sehr schnell kritische Situationen, die oftmals im Krankenhaus behandelt werden müssen.

Entsprechende Hygienemaßnahmen um die Verbreitung von Magen-Darm-Infekten in Seniorenheimen zu vermeiden sind unbedingt zu beachten.

9.12   Mastdarm (Rektum)

Der Mastdarm ist 7–15 cm lang. Er geht aus dem Sigma hervor und endet mit dem After (Anus). Das Rektum liegt außerhalb der Bauchhöhle (extraperitoneal). Der oberste Teil des Rektums, eine Erweiterung, ist die Ampulle. In ihr wird der Stuhl vor der Ausscheidung gespeichert. Zum Verschluss des Afters tragen verschiedene Strukturen bei:

◆ Innerer Schließmuskel (M. sphincter internus) aus glatter Muskulatur

◆ Schleimhautfalte unterhalb der Ampulle (Kohlrausch-Falte)

◆ Gefäßgeflecht unterhalb der Schleimhaut (Hämorrhoidalzone)

◆ Äußerer Schließmuskel (M. sphincter externus) aus quergestreifter Muskulatur

◆ Neben dem äußeren Schließmuskel gibt es einen weiteren Skelettmuskel, der am Verschluss des Afters beteiligt ist, der Schambein-Mastdarm-Muskel (M. puborectalis). Dieses kann bedeutend sein, wenn durch Geburten der Damm verletzt wurde.

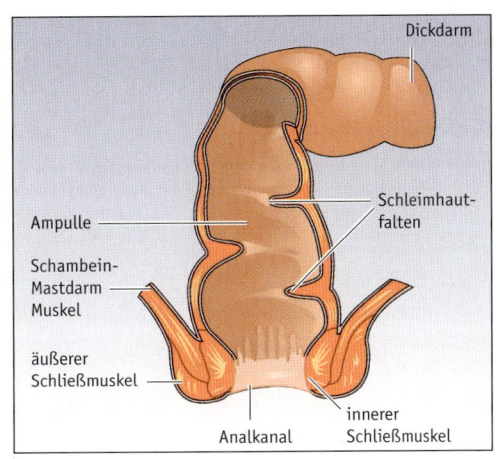

Verschlussmechanismen des Afters

Stuhlentleerung (Defäkation)

Die Defäkation wird im Normalfall dadurch ausgelöst, dass Stuhl in den Mastdarm gelangt. Der Auslöser ist die Erregung von Dehnungsrezeptoren in der Mastdarmwand. Diese Impulse werden an das Rückenmark geleitet. Hier erfolgt eine Umschaltung auf Fasern des Parasympathikus, die eine Erschlaffung des inneren Schließmuskels und eine reflektorische Anspannung des äußeren Schließmuskels bewirken, sodass zunächst keine Stuhlentleerung erfolgt. Zugleich gelangt eine Information vom Rückenmark zum Gehirn, dass Stuhl entleert werden muss. Muss der Stuhldrang unterdrückt werden, bleibt die Kontraktion des äußeren Schließmuskels erhalten.

Wird dagegen der Stuhldrang nicht unterdrückt, werden vom Gehirn gesteuerte Rückenmarksreflexe ausgelöst. Die Längsmuskulatur des Mastdarms kontrahiert sich. Äußerer und innerer Schließmuskel entspannen sich. Durch den Druckanstieg im Mastdarm kommt es zur Stuhlentleerung. Unterstützend wirkt die Kontraktion der Bauchmuskulatur.

Altersphysiologische Veränderungen der Defäkation

Durch einen Untergang von Nervenzellen ist im Alter eine Erhöhung der Stuhldrangschwelle zu beobachten. Mit zunehmendem Alter müssen verstärkte Dehnungsreize auftreten, um die Meldung „Stuhldrang" an die Großhirnrinde zu vermitteln. Dies kann dazu führen, dass der Stuhl vermehrt eindickt und somit auch schwerer entleert werden kann. Gleichzeitig ist die Geschwindigkeit der Stuhlentleerung vermindert. Dies könnte, neben anderen Faktoren, die Ursache für die im Alter gehäuft auftretende Verstopfung (Obstipation) sein.

Es besteht ein Zusammenhang zwischen Stuhlfrequenz und körperlicher Aktivität. Auch im Alter kann vermehrte Bewegung zu einer Erhöhung der Stuhlhäufigkeit führen. Eine ausreichende Flüssigkeitszufuhr kann eine Obstipation verbessern. Die Zufuhr von ausreichend Ballaststoffen, die im Alter meist zu gering ist, kann ebenfalls zur Besserung der Symptome führen.

Bei bettlägerigen Patienten kann auch ein Toilettentraining sinnvoll sein. Nach der Mobilisation des alten Menschen wird die am Morgen nach dem Frühstück erhöhte Dickdarmbeweglichkeit ausgenutzt. Sinnvolle Laxantien wie Ballaststoffe oder osmotisch wirksame Abführmittel ergänzen die Obstipationstherapie im Alter.

In der Regel ist die Zeit der Dickdarmpassage beim alten Menschen nicht verlängert. Nur bei einem kleinen Anteil der älteren Menschen wird eine verlängerte Passagezeit beobachtet. Hier müssen eventuell stimulierende Laxantien zum Einsatz kommen.

Stuhlinkontinenz

Stuhlinkontinenz, auch fäkale Inkontinenz, ist ein häufiges Problem des alten Menschen. Die Stuhlinkontinenz ist ein ungewollter Stuhlverlust zur falschen Zeit und am ungeeigneten Ort. Die Grade reichen von gelegentlich auftretenden Stuhlspuren bis zum plötzlichen Verlust von flüssigem, breiigem oder festem Darminhalt. Die fäkale Inkontinenz führt zu einer erheblichen Beeinträchtigung der Lebensqualität. Oftmals tritt die Stuhlinkontinenz in Kombination mit einer Harninkontinenz auf (Doppelinkontinenz). Fäkale Inkontinenz betrifft sowohl Frauen als auch Männer. Eine Zunahme der Häufigkeit ist mit dem Alter zu beobachten. Stuhlinkontinenz gehört zu den häufigsten Ursachen für eine Unterbringung in Pflegeheimen.

Für die Stuhlinkontinenz gibt es viele Ursachen. Tatsächlich gibt es jedoch nur wenige, die wesentlich dazu beitragen, nicht selten in Kombination.

Eine Ursache für Stuhlinkontinenz ist in einer **gestörten Sphinkterfunktion** zu sehen. Sowohl der äußere als auch der innere Schließmuskel sind von altersphysiologischen Veränderungen betroffen. Durch die Daueranspannung des inneren und äußeren Schließmuskels des Afters ist die Analöffnung normalerweise verschlossen. Mit zunehmendem Alter kommt es zu einer alters-physiologischen Atrophie des quergestreiften, willkürlich gesteuerten äußeren Schließmuskels. Diese Atrophie wird noch verstärkt, wenn zusätzlich der Schamnerv (Nervus pudendus), welcher den äußeren Sphinkter versorgt, geschädigt wurde. Dies wird durch Geburten oder durch jahrzehntelange chronische Obstipation mit heftigem Pressen hervorgerufen. Es resultiert eine Sphinkterschwäche mit ungewolltem Stuhlverlust. Der Betreffende verspürt einen starken Stuhl-drang, der Stuhl kann nicht oder nur kurzfristig zurückgehalten werden. Der Verschlussdruck des äußeren Schließmuskels ist nicht mehr ausreichend um den Stuhl zurückzuhalten.

Auch im glattmuskulären inneren Schließmuskel sind altersbedingte Veränderungen zu beob-achten. Die vermehrte Bindegewebsbildung und damit Verhärtung dieses glatten Muskels führt zur Beeinträchtigung seiner Funktion. Es kommt zu unwillkürlichem Stuhlabgang, ohne dass der Betreffende Stuhldrang verspürt.

Für die Stuhlentleerung ist auch eine ungestörte **Sensorik der Mastdarmschleimhaut** not-wendig. Mit zunehmendem Alter, aber auch durch einen Diabetes mellitus Typ II oder durch neurologische Erkrankungen wie Demenzen oder Schlaganfall, kann es zu einer Abnahme der Wahrnehmung einer Mastdarmdehnung kommen. Die Betroffenen verspüren keinen Stuhl-drang. Es kommt zu unwillkürlichem Stuhlabgang.

Nicht selten wird im Alter eine fäkale Inkontinenz durch eine chronische Obstipation hervor-gerufen. Hierbei bilden sich verhärtete Stuhlmassen (Koprostase) oder Kotsteine im Mast-darm, die nicht mehr ausgeschieden werden können. Oberhalb der verhärteten Stuhlmassen oder Kotsteine werden die Drüsen des Dickdarms zu einer vermehrten Sekretion aktiviert. Es kommt zu Durchfällen. Der verflüssigte Stuhl fließt an den festen Stuhlballen vorbei und zeigt sich bei einer Sphinkteratrophie als ständiges Stuhlschmieren. Diese Form der Inkontinenz wird auch als **Überlaufinkontinenz** bezeichnet.

Ein weiterer Grund für eine fäkale Inkontinenz sind **Durchfälle**, die auf eine gestörte Dick-darm- oder Dünndarmfunktion zurückzuführen sind. Breiiger oder flüssiger Stuhl kann weni-ger lange im Mastdarm zurückgehalten werden. Eine Diarrhoe findet sich beispielsweise bei einer Divertikulitis (s. S. 174) oder einem Dickdarm-Mastdarm (kolorektalem) Karzinom.

Mit einer gestörten neuralen Steuerung des Defäkationsreflexes ist bei Erkrankungen wie Demenzen, Schlaganfall oder Querschnittsyndrom zu rechnen.

Auch allgemeine Probleme des alten Menschen können zur Stuhlinkontinenz führen. Eine eingeschränkte Beweglichkeit lässt den alten Menschen trotz bestem Willen die Toilette nicht mehr erreichen. Bei Demenzen wird die Toilette eventuell nicht mehr gefunden bzw. der Betreffende erkennt die Toilette nicht mehr als solche.

Oftmals ist bei der Stuhlinkontinenz die Beseitigung der auslösenden Ursache nicht möglich. Meist beschränkt sich die Therapie auf hygienische Maßnahmen und ein Toilettentraining. Die Versorgung stuhlinkontinenter Menschen erfolgt mit geeigneten Windeln und Vorlagen. Eine sofortige Reinigung nach Stuhlinkontinenz sollte erfolgen, um das Auftreten von Feuch-tigkeitsekzemen und Dekubitalgeschwüren zu verhindern.

Bei der Überlaufinkontinenz sollten die festen Stuhlmassen durch mehrere Einläufe, meist in Kombination mit einer digitalen Ausräumung, beseitigt werden. Um eine Neubildung zu ver-meiden sind osmotisch wirksame Laxanzien indiziert.

Fallsituation

Herr Fink lebt trotz seiner 80 Jahre weitgehend selbstständig in seiner eigenen Wohnung. Er war früher als Ausbilder bei einer Polizeischule tätig. Dort war er dort vor allem für den Bereich Sport zuständig. Er selbst war ein begeisterter Leichtathlet und hatte auch lang nach seiner Pensionierung noch das Training beim örtlichen Turnverein übernommen. Auch heute bewegt sich der lebensfrohe Mann noch sehr gerne. Einmal pro Woche geht Herr Fink auf den Sportplatz und beobachtet das Leichtathletiktraining seines Vereins. Ab und an gibt er auch heute noch gerne Tipps an die jungen Sportler weiter. „Der Sport, die gesunde Ernährung und die ausreichende Flüssigkeitszufuhr halten mich fit", so erklärt Herr Fink Ihnen öfters.

Als Altenpflegehelfer/-in des ambulanten Pflegedienstes mussten Sie Herrn Fink bisher nur im Haushalt und beim Einkaufen helfen.

Vor zwei Wochen ging Herr Fink wieder auf den Sportplatz. Beim Vorführen eines Bewegungsablaufes beim Kugelstoßen riss seine Achillessehne. Diese Verletzung wurde im Krankenhaus operativ versorgt. Es erfolgte dann eine Ruhigstellung im Unterschenkelgips.

Herr Fink ist nun seit vier Tagen wieder zu Hause. Laut ärztlicher Anordnung muss er den Gips noch einige Wochen tragen. Der sonst so bewegliche Herr Fink ist in seiner Mobilität stark eingeschränkt. Den größten Teil des Tages verbringt er sitzend in seinem großen Sessel. Durch seine Einschränkung benötigt er nun auch Hilfe beim Auskleiden und bei der Ausscheidung.

Tagsüber benutzt Herr Fink eine Urinflasche. Zu den Toilettengängen wird er von Ihnen begleitet. Oftmals bleibt dafür nicht immer viel Zeit.

Herr Fink wirkt von Tag zu Tag betrübter. Er hofft, dass der Gips bald entfernt wird. Ihnen fällt auf, dass Herr Fink auch nur die Hälfte der von Ihnen hingestellten Mineralwasserflasche getrunken hat. Als Sie ihn darauf ansprechen, berichtet Ihnen Herr Fink, dass es ihm unangenehm sei, die Urinflasche zu benutzen, deshalb hätte er seine Flüssigkeitszufuhr reduziert. Auch die Toilettengänge wären ihm peinlich. Seit seinem Unfall habe er auch Probleme mit dem Stuhlgang. Vor seinem Unfall hätte er stets nach seinem Frühstück mit Kaffee, Joghurt und Orangensaft Stuhlgang gehabt. Jetzt sei der Stuhlgang unregelmäßig, außerdem sei der Stuhl sehr hart.

1.   *Beschreiben Sie die Anatomie des Magen-Darm-Traktes.*

2.   *Welche Problematik liegt bei Herrn Fink vor? Welche Ursachen können bei Herrn Fink gefunden werden?*

3.   *Welche Prophylaxemaßnahmen hinsichtlich seiner Stuhlgangproblematik würden Sie bei Herrn Fink durchführen?*

10 Nervensystem

Das Nervensystem ist das komplexeste System des Körpers. Es steuert die Tätigkeit der glatten Muskulatur, der Eingeweide und der Skelettmuskulatur. Außerdem ermöglicht es über die Sinnesorgane die Verständigung mit der Außenwelt. Der Körper kann sich somit sehr schnell an wechselnde Außenbedingungen anpassen.

Das Nervensystem des Menschen ist auch die Grundlage des Denkens, Fühlens und bestimmt die einzigartige Persönlichkeit eines jeden Menschen.

Das Nervensystem ist aus Nervenzellen (Neurone) und Gliazellen, die Stütz-, Schutz- und Ernährungsfunktion übernehmen, aufgebaut. Die Nervenzellen kommunizieren durch ihre Fortsätze, die Dendriten und Axone, miteinander. Die Impulsübertragung zwischen zwei Nervenzellen wird über Synapsen vermittelt.

Eine Nervenzelle (Neuron) besteht aus dem Nervenzellkörper und ihren Fortsätzen. Eine Nervenzelle besitzt mehrere zuführende Fortsätze, die Dendriten, und einen wegführenden Fortsatz, das Axon.

Gliederung des Nervensystems nach dem Ort (Topographie)

Nach topographischen Gesichtspunkten wird das Nervensystem in das zentrale und das periphere Nervensystem unterteilt.

Zum zentralen Nervensystem (ZNS) gehören das Gehirn und das Rückenmark. Informationen aus dem Körperinneren und der Körperperipherie treffen in Rückenmark und Gehirn ein, werden dann auf ihre Wichtigkeit hin geprüft, verarbeitet, innerhalb des zentralen Nervensystems weitergeleitet und eventuell gespeichert. Das ZNS wiederum sendet „Befehle" an die Peripherie.

Zum peripheren Nervensystem (PNS) werden alle Anteile gezählt, die nicht zum ZNS gehören. Dazu gehören die Spinalnerven, Hirnnerven und Nervenfasern des vegetativen Nervensystems (s. S. 201). Das periphere Nervensystem verbindet Gehirn und Rückenmark mit der Körperperipherie.

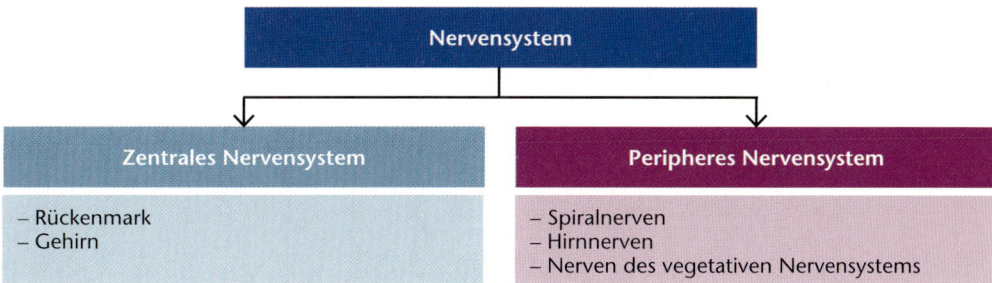

Nervensystem

Zentrales Nervensystem	Peripheres Nervensystem
– Rückenmark – Gehirn	– Spiralnerven – Hirnnerven – Nerven des vegetativen Nervensystems

Nerven

Nerven stellen die Verbindungen zwischen peripherem und zentralem Nervensystem dar. Unter Nerven werden gebündelte Nervenfasern verstanden, die sich aus Nervenzellfortsätzen (Axone) und Gliazellen zusammensetzen. Gliazellen des peripheren Nervensystems sind die Schwann-Zellen.

Gliederung des Nervensystems nach seiner Funktion

Der Funktion nach wird das Nervensystem in das den Körper betreffende (somatisches) und in das vegetative (auch autonome oder viszerale) Nervensystem gegliedert.

Das somatische Nervensystem dient der Verständigung zwischen Körper und Umwelt. Es ist einerseits für die bewusste Wahrnehmung von Sinnesreizen zuständig. Dazu gehören Hören, Sehen, Schmecken, Riechen und Tasten. Anderseits ist das somatische Nervensystem für die willkürliche Bewegung der Skelettmuskulatur zuständig. Die Bewegungen werden bewusst gesteuert, wie beispielsweise das Heben der Hand oder das Krümmen der Zehen.

Das vegetative Nervensystem hält das innere Milieu des Körpers konstant. Seine Wirkungen entziehen sich der direkten, willkürlichen Kontrolle. Es steuert Funktionen wie:
◆ Atmung
◆ Verdauung
◆ Stoffwechsel
◆ Sekretion der endokrinen und exokrinen Drüsen
◆ Wasserhaushalt
◆ Nervliche (neuronale) Kontrolle der Sexualorgane
◆ Blutdruckregulation

Motorisch versorgt das vegetative Nervensystem die glatte Muskulatur der Eingeweide und der Blutgefäße sowie exokrine und endokrine Drüsen. Sensibel vermittelt es Impulse aus den Eingeweiden, wie Dehnungszustand der glatten Muskulatur, aber auch Sauerstoffgehalt und pH-Wert des Blutes werden registriert.

Vegetatives und somatisches Nervensystem arbeiten zusammen und beeinflussen sich gegenseitig.

Das somatische Nervensystem ist für die bewusste Wahrnehmung von Sinnesreizen zuständig und steuert die Motorik der Skelettmuskulatur.
Das vegetative Nervensystem steuert innerkörperliche Anpassungs- und Regulationsvorgänge, die willentlich nicht direkt beeinflusst werden können.

Afferente und efferente Nerven

In der Körperperipherie gibt es die verschiedensten Rezeptoren, die Sinnesreize aus dem Körper selbst oder aus der Umwelt aufnehmen können. Die aufgenommenen Sinneseindrücke werden über zuführende Nervenfasern zum zentralen Nervensystem geleitet. Diese Nervenfasern werden auch als afferente Nervenfasern bezeichnet. Da sie Sinneseindrücke von der Körperperipherie zum ZNS leiten, handelt es sich um sensorische (auch sensible) Nervenfasern.

Die aus der Peripherie eintreffenden Informationen müssen im ZNS verarbeitet werden. Dies geschieht über zwischengeschaltete Nervenzellen (Interneurone). Da oft weite Strecken im ZNS zurückgelegt werden müssen, sind die Axone der Interneurone meist sehr lang. Solche langen Bahnen werden als Tractus bezeichnet.

Das Ergebnis der Verarbeitung von Sinneseindrücken sind „Befehle" des ZNS an die Körperperipherie. Wegführende (efferente) Nervenfasern aus dem ZNS leiten Impulse zur Skelettmuskulatur oder zur glatten Muskulatur der Eingeweide. Efferente Nervenfasern sind daher motorisch.

Afferente Nervenfasern leiten Impulse von der Körperperipherie zum ZNS. Sie sind daher sensibel.
Efferente Nervenfasern leiten Impulse aus dem ZNS zur Körperperipherie. Sie sind daher motorisch.

10.1 Rückenmark und Spinalnerven

Über die Spinalnerven, die zum peripheren Nervensystem gehören, ist das Rückenmark (Anteil des ZNS) mit der Körperipherie verbunden.

10.1.1 Rückenmark

Das Rückenmark hat in erster Linie Vermittlerfunktion zwischen Gehirn und Körperperipherie, wobei es aber auch eigenständig handeln kann.

Das etwa 45 cm lange Rückenmark liegt im knöchernen Wirbelkanal. Es erstreckt sich vom Hinterhauptloch bis zum ersten bis zweiten Lendenwirbelkörper. Das Rückenmark erinnert an einen Stab mit einem Durchmesser von etwa einem Zentimeter, dieser ist im Halsbereich und Lendenkreuzbereich verdickt, weil hier zusätzlich noch die oberen und unteren Extremitäten versorgt werden. Das spitz zulaufende Ende des Rückenmarks, als Conus medullaris bezeichnet, ist über den Endfaden (Filum terminale) am unteren Ende des Wirbelkanals befestigt.

Das Rückenmark wird weitgehend analog zum Wirbelsäulenaufbau in Segmente gegliedert. Aus jedem Segment geht beiderseits je eine Vorderwurzel und eine Hinterwurzel hervor. Diese vereinigen sich nach wenigen Millimetern zum Spinalnerven. Es gibt 31–33 Segmente, dementsprechend verlassen auch 31–33 Spinalnervenpaare das Rückenmark:

- Acht Halssegmente (Zervikalsegmente, C1–C8) bilden das Halsmark.
- 12 Brustsegmente (Thorakalsegmente, Th1–Th12) bilden das Brustmark.
- Fünf Lendensegmente (Lumbalsegmente, L1–L5) bilden das Lendenmark.
- Fünf Kreuzsegmente (Sakralsegmente, S1–S5) bilden das Kreuzmark.
- Ein bis drei Steißsegmente (Kokzygealsegmente, Co1–Co3) bilden das Steißmark.

Obwohl das Rückenmark während der Entwicklung in seinem Wachstum gegenüber der Wirbelsäule zurückbleibt, verlassen dennoch die Spinalnerven den Wirbelkanal durch ihre zugehörigen Zwischenwirbellöcher.

Innerer Aufbau des Rückenmarks

Im Querschnitt des Rückenmarks ist eine schmetterlingsförmige, graue Substanz in weißer Substanz eingebettet. Bei der grauen Substanz handelt es sich vor allen um Ansammlungen von Nervenzellkörpern. Die graue Substanz kann im Rückenmarksquerschnitt in ein Vorder-, ein Seiten- und ein Hinterhorn eingeteilt werden.

Im Vorderhorn befinden sich die motorischen Neurone. Ihre Axone verlassen das Rückenmark über die vordere Wurzel und verlaufen im Spinalnerven zu den Skelettmuskeln. Die motorischen Neurone sind efferent.

An den Neuronen im Hinterhorn enden sensible Nervenfasern aus der Peripherie. Diese afferenten Nervenfasern treten über die hintere Wurzel in das Rückenmark ein. Sie vermitteln Informationen über Schmerz- und Temperaturempfindung.

Das Seitenhorn enthält Neurone des vegetativen Nervensystems. Wenn sie motorischer Art sind und somit die glatte Muskulatur der Eingeweide versorgen, verlassen sie das Rückenmark über die vordere Wurzel mit den Axonen der motorischen Neurone. In Seitenhorn liegen auch Neurone, die Informationen aus den Eingeweiden erhalten und als sensible Fasern über die hintere Wurzel eintreten.

Die weiße Substanz besteht vorwiegend aus Axonen und Gliazellen. Innerhalb der weißen Substanz können Stränge aus Nervenfaserbündeln (Tractus) unterschieden werden.

Diese steigen vom Gehirn zum Rückenmark ab oder vom Rückenmark zum Gehirn auf. Die weiße Substanz kann somit als Verbindungsapparat zwischen Peripherie und Rückenmark gesehen werden. Der Hinterstrang liegt zwischen beiden Hinterhörnern. Der Vorder- und Seitenstrang sind nicht deutlich voneinander abzugrenzen und werden deshalb als Vorderseitenstrang bezeichnet.

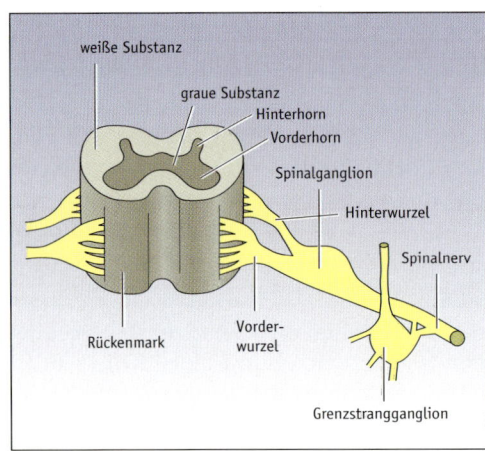

weiße Substanz

graue Substanz

Hinterhorn

Vorderhorn

Spinalganglion

Hinterwurzel

Spinalnerv

Rückenmark

Vorder-
wurzel

Grenzstrangganglion

Querschnitt durch das Rückenmark, graue und weiße Substanz

Im Hinterstrangsystem werden sensible Impulse ans Gehirn weitergeleitet, die Informationen über die genaue Stellung der Extremitäten im Raum, über Druck-, Berührungs-, und Vibrationsempfindung enthalten.

Im Vorderseitenstrang verlaufen ebenfalls sensible Bahnen, die Schmerz- und Temperaturimpulse sowie Informationen zur groben Stellung der Extremitäten im Raum ans Gehirn weiterleiten.

Die wichtigste absteigende Bahn ist die Pyramidenbahn (s. S. 197), die im Seitenstrang zu den motorischen Neuronen des Vorderhorns zieht.

Reflexe des Rückenmarks

Außer dem Vorder-, Seiten- und Hinterstrang gibt es noch eine dünne Schicht von weißer Substanz, die direkt um die schmetterlingsförmige graue Substanz des Rückenmarks liegt. Diese Faserbündel ziehen nicht zum Gehirn, sondern stellen Verbindungen innerhalb der Rückenmarkssegmente her. Unter Umgehung des Gehirns sind somit Reflexe möglich, die selbstständig vom Rückenmark gesteuert werden.

Reflexe verlaufen in einem Reflexbogen, in dem ein Rezeptor den Reiz aufnimmt und den Impuls über afferente Nervenfasern zum Rückenmark leitet. Hier findet dann eine Umschaltung innerhalb des Rückenmarks statt und die Erregungen werden über efferente Nervenbahnen zum Muskel weitergeleitet.

Zu den Rückenmarksreflexen gehören die Eigenreflexe, auch Muskeldehnungsreflexe genannt. Bei der Dehnung eines Muskels, zum Beispiel bei einem Schlag auf dessen Sehne, werden Muskelspindeln erregt. Muskelspindeln registrieren als Dehnungsrezeptoren die Dehnung des Muskels. Die sensiblen Impulse gelangen mittels afferenter Fasern über die hintere Wurzel zum Hinterhorn und werden dort auf die motorischen Neurone des Vorderhorns umgeschaltet. Die efferenten Nervenfasern führen zu einer Kontraktion des Muskels. Da bei diesem Reflex Rezeptor und Erfolgsorgan im selben Muskel liegen, wird dieser Reflex als Eigenreflex bezeichnet. Die Reflexzeit ist mit 10–20 ms sehr kurz, Eigenreflexe sind kaum ermüdbar. Meist ist nur ein Rückenmarkssegment beteiligt. Eigenreflexe laufen auch ohne Reizung von außen ab, um die Muskelspannung (Muskeltonus) beim Stehen und Gehen konstant zu halten.

Zu den klinisch prüfbaren Eigenreflexen gehören der Patellarsehnenreflex, der Bizepssehnenreflex, der Trizepssehnenreflex und der Achillessehnenreflex. Beim Schlag auf die entsprechende Sehne kontrahiert sich der zugehörige Muskel. Solche Reflexe werden klinisch untersucht, um eine Unterbrechung des Reflexbogens in dem für den Reflex typischen Rückenmarkssegment festzustellen.

Die zweite Reflexform ist der Fremdreflex. Hier sind zusätzlich in den Reflexbogen zwischengeschaltete Neurone (Interneurone) beteiligt. Fremdreflexe sind komplexe, unwillkürliche Bewegungsabfolgen. Beim Fremdreflex liegen Rezeptor und ausführende Muskulatur in verschiedenen Organen. Wird beispielsweise auf eine Glasscherbe getreten, wird reflektorisch sofort das Bein des betroffenen Fußes weggezogen. Gleichzeitig muss auch das Standbein stabilisiert werden.

Afferente Nervenfasern leiten die Schmerzimpulse aus der Haut ins Hinterhorn des Rückenmarks. Hier folgt die Verschaltung über Interneurone. Über die rückenmarkseigenen Faserbündel werden die Impulse zu weiteren Rückenmarkssegmenten geleitet. Hierdurch werden verschiedene Muskeln aktiviert und zum Teil auch gehemmt. Nicht nur das Bein des betroffenen Fußes wird weggezogen, auch die Spannung der Streckmuskulatur des Beines der entgegengesetzten Seite wird erhöht.

Fremdreflexe dienen vor allem dem Schutz des Organismus. Auch Fremdreflexe können klinisch geprüft werden. Beispielsweise wird beim Bauchhautreflex die Bauchhaut bestrichen, woraus eine Kontraktion der Bauchmuskulatur resultiert. Beim Bestreichen des seitlichen Fußsohlenrandes zeigt sich beim Gesunden eine Beugung der zweiten bis fünften Zehe.

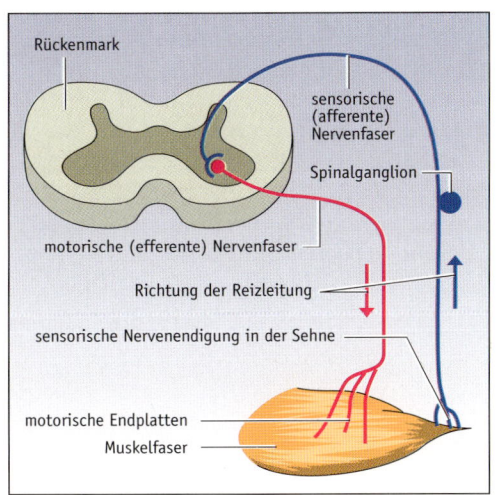
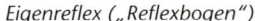

Eigenreflex („Reflexbogen")

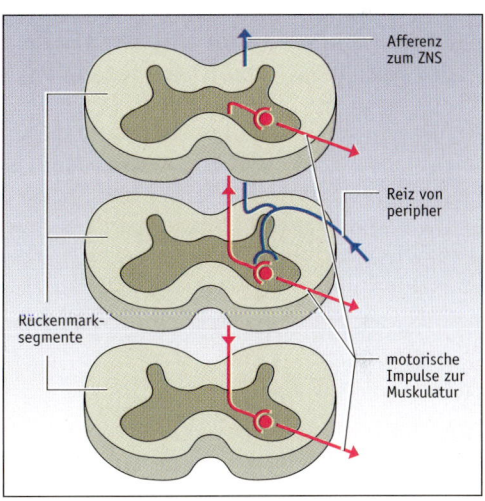

Fremdreflex (mehrere Segmente)

10.1.2 Spinalnerven

Die 31–33 Spinalnerven übernehmen die nervale Versorgung von Hals, Hinterkopf, Rumpf und Extremitäten. Ein einzelner Spinalnerv entsteht aus der Vereinigung einer vorderen und hinteren Wurzel, die aus einem bestimmten Rückenmarksabschnitt austreten. Die vordere Wurzel enthält Nervenzellfortsätze (Axone) motorischer Nervenzellen. Die entsprechenden Nervenzellkörper liegen in der grauen Substanz des Rückenmarks. Die hintere Wurzel enthält Nervenzellfortsätze sensibler Nervenzellen, deren Nervenzellkörper sich in Ansammlungen (Spinalganglion) vor der hinteren Wurzel befinden. Der Spinalnerv ist somit ein gemischt motorischer und sensibler Nerv.

Kurz hinter den Zwischenwirbellöchern teilt sich der Spinalnerv in einen vorderen und einen hinteren Ast. Die hinteren Äste der Spinalnerven versorgen die Muskulatur und Haut der hinteren Rumpfwand. Die vorderen Äste bilden sogenannte Nervengeflechte (Plexus) und im Brustbereich die Interkostalnerven aus.

◆ Das Halsnervengeflecht (Plexus cervicalis) wird aus den vorderen Wurzeln der ersten vier Halsspinalnerven gebildet (C1–C4). Es versorgt sensibel die Haut der Halsregion, der Schultern und des seitlichen Hinterkopfs. Der wichtigste motorische Nerv ist der Zwerchfellnerv (N. phrenicus), der den wichtigsten Atemmuskel innerviert.

◆ Das Armnervengeflecht (Plexus brachialis) wird von vorderen Wurzeln der Spinalnerven aus den vier letzten Halssegmenten und dem ersten Brustsegment (C5–Th1) gebildet. Es dient der motorischen und sensiblen Innervation von Schulter und Arm (obere Extremität).

◆ Im Brustbereich bilden die vorderen Äste der Spinalnerven die Interkostalnerven aus. Sie verlaufen zwischen den Rippen und versorgen hier die Haut und Rippenmuskulatur.

◆ Das Lendennervengeflecht (Plexus lumbalis) geht aus den vorderen Wurzeln der Spinalnerven des zwölften Brustsegments und der ersten vier Lendensegmente (Th12–L4) hervor. Es innerviert motorisch und sensibel die unteren Abschnitte der Bauchwandmuskulatur sowie die vordere Oberschenkelregion.

◆ Das Kreuznervengeflecht (Plexus sacralis) wird von den vorderen Wurzeln der Spinalnerven aus dem fünften Lendensegment und den vier Kreuzsegmenten (L5–S4) gebildet. Der Plexus sacralis versorgt die Muskeln und Hautareale des Beckens, die dorsalen Regionen des Oberschenkels sowie Unterschenkel und Fuß. Der wichtigste Nerv des Plexus sacralis ist der Ischiasnerv (N. ischiadicus). Der Ischiasnerv ist mit einem Durchmesser von über einem Zentimeter der dickste und längste periphere Nerv.

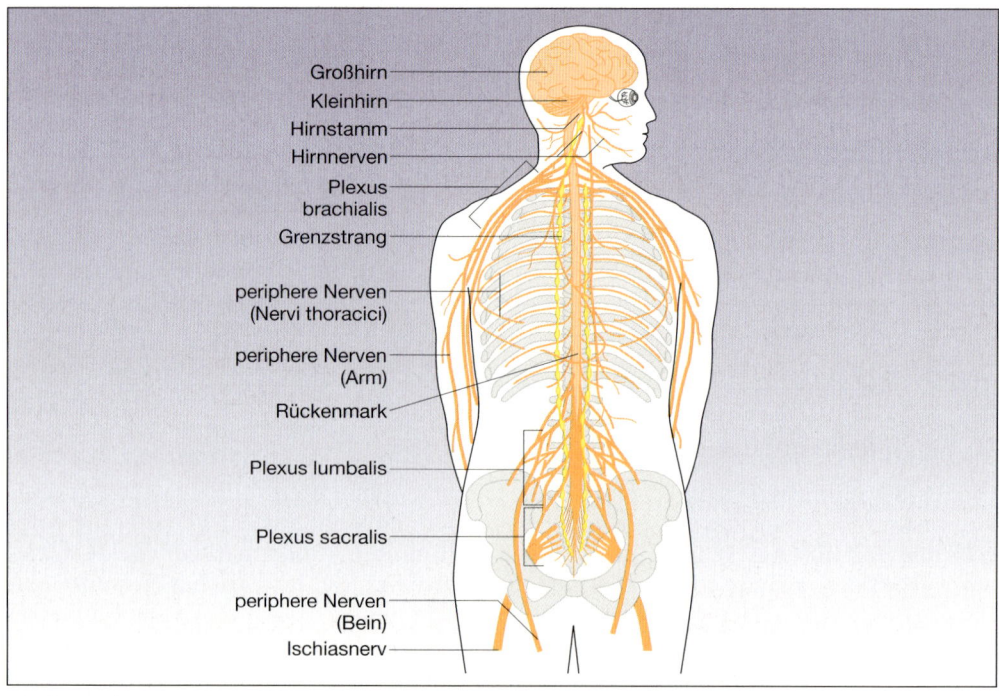

Abschnitte des Nervensystems

10.2 Gehirn und Hirnnerven

Das Gehirn gehört zum zentralen Nervensystem. Mit seinen zahlreichen Teilele-
menten liegt es in der knöchernen Schädelhöhle.

Die zwölf Hirnnervenpaare besitzen, mit
Ausnahme der ersten beiden Hirnnerven,
Ursprungs- und Projektionsorte im Hirnstamm. Sie „verkabeln" den Hirnstamm
mit der Körperperipherie und gehören
zum peripheren Nervensystem.

Gliederung des Gehirns

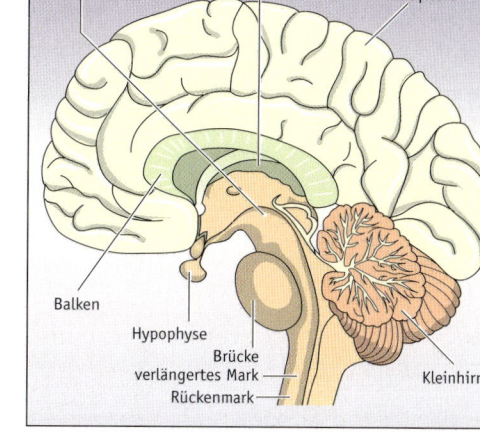

Die Gliederung des Gehirns im Überblick:

Hirnregion	Wichtige Funktionen
Großhirn (Telencephalon) Großhirnrinde (Cortex) Basalganglien Limbisches System	Motorik, Sensorik, höhere geistige Leistungen Kontrolle der Bewegung Emotion, Lernen, Gedächtnis
Zwischenhirn (Diencephalon) Thalamus Hypothalamus Hypophyse Epiphyse	Eingangszentrum für alle sensiblen Informatio-nen („Tor zum Bewusstsein") Oberstes Regulationszentrum der vegetativen und endokrinen Prozesse des Körpers Hormonsekretion Sekretion von Melatonin
Kleinhirn (Cerebellum)	Bewegungskoordination
Hirnstamm Mittelhirn (Mesencepalon) Brücke (Pons) Verlängertes Mark (Medulla oblongata) Kerngebiet des Hirnstamms (Formatio reticularis)	Augenbewegung Schaltstation zwischen Groß- und Kleinhirn Kreuzung der Pyramidenbahn Wachheit, Schlaf, Zentren für vegetative Funktionen

10.2.1 Hirnstamm

Der Hirnstamm ist der entwicklungsgeschichtlich älteste Teil des Gehirns. Er ist für die
überlebenswichtigen Funktionen wie Atmung und Kreislaufregulation zuständig.
Der Hirnstamm setzt sich von kaudal nach kranial aus dem verlängerten Mark (Medulla
oblongata), der Brücke (Pons) und dem Mittelhirn (Mesencephalon) zusammen. Er besteht
aus auf- und absteigenden Bahnen, die die weiße Substanz des Hirnstamms bilden.
Die graue Substanz des Hirnstamms enthält die Kerne der Hirnnerven III–XII sowie Gruppen von Nervenzellen, die netzartig miteinander verknüpft sind. Diese Neuronenansamm-
lung wird deshalb auch als netzförmige Formation (Formatio reticularis) bezeichnet.

Das verlängerte Mark (Medulla oblongata)

Die Medulla oblongata ist in ihrem Bau dem Rückenmark sehr ähnlich und besteht außen aus weißer Substanz mit auf- und absteigenden Leitungsbahnen.

Die vom Großhirn absteigenden Pyramidenbahnen wölben sich im Bereich der Medulla oblongata zu Längswülsten, den Pyramiden, vor. Sie gaben dieser wichtigen motorischen Bahn ihren Namen. An der Grenze zum Rückenmark kreuzen die Fasern der Pyramidenbahn zur Gegenseite.

Die graue Substanz enthält Kerne der Formatio reticularis und ist das Ursprungsgebiet der VIII–XII Hirnnerven.

Im verlängerten Mark liegt die Pyramidenbahnkreuzung.

Die Brücke (Pons)

Die Brücke liegt zwischen dem Mittelhirn und dem verlängerten Mark. Die Brücke besitzt ihren Namen wegen der von vorne betrachtet quer verlaufenden Fasern, die die beiden Kleinhirnhälften wie eine Brücke verbinden. Diese Bahnen, die von den Brückenkernen ausgehen, übermitteln den Bewegungsentwurf des Großhirns zur weiteren Bearbeitung an das Kleinhirn.

Die Brücke enthält außerdem die Hirnnervenkerne der V.–VII. Hirnnerven sowie Kerne der Formatio reticularis.

Das Mittelhirn (Mesencephalon)

Das Mittelhirn als oberster Anteil des Hirnstamms liegt zwischen der Brücke und dem Zwischenhirn (Diencephalon). Es steuert die meisten Augenmuskeln und ist ein wichtiger Bestandteil des extrapyramidalmotorischen Systems.

Dass Mittelhirn lässt sich von vorne nach hinten in drei Schichten gliedern:

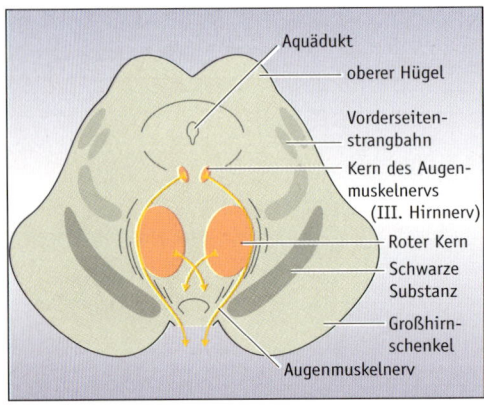

Aquädukt
oberer Hügel
Vorderseiten-strangbahn
Kern des Augen-muskelnervs (III. Hirnnerv)
Roter Kern
Schwarze Substanz
Großhirn-schenkel
Augenmuskelnerv

Mittelhirn (schematischer Frontalschnitt)

◆ Die Basis stellen zwei kräftige Faserbündel, die beiden Großhirnschenkel (Crura cerebri), dar. Die Großhirnschenkel enthalten die langen, vom Großhirn absteigenden motorischen Bahnen, unter anderem die Pyramidenbahn.

◆ Die mittlere Schicht des Mesencephalon bildet die Mittelhirnhaube. An der Grenze zu den Großhirnschenkeln liegt die schwarze Substanz (Substantia nigra), die ein wichtiges Kerngebiet der Extrapyramidalmotorik (s. S. 199) darstellt. Die Neuronen der Substantia nigra produzieren den Botenstoff (Neurotransmitter) Dopamin. Die Mittelhirnhaube enthält den roten Kern, der ebenfalls ein Teil des extrapyramidalmotorischen Systems darstellt. Auch die Kerne des III. und IV. Hirnnervs (Augenmuskelnerven) befinden sich im Mittelhirn.

◆ Der dorsale Teil des Mittelhirns heißt Mittelhirndach. Es besteht aus einer dünnen Platte, die als Vierhügelplatte bezeichnet wird. Im Mittelhirndach werden optische Reflexe vermittelt. Die Augenbewegungen werden auf Kofbewegungen und Körperhaltung abgestimmt. Zudem stellt es eine Umschaltstation der Hörbahn dar.

Formatio reticularis

Die Formatio reticularis erstreckt sich über den gesamten Hirnstamm, vom verlängerten Mark bis zum Mittelhirn. In der Formatio reticularis liegen auch die Hirnnervenkerne eingebettet. Durch auf- und absteigende Bahnen ist die Formatio reticularis mit allen Teilen des zentralen Nervensystems verbunden.

Die Formatio reticularis enthält Zentren, die wichtige vegetative Funktionen im Körper erfüllen:

◆ Atemzentrum: Durch die abwechselnde Tätigkeit von inspiratisch und exspiratorisch wirksamen Nervenzellen wird der Atemrhythmus von Ein- und Ausatmung hergestellt.

◆ Kreislaufzentrum: Durch die enge Verbindung der Formatio reticularis mit den Hirnnervenkernen erhält das Kreislaufzentrum Informationen über den Blutdruck und die Herzfrequenz in der Peripherie. Somit können Blutdruck und Herzfrequenz reguliert werden.

◆ Miktionszentrum: Die Formatio reticularis hat einen fördernden Einfluss auf die Harnblasenentleerung.

◆ Brechzentrum: Das Brechzentrum findet sich in der Area postrema des verlängerten Marks. Der zentral ausgelöste Brechreiz kann durch verschiedene Mechanismen hervorgerufen werden.

◆ Aufsteigendes retikuläres aktivierendes System (ARAS): Dieses System spielt eine wichtige Rolle für den Schlaf-Wach-Rhythmus und die Bewusstseinslage des Organismus. Das Wecksystem der Formatio reticularis (ARAS) wird durch bestimmte Sinnesreize wie Geruchs-, Geschmacks-, Hör-, Seh- und Hautempfindungen aktiviert. Das Wecksystem erregt über Bahnen, die den Thalamus passieren, die gesamte Großhirnrinde. Der Organismus wird schlagartig in einen hellwachen Zustand versetzt.

In der Formatio reticularis werden auch wichtige Reflexe vermittelt. Dazu gehören der Schluck-, der Husten-, der Saug- und der Niesreflex. Durch sensible Nervenfasern aus der Peripherie erhalten die entsprechenden Neuronengruppen in der Formatio reticularis Informationen. Es erfolgt die Umschaltung auf motorische Hirnnervenkerne, die die Information durch efferente Fasern in die Peripherie senden.

Formatio reticularis und Bewusstsein

Bewusstsein

Unter Bewusstsein werden die geistigen und seelischen Vorgänge verstanden, die gegenwärtig sind. Dazu gehören die Aufmerksamkeit, die Fähigkeit zur Sprache, zur Abstrahierung sowie zur Nutzung von Erfahrungen und Wertvorstellungen.

Dem aufsteigenden retikulären System scheint bei der Ausbildung des Bewusstseins eine übergeordnete Rolle zuzukommen. Durch mehrere Neuronengruppen in der Formatio reticularis werden unspezifische, aufsteigende Impulse zum Thalamus und zum Großhirn gesendet.

Störungen des Bewusstseins können wie folgt eingeteilt werden:

◆ Benommenheit: Leichteste Form mit verlangsamtem Denken, Handeln und erschwerter Orientierung.

◆ Somnolenz: Schläfrigkeit, aus der der Betroffene durch äußere Reize weckbar ist.

◆ Sopor: Schlafähnlicher Zustand, auch durch äußere Reize ist der Betroffene nicht mehr voll erweckbar, nur stärkste Stimuli (Schmerzreize) können Reaktionen z. B. im Sinne von Abwehrbewegungen auslösen.

◆ Koma: Schwerste Form der Bewusstseinsstörung, keine Reaktion mehr, selbst auf stärkste Stimuli.

Die Bewusstseinslage kann nach der Glasgow-Coma-Scale objektiviert werden. Hierbei werden Augenöffnung, Motorik und Sprache beurteilt. Die Skala reicht von 3 (kein Augenöffnen, keine Motorik, fehlende Sprache) bis 15 (spontanes Augenöffnen, Motorik nach Aufforderung, orientierte, klare Sprache).

Formatio reticularis und Schlaf

Schlaf ist ein regelmäßig in der Nacht wiederkehrender physiologischer Erholungszustand, der mit einer veränderten Bewusstseinslage einhergeht. Die Aufgaben des Schlafes sind die Wiederauffüllung der Energiespeicher (Regeneration). Weiterhin werden Zusammenhänge zwischen Schlaf und Gedächtnisfestigung sowie Stimmungslage angenommen.

Der Schlaf-Wach-Rhythmus wird durch eine innere biologische Uhr bestimmt, die ungefähr dem Tagesablauf entspricht. Dies wird auch als zirkadiane Periodik bezeichnet, durch die sich der menschliche Organismus dem Zeitprogramm der Außenwelt anpasst. Der Schlaf-Wach-Rhythmus als tagesperiodische Schwankung beinhaltet beim Erwachsenen sechs bis acht Stunden Schlaf.

Die zentrale Kontrolle dieses Rhythmus erfolgt einerseits durch das aufsteigende retikuläre Aktivierungssystem (ARAS) in der Formatio reticularis, andererseits durch einen Nervenkern im Hypothalamus, der Informationen über die Umgebungshelligkeit erhält und Verbindungen zur Zirbeldrüse hat. Die Zirbeldrüse produziert das Hormon Melatonin, das als Schlaf auslösend gilt.

Anhand der Aufzeichnung von Gehirnströmen (Elektroencephalogramm = EEG) und von Augenmuskelbewegungen lässt sich der physiologische Schlaf in Schlafstadien einteilen:

◆ **Stadium 1 (Einschlafstadium):** Subjektiv entspricht dieses Stadium dem „Dösen". Die Gehirnaktivität im EEG wird allmählich langsamer, es zeigen sich pendelförmige, rollende Augenbewegungen.

◆ **Stadium 2 (leichter Schlaf):** Es treten im EEG hohe und langsame Ausschläge auf, die Schlafspindeln. Sie sind Zeichen dafür, dass der Mensch eingeschlafen ist. Augenbewegungen sind nicht mehr vorhanden. In diesem Stadium ist der Schläfer noch relativ leicht weckbar.

◆ **Stadium Tiefschlaf:** Die EEG-Wellen werden immer langsamer. Die Augen sind ganz ruhig, die Muskulatur ist entspannt, der Blutdruck fällt ab, Atmung und Herzschlag werden langsamer. Die Körperfunktionen werden auf „Sparflamme" eingestellt. Die

Weckschwelle ist ziemlich hoch. Offenbar ist der Tiefschlaf an der körperlichen Erholung maßgeblich beteiligt. Etwa 20 % der Nacht verbringt der Mensch im Tiefschlaf.

◆ **Stadium Rapid Eye Movement (REM-Schlaf oder Traumschlaf):** Der Tiefschlaf endet ziemlich abrupt. Die Gehirnströme werden wieder schneller. Es treten die raschen charakteristischen Augenbewegungen auf, daher die Bezeichnung REM (Rapid Eye Movement). Herzschlag, Blutdruck und Atmung werden schneller, die Muskulatur dagegen ist völlig entspannt. Der REM-Schlaf wird auch als Traumschlaf bezeichnet. Werden Personen in dieser Phase geweckt, so berichten die meisten von Träumen. Der erwachsene Mensch verbringt ungefähr 20 % seiner Schlafzeit in diesem Stadium.

Diese unterschiedlichen Schlafstadien werden in der Nacht mehrmals durchlaufen.

Nach dem Einschlafen (Stadium 1) folgt das Stadium 2, an das sich der Tiefschlaf anschließt. Nach etwa 80 bis 100 Minuten tritt die erste REM-Episode auf. Der erste Schlafzyklus ist abgeschlossen. Weitere Schlafzyklen schließen sich an. Im Laufe der Nacht verändern sich die Anteile der jeweiligen Schlafstadien. Zu Beginn dominiert der Tiefschlaf, die REM-Phasen sind relativ kurz. Gegen Ende der Nacht verschwindet der Tiefschlaf, die REM-Schlafphasen nehmen an Dauer zu. Der Organismus bereitet sich auf das Aufwachen vor. Die Weckschwelle sinkt, die Körpertemperatur steigt, das Stresshormon Cortisol wird ausgeschüttet. Der erholsame Schlaf ist durch das zeitlich entsprechend angeordnete Auftreten der Schlafstadien gekennzeichnet. Kurze Aufwachperioden sind dabei physiologisch.

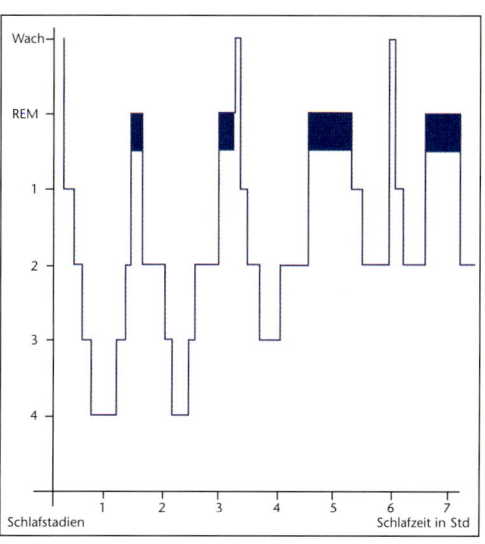

Idealtypisches Schlafprofil eines jungen Erwachsenen

Altersphysiologische Veränderungen des Schlafes

Mit zunehmendem Alter zeigen sich altersphysiologische Veränderungen des Schlafes, die sich häufig als Schlafverschlechterung bemerkbar machen.

Insgesamt nimmt die Schlafdauer mit dem Alter kontinuierlich ab. Braucht das Neugeborene noch 16 Stunden und der Erwachsene sieben bis acht Stunden Schlaf täglich, so beträgt die Schlafdauer ab dem 60. Lebensjahr nur noch fünf bis sechs Stunden.

Weiterhin zeigt sich im Alter eine Abnahme der Tiefschlafstadien, die der körperlichen Regeneration dienen. Aber auch die REM-Phasen, die wohl für die psychische Erholung des Organismus zuständig sind, verkürzen sich. Hingegen nehmen die Stadien des leichten Schlafes zu, in denen der Schläfer relativ leicht weckbar ist. Auch die an sich physiologischen Aufwachperioden werden häufiger.

Ingesamt wird der Schlaf aufgrund der altersphysiologischen Veränderungen weniger effizient.

Auch der Schlaf-Wach-Rhythmus ist Altersveränderungen unterworfen. Das Neugeborene, welches eine Schlafdauer von 16 Stunden benötigt, wacht in Abständen von zwei bis sechs Stunden auf. Beim Erwachsenen reduziert sich das Schlafmuster auf eine Phase.

Gerade im Alter ist ein Zurückkehren auf ein mehrphasiges Schlafmuster zu beobachten. Häufig werden ein oder mehrere Schlafepisoden in den Tagesablauf eingebaut. Dies kann insofern problematisch werden, als die Gesamtschlafdauer im Alter bereits verkürzt ist und es somit zu vermeintlichen Schlafstörungen während der Nacht kommen kann. Wird während des Tages zwei Stunden geschlafen und geht der Betreffende bereits um 21:00 Uhr zu Bett, so ist bei einer Schlafdauer von sechs Stunden der Schlafbedarf bereits um 1:00 Uhr nachts gedeckt.

Schlafstörungen im Alter sind ein häufiges Problem. Da sich der Schlaf altersbedingt sowohl quantitativ als auch qualitativ ändert, sollte zunächst untersucht werden, ob eine echte Schlafstörung vorliegt. Grundsätzlich sollte alten Menschen erklärt werden, dass Veränderungen des Schlafes im Alter „normal" sind.

Bei altersphysiologischen Schlafveränderungen helfen Schlafgewohnheiten, den Schlaf zu verbessern. Das Einhalten fester Schlafens- und Aufstehzeiten gliedert den Tag in zeitliche Einheiten. Hierbei ist es sinnvoll, das einphasische Schlafmuster durch entsprechende Aktivitäten am Tag möglichst lange aufrecht zu halten.

Die Aktivitäten vor dem Schlafengehen sollten den alten Menschen entspannen. Hilfreich hierbei können Getränke wie warme Milch oder Tee, ein Abendspaziergang, entsprechende Lektüre oder ein Fußbad sein. Der Schlafraum und das Bett sollten den individuellen Bedürfnissen angepasst sein.

Die Einnahme von Schlafmitteln sollte in der Altenpflege kritisch gesehen werden. Meist werden Benzodiazepine verordnet, die einerseits im Alter paradox wirken können, andererseits Verwirrtheit und eine erhöhte Sturzgefahr hervorrufen können.

10.2.2 Die Hirnnerven

Bis auf die ersten beiden Hirnnerven haben die übrigen Hirrnerven ihren Ursprungs- bzw. Projektionsort im Hirnstamm.

In der Medulla oblongata liegen die Hirnnervenkerne der VIII.–XII. Hirnnerven, in der Brücke die der V.–VII. Hirnnerven und im Mittelhirn die der III.–IV. Hirnnerven.

Der erste Hirnnerv, der Riechnerv (N. olfactorius), verläuft zum Riechkolben, der im Stirnhirn liegt. Er leitet die Geruchsinformationen aus der Nase weiter und ist damit ein rein afferenter Nerv.

Der zweite Hirnnerv, der Sehnerv (N. opticus), ist von der Entwicklungsgeschichte ein nach außen verlagerter Teil des Zwischenhirns. Auch er ist ein rein afferenter Nerv, der die visuellen Impulse der Netzhaut über die Sehbahn zur Sehrinde im Hinterhauptslappen weiterleitet.

Ähnlich wie die Spinalnerven längs des Rückenmarks zweigen auch Paare der Hirnnerven vom Hirnstamm ab. Im Gegensatz zu den Spinalnerven sind die Hirnnerven nicht segmental gegliedert und haben teilweise nur eine einzige Faserqualität (Spinalnerven sind gemischte Nerven). Hirnnerven können rein sensibel oder motorisch oder auch gemischt sein.

Nummer	Bezeichnung	Fasertyp	Funktion
I	Riechnerv N. olfactorius	sensibel	Geruchsinformation aus der Nase
II	Sehnerv N. opticus	sensibel	Visuelle Informationen von den Augen
III	Augenmuskelnerv N. oculomotorius	motorisch	Augenbewegung, Pupillenverengung und Linsenkrümmung
IV	Augenmuskelnerv N. trochlearis	motorisch	Augenbewegung
V	Drillingsnerv N. trigeminus	gemischt	Sensible Informationen von Gesicht, Kiefer und Mund, motorisch: Kau- und Mundbodenmuskulatur
VI	Augenmuskelnerv N. abducens	motorisch	Augenbewegung
VII	Gesichtsnerv N. facialis	gemischt	Geschmackssinn; Sekretion der Tränendrüse und der Speicheldrüsen, motorisch: Gesichtsmuskulatur
VIII	Hör- und Gleichgewichtsnerv N. vestibulo-cochlearis	sensibel	Hören und Gleichgewicht
IX	Zungen- und Rachennerv N. glossopharyngeus	gemischt	Sensibel: Mundhöhle, Druck- und Chemorezeptoren in Blutgefäßen; motorisch: teilweise Schlucken, Sekretion der Ohrspeicheldrüse
X	Eingeweidenerv N. vagus	gemischt	Motorisch: glatte Muskulatur der Eingeweide und Drüsen; sensibel: Schleimhaut von Rachen, Gaumen, oberer Speiseröhre und Kehlkopf
XI	Schulter-Nackenmuskelnerv N. accessorius	motorisch	Einige Hals- und Schultermuskeln
XII	Zungennerv N. hypoglossus	motorisch	Zungenmuskulatur

10.2.3 Kleinhirn

Das Kleinhirn befindet sich in der hinteren Schädelgrube. Vom Großhirn ist es durch eine Doppelung der harten Hirnhaut abgetrennt. Verlängertes Mark und Brücke tragen das Kleinhirn wie einen Rucksack auf ihrer Dorsalseite. Wie das Großhirn ist auch das Kleinhirn in zwei Hälften geteilt, die durch den Kleinhirnwurm miteinander verbunden sind.

Die Oberfläche des Kleinhirns ist durch quer verlaufende, dicht liegende Windungen stark vergrößert. Die Kleinhirnrinde stellt die graue Substanz des Kleinhirns dar, welche die Nervenzellkörper enthält. Unter der Rinde liegt die weiße Substanz, welche Faserbahnen beinhaltet. Über die Kleinhirnstiele geht das Kleinhirn zahlreiche Verbindungen mit dem Hirnstamm, dem Rückenmark und dem Großhirn ein.

Das Kleinhirn ist ein Koordinationszentrum, es beeinhaltet Regelkreise zur Aufrechterhaltung des Gleichgewichts. Es ist mit dem Gleichgewichtsorgan im Innenohr verbunden. Über aufsteigende Bahnen des Rückenmarks kontrolliert das Kleinhirn die Stützmotorik.

Nur mithilfe des Kleinhirns sind zielgerichtete, genaue Bewegungen möglich. Das Kleinhirn hat wie die Großhirnrinde Bewegungsabläufe, die automatisiert sind, abgespeichert. Automatisierte Bewegungsabläufe sind beispielsweise Tanzen oder ein das Spielen auf einem Musikinstrument. Das Kleinhirn, das durch Nervenbahnen mit dem Großhirn verbunden ist, erhält von diesem den Bewegungsentwurf zur weiteren Bearbeitung.

Altersphysiologische Veränderungen des Kleinhirns

Von Alterungsvorgängen ist besonders früh die Kleimhirnrinde betroffen. Es zeigt sich hier ein altersbedingter Nervenzellschwund.

Dadurch entsteht eine Störung der Koordination von Bewegungsabläufen, wodurch das Zustandekommen einer zielgerichteten Bewegung beeinträchtigt ist. Es zeigt sich ein falsches Abmessen von Bewegungen, diese können zu kurz oder zu weit sein.

Grundsätzlich können durch diese motorische Zielunsicherheit im Alter die Aktivitäten des täglichen Lebens beeinträchtigt sein, was aber individuell beurteilt werden sollte. Betroffen sein können die Körperpflege, das An- und Ausziehen, der Toilettengang, das Essen und Trinken.

10.2.4 Zwischenhirn (Diencephalon)

Das Zwischenhirn schließt sich nach oben an das Mittelhirn an, wobei die Achse des Zwischenhirns nach vorn abknickt. Das Diencephalon lässt sich in folgende Strukturen gliedern:

◆ Epithalamus
◆ Thalamus
◆ Hypothalamus

Epithalamus

Zum Epithalamus gehört die etwa einen Zentimeter lange Zirbeldrüse (Epiphyse), die wie ein Zapfen zwischen den oberen Hügeln der Vierhügelplatte des Mittelhirns (Mesenecephalon) herabhängt. In der Epiphyse finden sich spezialisierte Nervenzellen, die das Hormon Melatonin produzieren. Bei Dunkelheit wird die Melantoninproduktion gefördert, bei Tageslicht gehemmt. Die Hormonproduktion unterliegt der „inneren Uhr", auch zirkadiane Rhythmik genannt. Die Informationen über die Lichtverhältnisse erhält die Zirbeldrüse über Sinneszellen der Netzhaut.

Thalamus

Der Thalamus liegt genau in der Mitte des Gehirns zwischen den beiden Großhirnhälften. Er besteht aus zwei rundlichen Massen grauer Substanz. Nach unten hin ist der Thalamus mit dem Hypothalamus verwachsen.

Im Thalamus werden sämtlichen sensiblen Impulse (außer des Geruchssinnes) der Außenwelt und des Körpers umgeschaltet, bevor sie das Großhirn erreichen und bewusst werden. Der Thalamus ist somit der „Haupteingang" für fast alle Sinneswahrnehmungen zum Großhirn.

Da der Thalamus aus über 100 Kerngebieten besteht, besitzt er weitere Funktionen. Er ist durch seine Verbindungen mit der motorischen Großhirnrinde, dem Kleinhirn und den Basalganglien an motorischen Funktionen beteiligt. Außerdem beteiligt er sich an vegetativen Vorgängen.

Der Talamus ist der „Haupteingang" für fast alle Sinneswahrnehmungen, bevor sie das Großhirn erreichen und bewusst werden.

Hypothalamus

Der Hypothalamus bildet den Boden des Zwischenhirns. Er ist durch einen Stiel mit der Hirnanhangsdrüse (Hypophyse) verbunden, wobei der Hinterlappen der Hirnanhangsdrüse noch als Teil des Hypothalamus gezählt wird.

In seiner Funktion unterscheidet sich der Hypothalamus erheblich vom Thalamus: Er gilt als oberstes Steuerungszentrum des vegetativen (autonomen) Nervensystems. Er koordiniert die Tätigkeit der beiden Anteile des vegetativen Nervensystems, den Sympathikus und den Parasympathikus. Er hat deshalb wesentliche Funktion für die Aufrechterhaltung des inneren Mileus.

Zellen des Hypothalamus können die Körpertemperatur messen. Ein Kerngebiet des Hypothalamus hält diese konstant, es regt sowohl Schwitzen als auch Kältezittern an.

Der Hypothalamus ist auch maßgeblich an der Entstehung von überlebenswichtigen Gefühlen wie Hunger, Durst und Fortpflanzungstrieb beteiligt. Diese Bedürfnisse müssen zunächst wahrgenommen werden, bevor sie bewusst behoben werden können. Im Hypothalamus liegen das Ess- und **Sättigungszentrum**, worüber die Nahrungsaufnahme kontrolliert wird. Auch das Trinkverhalten sowie der **Durst** werden durch den Hypothalamus beeinflusst. Der Hypothalamus ist somit die Triebkraft für das Überleben und die Erhaltung der menschlichen Art.

Der Hypothalamus wird als Schnittstelle zwischen dem Hormon- und dem Nervensystem bezeichnet. Hier werden elektrische Impulse in Hormonsignale übersetzt. Über Steuerhormone reguliert er die Tätigkeit der Hypophyse (s. S. 252).

Im Hypothalamus selbst wird auch das Hormon ADH (s. S. 253) produziert. Es gelangt über spezielle Axone in den Hypophysenhinterlappen. ADH hemmt die Wasserausscheidung an der Niere.

Hunger- und Durstempfinden im Alter

Ein im Alter vermindertes Verlangen nach Nahrung kann durch mehrere Faktoren erklärt werden. Einerseits erscheint durch die abnehmenden Sinneswahrnehmungen Geruch, Geschmack und Sehvermögen die Nahrung nicht mehr so attraktiv wie in früheren Jahren.

Anderseits wird auch eine erhöhte Aktivität von Eiweißen im Magen-Darm-Trakt, die wohl als Sättigungsfaktoren den Hypothalamus beeinflussen, beschrieben. Auch Veränderungen von Neurotransmittern und Hormonen bedingen die im Alter häufig auftretende Appetitlosigkeit. Die veränderte Hunger- und Sättigungsregulation hat wesentlichen Einfluss auf die Ernährungssituation. Der prognostisch ungünstigen Mangelernährung (s. S. 160) im Alter sollte möglichst frühzeitig entgegengewirkt werden.

Das Durstempfinden im Alter ist ebenfalls deutlich reduziert. Die genaue Ursache hierfür konnte noch nicht gefunden werden. Selbst nach einer Flüssigkeitsbeschränkung und einem Anstieg der gelösten Teilchen im Blutplasma (Osmolarität) trinken ältere Menschen deutlich weniger. Hieraus ergibt sich die im Alter erhöhte Gefahr einer Exsikkose (s. S. 112).

10.2.5 Großhirn (Telencephalon)

Das Großhirn, das direkt unter dem knöchernen Schädel liegt, stellt den größten Teil des menschlichen Gehirns dar. Die Oberfläche ist stark gefaltet und gleicht einer Walnuss. Zahlreiche Furchen (Sulci) und Windungen (Gyri) sind hier zu sehen.

Das Großhirn besteht aus zwei Halbkugeln (Hemisphären), die durch eine lange Furche (Fissura longitudinalis cerebri) getrennt sind. Die Verbindung zwischen den beiden Hemisphären wird durch ein dickes Fasersystem, den Balken (Corpus callosum), hergestellt. Jede Hirnhälfte lässt sich in vier Lappen teilen, die in ihrer Benennung den Schädelknochen entsprechen:

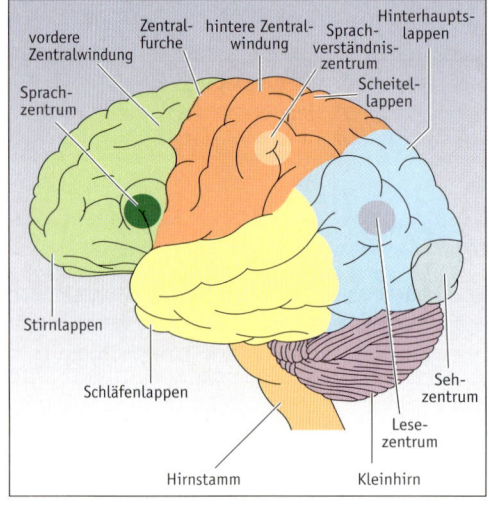

Gehirnlappen

◆ Stirnlappen (Frontallappen, Lobus frontalis)

◆ Scheitellappen (Parietallappen, Lobus parietalis)

◆ Schläfenlappen (Temporallappen, Lobus temporalis)

◆ Hinterhauptslappen (Okzipitallappen, Lobus occipitalis)

Zwischen Stirn- und Scheitellappen verläuft die Zentralfurche (Sulcus centralis). Die seitliche Großhirnfurche (Sulcus lateralis) trennt Stirn-, Scheitel- und Schläfenlappen voneinander. Die Scheitel-Hinterhauptsfurche trennt Scheitel- und Hinterhauptslappen voneinander.

Die graue und weiße Substanz des Großhirns

Die graue Substanz des Großhirns lässt sich in drei Hauptregionen unterteilen. Dazu gehören die Großhirnrinde, die Basalganglien und das limbische System.

Der obeflächliche Teil des Großhirns ist die die Großhirnrinde. Die graue Färbung beruht auf der großen Anzahl der Nervenzellkörper. Die Hirnrinde ist nur wenige Millimeter dick, dennoch enthält sie etwa zehn Milliarden Nervenzellen.

Funktionell lässt sich Großhirnrinde in Rindenfelder gliedern. Bei Rindenfeldern handelt es sich um Ansammlungen von Nervenzellkörpern mit gleicher Funktion. Rindenfelder besitzen keine äußerlich sichtbaren Grenzen.

Zur grauen Substanz des Großhirns werden auch die Basalganglien gezählt, welche sich tief in der weißen Substanz (Großhirnmark) befinden. Sie gehören zum extrapyramidalmotorischen System und dienen der Bewegungskontrolle. Die dritte Region wird vom limbischen System gebildet, das den Hirnstamm umgibt. Es ist ein Bindungsglied zwischen den höheren geistigen Fähigkeiten des Großhirns und emotionalen Reaktionen.

Die weiße Substanz des Großhirns findet sich im Inneren. Sie wird von den Axonen der Nervenzellen gebildet. Diese sind von Gliazellen des zentralen Nervensystems, den Astrozyten, umgeben. Die Fortsätze der Nervenzellen bilden zum Teil mehrere tausend Synapsen aus.

Fasern mit gleichem Verlauf schließen sich zu größeren Bündeln zusammen. Mit ihrer Hilfe können verschiedene Bereiche der Großhirnrinde miteinander kommunizieren und auch Informationen von einer Hemisphäre in die andere weiterleiten.

Altersphysiologische Veränderungen der grauen und weißen Substanz im Großhirn

Mit zunehmendem Alter bleibt die Anzahl der Neuronen weitgehend konstant, jedoch nimmt die Anzahl der Synapsen ab.

Ab etwa dem 60. Lebensjahr zeigt sich ein fortschreitender Verlust von Hirnvolumen. Dabei scheint vor allem die weiße Substanz betroffen zu sein.

Eine Verringerung der Hirnrinde, die aus Nervenzellkörpern besteht, zeigt sich vorwiegend im Stirnhirnbereich. Altersbedingte Nervenzellverluste zeigen sich aber auch in den tiefen Kerngebieten des Großhirns und in der Kleinhirnrinde (s. S. 192).

Als Zeichen des nachlassenden Zellstoffwechsels sind Lipofuszinablagerungen (s. S. 22) im Gehirn zu finden. Mit zunehmendem Alter lassen sich auch Eiweißablagerungen im Zwischenzellraum nachweisen, die als Amyloidplaques bezeichnet werden. Diese Plaques stehen im Zusammenhang mit Demenz, sind klinisch jedoch nicht immer mit dem Vorhandensein dieser Erkrankung verbunden.

Die physiologische Alterung des Gehirns unterscheidet sich deutlich von den Veränderungen bei Demenzen. Hauptmerkmal bei Demenzen ist der fortschreitende Nervenzellverlust, der vermutlich durch Veränderungen im Nervenzellstoffwechsel hervorgerufen wird. Charakteristisch für die Alzheimer-Demenz ist das Tau-Protein. Aber auch Amyloid-Plaques treten bei dieser Erkrankung vermehrt auf, wobei deren Funktion nocht nicht ausreicheichend gekärt ist. Dennoch ist zu bedenken, dass der Hauptrisikofaktor für eine Demenz-Erkrankung das **Alter** ist.

10.2.5.1 Funktionelle Einteilung der Großhirnrinde

Der Funktion nach lässt sich die Großhirnrinde in verschiedene Rindenfelder einteilen. Bestimmte geistige Leistungen können auf bestimmten Bereichen der Großhirnrinde lokalisiert werden. Für höhere geistige Funktionen ist immer das Zusammenwirken verschiedener Rindenfelder notwendig.

Primäre Rindenfelder

Primäre Rindenfelder können sensibler (sensorischer) oder motorischer Art sein.

Alle primär sensorischen Rindenfelder erhalten ihre Impulse vom Hypothalamus, der den Haupteingang für alle Sinnesempfindungen darstellt. Sie erhalten somit direkte Impulse der Sinnesorgane. Diese Informationen werden zunächst ohne Deutung aufgenommen, sie werden bewusst.

Das primär sensorische Rindenfeld liegt in einer Windung des Scheitellappens nach der Zentralfurche. Diese Windung wird als hintere Zentralwindung (Gyrus postcentralis) bezeichnet. Hier gehen alle sensiblen afferenten Impulse wie Berührung, Schmerz, Temperatur, Vibration und Druck aus der Körperperipherie ein. Eine Besonderheit des primär sensorischen Rindenfeldes ist die Repräsentation der einzelnen Körperregionen. Dabei liegen die Bereiche, die in der Peripherie nebeneinander liegen, auch im Gyrus postcentralis nebeneinander. Dabei werden einzelne Körperregionen, die eine besonders feine nervale Versorgung haben, überproportional dargestellt. Beispielsweise gbt es für Mund und Hände große Felder auf der Hirnrinde, für Rumpf und Beine dagegen kleinere.

Weitere sensorische Rindenfelder sind die primäre Sehrinde im Bereich des Hinterhauptslappens und die primäre Hörrinde im Temporallappen.

Neben diesen primär sensorischen Rindenfeldern gibt es auch ein primär motorisches Rindenfeld, das sich in einer Windung des Stirnlappens findet. Da diese Windung vor der Zentralfurche liegt, wird sie als vordere Zentralwindung (Gyrus praecentralis) bezeichnet. Das primär motorische Rindenfeld stellt die letzte Station der motorischen Verarbeitungsprozesse dar. Von hier verläuft die Pyramidenbahn bis ins Rückenmark. Auch hier werden die einzelnen Körperregionen geordnet und teilweise überproprtional dargestellt.

Sekundäre Rindenfelder

Direkt neben den sensorischen primären Rindenfeldern liegen die sekundären Rindenfelder. In diesen findet die erste Interpretation der bewusst gewordenen Sinnesreize statt.

Die sekundären motorischen Rindenfelder sind für die Planung einer Bewegung zuständig. Sie koordinieren den Bewegungsablauf und orientieren sich an früheren Bewegungsabläufen. Ein Beispiel für ein sekundär motorisches Rindenfeld ist das Broca-Sprachzentrum im Stirnlappen, welches die Sprachproduktion plant.

Assoziationsfelder

Die Assoziationsfelder nehmen den größten Teil der Großhirnrinde ein. Hier werden die unterschiedlichsten Informationen zusammengeführt und weiterverarbeitet. Sie dienen somit der Zusammenführung von Sinneseindrücken und Handlungsentwürfen. Die höheren geistigen und psychischen Leistungen des menschlichen Gehirns sind an Assoziationsfelder gebunden. Dazu gehören planendes Handeln, Gedächtnis und Verhaltenskontrolle.

Beispiel: Das Assoziationsfeld im Stirnhirnbereich wird als oberstes Kontrollzentrum für eine situationsangemessene Handlungssteuerung angesehen, es wird dadurch auch soziales Verhalten geplant.
Bei einer Frontalhirndemenz, bei der es zu einem Untergang von Neuronen vor allem im Frontalhirn kommt, zeigt sich ein Verlust des sozialen Bewusstseins. Taktlosigkeit, Enthemmung, sexuelle Unbeherrschtheit und Witzelsucht erschweren das soziale Zusammenleben und die Pflege dieser Menschen.

Sprache und Sprachverarbeitung

Das menschliche Wesen hat die Fähigkeit komplexe Informationen durch gesprochene und geschriebene Sprache miteinander auszutauschen.

Beim Lesen eines Textes werden die Informationen zunächst in der primären und sekundären Sehrinde im Hinterhauptslappen verarbeitet. Diese werden dann zu einem Assoziationsfeld im oberen Temporallappen (Gyrus angularis) weitergeleitet. Hier wird das Gesehene mit gespeicherten Inhalten verglichen und an das Sprachverständniszentrum (Wernicke-Sprachzentrum) weitergeleitet. Im Wernicke-Zentrum erfolgt die Zuordnung zu einem passenden Wort. Soll nun das entsprechende Wort ausgesprochen werden, müssen die Information dem motorischen Sprachzentrum (Broca-Sprachzentrum) übermittelt werden. Dieses plant die Sprachproduktion, indem es die Anordnung von Lauten innerhalb der Wörter und die Struktur der Sätze entwirft. Diese Informationen werden an das primär motorische Rindenfeld weitergereicht, welches dann die Sprechmuskulatur aktiviert.

Broca-Zentrum und Wernicke-Sprachzentrum werden nur in einer Hirnhälfte (Hemisphäre) repräsentiert. Bei den meisten Menschen ist dies die linke Hemisphäre. Diese wird auch als sprachdominante Hemisphäre bezeichnet.

Sprachverarbeitung im Alter

Im Alter zeigt sich eine verlangsamte Sprachverarbeitung. Dies wird auf die im Alter nachlassende fluide Intelligenz zurückgeführt. Mit fluider Intelligenz wird die Fähigkeit beschrieben, Neues zu erlernen und für sich nutzbar zu machen.

Sprachverarbeitungsstörungen im Alter zeigen sich vor allem in Wortfindungsschwierigkeiten, dem Zungenspitzenphänomen (ein eigentlich bekanntes Wort ist zu einem bestimmten Zeitpunkt nicht verfügbar), in Versprechern und beim Buchstabieren. Solche altersbedingten Störungen sind individuell recht unterschiedlich ausgeprägt. Die fluide Intelligenz, deren Nachlassen zu einer verlangsamten Sprachverarbeitung führt, kann auch im Alter erfolgreich trainiert werden. Durch stetige Beschäftigung mit Neuem lässt sich ein Abbau reduzieren. Alte Menschen, die bereit sind, etwas Neues zu lernen, erhalten länger ihre fluide Intelligenz.

Diese altersbedingten Sprachverarbeitungsstörungen müssen gegen krankhafte Sprachveränderungen wie Aphasien abgegrenzt werden.

Als Aphasie wird eine zentrale Sprachstörung nach abgeschlossener Sprachentwicklung bezeichnet. Ursache ist eine Schädigung der Sprachregion, meist in der linken Hemisphäre. Zu Schädigungen kommt es im Rahmen eines Schlaganfalls (Apoplex). Meist wird durch eine Mangeldurchblutung der entsprechenden Hirngefäße die Sprachregion nicht mehr ausreichend mit Sauerstoff versorgt. Auch Demenzen führen zu Sprachabbauprozessen.

Bei Schädigung des Broca-Sprachzentrums kommt es zur motorischen Aphasie. Die Betroffenen sprechen spontan fast gar nicht mehr, bei Aufforderung ist die Sprachproduktion sehr langsam. Auffallend ist das Weglassen, Hinzufügen oder Vertauschen von Lauten. Die grammatische Struktur der Sätze ist eingeschränkt, die Betroffen benutzen den Telegrammstil („Heute essen Brot"). Das Sprachverständnis ist größtenteils normal, das Verstehen schwieriger grammatikalischer Formulierungen kann eingeschränkt sein.

Bei Zerstörung des Wernicke-Zentrums tritt eine sensorische Aphasie auf. Hierbei ist das Sprachverständnis stark eingeschränkt. Die Sprachproduktion ist zwar flüssig und die Aussprache gut erhalten. Das Gesagte ist jedoch ohne Sinn. Der Betreffende versteht die Sprache der anderen und auch seine eigene nicht. Es treten Wortneuschöpfungen und Wortverwechslungen auf, aber auch das Weglassen, Vertauschen und Hinzufügen einzelner Laute ist möglich.

Schädigungen im Bereich des Schläfen- und Scheitellappens führen zu einer Aphasie, die durch Wortfindungsstörungen charakterisiert ist. Sie wird als anamnestische Aphasie bezeichnet. Die Betreffenden finden das richtige Wort nicht und umschreiben es. Eine Birne wird beispielsweise als „das, was am Baum hängt" beschrieben. Die Sprachproduktion ist flüssig, das Sprachverständnis kann leicht eingeschränkt sein. Eine anamnestische Aphasie zeigt sich vor allem bei einer Demenz vom Alzheimer-Typ, bei der es zur Nervenzelluntergängen im Bereich des Schläfen- und Scheitellappens kommt.

10.2.5.2 Pyramidenbahn

Die Pyramidenbahn besteht aus langen absteigenden Nervenfaserbahnen, die im Gyrus praecentralis entspringen und hauptsächlich zu den motorischen Nervenzellen des Vorderhorns im Rückenmark ziehen. Sie leitet die willkürlichen Bewegungsimpulse an die Skelettmuskulatur weiter.

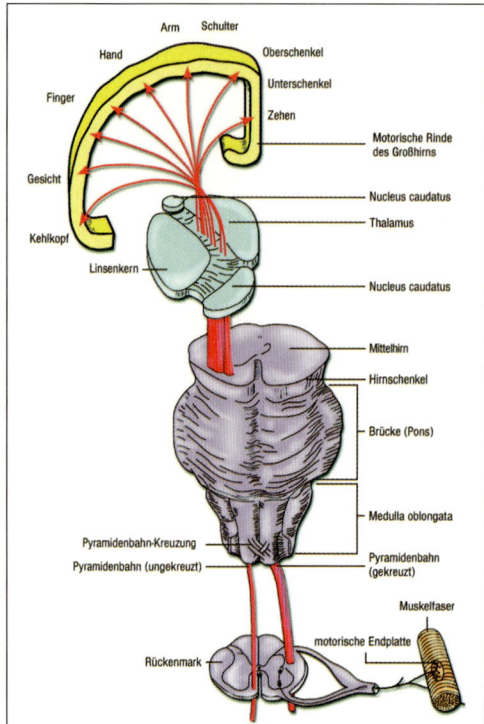

Pyramidenbahn

Nach ihrem Ursprung aus dem Gyrus praecentralis, der die verschiedenen Körperregionen an bestimmten Stellen repräsentiert, ziehen die Pyramidenbahnfasern durch die innere Kapsel, welche den Schweifkern und den Schalenkern (s. S. 199) voneinander trennt. Die Pyramidenbahn verläuft dann in den Großhirnschenkeln (Crura cerebri) des Mittelhirns zum verlängerten Mark. Dort kreuzt der Großteil aller Fasern auf die Gegenseite und bildet die Seitenstrangbahn des Rückenmarks. Die ungekreuzten Fasern bilden die Vorderstrangbahn, welche erst im entsprechenden Rückenmarkssegment auf die Gegenseite kreuzen.

Die Pyramidenbahn wird in ihrer Funktion durch eine Reihe von motorischen Faserzügen unterstützt, die nicht in der Pyramidenbahn verlaufen. Sie werden deshalb als extrapyramidale Bahnen bezeichnet.

Beispiel: Bei einseitigen Schädigungen der Pyramidenbahn (Pyramidenbahnläsion) kommt es zu Lähmungen einer Körperhälfte. Befindet sich der Ort der Schädigung (Läsion) **oberhalb** der Pyramidenbahnkreuzung, so kommt es zu einer Lähmung der Muskulatur auf der gegenüberliegenden Seite. Durch die Kreuzung der Pyramidenfasern ist jeder Körperbereich in der gegenüberliegenden Hirnhälfte repräsentiert. Liegt die Läsion unterhalb der Kreuzung im verlängerten Mark oder im seitlichen Rückenmark, zeigt sich eine Lähmung der Muskulatur auf der Seite der Schädigung.

Die häufigste Ursache für eine Schädigung der Pyramidenbahn ist der Schlaganfall (Apoplex). Dieser zeigt sich meist in einer Minderdurchblutung des Gehirns, wobei Nervengewebe zugrunde geht. Ursächlich ist die versorgende Hirnarterie durch eine bestehende Arterienverkalkung einengt oder durch ein Blutgerinnsel verschlossen. Seltener wird ein Schlaganfall durch eine Blutung im Gehirn ausgelöst.

Das primär motorische Rindenfeld wird durch die mittlere Großhirnarterie (A. cerebri media) mit Sauerstoff versorgt. Diese Arterie ist besonders häufig von Verschlüssen betroffen. Neben der gegenseitigen Halbseitenlähmung tritt auch eine Sensibiltätsstörung der betroffenen Körperseite auf. Je nach Verschlussort zeigt sich auch eine sensorische oder motorische Aphasie, sofern die sprachdominante Hirnhälfte betroffen ist.

10.2.5.3 Basalganglien

Bei den **Basalganglien** handelt es sich um Kerne und Kerngebiete, die sich tief im Marklager des Großhirns befinden. Die Basalganglien sind wesentlich an der Feinabstimmung der Motorik beteiligt und werden deshalb zum extrapyramidalmotorischen System gezählt.

Zu den Basalganglien gehören der geschweifte Kern (Nucleus caudatus) und der Schalenkern (Putamen). Diese beiden Kerne gehören entwicklungsgeschichtlich zusammen. In der frühen Entwicklung wurden die beiden Kerne durch die Pyramidenbahn getrennt. Nucleus caudatus und Putamen sind über feine Streifen grauer Substanz miteinander verbunden, sie werden deshalb auch als Streifenkörper (Striatum) bezeichnet. Diese Zusammenfassung ist auch hinsichtlich der Funktion bedeutend.

Der Schalenkern umgibt den bleichen Kern (Globus pallidus), der zum Zwischenhirn (Diencephalon) gehört. Funktionell gehört zu den Basalganglien auch die schwarze Substanz (Substantia nigra), die sich im Mittelhirn befindet.

Die Basalganglien besitzen keine direkten Verbindungen zum Rückenmark. Der Streifenkörper erhält die Eingangsinformationen aus der Großhirnrinde. Der bleiche Kern als Ausgangspunkt der Basalganglien projiziert diese über den Thalamus zurück zur Großhirnrinde. Die Informationen werden durch die Neuronen der Substantia nigra, die Dopamine enthalten, moduliert. Die Basalganglien haben somit regulatorische Funktionen bei der zielgerichteten Ausführung von Bewegungen.

Defekte der Basalganglien führen zu unterschiedlichen Bewegungsstörungen.

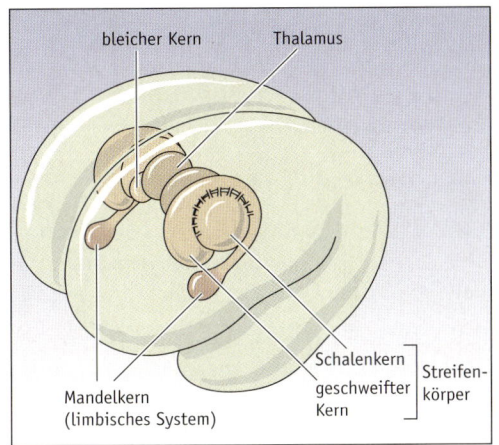

Basalganglien

10.2.5.4 Extrapyramidales System

Das motorische System des zentralen Nervensystems wird in pyramidales und extrapyramidales System gegliedert. Die Pyramidenbahn enthält lange Nervenfasern, die vom Gyrus praecentralis direkt in das Rückenmark ziehen. Zum extrapyramidalen System werden sämtliche Nervenbahnen und Strukturen gerechnet, die die Motorik beeinflussen, aber außerhalb der Pyramidenbahn liegen.

Das extrapyramidalmotorische System hat seinen Ursprung sowohl in der Großhirnrinde als auch in anderen Kerngebieten des Gehirns. Wichtiger Bestandteil sind die Basalganglien, die vor allem an der Feinabstimmung der Bewegungsabläufe beteiligt sind. Weiterhin gehören absteigende Bahnen ins Rückenmark, die vor allem im Hirnstamm entspringen, zum extrapyramidalen System. Sie bestimmen den Muskeltonus. Durch Verschaltung mit dem Kleinhirn und dem Gleichgewichtsorgan wird für den harmonischen Ablauf der Bewegungen und für die Korrektur der Körperhaltung gesorgt.

Das Zusammenspiel von pyramidalem und extrapyramidalem System zeigt sich dadurch, dass jede Willkürbewegung zugleich eine unwillkürliche Ausgleichsbewegung nach sich zieht. Wird beispielsweise ein Bein gehoben, so passen sich das andere Bein und der Rumpf unbewusst den neuen Bedingungen an. Jede differenzierte Bewegung der Hand erfordert auch eine Mitbewegung des Oberarms.

Altersphysiologische Veränderungen in den Basalganglien

Der bleiche Kern (Globus pallidus) gilt als Ausgangspunkt der Basalganglien. Alle Informationen, die der Streifenkörper vom Großhirn erhalten hat, werden vom bleichen Kern über den Thalamus wieder zur Großhirnrinde projiziert.

Frühe Alterungsvorgänge konnten am Globus pallidus festgestellt werden. Funktionell zeigt sich dies an einer relativen Bewegungsverarmung im Alter. Die Bewegungen werden langsamer, der Bewegungsumfang schränkt sich ein und auch Spontanbewegungen werden geringer. Solche Veränderungen können auch die Aktivitäten des täglichen Lebens einschränken, was jedoch individuell beurteilt werden muss.

Deutlich abzugrenzen ist diese Bewegungsverarmung vom Morbus Parkinson, der durch den Untergang von dopaminhaltigen Neuronen in der Substantia nigra verursacht wird. Aufgrund des Dopaminmangels zeigt sich eine Bewegungsstörung, die durch eine allgemeine Bewegungsarmut (Akinese) mit erhöhtem Muskeltonus (Rigor) gekennzeichnet ist. Das dritte klassische Symptom ist das langsame Zittern in Ruhe mit Abnahme bei Bewegung, was als Ruhetremor bezeichnet wird.

Die Bewegungsarmut führt zu Anlaufschwierigkeiten und plötzlichen Stopps beim Gehen. Typischerweise schwingen die Arme beim Gehen nicht mit. Auch die Gesichtsmuskulatur ist von der Akinese betroffen, Folge ist ein starrer, ausdruckloser Gesichtsausdruck.

Behandelt wird die Parkinson-Krankheit mit einer Vorstufe von Dopamin, wodurch jedoch nicht die Ursache, also der Untergang der Dopamin produzierenden Neuronen in der Substantia nigra, behoben wird.

10.2.5.5 Limbisches System

Das limbische System stellt wahrscheinlich die ursprünglichste Region des Großhirns dar. Es ist eine Ansammlung komplizierter Strukturen in der Mitte des Gehirns, die den Hirnstamm wie einen Saum (lat. limbus) umgeben. Unterschiedlichste Ansammlungen von grauer Substanz in Groß-, Zwischen- und Mittelhirn werden zu diesem System zusammengefasst.

Wichtige Bestandteile des limbischen Systems sind:

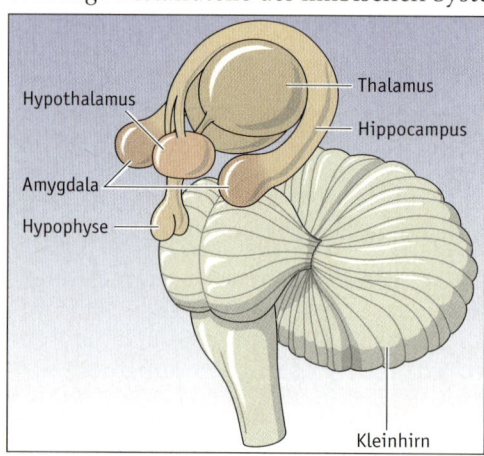

Limbisches System

- ◆ der Hippocampus, der sich medial in der Tiefe des Temporallappens findet
- ◆ der Mandelkern (Amygdala), der vor dem vorderen Ende des Hippocampus liegt
- ◆ der Gyrus cinguli, welcher unter dem Balken (Corpus callosum) liegt
- ◆ die Mamillarkörper (Corpus mammillare) des Zwischenhirns
- ◆ Kerngebiete des Thalamus

Das limbische System ist stark vernetzt und aus diesem Grunde schwer erfassbar. Es steuert das emotionale Verhalten und ist das Zentrum für Gefühle. Außerdem ist es über den Hippocampus an der Gedächtnisbildung beteiligt.

Altersphysiologische Veränderungen im limbischen System

Besonders betroffen vom altersbedingten Nervenzellverlust ist der Hippocampus, der an der Gedächtnisbildung beteiligt ist. Beim alternden Menschen zeigen sich mäßige Gedächtnisprobleme, wie gelegentliches Vergessen oder Verlegen von Gegenständen, die aber wieder gefunden werden können. Teilweise können bestimmte Erlebnisse nicht mehr erinnert werden, aber fast immer kann die Lücke durch intensives Nachdenken geschlossen werden.

Die zu Beginn einer Demenz auftretenden Gedächtnisstörungen sind manchmal recht schwierig von denen des physiologischen Alterungsprozesses abzugrenzen. Grob orientierend kann gesagt werden, dass in Verbindung mit einer Demenz auch wichtige Gegenstände wie Geld, Ausweis usw. verlegt werden. Meist finden die Betreffenden die Gegenstände nicht wieder; wenn doch, dann an ungewöhnlichen Orten. Erlebnisse und Gedächtnisinhalte werden vergessen. Der Betreffende kann sich auch durch intensives Nachdenken nicht mehr daran erinnern.

Für die Diagnose einer Demenz bedarf es einer genauen internistischen und neurologischen Untersuchung. Hierbei sollten auch Blutwerte bestimmt werden und das Gehirn mit bildgebenden Verfahren dargestellt werden. Einerseits kann so ein vorübergehender Verwirrtheitszustand (Delir), der eine körperliche Ursache haben kann, erkannt werden. Andererseits können Vitaminmangelzustände, Hormonerkrankungen oder infektiöse Ursachen, die ebenfalls Auslöser für eine (reversible) Demenz sein können, ausgeschlossen werden. Ergänzend dazu werden Tests, die die Aufmerksamkeit, das Gedächtnis, die Orientierung, das Lesen und Schreiben überprüfen, durchgeführt. Zur Anwendung kommt meist der Mini-Mental-Status-Test (MMST) nach Folstein. Dieser Test kann von allen geschulten Pflegekräften angewandt werden. In der Pflegepraxis dient der MMST meist zur Verlaufskontrolle bei Demenzen und zur besseren Einschätzung der getesteten Bereiche.

10.2.6 Vegetatives (autonomes) Nervensystem

Das vegetative Nervensystem wird auch autonomes Nervensystem genannt, da seine Wirkungen sich der direkten willkürlichen Kontrolle entziehen. Es kann nicht bewusst gesteuert werden, auch bei Bewusstlosigkeit übt es seine Funktion noch aus.

Das vegetative Nervensystem kann in drei verschiedene Systeme gegliedert werden:

- Sympathikus
- Parasympathikus
- Darmnervensystem (enterisches System)

Von der Funktion her können Sympathikus und Parasympathikus als Gegenspieler betrachtet werden. Der Sympathikus wird in Stresssituationen wirksam.

Beispiel: Ein Mensch begegnet einem bissigen Hund. Er wird versuchen die Flucht zu ergreifen. Seine Muskeln werden mit mehr Blut versorgt um flüchten zu können. Die Durchblutung der Bauchorgane nimmt ab. Die Herzfrequenz steigt um die Pumpleistung des Herzens zu erhöhen. Die Lungen benötigen mehr Sauerstoff. Der Mensch beginnt zu schwitzen, da die Schweißdrüsen vermehrt arbeiten.

Dagegen wird der Parasympathikus unter Ruhebedingungen wirksam. Sitzt der Mensch auf seiner Couch, nimmt die Herzfrequenz ab. Die Lunge benötigt weniger Sauerstoff. Die Durchblutung der Skelettmuskulatur reduziert sich zugunsten der Durchblutung der inneren Organe. Der Körper kann sich regenerieren.

Das Darmnervensystem besteht aus vegetativen Nervenfasern und Ansammlungen von Nervenzellkörpern in Hohlorganen wie Magen, Darm, Blase, Herz und Gefäßen. Es vermittelt sensible Impulse über den Dehnungszustand der glatten Muskulatur, beispielsweise über Füllung des Enddarms oder der Blase. Aber auch Schmerzimpulse können vermittelt werden. Über Chemorezeptoren in der Wand der Blutgefäße wird der Sauerstoffgehalt des Blutes gemessen.

Der Sympathikus wirkt aktivierend, der Parasympathikus regenerierend.

Sympathikus

Im Gegensatz zum somatischen System, welches die Skelettmuskulatur versorgt, ziehen die Nervenfasern des Sympathikus nicht direkt zu den Zielorganen, sondern werden in Nervenzellansammlungen (Ganglien) auf zweite Neurone umgeschaltet.

Die Zellkörper des Sympathikus liegen im Seitenhorn in der grauen Substanz im Brust- und Lendenteil des Rückenmarks. Ihre Axone verlassen gemeinsam mit den Vorderwurzeln der Spinalnerven das Rückenmark und ziehen durch den Wirbelkanal zu sogenannten Grenzstrangganglien. Diese sind nicht identisch mit den Spinalganglien, in welchen sich die Nervenzellkörper der sensiblen Hinterwurzeln des Rückenmarks befinden. Die rechts und links neben der Wirbelsäule liegenden 22–23 Grenzstrangganglien sind durch Nervenfasern miteinander verknüpft. Von den Grenzstrangganglien sind zwei Wege möglich:

1. Die Nervenfortsätze des Sympathikus, welche Kopf-, Hals- und Brustregion versorgen, werden im Grenzstrangganglion auf das zweite Neuron umgeschaltet. Die zweiten Neuronen können sich wieder dem Spinalnerven anschließen und mit diesem zum Erfolgsorgan gelangen oder direkt zu den entsprechenden Organen ziehen.

2. Die Nervenfortsätze des Sympathikus, die den Bauchraum und das kleine Becken versorgen, durchlaufen die Grenzstrangganglien und werden nicht in diesen umgeschaltet. Sie werden erst organnah auf das zweite Neuron verschaltet und gelangen dann zum Zielorgan.

Eine Besonderheit ist das Nebennierenmark (s. S. 262), das als ein sympathisches Ganglion anzusehen ist. Die Nervenfortsätze des Sympathikus erreichen das Nebennierenmark ohne Umschaltung. Die Nebennierenmarkzellen sind zweite spezialisierte Neurone, die die Hormone Adrenalin und Noradrenalin direkt in die Blutbahn abgeben.

Parasympathikus

Auch die Nervenfortsätze des Parasympathikus ziehen nicht direkt zum Erfolgsorgan, sondern werden vorher in einem Ganglion umgeschaltet. Im Gegensatz zum Sympathikus werden die vom zentralen Nervensystem kommenden Nervenfasern nicht in Grenzstrangganglien umgeschaltet, sondern in Ganglien, die organnah liegen.

Der Ursprung des kranialen Parasympathikus liegt in den Kernen des Hirnstamms. Die aus dem ZNS austretenden Nervenfasern schließen sich dem III. Hirnnerv (Augenmuskelnerv), dem VII. Hirnnerv (Gesichtsnerv), dem IX. Hirnnerv (Zungenrachennerv) und dem X. Hirnnerv (Eingeweidennerv) an. Mit den Hirnnervenfasern erreichen diese die entsprechenden Ganglien, wo die Umschaltung der Neurone stattfindet.

Die parasympathischen Nervenfasern des III. Hirnnervs führen zur Verengung der Pupille und Krümmung der Linse (Akkomadation). Der parasympathische Anteil des Gesichtsnervs (N. facialis) versorgt die Tränen- und Speicheldrüsen, der des Zungenrachennervs (N. glossopharyngeus) die Ohrspeicheldrüse.

Die parasympathischen Äste des Eingeweidenervs (N. vagus) versorgen das Herz, die Bronchien, Speiseröhre, Magen, Dünndarm, die oberen zwei Drittel des Dickdarms, Milz, Leber und Bauchspeicheldrüse.

Der Kreuzteil des Parasympathikus entspringt in den Seitenhörnern der Rückenmarkssegmente S2–S4. Die Nervenfasern ziehen als Beckennerven in ein Nervengeflecht (Plexus). Der Kreuzteil des Parasympathikus versorgt das letzte Drittel des Dickdarms, den Mastdarm, die Harnblase und die Geschlechtsorgane.

Wirkungen des Sympathikus und des Parsaympathikus

Die Wirkungen des Sympathikus und des Parasympathikus sind gegensätzlich. Die Gefäße werden nur vom Sympathikus versorgt, parasympathische Nervenfasern erreichen diese nicht.

Organ	Wirkung des Sympathikus	Wirkung des Parasympathikus
Auge	Pupillenerweiterung	Pupillenverengung, Krümmung der Linse (Akkomodation)
Tränendrüse, Speicheldrüsen, Ohrspeicheldrüse	Verminderte Sekretion	Vermehrte Sekretion
Herz	Zunahme der Kontraktionskraft Zunahme der Erregungsleitungsgeschwindigkeit Zunahme der Herzfrequenz	Abnahme der Kontraktionskraft Abnahme der Erregungsleitungsgeschwindigkeit Abnahme der Herzfrequenz
Lunge	Erweiterung der Bronchialmuskulatur Verminderte Sekretion der Bronchialdrüsen	Verengung der Bronchialmuskulatur Vermehrte Sekretion der Bronchialdrüsen
Magen, Dünndarm, Dickdarm	Hemmung der Peristaltik Verminderte Sekretion	Steigerung der Peristaltik Vermehrte Sekretion
Mastdarm	Kontraktion des inneren Schließmuskels Verhindert Darmentleerung	Erschlaffung des inneren Schließmuskels Steigerung der Peristaltik Ermöglicht Darmentleerung
Nebenniere	Ausschüttung von Adrenalin und Noradrenalin	Keine Wirkung
Harnblase	Kontraktion des inneren Blasenschließmuskels Erschlaffung der Harnblasenmuskulatur Verhindert Blasenentleerung	Erschlaffung des inneren Blasenschließmuskels Kontraktion der Harnblasenmuskulatur Führt zur Entleerung der Blase
Männliches Genital	Ejakulation	Erektion
Blutgefäße	Gefäßverengung (Vasokonstriktion)	Keine Wirkung
Schweißdrüsen	Vermehrte Sekretion	Verminderte Sekretion

10.2.7 Hirnhäute und Liquorräume

Gehirn und Rückenmark sind von Hirnhäuten umgeben. Von außen nach innen können drei Hirnhäute (Meningen) unterschieden werden.

Harte Hirnhaut (Dura mater)

Die äußerste Haut besteht aus straffem, kollagenfaserigem Gewebe, die deshalb als harte Hirnhaut (Dura mater) bezeichnet wird. Die Dura mater besteht selbst wieder aus zwei Blättern. Das äußere Blatt ist mit der Knochenhaut (Periost) des Schädels und der Wirbelkörper fest verwachsen.

Beim **Rückenmark** sind die beiden Durablätter nicht miteinander verwachsen, da sonst die Beweglichkeit der Wirbelsäule eingeschränkt wäre. Das innere Blatt bildet einen Sack, in dem sich dass Rückenmark findet. Der Raum zwischen den zwei Blättern heißt Periduralraum bzw. Epiduralraum.

Beim **Gehirn** sind inneres und äußers Blatt der Dura mater bis auf wenige Stellen miteinander verwachsen. An diesen Stellen befinden sich venöse Blutleiter (Sinus durae matris), welche das sauerstoffarme Blut des Gehirns entsorgen. In diese Sinus der harten Hirnhaut ragen Ausstülpungen der Spinngewebshaut (Arachnoidea). Diese werden als Arachnoidalzotten bezeichnet. Sie sind für die Aufnahme (Resorption) der Gehirn-Rückenmark-Flüssigkeit (Liquor) ins venöse System verantwortlich. Das innere Blatt der Dura mater bildet an einigen Stellen des Gehirns bindegewebige Septen aus. Die Hirnsichel (Falx cerebri) trennt die beiden Gehirnhälften voneinander (Hemisphären), das Kleinhirnzelt (Tentorium cerebelli) trennt Großhirn und Kleinhirn voneinander. Durch die Kleinhirnsichel werden die beiden Kleinhirnhälften getrennt.

Spinngewebshaut (Arachnoidea)

Die Spinngewebshaut (Arachnoidea) ist eine lockere bindegewebige Membran. Über dünne bindegewebige Balken, welche einem Spinnengewebe ähneln, ist diese mit der innersten Hirnhaut (Pia mater) verzahnt. Der Raum unter der Arachnoidea wird als Subarachnoidalraum bezeichnet und ist mit Gehirn-Rückenmark-Flüssigkeit (Liquor) gefüllt. Der Subarachnoidalraum des Gehirns und des Rückenmarks bilden den äußeren Liquorraum. Durch die feinen Bindegewebsbalken, die sich zwischen Spinngewebshaut und weicher Hirnhaut ausspannen, und dem sich dazwischen befindlichen Liquor wird das ZNS vor mechanischen Einwirkungen geschützt.

Weiche Hirnhaut (Pia mater)

Die Pia mater des Rückenmarks und Gehirns liegt diesen direkt auf. Beim Gehirn folgt sie allen Windungen (Gyri) und Furchen (Sulci) der Hirnoberfläche.

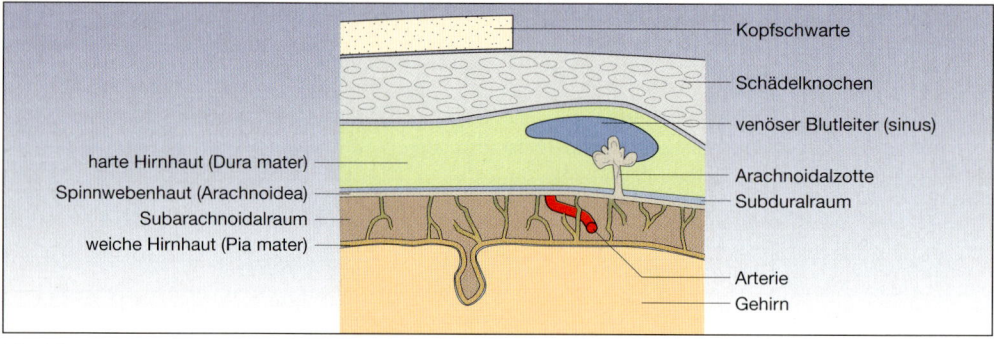

Hirnhäute

Gehirn-Rückenmark-Flüssigkeit (Liquor)

Normaler Liquor ist eine wasserklare Flüssigkeit, deren Elektrolytwerte denen des Blutes entsprechen. Jedoch enthält der Liquor weniger Eiweiß und kaum Zellen, meist Lymphozyten.

Erwachsene besitzen etwa 150 ml Liquor, täglich werden bis zu 500 ml gebildet. Dieser wird größtenteils in den Ventrikeln gebildet. Dort bilden Gefäße der weichen Hirnhaut Gefäßknäuel, die als Auffaltungen in den Ventrikelwänden zu sehen sind. Diese Auffaltungen werden als Plexus choroidei bezeichnet und enthalten Liquor produzierende Epithelzellen. Hier entsteht durch Ultrafiltration des Blutes die Gehirn-Rückenmark-Flüssigkeit.

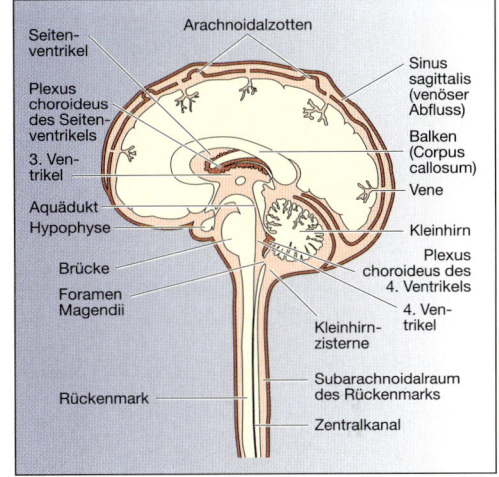

Die Hauptfunktion des Liquors besteht in der Polsterung des Gehirns und Rückenmarks, um es so vor mechanischen Einwirkungen zu schützen. Weiterhin wird dem Liquor eine Ernährungs- und Entgiftungsfunktion zugeschrieben.

Darstellung des Liquorraumes

Äußerer Liquorraum

Der äußere Liquorraum befindet sich zwischen der weichen Hirnhaut (Pia mater) und der Spinngewebshaut (Arachnoidea) des Gehirns und des Rückenmarks. Dieser Spalt wird als Subarachnoidealraum bezeichnet, durch den der Liquor zirkuliert.

Innere Liquorräume

Im Rückenmark stellt der in der Mitte der grauen Substanz liegende Zentralkanal ein Überbleibsel des inneren Liquorraumes dar, der jedoch weitgehend funktionslos ist.

Im Gehirn dagegen sind vier Hirnventrikel zu finden, die der Liquorbildung und deren Transport dienen:

◆ zwei Seitenventrikel, die die Form von Widderhörnern haben und sich im Großhirn (Telencephalon) finden,

◆ einen dritten Ventrikel, der im Zwischenhhirn (Diencephalon) zwischen den beiden Thalamuskerngebieten liegt,

◆ einen vierten Ventrikel, der sich zwischen Kleinhirn (Cerebellum) und Brücke (Pons) befindet.

In den beiden Seitenventrikeln des Großhirns findet die hauptsächliche Liquorbildung statt. Über zwei Öffnungen (Foramina interventriculare) stehen sie mit dem dritten Ventrikel in Verbindung. Durch seine Lage zwischen den beiden Thalami (Einzahl: Thalamus) hat der dritte Ventrikel eine platte Form. Von dort zieht ein schmaler Kanal (Aquädukt) zum vierten Ventrikel, der sich nach unten in den Zentralkanal des Rückenmarks fortsetzt. Dieser besitzt drei Öffnungen, durch die der innere Liquorraum mit dem äußeren Liquorraum verbunden ist.

Die Resorption des Liquors ins venöse System erfolgt über die Arachnoidalzotten.

10.2.8 Blutversorgung des Gehirns und des Rückenmarks

Die Blutversorgung des Gehirns erfolgt einerseits durch die paarigen inneren Halsschlagadern (Aa. carotides internae). Andererseits wird das Gehirn und auch das Rückenmark von den Wirbelarterien (Aa. vertebrales) versorgt, dem ersten Ast der Schlüsselbeinarterie (A. subclavia).

Die innere Halsschlagader (A. carotis interna) versorgt mit ihren beiden Endästen, der vorderen und mittleren Großhirnarterie (A. cerebri anterior und A. cerebri media) die vorderen und mittleren Hirngebiete.

Die beiden Wirbelarterien (Aa. vertebrales) vereinigen sich im Bereich der unteren Brücke zur unpaaren Schädelbasisarterie (A. basilaris). Diese spaltet sich in ihre Endäste, die beiden hinteren Großhirnarterien (Aa. cerebri posterioires), auf.

Die drei großen, jeweils paarigen Großhirnarterien (A. cerebri anterior, A. cerebri media und A. cerebri posterior) sind über verbindende Arterien zu einem Ring zusammengefasst, dem Circulosus arteriosus.

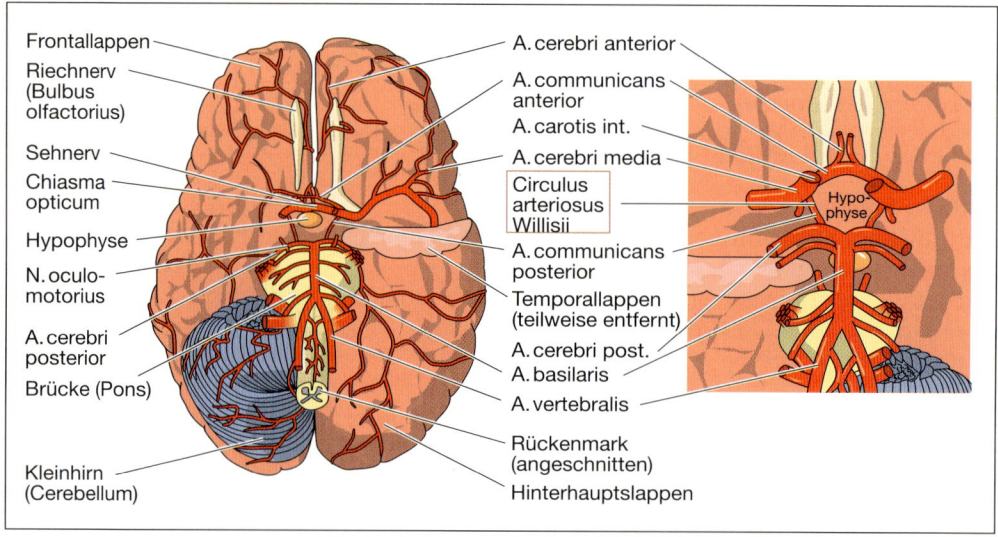

Arterienring der Hirnbasis

Die Versorgung des Rückenmarks erfolgt durch die Wirbelarterien. Ihre Aufzweigungen, die vordere Rückenmarksarterie und die beiden hinteren Rückenmarksarterien, laufen entlang des Rückenmarks und versorgen es mit arteriellem Blut. Weitere Zuflüsse erhalten die Rückenmarksarterien von den Zwischenrippenarterien und aus der Aorta.

Fallsituation

Trotz zunehmender Einschränkung der Sehkraft lebt Frau Munz (81 Jahre) noch alleine in ihrer Mietswohnung. Sie ist stolz darauf in ihren eigenen vier Wänden zu leben. Nur die Augen machen Frau Munz zu schaffen und hindern sie daran, Aktivitäten des täglichen Lebens alleine durchzuführen. Unterstützt wird sie durch ihren Enkel, der im gleichen Mietshaus lebt. Der ambulante Pflegedienst kommt einmal am Tag, um ihr bei der Grundpflege behilflich zu sein. Mittags wird sie mit „Essen auf Rädern" versorgt.

Die Einschränkung der Sehkraft wird durch starke Sehhilfen behandelt. Außerdem besteht bei Frau Munz seit einigen Jahren Bluthochdruck. Der Hausarzt hat ihr Medikamente verschrieben, die sie aber wegen der unangenehmen Nebenwirkungen nicht einnimmt. Frau Munz ist eine äußerst resolute Frau, die sich durchsetzen kann. Als Pflegekraft des ambulanten Pflegedienstes haben Sie es des Öfteren erlebt, dass Frau Munz ihre Tabletten mit der Aussage verweigert: „Ich werde immer so müde und mir wird schwindlig. Von dem zu hohen Blutdruck merke ich nichts. Den habe ich schon lange und lebe noch immer." Trotz aller Erklärungen und Informationen, auch durch den Hausarzt, zeigt sich Frau Munz uneinsichtig.

Sie besuchen heute Morgen Frau Munz, um die Grundpflege durchzuführen. Sie finden die alte Dame liegend auf dem Flurboden vor. Sie redet unverständlich und kann sich nicht ausdrücken. Nach Alarmierung des Nortarztwagens wird Frau Munz in eine Spezialstation für die Versorgung von Schlaganfallpatienten gebracht.

Dort wird ein Verschluss der linken mittleren Gehirnarterie (A. cerebri media) festgestellt, mit Halbseitenlähmung (Hemiparese) rechts und besonders starker Ausprägung in Gesicht und Arm sowie einer Sprachstörung (Aphasie).

1. *Erklären Sie den Sachverhalt, dass ein Verschluss in der linken Hirnhälfte zur Lähmung der rechten Körperhälfte führt.*

2. *Sprachstörungen (Aphasien) treten nicht bei jedem Schlaganfall (Apoplex) auf. Wodurch konnen Sie sich erklären, dass Frau Munz an einer Aphasie leidet?*

3. *Frau Munz hat einen akuten Schlaganfall erlitten. Wie verhalten Sie sich in diesem Fall? Wie führen Sie den Notruf durch?*

4. *Was verstehen sie unter Bewusstseinsstörungen?*

11 Sinnesorgane

Zu den Sinnesorganen im eigentlichen Sinne gehören all jene Organe, die Reize aus der Umwelt aufnehmen und sie in Nervenimpulse umwandeln können. Jedes Sinnesorgan besitzt Rezeptoren zur Reizaufnahme, Nervenbahnen zur Weiterleitung und Rindenareale im Großhirn zur Bewusstwerdung der aufgenommenen Impulse.

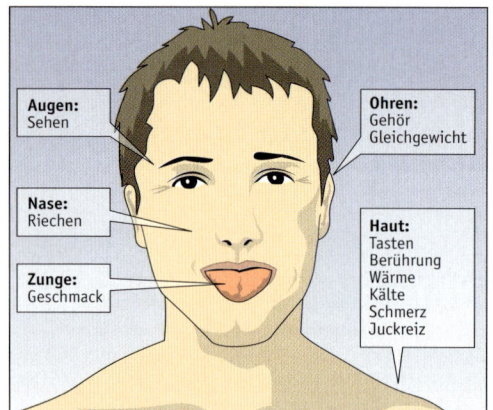

Die wichtigsten Sinnesorgane des Menschen sind:

- Auge (Gesichtssinn)
- Innenohr (Hörsinn)
- Gleichgewichtsorgan im Innenohr (Gleichgewichtssinn)
- Nase (Geruchssinn)
- Zunge (Geschmackssinn)
- Haut (Tastsinn, Vibrationsempfinden, Temperaturwahrnehmung, Schmerzempfindung = Oberflächensensibilität)

Sinnesorgane des Menschen

Die Sinnesrezeptoren von Auge, Innenohr, Gleichgewichtsorgan, Nase und Zunge vermitteln eine ganz spezielle Sensibilität, die in der früheren Nomenklatur als Sensorik bezeichnet wurde. Die Sinnesrezeptoren der Haut dagegen vermitteln eine generelle Sensibilität der Hautoberfläche, was auch als Oberflächensensibilität bezeichnet wird.

Der Oberflächensensibilität der Haut steht die Tiefensensibilität der Gliedmaßen gegenüber. Hier handelt es sich nicht um Sinnesorgane im engeren Sinne, sondern um einzelne Sinneszellen in Muskeln, Sehnen und Gelenken. Sie empfangen Reize aus dem Körperinneren und vermitteln Informationen über die genaue Stellung der Extremitäten im Raum.

11.1 Oberflächensensibilität

Als Oberflächensensibilität wird die Wahrnehmung von Sinnesreizen über die in der Oberhaut liegenden Rezeptoren bezeichnet. Die Sinnesrezeptoren der Haut (s. S. 56) reagieren auf verschiedenste Reize. Zu den Hautrezeptoren gehören Merkel-Zellen (Druck), Meissner-Tastkörperchen (Berührung), Vater-Pacini-Lamellenkörperchen (Vibration), Ruffini-Körperchen (Hautdehnung) und freie Nervenendigungen (Temperatur und Schmerz).

Impulse wie **Schmerz** und **Temperatur**, die hauptsächlich dem **Schutz** des Körpers dienen, müssen schnell weitergeleitet werden. Bei den dafür zuständigen Rezeptoren handelt es sich um freie Nervenendigungen, deren Axone über die Hinterwurzel ins Rückenmark eintreten. Sie kreuzen bereits auf Rückenmarksebene zur Gegenseite und ziehen in der Vorderseitenstrangbahn zum Thalamus. Dort werden sie erneut umgeschaltet und werden zur sensiblen Hirnrinde (Gyrus postcentralis) geleitet. Dieser Teil der Oberflächensensibilität ist als Schutzmechanismus des Körpers zu sehen.

Exakte Informationen der Hautrezeptoren, wie genaue Druck-, Berührungs- und Vibrations-empfindung, werden über die Hinterstrangbahn zur sensiblen Großhirnrinde (Gyrus post-centralis) weitergeleitet. Dieser Teil der Oberflächensensibilität benötigt etwas mehr Zeit und vermittelt die Wahrnehmung feiner Berührungen in Form von Druck oder Vibration.

Schmerzen

Schmerzen sind als Schutzmechanismus des Körpers zu sehen. Akuter Schmerz signali-siert dem Körper, dass Gefahr besteht. Die Schmerzrezeptoren (freie Nervenendigungen) registrieren eine Verletzung und leiten diese als elektrischen Impuls weiter. Sie reagieren auf Reize wie Druck, Zug, Kälte, Hitze oder auf chemische Substanzen, die durch Entzün-dungsprozesse freigesetzt werden. Körpereigene schmerzauslösende Substanzen sind Serotonin, Histamin und Prostaglandine (s. S. 251). Die Schmerzimpulse werden über die Vorderseitenstrangbahn des Rückenmarks zum Gyrus postcentralis weitergeleitet.

Diesen aufsteigenden Schmerzbahnen stehen die absteigenden Nervenbahnen des körper-eigenen Schmerzunterdrückungssystems gegenüber. Neurone aus der Großhirnrinde und dem Hypothalamus sind über ihre Fortsätze mit den Nervenzellen der Formatio reticularis (s. S. 187) verknüpft. In dieser beginnen auch die absteigenden Bahnen zu den Hinterhör-nern des Rückenmarks. Auf Rückenmarksebene kommt es zur Freisetzung von körpereige-nen schmerzstillenden Substanzen, den Endorphinen. Dadurch wird eine Weiterleitung der Schmerzimpulse bereits in den Hinterhörnern gehemmt. In bestimmten Situationen, wie bei Unfällen, werden Schmerzen verspätet oder vermindert bemerkt.

Bei Menschen mit chronischen Schmerzen sind diese hemmenden Mechanismen nicht mehr vorhanden. Das körpereigene Schmerzunterdrückungssystem funktio-niert nicht mehr. Anhaltende Schmerzim-pulse führen auch zu Veränderungen der Nervenaktivität. Bereits leichte Reize kön-nen ausreichen, um als Schmerzimpuls wahrgenommen zu werden. Es tritt eine gesteigerte Schmerzempfindlichkeit auf. Dies kann bis zum Schmerzgedächtnis der Neuronen führen. Schmerzen können selbst dann auftreten, wenn keine Ursa-chen mehr vorhanden sind.

Der menschliche Organismus besitzt etwa 300 Millionen Schmerzrezeptoren. Diese befinden sich in der Haut, in Muskeln, Knochen, Gelenken, im Bindegewebe und den Eingeweiden.

Nach der Dauer der Schmerzzustände kön-nen akute und chronische Schmerzen unter-schieden werden. Chronische Schmerzen bestehen länger als sechs Monate oder kehren in mehr oder weniger regelmäßi-gen Abständen über einen längeren Zeit-raum (länger als sechs Monate) immer wie-der.

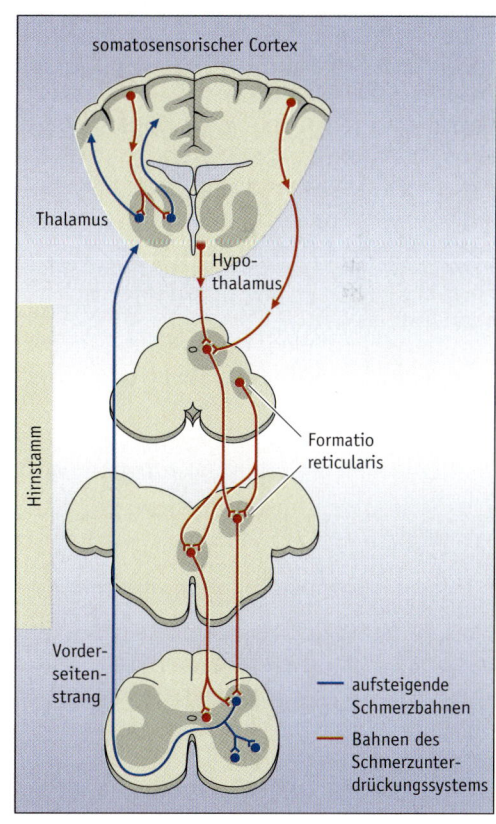

Auf- und absteigende Schmerzbahnen

Schmerzen im Alter – kein Alterungsprozess

Gerade bei älteren Menschen häufen sich chronische Schmerzzustände. Etwa 25 % der Bevölkerung über 60 Jahre hat chronische Schmerzen. Bei ihnen tritt der Schmerz dauerhaft oder immer wiederkehrend über einen längeren Zeitraum als sechs Monate auf. Die Ursachen für chronische Schmerzen bei alten Menschen sind am häufigsten Verschleißerkrankungen der Gelenke (degenerative Gelenkerkrankungen), Erkrankungen der Lendenwirbelsäule, Karzinomschmerzen oder Osteoporose. Meist kann bei diesen Erkrankungen keine Heilung mehr erzielt werden. Der Schmerz als akutes Warnsignal für den Körper bleibt bestehen und es entsteht ein chronischer Schmerz.

Besonders für Menschen im höheren Lebensalter führen Schmerzen zu einem Teufelskreis. Der Schmerz schränkt die Mobilität ein. Er führt zum Verlust der Aktivität und damit zur Hilflosigkeit der Betroffenen. Folge sind soziale Isolation, Einsamkeit und Depression. Die körperliche und auch geistige Aktivität werden noch mehr eingeschränkt, was wiederum zu vermehrten Schmerzen führt.

Schmerzen bei alten Menschen werden oft vernachlässigt, da häufig noch die Annahme besteht, dass Schmerzen eine natürliche Folge des Alterungsprozesses sind. Schmerzen schränken jedoch die Lebensqualität des Betroffenen erheblich ein.

Auch im Alter sollte zunächst nach der Schmerzursache gesucht werden. Kann die Ursache für die Schmerzen gefunden werden und die Erkrankung geheilt werden, verschwindet auch der Schmerz. Oftmals kann aber im Alter eine vollständige Heilung der Grunderkrankung nicht mehr erreicht werden. Chronische Schmerzen sollten auch im Alter mit einer entsprechenden Schmerztherapie behandelt werden.

Schmerzen des alten Menschen müssen erfasst und dokumentiert werden. Hierfür eignen sich Schmerzskalen. Alte Menschen, sofern eine verbale Äußerung möglich ist, bevorzugen Schmerzskalen, die in Worten und nicht in Zahlen angelegt sind. Die Stärke des Schmerzes wird mit „leicht", „mittel", „stark" und „sehr stark" angegeben. Bei dementen Patienten können Gesichter mit nach unten verzogenem, neutralem oder lachendem Mund hilfreich sein. Auch vegetative Symptome wie Tachykardie, Schweißausbruch oder Veränderungen der Mimik deuten auf Schmerzen hin.

Bei chronischen Schmerzkranken empfiehlt es sich ein Schmerztagebuch anzulegen und so die Entwicklung der Schmerzen über längere Zeit hinweg zu verfolgen. Diese Art der Dokumentation verhindert, dass wichtige Daten im Zusammenhang mit Schmerzzuständen verloren gehen. Auch können Erfolge und Misserfolge einer vorangegangenen oder eingeleiteten Schmerztherapie erfasst werden.

Ziele bei der Therapie chronischer Schmerzen ist eine langfristige Schmerzlinderung und Wiederherstellung der Lebensqualität und Funktionsfähigkeit.

Die wichtigste Säule der Schmerztherapie ist die medikamentöse Schmerzstillung. Diese erfolgt nach dem WHO-Stufenschema. Nach Empfehlungen der Weltgesundheitsorganisation (WHO) stellen Opiate dann das beste Mittel der Wahl dar, wenn chronische Schmerzen nicht anders zu behandeln sind.

Weitere Säulen der Schmerztherapie sind physikalische Behandlungsmethoden wie Physiotherapie, mobilisierende Verfahren oder Haltungsschule. Wichtig ist, dass Schmerzkranke sich bewegen, damit keine Muskelverspannungen und Kontrakturen auftreten, die zu weiteren Schmerzen führen. Auch psychologisch-soziale Maßnahmen können zur Schmerzlinderung eingesetzt werden.

Schmerzen sind kein Alterungsprozess, sie sollten erkannt und dokumentiert werden. Chronisch Schmerzkranke, egal welchen Alters, bedürfen einer adäquaten Schmerztherapie.

11.2 Tiefensensibilität

Die Tiefensensibilität – im Gegensatz zur Oberflächensensibilität – bezeichnet die Wahrnehmung von Reizen aus dem Körperinneren. Die Tiefensensibilität liefert Informationen über die Stellung und Bewegung des Rumpfes und der Extremitäten im Raum sowie über den Spannungszustand von Muskeln und Sehnen. Tiefensensibilität kann auch als Eigenwahrnehmung des Körpers bezeichnet werden.

Die Rezeptoren, die die Tiefensensibilität vermitteln, werden als Propriozeptoren bezeichnet.

Zu den Propriozeptoren gehören:

♦ Muskelspindeln, die sich im Hüllbindegewebe der Skelettmuskulatur befinden und durch Muskeldehnung gereizt werden

♦ Golgi-Sehnen-Organe, die im Bereich der Muskel-Sehnen-Übergänge lokalisiert sind und auf Muskelspannung reagieren

♦ Gelenkrezeptoren, die durch Gelenkbewegung gereizt werden

Die Impulse der Tiefensensibilität werden einerseits an das Kleinhirn geleitet. Sie bleiben somit unbewußt und sind dafür notwendig, dass Haltung und Bewegung des Körpers laufend an die Gegebenheiten angepasst werden. So können manche Bewegungen ohne unser Bewusstsein ausgeführt werden. Beispiele hierfür sind Fahrradfahren oder Treppensteigen.

Ein Teil der Impulse der Propriozeptoren werden über die Hinterstrangbahn dem Gyrus postcentralis zugeleitet und werden bewusst wahrgenommen. Beispiel dafür ist das Spüren des Bodens unter den Füßen.

Altersphysiologische Veränderungen der Tiefensensibilität

Im Alter kommt es zu einer Abnahme der Propriozeption. Die Ursache hierfür ist der Muskelabbau im Alter. Wenn zusätzlich noch ein Gelenkverschleiß (Arthrose) vorhanden ist, kommt es zur weiteren Abnahme. Die Wahrnehmung und Kontrolle über die aktuelle Lage und Position des Körpers im Raum nimmt ab. Dadurch wird insbesondere die Balancefähigkeit, zum Beispiel beim Überwinden kleiner Hindernisse am Boden („Stolperfallen"), eingeschränkt.

Ein Koordinationstraining im Alter kann die Propriozeption verbessern. Beispielsweise werden Kippbretter oder Balance Pads beim Training eingesetzt. Solche Maßnahmen dienen bereits der Sturzprophylaxe (s. S. 80). Grundsätzlich sollten auch mögliche „Stoperfallen" im Wohnbereich des alten Menschen beseitigt werden.

11.3 Das Auge

Das Auge, auch als Sehorgan bezeichnet, sorgt dafür, dass optische Signale in Form von Licht in Nervensignale umgewandelt und an das Gehirn weitergeleitet werden.

Das Auge kann mit einer Kamera verglichen werden. Vorne gibt es ein Linsensystem, das die Lichtstrahlen bündelt. Der Blende entspricht am Auge die Regenbogenhaut (Iris). Die Scharfeinstellung erfogt durch Änderung des Krümmungsradius der Linse. Dieser Abschnitt des Auges stellt den bildentwerfenden Apparat dar.

An der Hinterwand der Kamera liegt der lichtempfindliche Film, am Auge findet sich hier die Netzhaut mit ihren spezifischen Sinneszellen (Photorezeptoren). Wie auch bei der Kamera entsteht am Auge ein umgekehrtes, verkleinertes Bild des betrachteten Objektes. Diese visuellen Informationen werden über die Sehnerven an das Gehirn weitergeleitet und verarbeitet. Dadurch ist die Wahrnehmung eines Bildes erst möglich.

Anatomisch besteht das menschliche Sehorgan aus dem Augapfel mit dem Sehnerven, seinen Schutzvorrichtungen (Augenhöhle, Augenlider, Bindehaut, Tränenapparat) und den Augenmuskeln.

Sehen im Alter

Viele Erkrankungen der Augen sind altersabhängig. Da ein gutes Sehvermögen für den alten Menschen auch eine höhere Lebensqualität und Lebenssicherheit bedeutet, sollte unbedingt auf eine rechtzeitige Erkennung und Behandlung von Augenerkrankungen geachtet werden.

Seheinschränkungen können weitreichende Folgen auf die Mobilität, die Freizeit, das Lesen und auf die Aktivitäten des täglichen Lebens haben. Insbesondere ist auch das Risiko zu stürzen erhöht, da das Auge zusammen mit den Propriozeptoren und dem Gleichgewichtsorgan der Orientierung des Körpers im Raum dient. Auch führen Sehverluste dazu, dass real vorhandene Dinge verkannt werden können. Besonders in der Dämmerung können solche Phänomene auftreten. Bespielsweise wird der Infusionsständer als eine vermeintliche Person gedeutet. Solche Verkennungen sind nicht identisch mit Halluzinationen, wo nicht vorhandene Dinge gesehen werden. Halluzinationen sind meist Hinweis auf eine neurologische Erkrankung.

11.3.1 Der Augapfel: Hüllen und Räume

Der Augapfel (Bulbus occuli) ist ein kugeliges Gebilde mit einem Durchmesser von etwa 2,4 cm und einem Gewicht von etwa 7,5 g. Er liegt relativ gut geschützt in der Augenhöhle (Orbita) und ist in einen Fettgewebskörper eingebettet. Die Orbita besteht aus sieben Knochen und besitzt mehrere Öffnungen für den Durchtritt von Nerven und Gefäßen. Der Augapfel ist von einer bindegewebigen Hülle (Tenon-Kapsel) umgeben.

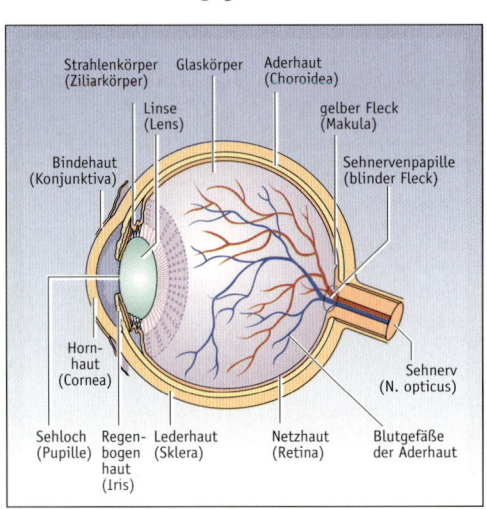

Diese ist über feine bindegewebige Stränge mit der Knochenhaut der Augenhöhle verbunden. Für die Beweglichkeit des Augapfels sorgen die Augenmuskeln.

Der Augapfel selbst besitzt drei Hüllen, die als äußere, mittlere und innere Augenhaut bezeichnet werden. Im Augapfel finden sich drei Räume, der Glaskörperraum und die hintere sowie vordere Augenkammer.

Aufbau des Auges

Äußere Augenhaut

Die äußere Augenhaut besteht aus der durchsichtigen Hornhaut (Kornea) und der dehnungsfesten Lederhaut (Sklera).

An der Vorderfläche des Augapfels befindet sich die Hornhaut, die wie ein Uhrglas auf dem Augapfel sitzt. Sie wirkt durch ihre Wölbung wie eine Sammellinse, die parallele Lichstrahlen in sich schneidende (konvergierende) umwandelt. Die oberste Schicht der Hornhaut bildet ein mehrschichtig unverhorntes Plattenepithel, das alle fünf bis sieben Tage erneuert wird. Da die Hornhaut gefäßlos ist, erfolgt die Ernährung durch das innen angrenzende Kammerwasser und durch die Tränenflüssigkeit von außen.

Die Lederhaut ist eine dicke, vorwiegend aus kollagenen und wenig elastischen Fassern aufgebaute Bindegewebsschicht. Sie erhält die Form des Augapfels aufrecht.

Altersphysiologische Veränderungen der Hornhaut

In der sonst durchsichtigen Hornhaut findet sich im Randbereich eine kreisförmige Ansammlung von fetthaltigen Stoffwechselendprodukten. Dieser sogenannte Greisenbogen (Arcus senilis) ist in der Regel harmlos.

Mittlere Augenhaut

Die mittlere Schicht der Augapfelwand wird auch als Gefäßhaut (Uvea) bezeichnet. Diese bildet im vorderen Abschnitt des Augapfels die Regenbogenhaut (Iris) und den Ziliarkörper, im hinteren Abschnitt die Aderhaut (Choroidea).

Die Regenbogenhaut (Iris) umschließt in der Mitte ein kreisrundes Loch, das wie die Blende eines Fotoapparates wirkt. Durch Vergrößerung oder Verkleinerung der Pupillenweite wird der Lichteinfall reguliert. In der Iris gibt es zwei glatte Muskeln, die den Pupillenzustand regulieren. Der ringförmige Pupillenmuskel führt bei starkem Lichteinfall zur Verengung der Pupille (Miosis). Ist der Lichteinfall dagegen schwach, erweitert sich die Puppile (Mydriasis). Daran ist der radiär verlaufende, erweiternde Pupillenmuskel beteiligt (M. dilator pupillae). Der Pigmentgehalt der Iris bestimmt die Augenfarbe.

Der Ziliarkörper besteht aus dem Ziliarmuskel, den Ziliarfortsätzen und den Zonulafasern.

Die Zonulafasern sind feinste Fasern, die vom Ziliarkörper abgehen und an denen die Linse aufgehängt ist. Durch den Ziliarmuskel kann der Krümmungsgrad der Linse und damit die Sehschärfe beim der Nah- und Fernsicht reguliert werden. Die Ziliarfortsätze sind Auffaltungen, die das Kammerwaser für die hintere und vordere Augenkammer produzieren.

Der hintere Abschnitt der Gefäßhaut wird von der Aderhaut (Choroidea) gebildet. Wie schon der Name besagt, ist sie gefäßreich und sorgt für die Ernährung der äußeren Schichten der Netzhaut.

Innere Augenhaut

Die innere Augenhaut ist der lichtempfindliche Teil des Auges. Sie wird als Netzhaut (Retina) bezeichnet. Nicht alle Abschnitte der Netzhaut enthalten spezifische Sinneszellen. Ein kleiner Bereich in der Nähe von Ziliarkörper und Iris wird als blinder Teil (Pars caeca) bezeichnet. Hier besteht die Netzhaut nur aus einer Pigmentepithelschicht. Der mit lichtempfindlichen Sinneszellen ausgestattete Teil der Netzhaut wird als sehender Anteil (Pars optica) bezeichnet. Die Grenze zwischen den beiden Netzhautabschnitten ist eine gezackte Grenzlinie (Ora serrata).

Ab dieser Grenzlinie enthält die Netzhaut neben der Pigmentepithelschicht ein weiteres Blatt, das wiederum aus drei Zellschichten aufgebaut ist. Nach dem Pigmentepithel folgen die spezifischen Sinneszellen des Auges, auch Photorezeptoren genannt, da sie auf Lichteinfall reagieren. Sie liegen in zwei Formen vor. Die Zapfen sind für das Sehen bei Tageslicht und das Farbensehen zuständig. Sie liegen vor allem im Zentrum der Netzhaut. Die Stäbchen, die sich vor allem in der Netzhautperipherie befinden, sind für das Dämmerungs- und Nachtsehen sowie für Hell-Dunkel-Kontraste notwendig.

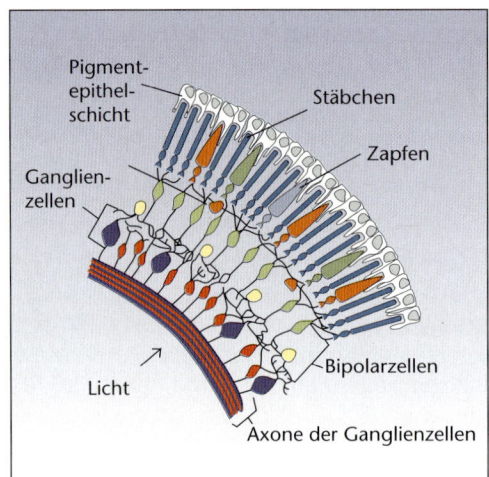

Die Stäbchen und Zapfen stellen das erste Neuron der Sehbahn dar. Durch Lichteinfall werden die Sehpigmente der Zapfen und Stäbchen aktiviert und führen zu elektrischen Imulsen, die auf das zweite Neuron der Sehbahn umgeschaltet werden. Das zweite Neuron der Sehbahn stellen Bipolarzellen dar. Dies sind spezielle Nervenzellen, die nur einen Dendriten und ein Axon besitzen. Sie geben ihre Erregungen an die dritten Neurone, die Ganglienzellen, weiter. Die Axone dieser Ganglienzellen bilden den Sehnerv (N. opticus).

Aufbau der Netzhaut

In der Netzhautmitte liegt die Stelle des schärfsten Sehens. Sie besteht nur aus Zapfen und wird als gelber Fleck (Makula lutea) bezeichnet. Die gelbe Farbe hat dieser Fleck durch ein eingelagertes Pigment, welches vor zu starkem Lichteinfall schützt.

Dort wo der Sehnerv, der durch die langen Axone der Ganglienzellen gebildet wird, aus der Netzhaut austritt, ist die Stelle des absoluten Sehausfalls. Sie wird als Papille oder „blinder Fleck" bezeichnet.

Veränderungen der Netzhaut im Alter

Die Stelle des schärfsten Sehens wird als gelber Fleck oder Makula bezeichnet.

Eine häufige Ursache für Einschränkungen der Sehfunktion bei alten Menschen ist die Makuladegeneration. Das alternde Pigmentepithel der Netzhaut ist nicht mehr in der Lage Stoffwechselendprodukte der Stäbchen und Zapfen abzubauen. Dadurch kommt es zu Ablagerungen, die man als „Drusen" bezeichnet. Folge ist ein Untergang der Photorezeptoren.

Bei der „trockenen Makuladegeneration" finden sich fetthaltige Ablagerungen, die langsam zu einer Atrophie der Makula führen. Als einziges Symptom tritt eine sich relativ langsam entwickelnde Abnahme der Sehschärfe auf. Die einzige Behandlungsmöglichkeit besteht in der Verordnung stark vergrößernder Sehhilfen.

Bei der „feuchten Makuladegeneration" nimmt die Sehschärfe sehr viel schneller ab, gleichzeitig bemerken die Betroffenen, dass sie ihre Umwelt verzerrt sehen. Die Fehlfunktion des

Pigmentepithels führt zu einer Flüssigkeitsansammlung unterhalb der Netzhaut. Als Reaktion darauf können neue Blutgefäße in der Netzhaut gebildet werden, aus denen wiederum Flüssigkeit oder Blut austritt. Durch eine Laserbehandlung kann diese Erkrankung teilweise aufgehalten werden, aber eine Verbesserung des Sehens wird nicht erreicht.

Weitere Erkrankungen der Netzhaut, die mit dem Alter zunehmen, sind Durchblutungsstörungen. Insbesondere bei Arteriosklerose, Hypertonie und Diabetes mellitus Typ II zeigen sich Veränderungen der Netzhautgefäße. Die Netzhaut benötigt eine gute Sauerverstoffversorgung. Ist diese nicht gewährleistet, kann dies zu schweren Sehbehinderungen oder sogar zur Blindheit führen. Bei der Arteriosklerose kommt es nicht nur in den Gefäßen der Körperperipherie sondern auch in den Netzhautgefäßen zur Einlagerung unlöslicher, cholesterinhaltiger Substanzen. Diese können sogar zum vollständigen Verschluss eines Gefäßes führen, mit Folge der Erblindung. Hierbei besteht nur die Möglichkeit das andere, nicht betroffene Auge durch eine hochdosierte Cortisontherapie zu retten.

Beim Diabetes mellitus zeigt sich eine Einlagerung von Zuckermolekülen in den Gefäßwänden. Je länger der Diabetes mellitus Typ II besteht, desto häufiger zeigen sich Veränderungen der Netzhautgefäße. Erste Symptome treten beim dieser Form des Diabetes nach zwölf bis 15 Jahren auf. Teilweise gehen Gefäße zugrunde, andere zeigen Aussackungen, in denen sich rote Blutkörperchen verfangen. Um ein Fortschreiten dieser sogenannten Retinopathie zu verhindern, steht an erster Stelle eine optimale Diabeteseinstellung, bei der die zu hohen Blutzuckerspiegel gesenkt werden und starke Schwankungen vermieden werden. Können die Veränderungen der Netzhautgefäße nicht mehr unter Kontrolle gehalten werden, kommt eine Lasertherapie zum Einsatz.

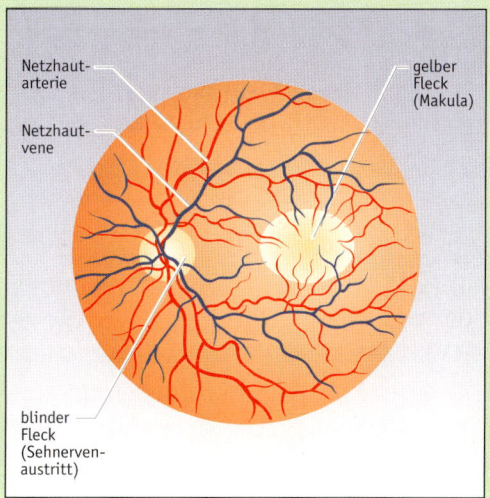

Netzhautgefäße

Generell sollten bei Menschen mit Erkrankungen wie Arteriosklerose, Hypertonie und Diabetes mellitus regelmäßig Kontrollen des Augenhintergrundes durchgeführt werden, um möglichst schnell Veränderungen festzustellen.

Sehnerv (N. opticus) und Sehbahn

Der Sehnerv wird aus etwa einer Million Axonen der Ganglienzellen gebildet. Er tritt an der Papille aus der Netzhaut aus und durchbricht die Lederhaut (Sklera), um die Augenhöhle (Orbita) zu verlassen und in die Schädelhöhle einzutreten.

Oberhalb der Hypophyse in der Sehnervenkreuzung (Chiasma opticum) treffen dann die Sehnerven der rechten und linken Seite zusammen. Diejenigen Nervenfasern, die die Impulse der Netzhaut aus der nasalen Hälfte weiterleiten, werden im Chiasma opticum gekreuzt. Die Nervenfasern der schläfenwärts gerichteten Netzhauthälfte bleiben ungekreuzt. Aus der Sehnervenkreuzung gehen die beiden Sehtrakte hervor (Tractus opticus). Der rechte Tractus opticus leitet die Fasern der linken Gesichtshälfte weiter, der linke Traktus die der rechten Gesichtshälfte.

Der Tractus opticus endet in einem Kern des Thalamus und wird auf das vierte Neuron der Sehbahn umgeschaltet. Von hier aus ziehen strahlenförmige Nervenfasern, die als Sehstrahlung bezeichnet werden, zur primären Sehrinde im Hinterhauptslappen. Die primäre Sehrinde sendet Impulse an die sekundäre Sehrinde und an visuelle Assoziationsfelder.

Glaskörperraum

Der Glaskörper nimmt über die Hälfte des Augapfelvolumens ein. Er besteht zu 98 % aus Wasser, das an etwa 2 % Hyaluronsäure gebunden ist. Daher besitzt er eine gallertige Konsistenz. Durch seine Transparenz wird eine gute optische Abbildung ermöglicht. Der Glaskörper ist einerseits an der Papille, andererseits an der gezackten Grenzline der beiden Netzhautabschnitte (Ora serrata) befestigt.

Altersphysiologische Veränderungen des Glaskörpers

Mit zunehmendem Alter, vor allem im fünften bis sechsten Lebensjahrzehnt, kommt es zur Entmischung der Bestandteile des Glaskörpers. Es findet eine Verflüssigung statt und die darin enthaltenen Strukturen werfen bewegliche Schatten auf die Netzhaut, die beim Sehen als störend empfunden werden. Diese Veränderungen sind an sich harmlos und bedürfen keiner Therapie.

Infolge der Verflüssigung des Glaskörpers kann es aber auch zu Abhebungen an seinen Verwachsungsstellen mit der Netzhaut kommen. Durch das Einreißen der Netzhaut kann es im schlimmsten Fall zu einer Netzhautablösung kommen. Um die Erblindung zu vermeiden, bedarf es einer Operation, bei der versucht wird die Netzhaut wieder anzulegen.

Hintere Augenkammer

Die hintere Augenkammer liegt ringförmig um die Linse. Nach vorne wird sie durch die Rückseite der Iris begrenzt. Die hintere Augenkammer enthält das von den Ziliarfortsätzen produzierte Kammerwaser, das durch die Pupille in die vordere Augenkammer gelangt.

Vordere Augenkammer

Die vordere Augenkammer wird von der Hornhaut (Kornea), der Regenbogenhaut (Iris) und der Linse begrenzt. Sie enthält das Kammerwaser, das aus der hinteren Augenkammer durch die Pupille abfließt. Besondere Bedeutung hat hier der Kammerwinkel, der sich an der Grenze zwischen Hornhaut und Iris befindet. Hier muss das Kammerwasser abfliessen. Hintere und vordere Augenkammer enthalten insgesamt 0,2–0,3 ml Kammerwaser. Etwa zehnmal soviel wird am Tag produziert. Im Kammerwinkel wird das Kammerwasser in den Schlemmschen Kanal abgeleitet. Abflussstörungen an dieser Stelle führen zum Augenüberdruck, was als Grüner Star oder Glaukom bezeichnet wird.

Veränderungen des Kammerwasserabflusses im Alter

Mit zunehmendem Alter zeigt sich eine Verschlechterung des Kammerwasserabflusses in den Schlemmschen Kanal. Als Folge des verminderten Abflusses steigt der Augeninnendruck. Durch den erhöhten Augeninnendruck werden wiederum die Gefäße, welche den Sehnerv versorgen, schlechter durchblutet.

Vermutlich kommt es durch eine Überschwemmung mit Stoffwechselendprodukten letztendlich zu Verklebungen des Abflusssystems im Kammerwinkel. Dieser Mechanismus ist allerdings allein nicht ausreichend, um das vollständige Geschehen beim Grünen Star (Glaukom) zu erklären.

Ohne Behandlung führt das Glaukom innerhalb von zehn bis 30 Jahren zur Erblindung. Deshalb sollte diese Erkrankung möglichst früh erkannt werden. Da zunächst keine Symptome auftreten und auch keine Veränderungen am äußeren Auge sichtbar sind, können nur Vorsorgeuntersuchungen den erhöhten Augeninnendruck aufdecken. Sind schon Gesichtsfeldausfälle aufgetreten, ist die Erkrankung sehr weit fortgeschritten. Gesichtsfeldausfälle können in der Regel nicht rückgängig gemacht werden.

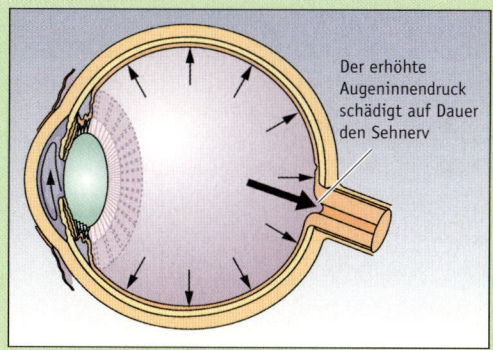

Der erhöhte Augeninnendruck schädigt auf Dauer den Sehnerv

Glaukom (Grüner Star)

Bei rechtzeitiger Erkennung des Grünes Stars wird der erhöhte Augeninnendruck durch Medikamente oder eine Operation gesenkt.

Linse

Die zweifach gewölbte (bikonvexe) Linse besteht aus langgestreckten Epithelzellen, den Linsenfasern. Diese sind lamellenartig aufeinander gelagert. Die Linse als Epithelgewebe ist frei von Gefäßen und enthält keine Nerven. Die Neubildung der Linsenfasern hält ein ganzes Leben an. Die Linse ist von einer Kapsel umgeben, die elastische Fasern enthält.

Der Aufhängeapparat der Linse, die Zonulafasern, ist am Ziliarkörper befestigt. Durch den Ziliarmuskel (M. ciliaris) kann der Krümmungsgrad der Linse reguliert werden. Beim Nahsehen ist die Linse kugelig gekrümmt. Da hierbei parallel eintreffende Lichtstrahlen stärker gebündelt werden müssen um ein scharfes Bild auf der Netzhaut entstehen zu lassen, nimmt die Brechkraft der Linse zu. Beim Nahsehen ist der Ziliarmuskel angespannt, die Zonulafasern dagegen erschlafft und die Linse hat einen hohen Krümmungsradius. Dieser Vorgang wird als Nahakkomodation bezeichnet.

Die Fähigkeit des Auges, die Linsenkrümmung auf Gegenstände in der Ferne einzustellen, sodass ein scharfes Bild entsteht, wird als Fernakkomodation bezeichnet. Dafür müssen aus der Ferne eintreffende Lichtstrahlen weniger gebündelt werden, die Brechkraft und der Krümmungsradius der Linse nehmen ab. Bei erschlafftem Ziliarmuskel ziehen die Zonulafasern die Linse in eine abgeflachte Form.

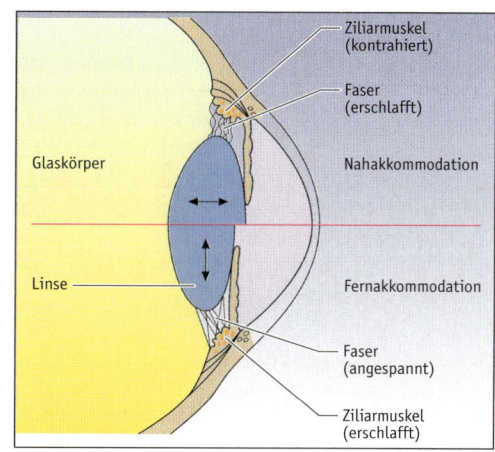

Ziliarmuskel (kontrahiert)

Faser (erschlafft)

Nahakkomodation

Glaskörper

Linse

Fernakkomodation

Faser (angespannt)

Ziliarmuskel (erschlafft)

Akkomodation

	Nahakkomodation	Fernakkomodation
Ziliarmuskel	kontrahiert	erschlafft
Zonulafasern	erschlafft	angespannt
Linse	kugelig gekrümmt	abgeflacht
Krümmungsradius	Zunahme	Abnahme
Brechkraft	Zunahme	Abnahme

Altersphysiologische Veränderungen der Linse

Für das scharfe Sehen in der Nähe muss sich die Linse kugelig verformen. Mit zunehmendem Alter kommt es zu Verlust von elastischen Fasern und die Linse ist nicht mehr in der Lage ihre Brechkraft zu erhöhen. Objekte, die sich in der Nähe befinden, können nicht mehr scharf gesehen werden, insbesondere Texte können nicht mehr entziffert werden. Alle Menschen werden mit zunehmendem Alter „weitsichtig", was als Alterspresbyopie bezeichnet wird. Eine optimale Lösung für die Prebyopie sind Gleitsichtgläser, die aus Gläsern mit verschiedener Brechkraft bestehen. Da durch eine einfache Lesebrille zwar das Sehen in der Nähe ermöglicht wird, jedoch die Fernsicht unscharf wird, kann dies durch Gleitsichtgläser vermieden werden. Hierbei wählt ber Betroffene durch entsprechende Kopfbewegung den optimalen Durchblickspunkt selbst aus.

Die Alterung der Linsen zeigt sich auch durch eine Transparenzabnahme des Gewebes, obwohl ständig neue Linsenfasern gebildet werden. Mit dem Alterungsprozess lagert sich im Linsenkern das Alterspigment Lipofuszin ab, was ihn undurchsichtig macht. Andererseits gehen in der Linsenrinde mit zunehmendem Alter fortlaufend Zellen zugrunde. Dies führt zum Wassereinstrom in die Linse, die Schichtung der Linsenfasern wird zerstört und die Transparenz nimmt weiter ab. Endstadium ist eine verflüssigte Linse, in der der dunkle Kern absinkt. Diese Erkrankung wird, da die Linse grau erscheint, als „Grauer Star" (Katarakt) bezeichnet. Diese Trübung der Augenlinsen führt zu einem fortschreitenden Verlust der Sehschärfe. Da meist beide Augen betroffen sind, fällt den Betroffenen die Abnahme des Sehvermögens nicht so sehr auf. Die Behandlung des Katarakts ist immer operativ: Der „Linseninhalt" wird aus der Kapsel herausgelöst und in den Kapselsack wird eine Kunststofflinse eingesetzt. Rechtzeitig durchgeführte Operationen erbringen fast eine vollständige Wiederherstellung des Sehvermögens.

11.3.2 Augenmuskeln

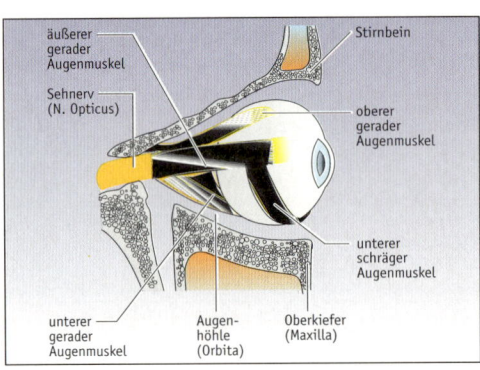

Augenhöhle und Augenmuskeln

Die Beweglichkeits des Augapfels wird durch sechs Augenmuskeln gewährleistet. Durch vier gerade sowie zwei schräge Augenmuskeln ist eine Bewegung des Augapfels in alle Richtungen möglich. Sie ermöglichen den Auf-, Ab- und Seitenblick sowie die Drehung des Augapfels. Die nervale Versorgung der Augenmuskeln erfolgt durch den III., IV. und VI. Hirnnerven (N. occulomotorius, N. trochlearis und N. abducens).

11.3.3 Augenlider

Der Augapfel wird von den Augenlidern bedeckt. Durch den Lidschlag wird der Tränen-film der Hornhaut ständig erneuert. Ohne diesen Mechanismus würde die Hornhaut austrocknen.

Das Oberlid und das Unterlid grenzen die Lidspalte ein. Die Lidspalte endet am inneren Augenwinkel mit einer Ausbuchtung, die das Tränenpünktchen umschließt.

Die Lider sind durch bindegewebige Platten verstärkt. In ihnen befinden sich Schleim bildende Drüsen (Meibom-Drüsen), deren Sekret wesentlicher Bestandteil des Tränen-films ist und die Tränenflüssigkeit am Austritt über die Lidränder hindert.

Für den Lidschluss und Lischlag ist der Augenringmuskel verantwortlich, der vom V. Hirnnerv (Gesichtsnerv, N. facialis) versorgt wird. Ein weiterer Muskel ist der Lidhe-bermuskel, der das Lid öffnet und vom III. Hirnnerv (N. occulomotorius) innerviert wird.

Die Innenwand der Lider wird durch die Bindehaut (Konjunktiva) gebildet. Am oberen und unteren Gewölbe geht die Bindehaut auf die Vorderfläche des Augapfels über.

Von den Rändern des Ober- und Unterlides ragen Wimpern hervor, die das Auge vor Schweiß und Fremdkörpern schützen. Im Bereich der Wimpern finden sich weitere Schleim bildende Drüsen, die Moll- und Zeiss-Drüsen, die ebenfalls die Tränenflüssigkeit auf der Hornhautoberfläche halten.

Altersphysiologische Veränderungen im Bereich der Lider

Im Bereich der Unterlider können zwei Krankheitsbilder unterschieden werden:

Da auch die Augen- und Lidmuskeln von der im Alter auftretenden Abnahme der Muskelkraft betroffen sind, kann es zu einer Veränderung der Zugkräfte am Augenlid kommen. Häufig rollt sich dann das Unterlid ein und die Wimpern scheuern auf der Hornhautoberfläche, was zu Entzündungen führen kann. Lidränder und Bindehaut sind gerötet, eventuell kann die Hornhaut auch betroffen sein. Es handelt sich um eine altersbedingte Fehlstellung des Unter-lids (Entropium senile). Die einzige Behandlungsmöglichkeit besteht in einer Operation.

Durch Untergang von elastischen Fasern und Skelettmuskelfasern kann das Unterlid auch nach außen und unten abkippen. Dies wird als Ektropium senile bezeichnet. Da die untere Hälfte des Augapfels frei liegt, kommt es zur Austrocknung und zur Entzündung der Horn-haut. Reflektorisch wird vermehrt Tränenflüssigkeit produziert, wodurch die Betroffenen ein ständig tränendes Auge haben. Durch das ständige Wegwischen wird das Unterlid noch mehr nach außen geklappt. Zunächst werden die Betroffenen angeleitet die Tränenflüssigkeit nach oben hin abzutupfen. Meist ist auch hier eine Operation notwendig.

Im Alter – häufig in Kombination mit der Altersweitsichtigkeit (Presbyopie) – kommt es zu einem Untergang der Schleim bildenden Drüsen (Meibom-, Zeiss-, Moll-Drüsen) des Lides. Der Schleim (Mucin) dieser Drüsen sorgt dafür, dass die Tränenflüssigkeit auf der Hornhau-toberfläche haften bleibt.Trotz reflektorisch erhöhter Tränenproduktion ist das Auge zu tro-cken, da die Tränenflüssigkeit stets weggespült wird. Behandelt wird das zu „trockene Auge" mit mucinhaltigen Augentropfen.

Eine weitere altersphysiologische Veränderung ist das Herabhängen der schlaffer werdenden Haut der Oberlider. Dies beeinträchtigt zunächst nur das äußere Erscheinungsbild. In ausge-prägten Fällen kann diese Deckfalte des Oberlides das Gesichtsfeld einschränken und sogar die Pupille verdecken. Dadurch wird das Sehvermögen eingeschränkt und in diesen Fällen muss eine Operation durchgeführt werden.

11.3.4 Tränenapparat

Zum Tränenapparat gehören die Tränendrüse, die Tränenpünktchen, die Tränenkanälchen, der Tränensack und der Tränennasengang.

Über dem seitlichen oberen Lidwinkel liegt die Tränendrüse. Diese produziert die Tränenflüssigkeit und gibt sie über Ausführungsgänge an die Hornhautoberfläche ab. Dadurch wird die Vorderfläche des Augapfels ständig feucht gehalten. Die Tränenflüssigkeit sammelt sich dann im inneren Augenwinkel. Über die Tränenpünktchen wird die Flüssigkeit in die Tränenkanälchen geführt. Diese vereinigen sich zum Tränensack, der in den Tränennasengang übergeht. Dieser mündet im Bereich der unteren Nasenmuschel.

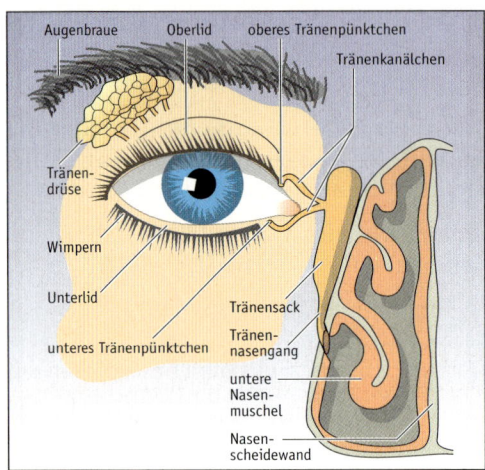

Die Tränenflüssigkeit ist einerseits für die Ernährung der Hornhaut zuständig, andererseits können Fremdkörper mit ihr ausgeschwemmt werden. Durch ihren Gehalt an Lysozym (s. S. 237) können auch Bakterien unschädlich gemacht werden.

Tränenapparat

11.4 Das Ohr (Auris)

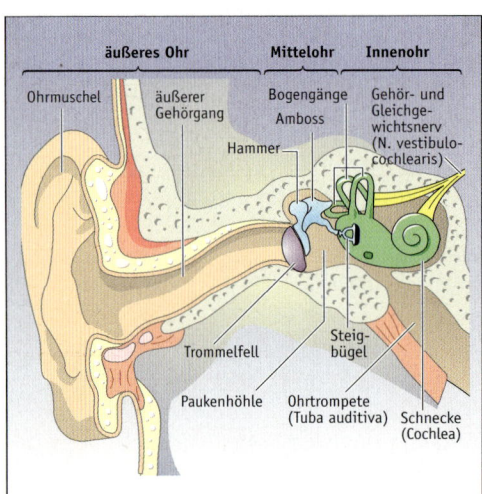

Das Ohr besteht anatomisch gesehen aus dem äußeren Ohr, dem Mittelohr und dem Innenohr.

Äußeres Ohr und Mittelohr gehören zum Hörorgan, da diese Schallwellen aufnehmen können und an die Hörschnecke (Cochlea) im Innenohr weiterleiten.

Im Innenohr befindet sich auch das Gleichgewichtsorgan (Vestibularapparat), das wichtige Informationen für die Stellung des Körpers und des Kopfes im Raum aufnimmt und weiterleitet.

Querschnitt durch das Ohr

11.4.1 Äußeres Ohr

Zum äußeren Ohr gehören die knorpelige Ohrmuschel, der äußere Gehörgang und das Trommelfell. Die Ohrmuschel besteht bis auf das Ohrläppchen aus elastischem Knorpel. Ohrmuscheln, die gebogen werden, richten sich mechanisch wieder auf. Wie ein Trichter nimmt die Ohrmuschel die für das Hörorgan wichtigen Schallwellen auf. Besonders die Schallfrequenzen von 1.000 bis 4.000 Hertz, die für die menschliche Sprache bedeutsam sind, werden von der Ohrmuschel bis zum Trommelfell geleitet.

Der äußere Gehörgang hat eine Länge von 3–3,5 cm. Er ist leicht S-förmig gebogen. Seine Drüsen bilden das Ohrenschmalz (Cerumen). Dieses ist wichtig für die Geschmeidigkeit der Epithelschicht, zudem können durch das Ohrenschmalz und die im Gehörgang zahlreich vorkommenden Härchen kleinere Fremdpartikel eingefangen und nach außen transportiert werden.

Das Trommelfell bildet die Grenze zwischen äußerem Ohr und Mittelohr.

11.4.2 Mittelohr

Das Mittelohr besteht aus der Paukenhöhle, den darin befindlichen Gehörknöchelchen und der Ohrtrompete.

Die Paukenhöhle ist ein winziger luftgefüllter Hohlraum, der die drei Gehörknöchelchen enthält. Hammer, Amboss und Steigbügel nehmen die Schallwellen des Trommelfells auf. Der Hammergriff ist mit der Innenseite des Trommelfells verwachsen. Hammer, Amboss und Steigbügel sind gelenkig miteinander verbunden. Die Schallwellen werden ähnlich einer Kettenreaktion übertragen. Der Steigbügel endet mit seiner Fußfläche am ovalen Fenster. Dieses findet sich in der inneren Wand der Paukenhöhle, welche das Mittelohr vom Innenohr abtrennt. Die zweite Öffnung in dieser Wand heißt rundes Fenster, welches unterhalb des ovalen liegt.

Die vordere Wand der Paukenhöhle hat eine Öffnung, die Ohrtrompete (Tuba auditiva). Sie ist etwa 3,5 cm lang und verbindet das Mittelohr mit dem Nasen-Rachen-Raum. Eine Belüftung der Ohrtrompete führt zu einem Druckausgleich zwischen äußerem Gehörgang und Paukenhöhle. Beim Schluckakt oder Gähnen öffnet sich die Ohrtrompete automatisch. Andererseits können auch Infekte aus dem Nasen-Rachen-Raum ins Mittelohr gelangen und dort eine Mittelohrentzündung verursachen.

11.4.3 Innenohr

Das Innenohr, welches das Hör- und Gleichgewichtsorgan beherbergt, liegt gut geschützt im knöchernen Felsenbein, einem Knochenabschnitt an der Basis des Schläfenbeins (Os temporale). Die Holhräume im Knochen, die sich als ein System von Blasen und Kanälen darstellen lassen, werden als knöchernes Labyrinth bezeichnet. Im knöchernen Labyrinth wiederum liegt das häutige Labyrinth, dessen Form einen „Abguss" des knöchernen Labyrinths darstellt.

Im knöchernen Labyrinth befindet sich eine wasserklare, helle Flüssigkeit, die Perilymphe. In der Perilymphe schwimmt das häutige Labyrinth, welches wiederum mit einer viskösen Flüssigkeit, der Endolymphe, gefüllt ist.

Der Mittelteil des knöchernen Labyrinths wird als Vorhof (Vestibulum) bezeichnet. Das vom Steigbügel verschlossene ovale Fenster der Paukenhöhle führt zum Vorhof des Innenohrs. Nach vorne geht der Vorhof in die knöcherne Schnecke (Cochlea) über, nach hinten in drei halbkreisförmige Röhren, die Bogengänge. Der Vorhof gehört mit den drei Bogengängen zum Gleichgewichtsorgan. In der Schnecke befindet sich das Hörorgan.

11.4.4 Hörorgan

Die knöcherne Schnecke bildet etwa zweieinhalb Windungen. Eine Knochenleiste teilt die knöcherne Schnecke in zwei Etagen ein. Oben liegt die Vorhoftreppe (Scala vestibuli), die am ovalen Fenster im Vorhof beginnt und an der Schneckenspitze in die unten gelegene Paukentreppe (Scala tympani) übergeht. Die Paukentreppe endet am runden Fenster. Scala vestibuli und Scala tympani sind mit Perilymphe gefüllt.

Zwischen der Vorhof- und Paukentreppe liegt die häutige Schnecke. Sie gleicht einem Schlauch aus Membranen, in dem sich Endolymphe befindet. Durch die Basilarmembran ist die häutige Schnecke von der Paukentreppe und durch die Reissner-Membran von der Vorhoftreppe getrennt. Die Basilarmembran trägt auch die Hörsinneszellen. Es handelt sich um Haarzellen, die an ihrer Oberfläche Sinneshärchen tragen. Sie sind das eigentliche Hörorgan, auch Corti-Organ genannt.

Die Sinneshärchen stehen einerseits mit der Endolymphe der häutigen Schnecke in Verbindung, andereseits liegt oberhalb der Haarzellen eine gallertige Membran (Membrana tectoria). An der Basis werden die Haarzellen von Fasern des VIII. Hirnnervs (Hör- und Gleichgewichtsnerv) umfasst.

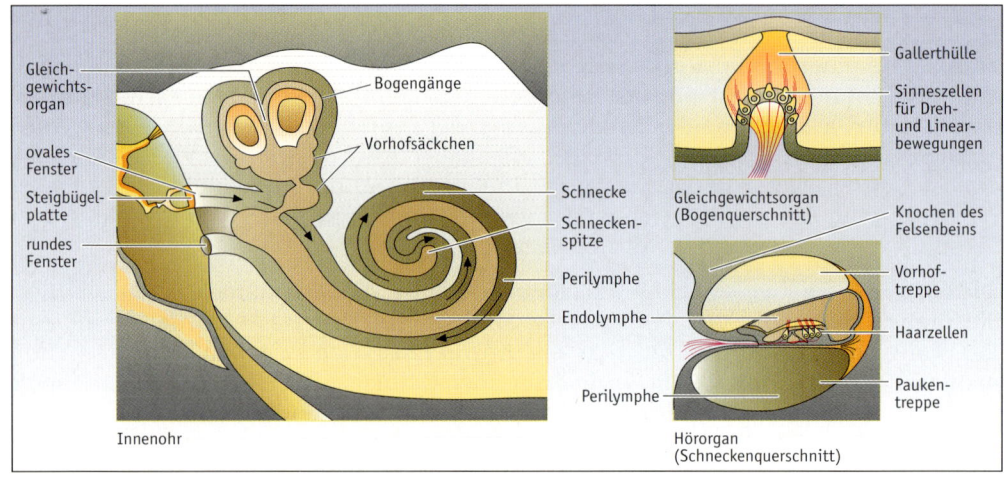

Innenohr mit Hörorgan und Gleichgewichtsorgan

Hörvorgang

Beim Hörvorgang werden Informationen über Töne und Geräusche als Schallwellen aufgenommen und als Nervenimpulse ans Gehirn weitergeleitet.

Die Schallwellen erreichen das Hörorgan hauptsächlich über die wie ein Trichter wirkende Ohrmuschel und den äußeren Gehörgang. Das Tommelfell wird durch die Schalldruckschwankungen in Schwingungen versetzt. Diese werden nacheinander auf Hammer, Amboss und Steigbügel übertragen. Der Steigbügel endet am ovalen Fenster. Hier werden die Schwingungen in Wellenbewegungen der Perilymphe umgewandelt. Diese laufen als Wanderwellen über die Vorhoftreppe zur Schneckenspitze und von dort die Paukentreppe hinab bis zum runden Fenster. Während die Wellen durch die Schnecke wandern, kommt es zu Scherbewegungen zwischen der Basilarmembran, die die Harrzellen trägt, und der gallertigen Membran. Dadurch werden die Härchen der Hörsinneszellen abgebogen. Dies erzeugt ein elektrisches Signal, das über die Fasern des Hörnervs zum Gehirn geleitet wird.

Die Übersetzung des Schalls nach der Tonhöhe ist vorwiegend Aufgabe der Basilarmembran. Diese ist in der Nähe des ovalen Fensters steif und schmal, verbreitert sich zum Ende und wird flexibler. Hochfrequente Wellen, das bedeutet hohe Töne, führen zur Erregung von Haarzellen in der Nähe des ovalen Fensters. Tieffrequente Wellen, also tiefe Töne, erregen Hörsinneszellen in der Nähe der Schneckenspitze.

Sobald die Schnecke Schallwellen in elektrische Signale umgewandelt hat, leiten Nervenfasern des Hörnervs diese an das Gehirn weiter. Der Hörnerv projiziert zu seinen Kernen im verlängerten Halsmark (Medulla oblongata). Hier werden Schallinformationen ausgetauscht, sodass jede Seite des Gehirns Informationen von beiden Ohren erhält. Aufsteigende Bahnen ziehen bis zur primären Hörrinde im oberen Schläfenlappen. In der sekundären Hörrinde werden die Hörimpulse interpretiert, indem sie mit früreren Gedächtnisinhalten verglichen werden und als Wörter und Melodien erkannt werden. Durch das sensorische Sprachzentrum (Wernicke-Zentrum) werden sprachliche Informationen verarbeitet.

Hören im Alter

Bereits ab 30 Jahren beginnt ein langsam fortschreitender Hörverlust. Mit zunehmendem Alter zeigt sich bei fast der Hälfte der Menschen über 65 Jahren eine objektivierbare Hörminderung. Der Hörverlust im Alter wird als Presbyakusis bezeichnet. Sie betrifft in den meisten Fällen beide Ohren in gleichem Maße.

Die Hörminderung zeigt sich vor allem im Hochtonbereich. Die Haarzellen der Schnecke für die hohen Töne liegen in der Nähe des ovalen Fensters, werden also von der Wanderwelle beim Hörvorgang zuerst erreicht. Auch die Wellenbewegungen für mittlere bis tiefe Frequenzen streichen über diesen Bereich hinweg. Wie bei der Treppe eines Mietshauses kommt es zu Anfang, also in der Nähe des ovalen Fensters, zuerst zu „Abnutzungserscheinungen" des Hörorgans (Corti-Organ). Besonders der Hörverlust im Hochtonbereich führt nicht nur zu einer Anhebung der Hörschwelle sondern auch zu einer Beeinträchtigung des Verstehens zunächst von Flüstersprache, später dann von Umgangssprache.

Insbesondere bei Nebengeräuschen hat der ältere Mensch Probleme, Gesprächen zu folgen. Dieser Sachverhalt lässt sich nicht durch den Hörverlust im Hochtonbereich erklären, sondern beruht auf der altersbedingt eingeschränkten Fähigkeit akustische Signale im zentralen Nervensystem weiter zu verarbeiten.

Hören bedeutet genauso wie Sehen Kommunikation mit der Umwelt und trägt zur Lebensqualität und Lebenssicherheit bei. Gerade die Einschränkung des Sprachverstehens bei alten Menschen kann zu Missverständnissen und Misstrauen führen. Oftmals entsteht der Gedanke, dass „schlecht" über den Betroffenen geredet wird. Pflegende können eine Passivität des alten Menschen gegenüber Aufforderungen als Weigerung missdeuten, dabei hindert nur das „Nicht-Hören" oder das „Ver-Hören" den alten Menschen daran, den Aufforderungen nachzukommen. Auch im Straßenverkehr spielt ein gutes Hörvermögen eine nicht unerhebliche Rolle. Oftmals bestehen Ängste auf die Straße zu gehen, Vorträge und Theaterveranstaltungen zu besuchen, da nichts mehr gehört wird. Folgen sind zunehmender Rückzug aus der Gesellschaft, soziale Isolation und depressive Verstimmungen. Deshalb sollten Hörminderungen möglichst frühzeitig mit Hörgeräten versorgt werden, um psychische und soziale Folgen zu vermeiden.

Da die Altersschwerhörigkeit in der Regel zu einer beidseitigen, symmetrischen Gehörabnahme führt, sollte auf beiden Ohren ein Hörgerät getragen werden. Insbesondere ermöglicht beidohriges Hören die Filterung von Störgeräuschen mithilfe von nervalen Verarbeitungsprozessen.

Meist handelt es sich bei den heute verordneten Hörgeräten um Hinter-dem-Ohr-Geräte. Der Anschluss erfolgt mit Ohrpassstück, das dem äußeren Gehörgang angepasst ist. Auch ältere Menschen mit eingeschränkten feimotorischen Fähigkeiten sollten in der Lage sein, die Hörgeräte zu bedienen. Die Einweisung für den Gebrauch des Hörgeräts sollte ausführlich gestaltet sein. Ein anschließendes Hörtraining verbessert die Ergebnisse der Behandlung.

Grundsätzlich sollten Menschen mit Hörminderungen nur von vorne angesprochen werden. Das erleichtert einerseits ein Ablesen der Worte von den Lippen und verhindert andererseits Schrecksituationen und Misstrauen. Wichtig ist es, deutlich und langsam in einfachen Sätzen zu sprechen. Auch sollte der alte Mensch mit Presbyakusis ermutigt werden, sich zu äußern, wenn er etwas nicht verstanden hat.

11.4.5 Gleichgewichtsorgan

Der Vorhof mir den beiden häutigen Vorhofsäckchen sowie die drei knöchernen und häutigen Bogengänge bilden das Gleichgewichtsorgan, den Vestibularapparat.

Das Gleichgewichtsorgan enthält Sinneszellen, welche Beschleunigung und Lageveränderung des Körpers registrieren. Sie dienen damit neben der Tiefensensibilität und dem Sehorgan auch der Orientierung des Körpers im Raum.

Der knöcherne Vorhof enthält die häutigen Vorhofsäckchen, die mit Endolymphe gefüllt sind. Das größere Säckchen heißt Utriculus, das kleinere Sacculus. Sie enthalten Sinnesfelder, die aus den spezifischen Sinneszellen, den Haarzellen, bestehen. Beim Utriculus liegt das Sinnesfeld in horizontaler Ebene, beim Sacculus in vertikaler Ebene. Die Fortsätze der Haarzellen ragen in eine gallertige Schicht, die Kalkkörnchen (Statolithen) enthält. Bei Änderung einer gradlinigen Bewegung, wie Bremsen, Fallen oder Steigen, kommt es zu einer Verschiebung zwischen den Sinneszellen und der Statolithenmembran. Die dabei erfolgende Ablenkung der Haare führt zur Erregung und zur Auslösung eines Nervenimpulses, der dann über die Fasern des Gleichgewichtsnervs zum Gehirn weitergeleitet wird.

Die drei knöchernen Bogengänge, die vom Vorhof ausgehen, enthalten die häutigen Bogengänge, die mit dem großen Vorhofsäckchen (Utriculus) verbunden sind. Die Bogengänge stehen senkrecht aufeinander. Es gibt einen senkrechten vorderen und senkrechten hinteren Bogengang, der dritte verläuft in horizontaler Richtung.

Jeder Bogengang bildet am Übergang zum Utriculus eine Erweiterung (Ampulle). In der häutigen Ampulle befinden sich die Haarzellen der Bogengänge. Die Haare dieser Sinneszellen sind von einer gallertigen Kappe umschlossen (Cupula). Dreht sich der Kopf, bewegt sich die Endolymphe der häutigen Bogengänge. Damit werden die in der Cupula eingeschlossenen Haare verbogen und erzeugen einen Nervenimpuls. Die Bogengänge reagieren somit auf Drehbeschleunigungen.

Gleichgewichtsbahn

Zum Gleichgewichtsorgan gehören die Haarzellen in den Bogengängen, welche Drehbeschleunigungen registrieren, während die Haarzellen der Vorhofsäckchen gradlinige Bewegungen erfassen. Die Nervenfasern des Vestibularapparates vereinigen sich im inneren Gehörgang des Felsenbeins zum Gleichgewichtshörnerv (N. vestibulocochlearis) und ziehen zum Hirnstamm, wo sie in den Kernen des Gleichgewichtsorgans umgeschaltet werden. Von dort ziehen Bahnen zum Kleinhirn, zu den Augenmuskelkernen und dem Rückenmark. Sie vermitteln die unwillkürliche Aufrechterhaltung und Anpassung von Körperhaltung und Muskeltonus sowie die reflektorischen Augenbewegungen. Ein Teil der Fasern gelangen zur Großhirnrinde, wo Informationen zu Stellung und Bewegung im Raum auch ins Bewusstsein gelangen.

Schwindel im Alter

Schwindel gehört zu den häufigen Beschwerden, über die ältere Menschen klagen. Mit zunehmendem Alter nimmt die Häufigkeit zu.

Als Schwindel werden verschiedene Zustände wie Kopfleere, „schwarz vor Augen werden" oder Benommenheit bezeichnet. Nicht selten kommen vegetative Symptome wie Übelkeit und Erbrechen hinzu. Auch wird manchmal eine Gleichgewichtsstörung oder Fallneigung angegeben. Schwindel kann anfallartig oder dauernd, in Ruhe oder bei bestimmten Kopf- und Körperbewegungen auftreten. Schwindel wird auch in Dreh-, Schwank- und Lagerungs-schwindel unterteilt.

Für die Orientierung des Körpers im Raum sind das Gleichgewichtsorgan im Innenohr, das Sehorgan und die Tiefensensibilität mit den Propriozeptoren verantwortlich. Insgesamt sind drei Sinnesorgane beteiligt, um die Position des Körpers im Raum sicherzustellen. Stimmen Informationen der Sehsinneszellen, der Haarzellen des Gleichgewichtsorgans und der Propio-zeptoren (oder deren Verarbeitung im Gehirn) nicht überein, tritt Schwindel auf.

Schwindel im Alter wird durch Alterungsprozesse begünstigt. Die altersbedingte Sehminde-rung sowie die abnehmende Tiefensensibilität im Alter sind Gründe. Auch Alterungsprozesse der Nerven und des Gleichgewichtsorgans spielen eine Rolle. Zudem ist die optimale Verar-beitung der Nervenimpulse im Gehirn mit zunehmendem Alter eingeschränkt. Häufig hat Schwindel im Alter nicht eine einzige Ursache. Neben den altersphysiologischen Veränderun-gen können auch häufige Alterserkrankungen, wie Durchblutungsstörungen der Hirngefäße, Herzinsuffizienz, Herzrhythmusstörungen oder Hypertonie, Schwindel verursachen. Schwin-del kann auch eine unerwünschte Medikamentennebenwirkung sein. Auch psychische Erkrankungen wie Depressionen können Schwindel auslösen. Ängste vor Stürzen wegen Schwindelbeschwerden verstärken den Schwindel. Gerade im Alter wird der Schwindel meist durch mehrere Faktoren verursacht, deshalb ist die Behandlung des Altersschwindels meist schwierig.

Dennoch ist es auch im Alter wichtig nach dem oder den Auslösern für Schwindel zu suchen, was eine genaue ärztliche Untersuchung insbesondere des Gleichgewichtsorgans erfordert.

Schwindel führt zu einer erschwerten Alltagsbewältigung, zu Ängsten, zur Einschränkung der Aktivität und zu sozialem Rückzug.

Bei alten Menschen, die unter Schwindel leiden, können schon einfache Maßnahmen hilf-reich sein. Eine Optimierung der Sehfähigkeit durch geeignete Sehhilfen verbessert das Gleichgewicht. Da ein Blutdruckabfall ebenfalls zu Schwindel führen kann, sollte schnelles Aufstehen aus dem Liegen oder Sitzen vermieden werden. Bei regelmäßiger Medikamenten-einnahme sollte überprüft werden, ob der Schwindel nicht Nebenwirkung der oder des Medi-kamentes ist. Durch regelmäßiges Muskeltraining kann die Muskulatur gekräftigt und der Gleichgewichtssinn geschult werden. Gehhilfen sollten den Bedürfnissen des Einzelnen angepasst werden.

Fallsituation

Frau Schulze (76 Jahre) lebt erst seit einigen Monaten im Alten- und Pflegeheim „Sankt Elisabeth." Da die Bewohnerin nur sehr wenig spricht, können die wenigen persönlichen Informationen nur der Bewohnerakte entnommen werden.

Frau Schulze war bis zu ihrer Pensionierung in einem kleinen Zeitschriften- und Tabakladen tätig. Sie war bei den Kunden wegen ihrer freundlichen Art sehr beliebt. Frau Schulze war alleinstehend, nähere Familienangehörige wohnen in Amerika. Doch Frau Schulze hatte zwei gute Freundinnen, mit denen sie viel unternahm. Busreisen, Spaziergänge und Restaurantbesuche waren an der Tagesordnung. Beide Freundinnen verstarben jedoch im letzten Jahr.

An Vorerkrankungen ist ein Bluthochdruck, der medikamentös behandelt wird, bekannt.

Obwohl Frau Schulze körperlich beweglich ist, lebt sie sehr zurückgezogen in ihrem Zimmer. An Veranstaltungen des Alten- und Pflegeheims möchte sie nicht teilnehmen. Auch im Speisesaal beteiligt sie sich nicht an den Gesprächen.

Als Pflegekraft können Sie das Verhalten von Frau Schulze nicht verstehen, zumal Sie Ihre Akte eingesehen haben.

Als Sie in das Zimmer von Frau Schulze kommen, ist das Radiogerät sehr laut eingestellt. Auf Ihre Begrüßung reagiert Frau Schulze nicht. Nachdem Sie das Radio leise gestellt haben, treten Sie vor die alte Dame und fragen Sie: „Frau Schulze, warum haben Sie das Radio so laut gestellt?" Frau Schulze reagiert erst, als sie den Satz noch einmal langsam und deutlich wiederholt haben.

Frau Schulze bricht in Tränen aus und weint leise vor sich hin. „Ich schäme mich so, da ich fast nichts mehr höre."

Durch den HNO-Arzt wird bei Frau Schulze eine schwere Hörminderung beider Ohren festgestellt. Es werden beidseitige Hörgeräte verordnet. Nach einer Eingewöhnungs- und Trainingszeit kommt Frau Schulze sehr gut mit ihren Hörgeräten zurecht. Sie beteiligt sich jetzt an Gesprächen und besucht hin und wieder auch eine Versanstaltung.

1.   *Erklären Sie den Hörvorgang. Welche anatomischen Strukturen gehören zum Hörorgan?*

2.   *Frau Schulze leidet an einer Prebyakusis. Erklären Sie diesen physiolgischen Alterungsprozess.*

3.   *Welche Verhaltensweisen von Frau Schulze können durch den Hörverlust erklärt werden? Welche weiteren Folgen sind noch denkbar?*

12 Das Blut

Blut mit seinen vielfältigen Aufgaben hat die Bedeutung eines eigenständigen Organs. Für die Verteilung des Blutes sorgt das Gefäßsystem. Im menschlichen Körper zirkulieren je nach Körpergewicht 4–6 l Blut. Etwa 8 % des Körpergewichts entsprechen dem normalen Blutvolumen, das für die Aufrechterhaltung des Herz-Kreislauf-Systems und des inneren Milieus erforderlich ist.

Blut besteht aus einer eiweißhaltigen, gerinnungsfähigen Flüssigkeit (Blutplasma) und den geformten Blutbestandteilen (Blutzellen oder Blutkörperchen). Blut besteht je nach Geschlecht aus bis zu 46 % Blutzellen. Diese werden in rote Blutkörperchen (Erythrozyten), weiße Blutkörperchen (Leukozyten) und Blutplättchen (Thrombozyten) unterteilt. Der Volumenanteil der Blutzellen am Gesamtblutvolumen wird als Blutkörperchenvolumen (Hämatokrit) bezeichnet.

Zu den Blutzellen zählen Erythrozyten, Leukozyten und Thrombozyten.

Blutbildung

Im Erwachsenenalter entstehen Blutzellen vor allem im roten Knochenmark. Nachdem das Längenwachstum abgeschlossen, ist die Blutzellbildung auf das rote Knochenmark der Epiphysen in den Röhrenknochen und auf die kurzen, platten Knochen wie Brustbein, Beckenknochen, Rippen und Wirbelkörper beschränkt. Das rote Knochenmark füllt die Lücken zwischen den Knochenbälkchen (Spongiosa) aus.

Die Gesamtheit der zellulären Blutbestandteile stammt aus einer gemeinsamen, übergeordneten Zelle ab. Eine einzige „alleskönnende" Stammzelle (pluripotente Stammzelle) ist der Ursprung aller drei Zellarten. Durch Teilung dieser Stammzelle entstehen eine neue Stammzelle und eine Vorläuferzelle. Die Vorläuferzellen teilen und differenzieren sich zu verschiedenen Zellen. Aus ihnen entstehen Erythrozyten (Erythropoese), Leukozyten (Leukopoese) und Lymphozyten (Lympoese).

12.1 Rote Blutzellen (Erythrozyten)

Die Erythrozyten stellen eine einheitliche Gruppe innerhalb der Blutzellen dar. Aufgrund ihrer rötlichen Farbe werden sie auch als rote Blutzellen bezeichnet. Die rote Farbe verdanken sie dem eisenhaltigen Hämoglobin, einem speziellen Bluteiweiß. Die menschlichen Erythrozyten besitzen weder Zellkern noch Zellorganellen und sind deshalb nicht mehr teilungsfähig. Dank ihrer verformbaren Scheibenform können sie bis in die kleinsten Gefäße vordringen. Der rote Blutfarbstoff (Hämoglobin), der in den Erythrozyten enthalten ist, hat eine starke Neigung zum Anbinden von Sauerstoff. Hämoglobin besteht aus vier Proteinuntereinheiten. Jede Einheit besitzt ein Eisenatom, welches Sauerstoff an sich bindet. In den Lungenbläschen (Alveolen) werden die Erythrozyten mit Sauerstoff angereichert, den sie in der Körperperipherie zur Sauerstoffversorgung der Zellen abgeben. Ein Teil des Stoffwechselendproduktes Kohlendioxid wird ebenfalls an das Hämoglobin gebunden und wieder zur Lunge transportiert, wo es abgeatmet wird.

Die roten Blutzellen sind die häufigste Zellart. Sie leben etwa 120 Tage und werden dann meist in Milz und Leber abgebaut. Aus dem eisenfreien Hämoglobinanteil entsteht das Bilirubin, welches in der Leber die Gallenfarbstoffe bildet. Eisen wird zur Neubildung der Erythrozyten im roten Knochenmark wiederverwendet.

Die Neubildung der Erythrozyten (Erythropoese) wird durch das in der Niere synthetisierte Hormon Erythropoetin gesteuert. Bei vermindertem Sauerstoffgehalt des Blutes wird vermehrt Erythropoetin ausgeschüttet, was die Neubildung der roten Blutkörperchen (Erythropoese) im roten Knochenmark stimuliert. Zur Synthese der Erythrozyten werden Eisen, Vitamin B12 und Folsäure benötigt.

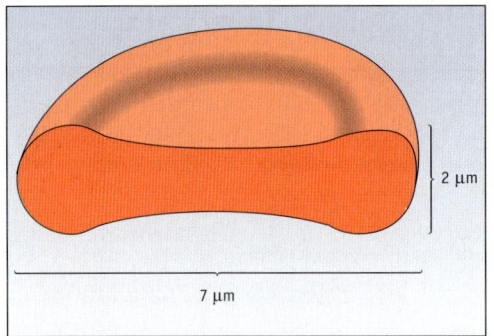

Aus der pluripotenten Stammzelle werden Vorstufen des Erythrozyten gebildet, die bei Verlassen des Knochenmarks ihren Zellkern ausgestoßen haben. Nicht völlig ausgereifte rote Blutzellen werden als Retikulozyten bezeichnet. Sie enthalten noch Reste der Ribosomen. Retikulozyten sind Zeichen einer überstürzten Reifung von Erythrozyten bei Sauerstoffmangelzuständen des menschlichen Körpers.

Erythrozyt in Aufsicht und Schnitt

Steckbrief eines Erythrozyten:

Normgehalt pro Mikroliter (µl) Blut	5 Millionen/µl Blut
Gesamtzahl	25.000 Milliarden = häufigste Blutzellart
Hämoglobingehalt pro Mikroliter (µl) Blut	m: 13–17 g/dl w: 12–16 g/dl
Lebensdauer	120 Tage
Neubildungsrate	Etwa 200 Milliarden pro Tag
Funktion	Sauerstofftransport, aber auch Kohlendioxid-transport, Gasaustausch in der Lunge

Blutarmut (Anämie)

Ein Absinken der Hämoglobinkonzentration oder der Erythrozytenzahl im Blut unter die Norm wird als Blutarmut (Anämie) bezeichnet. Bei einer Anämie werden die Körperzellen nicht ausreichend mit Sauerstoff versorgt, welches die Leistungsfähigkeit des Organismus einschränkt. Es resultieren Schwäche, Müdigkeit, Blässe und Sauerstoffmangel. Ursachen für eine Anämie können eine ungenügende Neubildung von Erythrozyten aufgrund eines Mangels an Eisen, Vitamin B12 oder Folsäure sein. Auch Blutverluste oder ein gesteigerter Abbau der roten Blutkörperchen wegen Defekten oder schädigenden Einflüssen auf das rote Knochenmark wie Strahlen, Medikamente oder Viren können zu einer Blutarmut führen.

Eine starke Erhöhung der roten Blutkörperchen wird als Polyglobulie bezeichnet.

Blutarmut (Anämie) im Alter

Anämien sind die häufigsten Bluterkrankungen des alten Menschen. Das Vorkommen nimmt mit jedem Altersjahrzehnt zu. Aufgrund der Häufigkeit entsteht der Eindruck, dass es sich um einen altersphysiologischen Vorgang handeln könnte. Jedoch gibt es bisher keinen nachweisbaren direkten Zusammenhang zwischen Alter und Erniedrigung des Hämoglobinwertes.

Gerade sehr alte Menschen haben niedrige Hämoglobinwerte, die sich gerade noch im Bereich der unteren Normgrenze befinden. Sicher ist im Alter mit einer verminderten Reserve des blutbildenden Knochenmarks zu rechnen. Zu beachten ist auch, dass gerade Menschen über 65 Jahren an weiteren Erkrankungen leiden können, die Einfluss auf die Erythropoese haben können. Mangelernährung (s. S. 160) kann zu einem Fehlen von Eisen, Vitamin B12 und Folsäure führen. Auch die im Alter gehäuft auftretenden bösartigen Tumoren können zu einer Tumoranämie führen. Bei Nierenerkrankungen kann die Produktion von Erythropoetin erniedrigt sein.

Eine Anämie im Alter sollte nicht als physiologisch angesehen werden, zumal sie zu Schwäche, Müdigkeit, Blässe und Sauerstoffmangel im Körper führt. Eine Abklärung der Ursache ist auch bei alten Menschen angezeigt, da die Anämie die Leistungsfähigkeit erheblich einschränkt.

12.2 Weiße Blutzellen (Leukozyten)

Die Leukozyten stellen keine einheitliche Gruppe von Blutzellen dar. Aufgrund ihres hellen Aussehens im ungefärbten Blutausstrich werden sie als weiße Blutkörperchen bezeichnet. Im Gegensatz zu den Erythrozyten haben sie einen Zellkern und können die Blutbahn verlassen, um ins Gewebe abzuwandern. Sie nutzen das Blut nur als Transportmedium, um zu ihren Wirkorten zu gelangen. Die Leukozyten dienen der Infekt- und Fremdkörperabwehr. Die Vermehrung der Leukozyten über 10.000/µl Blut wird Leukozytose genannt. Sie findet sich vor allem bei bakteriellen, aber auch viralen Infektionen. Eine Abnahme der weißen Blutkörperchen unter 2.000/µl Blut wird als Leukopenie bezeichnet. Sie kann durch eine Chemotherapie verursacht werden. Bei einer Leukopenie ist die Infektabwehr stark vermindert, es kann zu lebensbedrohlichen Infektionen kommen.

Eine Leukopenie führt zu Abwehrschwäche. Lebensbedrohliche Infektionen können auftreten.

Die weißen Blutkörperchen werden unterteilt in:
- Neutrophile Granulozyten
  - Segmentkernige (ausgereifte Zellen)
  - Stabkernige (jugendliche Zellen)
- Basophile Granulozyten
- Eosinophile Granulozyten
- Monozyten
- Lymphozyten

Blutzellen und Untergliederung der weißen Blutzellen

Zur Feststellung der prozentualen Anteile der weißen Blutkörperchen wird im Labor ein Differenzialblutbild angefertigt. Diese Methode kann mithilfe von Automaten oder konventionell mit dem Lichtmikroskop durchgeführt werden. Die prozentuale Verteilung und das Aussehen der Leukozyten werden vor allem bei Erhöhung und Erniedrigung der Gesamtzahl sowie bei Infektionen und Tumorerkrankungen untersucht.

Granulozyten

Auch die Granulozyten entstehen aus der pluripotenten Stammzelle im roten Knochenmark. Im Laufe ihrer Entwicklung entstehen innerhalb der Zellen kleine Körnchen (Granula). Die Anfärbbarkeit der Granula bestimmt die Zugehörigkeit zur neutrophilen, eosinophilen und basophilen Zelllinie.

◆ Die neutrophilen Granulozyten sind nur schwach anfärbbar. Sie sind die wichtigsten Zellen im unspezifischen Abwehrsystem. Dieses ist nicht gegen einen speziellen Erreger gerichtet, sondern ist vor allem zu Beginn von Infektionen wirksam. Bei Beginn einer Infektion fressen die neutrophilen Granulozyten insbesondere Bakterien und Gewebetrümmer. Sie werden deshalb als auch kleine Fresszellen (Mikrophagen) bezeichnet. Eiter besteht zum größten Teil aus untergegangenen Mikrophagen und Erregern. Bei ausgereiften neutrophilen Granulozyten ist der Zellkern in einzelne Segmente (segmentkerniger neutrophiler Granulozyt) gegliedert. Bei jugendlichen Zellen ist der Zellkern stabförmig (stabkerniger neutrophiler Granulozyt). In der Blutbahn finden sich beim Gesunden vor allem segmentkernige Neutrophile. Bei Entzündungen zeigen sich vermehrt jugendliche Granulozyten.

◆ Die eosinophilen Granulozyten verdanken ihren Namen der Anfärbbarkeit ihrer Granula durch den sauren Farbstoff Eosin. Eine Erhöhung der eosinophilen Granulozyten findet sich vor allem bei allergischen Erkrankungen und Wurmerkrankungen (parasitäre Erkrankungen).

◆ Die Granula der basophilen Granulozyten lässt sich durch basische Farbstoffe blauschwarz anfärben. Sie sind beteiligt an einer allergischen Überempfindlichkeitsreaktion vom Soforttyp.

Steckbrief der Granulozyten:

	Neutrophile Granulozyten	Eosinophile Granulozyten	Basophile Granulozyten
Vorkommen, bezogen auf die Gesamtzahl der Leukozyten	50–70 %	2–6 %	0–1 %
Lebens-/Verweildauer im Blut	7–14 Stunden	1–2 Tage	5–6 Stunden
Funktion und Vorkommen	Unspezifische Abwehr vor allem von Bakterien	Allergische und parasitäre Erkrankungen	Allergische Erkrankungen

Monozyten

Die Monozyten stellen ebenfalls nur eine kleine Untergruppe der Leukozyten dar. Sie entstehen im roten Knochenmark und entwickeln sich zu großen Zellen mit einem halbmondförmigen Zellkern. Die Monozyten halten sich nur ganz kurz in der Blutbahn auf. Nach der Abwanderung ins Gewebe werden sie zu großen Fresszellen (Makrophagen). Sie vernichten dort fremde Zellen, aber auch Tumorzellen, durch Phagozytose.

Lymphozyten

Der Anteil der Lymphozyten an der Gesamtleukozytenzahl beträgt bis zu 50 %. Eine Erhöhung der Lymphozytenzahl findet sich vor allem bei Infektionen durch Viren. Ihre Vorläuferzellen entstammen ebenfalls den Stammzellen im Knochenmark. Die weitere Vermehrung und Prägung der Vorläuferzellen erfolgt jedoch in den Lymphorganen. Thymus und Knochenmark zählen zu den primären Lymphorganen. Die Prägung in Thymus und Knochenmark bewahrt den Körper davor, eine Immunantwort gegen sich selbst zu richten und so organismuseigene Zellen zu zerstören.

Vorläuferzellen, die sich im Thymus vermehren, werden deshalb als T-Zellen bezeichnet. Sie tragen auf ihrer Oberfläche Rezeptoren (T-Zell-Rezeptoren), die gegen ein spezifisches Antigen gerichtet sind. Sie können damit diese Antigene an sich binden und unschädlich machen.

Vorläuferzellen, deren weitere Prägung im Knochenmark (englisch: bone marrow) erfolgt, heißen deshalb B-Zellen. B-Zellen können sich zu Plasmazellen differenzieren und Antikörper produzieren (s. S. 239).

Die Unterscheidung in B- und T-Lymphozyten kann nicht im herkömmlichen Differenzialblutbild getroffen werden, dazu bedarf es weiterer, aufwendigerer Labormethoden.

Antigene

sind Stoffe der Umwelt. Sie tragen an ihrer Oberfläche Strukturen, die das Immunsystem als „fremd" erkennt und lösen damit eine Immunreaktion aus.

Steckbrief der Lymphozyten:

	T-Lymphozyt	B-Lymphozyt
Abstammung	Stammzelle im roten Knochenmark	Stammzelle im roten Knochenmark
Prägung und Vermehrung	Thymus	Knochenmark
Funktion	Spezifisches Abwehrsystem Bindung von Antigenen Abwehr von Infektionen, insbesondere durch Viren Tumorabwehr	Spezifisches Abwehrsystem Differenzierung zu Plasmazellen und Produktion von Antikörpern

12.3   Blutplättchen (Thrombozyten)

Die Thrombozyten kommen mit 140.000–350.000/µl Blut häufiger vor als die Leukozyten. Die Blutplättchen sind kernlose, unregelmäßig geformte Bruchstücke. Sie werden von Knochenmarksriesenzellen, die sich aus der Stammzelle im roten Knochenmark entwickeln, abgeschnürt. Die Blutplättchen dienen neben anderen Faktoren der Blutgerinnung.

Blutgerinnung

Die Blutgerinnung ist ein lebensnotwendiger Vorgang, ohne den es zu schwerwiegenden Blutungen im menschlichen Körper kommen würde. In der ersten Phase der Blutgerinnung sind die Thrombozyten maßgeblich beteiligt.

Bei Verletzung einer Gefäßwand kommt es zunächst zu einer Kontraktion um die verletzte Stelle herum. Gleichzeitig werden Substanzen freigesetzt, die eine Zusammenlagerung (Aggregation) von Thrombozyten an dieser Stelle bewirken. Dieser Propf aus Blutplättchen, der sich entlang der Wunde bildet, wird als weißer Abscheidungsthrombus bezeichnet. Diese erste Phase der Blutstillung (primäre Hämostase) ist nicht ausreichend, da der weiße Abscheidungsthrombus aufgelöst werden kann.

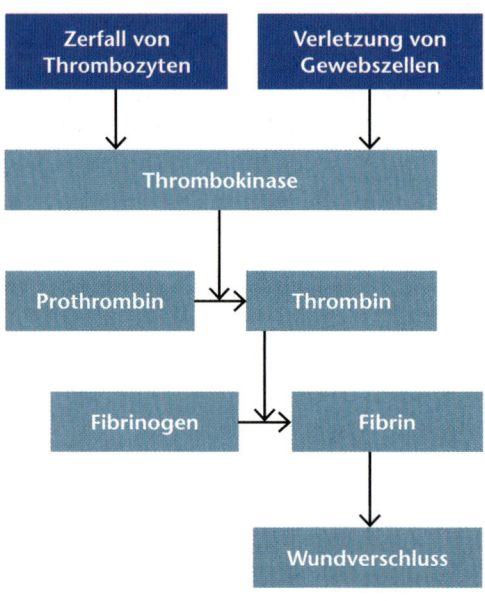

Schema Blutgerinnung

Durch Substanzen aus der verletzten Gefäßwand (exogenes System), aber auch durch die Blutplättchen (endogenes System) selbst, werden die insgesamt 13 Gerinnungsfaktoren in einer Art Kettenreaktion (kaskadenförmig) aktiviert. Einige der Gerinnungsfaktoren werden mithilfe von Vitamin K in der Leber gebildet. Letztendlich führen beide Systeme zur Aktivierung der Thrombokinase, die Prothrombin in Thrombin überführt. Dieses wiederum bewirkt die Umwandlung von gelöstem Fibrinogen in Fibrin. Die Fibrinmoleküle lagern sich zu einem Netzwerk zusammen, in denen die Thrombozyten und Erythrozyten gefangen sind. Daher wird dieser Thrombus als roter Thrombus bezeichnet. Die Fibrinfäden ziehen sich immer mehr zusammen, das Gerinnsel verfestigt sich. Die sekundäre Blutstillung (sekundäre Homöostase) ist abgeschlossen.

Therapeutische Hemmung der Blutgerinnung

Acetylsalicylsäure (ASS) ist neben seiner leicht schmerzstillenden und fiebersenkenden Wirkung auch ein Hemmer der Zusammenlagerung von Thrombozyten (Thrombozytenaggregationshemmer). ASS wirkt nur in Arterien und wird deshalb zur Rückfallprophylaxe (Rezidivprophylaxe) bei einem Herzinfarkt eingesetzt.

Heparin aktiviert eine Substanz, die Thrombin hemmt. Da Heparin nur als subkutane Injektion oder als Infusion wirksam ist, beschränkt sich die Verabreichung auf den Krankenhausbereich. Heparin wird vor allem als Prophylaxe von Blutgerinnseln in den Venen (Thrombosen) verabreicht.

Cumarine sind Vitamin-K-Antagonisten und hemmen deshalb die Bildung der vom Vitamin K abhängigen Gerinnungsfaktoren in der Leber. Da sie oral eingenommen werden, können sie als Dauertherapie bei Menschen mit einem erhöhten Gerinnungsrisiko eingesetzt werden.

Gerinnungshemmende Medikamente (Antikoagulanzien), insbesondere Cumarine, können auch schwerwiegende Blutungen hervorrufen, sei es durch Verletzungen oder durch unkontrollierte Einnahme.

Fibrinolyse

Ebenso wie der Körper die Gerinnung benötigt, muss es auch ein System zur Auflösung von gebildeten Blutgerinnseln geben. Ähnlich wie bei der Gerinnung findet auch bei der Fibrinolyse eine kaskadenförmige Aktivierung von Eiweiß spaltenden Enzymen statt. Durch Spaltung des Plasminogens entsteht das aktive Plasmin, welches das Fibrinnetz in lösliche Bruchstücke zerkleinert und so das Blutgerinnsel auflöst.

Therapeutische Fibrinolyse

Bei Erkrankungen wie Herzinfarkt, Lungenembolie oder ischämischem Schlaganfall (Ischämie = plötzliche Minderdurchblutung des Gehirns) kommt es zu unerwünschter Blutgerinnselbildung in den Gefäßen. Werden die Erkrankten rechtzeitig in einem entsprechenden Krankenhaus versorgt, können diese Blutgerinnsel mittels Aktivatoren der Fibrinolyse aufgelöst werden. Therapeutisch eingesetzt werden die Arzneimittel Streptokinase, Urokinase und t-PA, welche eine Spaltung von Plasminogen und Plasmin bewirken. Da diese Arzneimittel starke Blutungen hervorrufen, dürfen sie nur unter strengsten Indikationen verabreicht werden.

Altersphysiologische Veränderungen der Blutzellen

Auch mit zunehmendem Alter ist nicht mit Blutbildveränderungen zu rechnen. Die Normwerte für Erythrozyten, Leukozyten und Thrombozyten gelten bisher auch für alte und sehr alte Menschen. Abweichungen davon müssen als krankhaft angesehen werden und nach der Ursache muss gesucht werden.

Jedoch ist im Alter eine verminderte Regenerationsfähigkeit des Knochenmarks zu beobachten. Bei alten Menschen, die sich aufgrund eines Tumorleidens einer Chemotherapie unterziehen müssen, ist mit stärkeren und länger andauernden Blutbildveränderungen zu rechnen. Insbesondere die gefürchtete Leukopenie und damit erhöhte Infektionsgefahr kann stärker ausgeprägt sein. Entsprechende Maßnahmen zum Infektionsschutz sollten bei alten Menschen, die eine Chemotherapie erhalten, sorgfältig beachtet werden.

12.4 Blutplasma

Unter Blutplasma wird der flüssige, nicht zelluläre Bestandteil des Blutes verstanden. Sein Anteil am Blutvolumen beträgt etwa 54 %. Blutplasma besteht zu 90 % aus Wasser und zu 10 % aus darin gelösten Substanzen. Die wichtigsten Substanzen sind:
◆ Plasmaeiweiße (Albumine, Lipoproteine, Immunglobuline, Fibrinogen)
◆ Elektrolyte (Natrium, Chlorid, Kalium, Kalzium, Magnesium, Bikarbonat, Phosphat)
◆ Nährstoffe (z. B. Glucose, Aminosäuren, Fette)

◆ Hormone
◆ Vitamine und Spurenelemente
◆ Abbauprodukte des Stoffwechsels

Viele Blutuntersuchungen werden anhand des Serums durchgeführt. Unter dem Blutserum wird der flüssige Teil des Blutes nach abgeschlossener Gerinnung verstanden. Das Serum ist im Gegensatz zum Blutplasma frei von Fibrinogen. Gerinnt Vollblut, so entsteht ein Blutgerinnsel, das eine gelblich-klare Flüssigkeit absondert, die als Serum bezeichnet wird.

Blutplasma = Blutserum + Fibrinogen

Eiweiße im Blutplasma

Die Eiweiße – in einem Liter Blutplasma sind 70–80 g enthalten – bilden den größten Anteil der gelösten Substanzen.

Die Eiweißelektrophorese, eine Labormethode, die am Blutserum durchgeführt wird, gibt Auskunft über die Verteilung der verschiedenen Eiweiße. Aufgrund der unterschiedlichen Molekülgrößen und Ladungen können die verschiedenen Proteinfraktionen unter Gleichstrom voneinander getrennt werden.

Albumin ist das wichtigste Eiweiß im Blutplasma. Die kleinsten Gefäße (Kapillaren) hindern Albumin, da es als Eiweiß einen großen Moleküldurchmesser hat, am Austritt aus dem Blutgefäßsystem ins Gewebe. Auf diese Weise binden Albumine Wasser an sich und erzeugen einen Druck, den kolloidosmotischen Druck. Kommt es zu einem Absinken des Albuminspiegels, tritt vermehrt Wasser ins Gewebe über. Albumine sind auch am Transport von wasserunlöslichen Substanzen wie Bilirubin und Fettsäuren beteiligt.

Weitere Eiweiße des Blutplasmas sind die Globuline. Sie werden aufgrund ihrer unterschiedlichen Ladung und Teilchengröße in Alpha-1-, Alpha-2-, Beta- und Gamma-Globuline unterteilt. Die ersten drei Globulin-Arten sind vor allem für den Transport der wasserunlöslichen Neutralfette und Cholesterin sowie für den Transport von Vitaminen, Spurenelementen und Hormonen verantwortlich. Die Gamma-Globuline sind Antikörper, die von B-Lymphozyten hergestellt werden und der Infektabwehr dienen.

Eiweißmangel
Schon nach zwei Tage ohne Nahrung (Fasten) sinkt der Eiweißspiegel im Blutplasma. Bei Eiweißmangel kommt es zu allgemeiner Schwäche und zu Wundheilungsstörungen. Ältere Menschen mit einem erhöhten Dekubitusrisiko und chronischen Wunden müssen sowohl kalorisch als auch mit Eiweißen ausreichend versorgt werden.

Elektrolyte

Die Konzentration der Elektrolyte im Blutplasma ist bedeutend für den Wasserhaushalt des gesamten Organismus. Elektrolyte liegen in gelöster Form vor, sie sind negativ bzw. positiv geladene Ionen. Wichtigstes positiv geladenes Teilchen ist das Natriumion, die wichtigsten negativen geladenen sind das Chloridion und das Bikarbonation.

Fallsituation

Frau Vollmann (82 Jahre) lebt seit dem Tod Ihres Mannes vor zwei Jahren in der Senio-renresidenz „Sonnenschein". Als sie die Möglichkeit hatte ihr großes Haus mit mehreren Etagen und vielen Treppen verkaufen zu können, war sie erleichtert. Eine Arthrose des Hüftgelenks hatte sie in ihrer Mobilität stark eingeschränkt und die Instandhaltung des Hauses und die Versorgung ihres Mannes hatten sie in den letzten Jahren sehr viel Kraft gekostet. Trotz allem hatte sie sich stets an ihren eigenen vier Wänden erfreut und diese gepflegt.

Frau Vollmann und ihr Mann hatten durch ihre Mitgliedschaften in verschiedenen Ver-einen ein reges Gesellschaftsleben. Frau Vollmann kochte gerne und gut und genoss es in Gesellschaft zu essen und zu trinken. Viele Bilder in ihrem Zimmer zeugen von ihren gastgeberischen Qualitäten. Doch nach dem Tod ihres Mannes, dem Verkauf ihres Hau-ses und dem Einzug ins Altenheim hat sich Frau Vollmann sehr zurückgezogen. Alten Bekannten möchte sie nicht mehr begegnen.

Wegen der bestehenden Arthrose erhält Frau Vollmann Schmerzmittel vom Typ der nicht-steroidalen Antirheumatika.

Seit ihrem Einzug vor zwei Jahren hat Frau Vollmann erheblich an Gewicht verloren. In der letzten Zeit isst sie kaum noch etwas, da ihrer Meinung nach alles fade und unge-würzt schmeckt. Sie ernährt sich hauptsächlich von Süßigkeiten, die ihr die noch ver-bliebenen Freunde mitgebracht haben. Obst, Gemüse, Fleisch oder Fisch meidet sie. Wenn man Frau Vollmann darauf anspricht, antwortet sie, dass sie sich ja kaum noch bewege und deshalb auch nichts brauche. Der Appetit sei ihr abhanden gekommen, das wäre im Alter eben so.

Frau Vollmann wird zunehmend schwächer. Auch ihre sonst rosige Gesichtsfarbe verän-dert sich. Sie wirkt fahl.

Bei der ärztlichen Untersuchung wird eine Folsäuremangel-Anämie festgestellt, die wohl durch die einseitige Ernährung von Frau Vollmann verursacht wurde. Ansonsten kann eine körperliche Ursache für den Gewichtsverlust ausgeschlossen werden.

1. *Beschreiben Sie das Aussehen eines roten Blutkörperchens. Welche Aufgaben haben die Erythrozyten zu erfüllen?*

2. *Welche altersphysiologischen Veränderungen könnten zur Mangelernährung von Frau Vollmann geführt haben?*

3. *Welche Maßnahmen könnten von Ihrer Seite ergriffen werden, um die Ernährungssitua-tion von Frau Vollmann zu bessern?*

13 Abwehr- und Lymphsystem

Beim Abwehrsystem werden die unspezifische und die spezifische Abwehr unterschieden. Zur unspezifischen Abwehr gehören angeborene und sofort verfügbare Abwehreinrichtungen. Außerdem wirken sie bereits beim ersten Kontakt.

Die spezifische Abwehr wird auch als erworbene Immunität bezeichnet. Sie ist erst nach dem Kontakt mit dem Fremdstoff möglich und weist eine hohe Spezifität auf. Die erworbene Immunität entwickelt auch eine Gedächtnisfunktion. Das Lymphsystem steht im Dienste der spezifischen Abwehr. Nachdem die Lymphozyten die primär lymphatischen Organe (Thymus, Knochenmark) verlassen haben, zirkulieren sie im Lymphgewebe.

Zur unspezifischen Abwehr gehören sofort verfügbare Abwehrmechanismen.

Bei der spezifischen Abwehr ist ein vorheriger Kontakt mit dem Antigen notwendig.

13.1 Unspezifische Abwehr (angeborene Immunität)

Die unspezifische Abwehr dient dem Erstangrif gegenüber Fremdstoffen bzw. Krankheitserregern. Die Erkennung der Antigene erfolgt unspezifisch, so werden beispielsweise Fett-Zucker-Moleküle auf Bakterienzellwänden als Antigen erkannt. Diese Erkennung erfolgt schnell, es werden jedoch keine Gedächtniszellen ausgebildet. Des Weiteren gibt es bei der angeborenen Immunität Abwehrmechanismen, die an Zellen (zelluläre unspezifische Abwehr) gebunden sind und solche, die in Körperflüssigkeiten (humorale unspezifische Abwehr) gelöst sind.

Schutzbarrieren des Körpers

Zunächst besitzt der Körper **örtliche Schutzmechanismen**, die das Eindringen von Krankheitserregern verhindern bzw. begrenzen. Hierzu zählen:

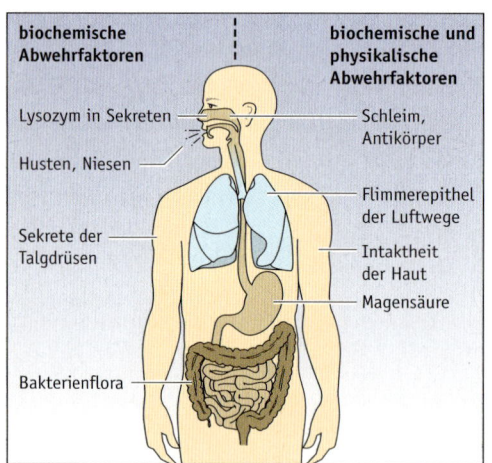

- die Haut mit ihrem verhornten Epithel und dem Säureschutzmantel,
- die Schleimhäute mit ihrem schleimigen Sekret,
- der saure Magensaft,
- das Enzym Lysozym in Speichel, Nasenschleim, Tränenflüssigkeit und Schweiß,
- die Darmschleimhaut mit ihrer Bakterienflora,
- das saure Milieu der Scheidenschleimhaut und
- das Flimmerepithel der Atemwege.

Primäre (äußere) Schutzbarrieren des Körpers – unspezifische Abwehr

Lysozym

Dieses Enzym ist befähigt chemische Verbindungen der Bakterienzellwand zu spalten und somit deren Intaktheit aufzuheben. Lysozym ist die erste Hürde auf dem Weg der Bakterien in den Körper.

Unspezifische zelluläre Abwehr

Zu den Zellen der unspezifischen Abwehr gehören die neutrophilen Granulozyten, die als Mikrophagen tätig sind, die Monozyten, die im Gewebe zu Riesenfresszellen (Makrophagen) werden, und die natürlichen Killerzellen.

Die neutrophilen Granulozyten sind entscheidend für die Abwehr von Bakterien und Pilzen. Sie treffen bei ihrer Wanderung durch den Körper auf Fremdstoffe oder werden durch sogenannte Lockstoffe (Chemokine) zum Entzündungsherd hingezogen. Entzündungen sind eine Methode des Immunsystems an bestimmten Stellen besonders aktiv zu werden.

Die Monozyten, die größten Leukozyten, verlassen ebenfalls die Blutbahn und werden zu Makrophagen, die Bakterien und Pilze „fressen". Die Makrophagen sind auch befähigt, die Fremdsubstanzen zu zerlegen und sie den T-Zellen als Antigen zu „präsentieren".

Eine dritte Gruppe von Zellen, die ebenfalls der unspezifischen Abwehr dienen, sind die natürlichen Killerzellen. Sie sind neben den B- und T-Lymphozyten eine Untergruppe der Lymphozyten. Die natürlichen Killerzellen töten virusinfizierte Zellen und Krebszellen, also allgemein Zellen mit veränderter Oberfläche.

Zur unspezifischen zellulären Abwehr gehören die neutrophilen Granulozyten (Mikrophagen), die Monozyten (Makrophagen) und die natürlichen Killerzellen.

Unspezifische humorale Abwehr

Die humorale Abwehr wird durch Substanzen, die in Körperflüssigkeiten gelöst sind, vermittelt. Zur unspezifischen Abwehr gehören das Komplementsystem und die Zytokine.

Das Komplementsystem ist ein Ergänzungssystem. Es besteht aus Enzymen und Enzymvorstufen, folglich Eiweißen, die sich im Blutplasma befinden. Das Komplementsystem wird durch Erreger oder durch Erreger, die bereits mit Antikörpern besetzt sind, kaskadenförmig aktiviert. Die aktivierten Enzyme können Bakterienwände durchlöchern und so zur Zellauflösung führen. Mit einer bestimmten Komplementkomponente können Erreger oder Antigene beladen werden und so für die Fresszellen „schmackhaft" gemacht werden. Dieser Vorgang wird als Opsonierung bezeichnet.

Die Zytokine sind hormonartige Substanzen, die der Steuerung der Immunantwort und dem Informationsaustausch der Zellen untereinander dienen. Daher werden sie auch als Mittlerstoffe bezeichnet. Diese Mittlerstoffe können in verschiedene Gruppen unterteilt werden. Interferone werden von virusbefallenen Zellen ausgeschüttet, um andere Zellen zu „warnen". Interleukine dienen der Aktivierung von T- und B-Lymphozyten. Zu den Zytokinen gehören auch Lockstoffe (Chemokine), die weiße Blutkörperchen anlocken.

Zur unspezifischen humoralen Abwehr zählen das Komplementsystem und die Zytokine.

13.2   Spezifische Abwehr

Die spezifische Abwehr ist die eigentliche Immunreaktion. Sie ist erst nach dem Kontakt mit einem Antigen möglich und setzt somit erst nach einer gewissen Verzögerung (Latenz) ein. Bei einem Erreger ist nicht die gesamte Zelle als Antigen wirksam. Es sind nur bestimmte Makromoleküle, wie Proteine, Kohlehydrate oder Nukleotide (s. S. 231) als Oberflächenbestandteil der Erreger, die als Antigen erkannt werden.

Die spezifischen Abwehrzellen sind auch befähigt, Gedächtniszellen zu bilden, welche bei einem erneuten Kontakt mit dem schon bekannten Antigen sofort wirksam werden können.

Auch die spezifische Abwehr lässt sich in zelluläre und humorale Abwehrmechanismen unterteilen.

Spezifische zelluläre Abwehr

Zur spezifischen zellulären Abwehr gehören die T-Lymphozyten (T steht für den Prägungsort Thymus). Sie besitzen T-Zell-Rezeptoren, die ihnen ermöglichen ein Antigen zu erkennen und zu binden. Diese Membranrezeptoren sind in der Lage zwischen körpereigenen und körperfremden Stoffen zu unterscheiden. Bindet nun das Antigen an den T-Zell-Rezeptor, differenzieren sich die T-Lymphozyten zu T-Killerzellen (zytotoxische T-Zellen) und zu T-Helferzellen.

Die T-Killerzellen spielen eine besondere Rolle bei Virusinfektionen. Die durch Viren befallenen Zellen werden aufgrund ihrer antigenen Oberflächenstruktur erkannt und vernichtet. Die T-Killerzellen setzen Perforine frei, welche die Zellmembran durchlöchern. Alternativ kann auch der Zelltod (Apoptose) der befallenen Zelle in Gang gesetzt werden.

T-Helferzellen aktivieren die B-Lymphozyten und regen ihre Antikörperproduktion an. Dies geschieht über Interleukine. Die T-Helferzellen produzieren aber noch weitere Zytokine. Durch diese werden andere Zellen des Abwehrsystems aktiviert. Beispielsweise werden durch das Interferon Makrophagen aktiv, die Fremdzellen phagozytieren.

Sowohl T-Killer- als auch T-Helferzellen können Gedächtniszellen, welche jahrelang überleben, ausbilden.

Eine weitere Gruppe der spezifischen zellulären Abwehr sind die T-Suppressorzellen. Sie hemmen die Teilung der B-Lymphozyten und die Aktivität der T-Helferzellen. Außerdem wird die Bildung von T-Killerzellen gehemmt. Dadurch wird die Immunreaktion kontrolliert.

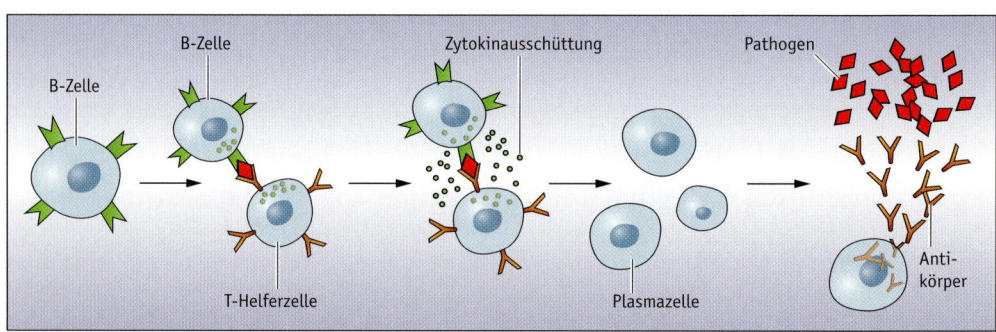

Spezifische Abwehr

Spezifische humorale Abwehr

Zur spezifischen humoralen Abwehr gehören die B-Lymphozyten. Auch sie stammen von der pluripotenten Stammzelle im roten Knochenmark ab. Die endgültige Reifung und Prägung der B-Lymphozyten erfolgt dann aber im Knochenmark (englisch: bone marrow) selbst.

Die B-Lymphozyten tragen ihren spezifischen Antikörper als einen Rezeptor auf der Zelloberfläche. Sie können daher nur ein bestimmtes Antigen erkennen und an sich binden. Hat der B-Lymphozyt das entsprechende Antigen an sich gebunden, wird dies von T-Helferzellen erkannt. Diese produzieren Interleukine, die wiederum die Ausreifung des B-Lymphozyten zur Antikörper bildenden Plasmazelle fördern. Plasmazellen produzieren immer nur eine Sorte von Antikörpern. Diese Vermehrung der Antikörper erfolgt schlagartig, wobei die Plasmazelle nur wenige Wochen überlebt. Nach dem Abklingen der Infektion kann der B-Lymphozyt zu einer Gedächtniszelle werden. Bei erneutem Antigenkontakt kann somit eine schnelle Immunantwort hervorgerufen werden.

Antikörper sind befähigt Antigene nach dem Schlüssel-Schloss-Prinzip an sich zu binden. Diese Antigen-Antikörper-Komplexe wiederum aktivieren das Komplementsystem, welches die Zellwände durchlöchert und zur Zellauflösung führt.

Antikörper werden auch als Immunglobuline bezeichnet. Von der chemischen Struktur handelt es sich um Eiweiße (Proteine). Es gibt etwa zehn Millionen verschiedene Antikörper. Diese lassen sich in fünf Klassen unterteilen:

Klasse	Vorkommen	Hauptaufgaben
Immunglobulin G	Häufigster Antikörper (75–80 %), überwiegend im Blutplasma vorhanden	Entscheidend bei bakteriellen Infektionen, bei Autoimmunerkrankungen
Immunglobulin M	Etwa 5–10 % der Antikörper	Wichtig bei Virusinfektionen, wird zeitlich als erstes aktiv
Immunglobulin A	Etwa 10–15 % der Antikörper, in Speichel, Magensaft, Darmsaft und Schleimhäuten vorhanden	Schutzbarriere an den Schleimhäuten
Immunglobulin D	Unter 1 % der Antikörper	Funktion noch nicht endgültig geklärt
Immunglobulin E	Unter 1 % der Antikörper	Löst allergische Reaktionen aus, auch wichtig bei Parasitenbefall

13.3 Ablauf einer Immunreaktion

Das unspezifische und das spezifische Abwehrsystem dürfen nicht getrennt gesehen werden. Beide Systeme greifen ineinander über und laufen verschaltet ab. Dieser komplizierte Ablauf ermöglicht dem Körper in einer Umwelt voller Erreger zu überleben.

Zur Auslösung einer Immunreaktion gelingt es Erregern die natürlichen Schutzbarrieren des Körpers zu durchdringen. Beispielsweise gelangen diese durch eine Hautwunde in den Organismus.

Die beschädigten Zellen setzen Entzündungsbotenstoffe frei, die den Blutfluss erhöhen. Es kommt zur Rötung und Erwärmung der Haut. Durch die Wärme wird die Beweglichkeit der neutrophilen Granulozyten und Monzyten gesteigert. Die neutrophilen Granulozyten phagozytieren die Erreger und bilden Eiter. Dieser enthält untergegangene Granulozyten, Gewebereste und den Erreger. Die Makrophagen phagozytieren wiederum den Eiter. Sie zerlegen damit den Erreger und „präsentieren" ihn den T-Lymphozyten als Antigen.

Die T-Lymphozyten haben das Antigen erkannt und werden aktiviert. Es erfolgt die Differenzierung der T-Lymphozyten zu T-Killerzellen, T-Helferzellen und T- Suppressorzellen Die T-Killerzellen greifen direkt an. Die T-Helferzellen veranlassen B-Lymphozyten zur Antikörperbildung. Die von den Plasmazellen produzierten Antikörper verbinden sich mit den entsprechenden Antigenen. Die entstehenden Antigen-Antikörper-Komplexe aktivieren wiederum das Komplementsystem. Dieses löst die Zellmembranen auf. Die frei werdenden Fremdstoffe werden von Mikro- und Makrophagen gefressen. Sind die Fremdstoffe bekämpft, werden die T-Suppressorzellen aktiv, welche die Immunreaktion ausschalten.

Nach der Bekämpfung des Erregers entstehen B- und T-Gedächntiszellen.

Immunisierung

Der Vorgang der Immunisierung beruht auf der Fähigkeit der Lymphozyten, Gedächtniszellen zu bilden. Die nach einer Infektion verbleibenden Gedächtniszellen zirkulieren noch Jahre später in der Blutbahn. Bei einem erneuten Antigenkontakt kann der Ausbruch der Erkrankung durch eine schnelle Elimination des Antigens verhindert werden. Auf diesem Prinzip basiert die aktive Schutzimpfung (aktive Immunsierung): Es werden je nach Impfung abgetötete oder abgeschwächte Erreger injiziert. Das Abwehrsystem bildet daraufhin Antikörper und Gedächtniszellen. Dieses Verfahren bietet einen Langzeitschutz.

Die passive Immunisierung ist eine Methode, bei der Antikörper injiziert werden. Hierbei werden keine Gedächtniszellen gebildet, deshalb wird die passive Immunisierung nur bei akuten Infektionen verwendet.

Bei der aktiven Immunisierung (Schutzimpfung) wird der Organismus aktiv, er bildet selbst Antikörper und Gedächtniszellen.
Bei der passiven Immunisierung erhält der Organismus Antikörper, er bleibt passiv.

Fehlfunktionen des Immunsystems

Wenn beim Abwehrsystem einzelne Funktionen gestört sind und Fehlfunktionen auftreten, können Allergien und Autoimmunerkrankungen die Folge sein.

Allergien sind überschießende Reaktionen des Immunsystems. Ein Organismus reagiert überempfindlich auf ein Antigen, mit dem er zuvor bereits Kontakt hatte. Diese Antigene können an sich harmlose Substanzen sein, wie Pollen, Tierhaare, Milben, Nahrungsmittelbestandteile oder Arzneimittel. Überempfindlichkeitsreaktionen können von B- oder T-Lymphozyten ausgehen. Sie führen zur Schädigung von Zellen. Solche Schädigungen können örtlich begrenzt sein oder den gesamten Organismus erfassen und zum allergischen Schock führen.

Bei Autoimmunerkrankungen (s. S. 246) greift das Abwehrsystem körpereigenes Gewebe an und schädigt es. Üblicherweise erkennen die Zellen des Abwehrsystems körpereigene Strukturen und tolerieren sie, ohne zu reagieren. Während der Entwicklung des menschlichen Immunsystems lernen die Abwehrzellen körpereigene und körperfremde Antigene zu unterscheiden. Wie Autoimmunerkrankungen letztendlich entstehen, ist bis heute nicht abschließend geklärt. Es handelt sich um Fehlfunktionen des Immunsystems.

13.4   Das Lymphsystem

Das Lymphsystem ist ein Bestandteil des Abwehrsystems. Zum Lymphsystem gehören die Gesamtheit aller Lymphbahnen sowie die lymphatischen Organe.

Thymus und rotes Knochenmark zählen zu den primär lymphatischen Organen, da hier die Lymphozyten ihre Prägung (Immunkompetenz) erhalten.

Milz, Lymphknoten, lymphatischer Rachenring und lymphatisches Gewebe des Darms (s. S. 174) werden als sekundär lymphatische Organe bezeichnet. Nach der Prägung der Lymphozyten in Thymus und rotem Knochenmark gelangen diese in die sekundär lymphatischen Organe, wo sie sich vermehren und aktiviert werden. Die lymphatischen Organe bestehen aus retikulärem Bindegewebe (s. S. 36). Die Retikulumzellen und Fasern bilden ein weitmaschiges Netzwerk, in dessen Grundsubstanz sich reichlich Lymphozyten und weitere Zellen der Abwehr befinden.

Pro Tag werden etwa zwei Liter Lymphe gebildet. Diese wird dem venösen System zugeleitet.

In den primär lymphatischen Organen (Thymus und Knochenmark) findet die Prägung der T- und B-Lymphozyten statt.
In den sekundär lymphatischen Organen findet die Vermehrung und Aktivierung der Lymphozyten statt.

13.4.1 Lymphe

In den Blutkapillaren werden pro Tag etwa 20 Liter Flüssigkeit in den Zwischenzellraum filtriert. Nur ca. 18 l werden wieder von den Kapillaren aufgenommen, die restlichen 2 l bilden die Lymphe. Diese wird über Lymphbahnen wieder dem venösen System zugeführt.

Die Lymphe bildet sich aus der Zwischenzellflüssigkeit. Die kleinsten Lymphgefäße (Lymphkapillaren) besitzen eine große Durchlässigkeit, sodass sie Flüssigkeiten mit größeren Bestandteilen wie Eiweißen, Zelltrümmern und Erregern aufnehmen können. Im Unterschied zum Blut ist die Lymphe klar, farblos und enthält weniger Zellen, vor allem Lymphozyten. Der Eiweißgehalt der Lymphe ist um zwei Drittel geringer als im Blutplasma.

Der Fettgehalt in der Lymphe ist höher als im Blutplasma. Vor allem die Lymphe im Magen-Darm-Bereich kann trüb und milchig-weiß sein, da größere Fettmoleküle, die in den Dünndarmzotten resorbiert werden, nur über die Lymphe abtransportiert werden können. Die Lymphe des Bauchraumes wird über den Milchbrustgang (Ductus thoracicus) zum venösen System und erst dann zur Leber befördert. Nur 10 % der mit der Nahrung aufgenommenen Fette werden der Leber direkt über die Pfortader zugeführt.

13.4.2 Lymphgefäße

Die Lymphgefäße stellen neben dem venösen System ein zweites Abflusssystem dar. Das Lymphsystem ist jedoch kein abgeschlossenes Kreislaufsystem, die Lymphe wird wieder dem venösen System zugeführt.

Die Lymphkapillaren beginnen als blind endende, kleinste Lymphgefäße im Zwischenzellraum. Der Abtransport der Lymphe erfolgt über die Lymphbahnen, die sich im Verlauf zu immer größer werdenden Bahnen zusammenschließen.

Die Entsorgung der Lymphe der unteren Extremitäten, des Beckens und des Urogenitaltraktes erfolgt über den rechten und linken Lendenlymphstamm. Diese vereinigen sich und es schließt sich der Eingeweidelymphstamm, der die Lymphe der unpaaren Bauch-organe aufnimmt, an. Das Auffangbecken der beiden Lendenlymphstämme und des Ein-geweidelymphstammes ist die Lendenzisterne (Cisterna chyli). Hier mischt sich die klare Lymphflüssigkeit der unteren Extremitäten und des Beckens mit der milchig-trüben Lymphe des Eingeweidelymphstammes.

Der Milchbrustgang (Ductus toracicus) beginnt an der Cisterna chyli im Bereich des zweiten Lendenwirbels. Er tritt durch das Zwerchfell und verläuft im Brustbereich nahe der Wirbelsäule. Vor seiner Mündung ins Blutsystem sammelt er die Lymphe der links-seitigen Brusthöhle, des linken Arms und der linken Kopfhälfte. Im Halsbereich mündet der Milchbrustgang in den linken Venenwinkel. Dieser wird von der Jugularvene (V. jugularis) und der Schlüsselbeinvene (V. subclavia) gebildet.

Die Entsorgung der Lymphe der rechten Kopfhälfte, des rechten Arms und der rechten Brustseite erfolgt über den rechten Hauptlymphgang, der direkt in den rechten Venen-winkel mündet.

Das Lymphsystem besitzt keine Pumpe wie das Blutsystem. Die Lymphe fließt langsamer als das Blut, dadurch wird eine bessere Reinigung von Erregern, Zellresten und Fremd-stoffen gewährleistet. Die Lymphgefäße besitzen glatte Muskulatur, die sich rhythmisch kontrahiert und so die Lymphe weitertransportiert. Klappen ähnlich wie beim venösen System verhindern den Rückstrom der Lymphe. Lymphgefäße und Venen verlaufen nahezu parallel, sodass durch die Muskelpumpe auch der Lymphstrom gefördert wird. Durch den Druck im Zwischenzellraum erfolgt ein selbstständiger Lymphtransport in Richtung des venösen Systems.

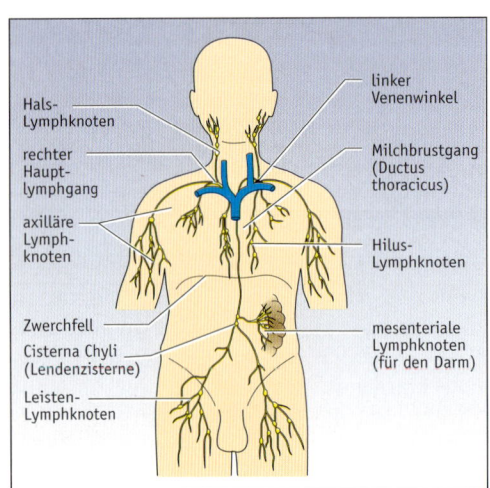

Lyphabfluss, Lymphgefäße

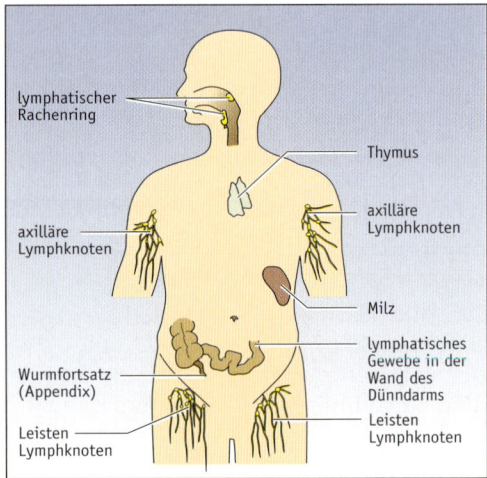

Lymphatische Organe

13.4.3 Lymphknoten

In das Lymphgefäßsystem sind Lymphknoten als Filterstationen eingebaut. Sie reinigen die Lymphe von körperfremden Stoffen wie Zellteilen, Bakterien und Giften und können sie bei geringer Dosis unschädlich machen. Zu jedem Körperteil gehören Lymphknoten. Auf ihrem Weg von der Körperperipherie bis zum Venenwinkel durchfließt die Lymphe mehrere Lymphknoten.

Lymphknoten sind mehrere Millimeter groß und von einer Bindegewebskapsel umschlossen. Im gesunden Zustand können Lymphknoten nicht getastet werden. Bei Erkrankung einer Region können besonders die oberflächlich gelegenen Lymphknoten am Hals, am Kopf, in den Leisten und in den Achselbeugen aufgrund von Schwellung tastbar werden.

Die Kapsel der Lymphknoten besteht aus festem Bindegewebe. Von dieser strahlen Balken (Trabekel) ins Innere der Lymphknoten. Das lymphatische Gewebe wird in eine äußere Rinden- und eine innere Markzone unterteilt. In der Rinde befinden sich kugelförmige Anhäufungen von B-Lymphozyten, die als Rindenfollikel bezeichnet werden. Zwischen Rinde und Mark liegen vor allem T-Lymphozyten, die sich hier vermehren und gespeichert werden. Das Mark besteht aus Strängen, die B-Lymphozyten und Plasmazellen enthalten. In den Lymphknoten werden somit auch Antikörper gebildet. Auch findet in der Markzone die Reinigung der Lymphe von Fremdstoffen durch Makrophagen statt.

Ein Lymphknoten besitzt mehrere zuführende Lymphgefäße. Diese erweitern sich zu Hohlräumen, durch die die Lymphe sehr langsam hindurchströmt. Hierdurch kann ein intensiver Kontakt der Lymphe mit den der Abwehr dienenden Zellen hergestellt werden. Ein bis zwei Lymphgefäße führen die gereinigte Lymphe ab.

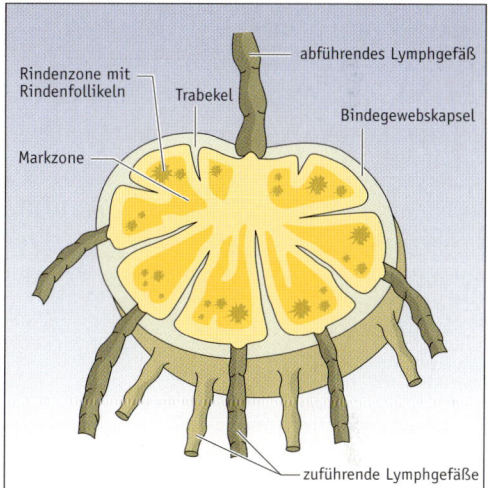

Beispiel: Normalerweise sind Lymphknoten nicht tastbar. Bei Entzündungsprozessen in einer Körperregion schwellen die zugehörigen Lymphknoten an. Sie sind meist druckschmerzhaft und verschiebbar. Auch bösartige Tumoren können durch Verschleppung von Tumorzellen zu vergrößerten, tastbaren Lymphknoten führen. Die Lymphknoten sind dann in der Regel schmerzlos und mit der Umgebung verbacken.

Lymphknoten

Altersphysiologische Veränderungen der Lymphknoten

Mikroskopisch ist eine Abnahme des lymphatischen Gewebes von Rinde und Mark bei gleichzeitiger Vermehrung des Bindegewebes und Einlagerung von Fettgewebe zu beobachten.

13.4.4 Thymus (Bries)

Der Thymus liegt im oberen vorderen Mittelfellraum auf der Herzbasis. Er kann bis nahe zur Schilddrüse reichen. Makroskopisch besteht er aus zwei durch Bindegewebe verbundene Lappen. Auch hier zeigt sich – entsprechend den Lymphknoten – die Gliederung in eine Rinden- und eine Markzone. Das Gewebegerüst besteht wiederum aus retikulärem Bindegewebe. In der Rindenzone liegen die T-Lymphozyten dicht gedrängt und verdrängen die eigentlichen Retikulumzellen. In der Markzone sind die Lymphozyten etwas weniger zahlreich.

Auch die T-Lymphozyten stammen von der pluripotenten Stammzelle im roten Knochenmark ab und gelangen dann über den Blutweg in den Thymus. Hier erfolgt die Prägung der T-Lymphozyten. Im Thymus lernen die T-Lymphozyten körpereigene von fremden Antigenen zu unterscheiden. Über den Blutweg gelangen sie zu den sekundär lymphatischen Organen, wo sie sich vermehren und sich differenzieren (T-Killerzellen, T-Helferzellen und T-Suppressorzellen).

Altersphysiologische Veränderungen des Thymus

Die Größe und der mikroskopische Bau des Thymus sind stark abhängig vom Lebensalter. Der Thymus des Neugeborenen ist relativ groß und zeigt auch noch in der Kindheit ein Wachstum. Schon nach der Pubertät beginnt die Rückbildung des Thymus (Altersinvolution), die zunächst die Rinde stärker betrifft. Die Lymphozytenzahl geht zurück, da diese verstärkt auswandern. Es tritt in vermehrtem Maße Fettgewebe auf. Der Thymus des alten Menschen besteht nur noch aus einem nicht mehr deutlich zur Umgebung abgrenzbaren Fettkörper (Thymusfettkörper). Der alternde Organismus ist somit auf die T-Zellen angewiesen, die in der Jugend geprägt wurden. Die Folgen werden in den altersphysiolgischen Veränderungen des Abwehr- und Lymphsystems (s. S. 246) dargestellt.

13.4.5 Rotes Knochenmark

Das rote Knochenmark zählt zu den primär lymphatischen Organen. Es besteht aus retikulärem Bindegewebe, in welchem die Blutstammzellen eingelagert sind. Im roten Knochenmark findet die Bildung von Erythrozyten, Granulozyten, Monozyten und Thrombozyten sowie die Bildung der Vorläuferzellen der Lymphozyten statt. Außerdem erfahren die B-Lymphozyten ihre Prägung im Knochenmark.

13.4.6 Milz (Lien, Splen)

Die Milz liegt im linken hinteren Oberbauch und ist gänzlich von Bauchfell umgeben (intraperitoneal). Sie liegt dicht unterhalb des Zwerchfells. Das etwa 110–160 g schwere, bohnenförmige Organ gehört nur teilweise zum lymphatischen System. Dennoch besitzt die Milz die größte Ansammlung von lymphatischem Gewebe: so viel wie alle Lymphknoten zusammen.

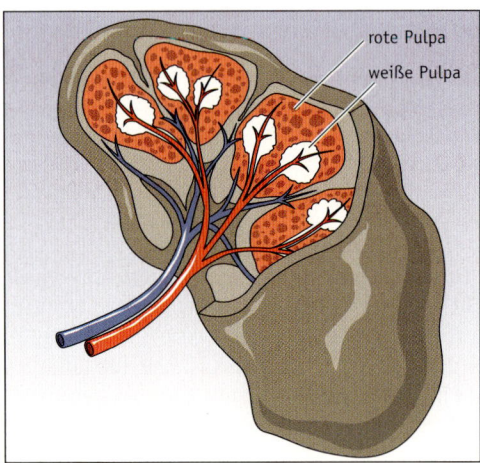

men. Im Gegensatz zu diesen ist die Milz in den Blutkreislauf, aber nicht in die Lymphbahn eingeschaltet. Die Milz dient einerseits der Infektabwehr, andererseits werden in der Milz überalterte rote Blutkörperchen abgebaut. Auch werden hier Thrombozyten gespeichert und bei Bedarf abgegeben. Aber auch Gerinnungsprodukte (Thromben) werden abgefangen und abgebaut.

Die Milz gilt als nicht lebenswichtiges Organ, da bei ihrem Ausfall Leber, Lymphknoten und Knochenmark mit vermehrter Tätigkeit einspringen. Jedoch ist bei einem Verlust der Milz mit einer verminderten Abwehr zu rechnen.

rote Pulpa
weiße Pulpa

Milz

Die Milz besitzt eine Kapsel aus straffem, geflechtartigem Bindegewebe, von dem Balken (Trabekel) in das Milzinnere strahlen. Die Gewebebalken verzweigen sich und bilden ein grobes Gerüstwerk. Zwischen diesem liegt das eigentliche Milzgewebe (Milzparenchym oder Pulpa), das aus retikulärem Bindegewebe, Lymphozytenansammlungen und Blutgefäßen besteht. Die Pulpa wiederum kann in rote und weiße Pulpa unterteilt werden.

Die Milz wird durch die Milzarterie versorgt. Diese verzweigt sich nach dem Eintritt in das Organ in immer kleinere Arterien, die in weitlumige Kapillaren (Sinus) münden. Überalterte Erythrozyten, die sich nicht mehr ausreichend verformen können, bleiben in den erweiterten Kapillaren stecken. Durch die rote Farbe der Erythrozyten wird dieser Teil des Parenchyms als **rote Pulpa** bezeichnet. Makrophagen bauen diese formveränderten, alten Erythrozyten ab. Der rote Blutfarbstoff wird zu Häm und Globin abgebaut und über die Pfortader zur Leber transportiert. Das frei werdende Eisen des Hämoglobins wird an Proteine gekoppelt und erreicht über die Blutbahn das Knochenmark.

Die **weiße Pulpa**, die nur etwa ein Viertel des Parenchyms ausmacht, ist die Gesamtheit des lymphatischen Gewebes. Nachdem sich die Milzarterie in den Gewebebalken der Kapsel verzweigt hat, gehen aus ihr Zentralarterien hervor. In ihrem Anfangsteil besitzen die Zentralarterien Ummantelungen von T-Lymphozyten, die sogenannten Lymphozytenscheiden. Diese gehen kontinuierlich in die kugelig aussehenden Milzknötchen (Milzfollikel) über, welche Ansammlungen von B-Lymphozyten darstellen. In der Milz erfolgt eine Vermehrung der Lymphozyten sowie eine Bildung von Antikörpern (Immunglobuline).

Altersphysiologische Veränderungen der Milz

Mit zunehmendem Alter atrophiert insbesondere die weiße Pulpa, welche die Gesamtheit des lymphatischen Gewebes darstellt. Die Milz nimmt insgesamt an Größe ab.

13.4.7 Lymphatischer Rachenring (Waldeyer-Rachenring)

Alle sekundär lymphatischen Organe des Waldeyer-Rachenrings bestehen aus retikulärem Bindegewebe, in das Lymphfollikel eingelagert sind. Zum lymphatischen Rachenring zählen:

- die paarigen Gaumenmandeln, welche zwischen hinterem und vorderem Gaumenbogen liegen,
- die Rachenmandel, welche sich im Rachendach befindet (s. S. 142),
- die Zungenmandel, die am Zungengrund liegt, sowie
- die paarigen lymphatischen Seitenstränge, die beidseits der hinteren Rachenwand verlaufen.

Die Gewebe des lymphatischen Rachenrings dienen der Phagozytose von Erregern und Fremdkörpern, die üblicherweise in den Nasen-Rachen-Raum eindringen. Auch werden Antigene frühzeitig erkannt und die spezifische Abwehr wird aktiviert.

Altersphysiologische Veränderungen des Abwehr- und Lymphsystems

Mit zunehmendem Alter verringert sich die Aktivität des Immunsystems. Vor allem die spezifische Abwehr ist von den altersphysiologischen Veränderungen betroffen. Sowohl die humorale als auch die zelluläre spezifische Abwehr nehmen ab. Diese Alterungsprozesse betreffen alle Ebenen der Immunabwehr und beeinflussen die Reaktionsfähigkeit auf Krankheitserreger.

T-Lymphozyten spielen beim Zustandekommen von spezifischen Immunreaktionen eine wesentliche Rolle. Sie werden im Thymus geprägt und erhalten dort ihre Immunkompetenz. Nach ihrer Aktivierung differenzieren sich die T-Lymphozyten zu T-Helfer- und T-Killerzellen, welche Gedächtniszellen bilden.

Der Thymus bildet sich schon nach der Pubertät zurück, sodass um das 50. Lebensjahr nur noch ein Restgewebe vorhanden ist. Der Organismus ist somit auf die T-Lymphozyten, die in der Jugend geprägt wurden, angewiesen. Diese überleben jahrelang in den sekundär lymphatischen Organen. Jugendliche T-Lymphozyten sind in der Lage alle erdenklichen Antigene zu erkennen und zu bekämpfen. Im alternden Organismus kommt es zunehmend zu Schwierigkeiten auf neue Antigene zu reagieren. Auch weisen die T-Lymphozyten im Alter eine abnehmende Teilungsfähigkeit auf, die für eine effektive Immunantwort oftmals nicht ausreicht. Die T-Gedächtniszellen zeigen ebenfalls ein vermindertes Ansprechen auf Antigene. Das Abwehrsystem wird „vergesslich".

Auch bei den B-Lymphozyten sind Alterungsvorgänge zu beobachten. B-Lymphozyten werden durch aktivierte T-Helferzellen stimuliert. Sie differenzieren sich zu Plasmazellen, welche Antikörper produzieren. Mit zunehmendem Alter zeigt sich eine verminderte Produktion von Immunglobulinen. Auch passen diese Antikörper nicht mehr optimal an die zu bindenden Antigene.

Die Folgen der nachlassenden Abwehr im Alter sind vielfältig.

Im Alter besteht eine erhöhte Anfälligkeit für Autoimmunerkrankungen. Hierbei greift das Immunsystem körpereigenes Gewebe an und schädigt es. Es handelt sich um eine Fehlfunktion der spezifischen Abwehrzellen, die üblicherweise körpereigene und körperfremde Antigene unterscheiden können. Zu den Autoimmunerkrankungen zählen die Multiple Sklerose, eine Erkrankung des ZNS, bei der die Markscheiden der Nerven geschädigt werden. Auch die rheumatoide Arthritis, bei der die Gelenkinnenhaut (Synovia) durch aktivierte T-Lymphozyten und Immunglobuline angegriffen wird, gehört zu den Autoimmunerkrankungen. Bei diesen Erkrankungen kann durch entsprechende Arzneimittel versucht werden, das spezifische Immunsystem zu dämpfen.

Generell ist im Alter mit einem Ansteigen bösartiger Tumorerkrankungen zu rechnen. Eine wesentliche Aufgabe des Abwehrsystems ist es Tumorzellen zu erkennen und zu eliminieren. Die DNA von Tumorzellen unterscheidet sich aufgrund von Erbgutveränderungen von der DNA gesunder Zellen. T-Lymphozyten und teils auch B-Lymphozyten können diese krankhaft veränderten Zellen als fremd erkennen. Mit nachlassender Aktivität des Abwehrsystems im Alter werden die Funktionen des Immunsystems öfter unwirksam und können eine Tumorbildung nicht verhindern. Zusätzlich haben krebserregende Substanzen (Kanzerogene) mit zunehmendem Alter länger auf den Organismus eingewirkt. Typische Tumorerkrankungen des alten Menschen sind das Prostata-Karzinom und das Dickdarm-Enddarm-Karzinom (kolorektales Karzinom).

Durch die nachlassende Immunität im Alter ist auch mit einem verminderten Ansprechen auf Schutzimpfungen zu rechnen. Einerseits lässt die Antikörper-Produktion der Plasmazellen nach einer Schutzimpfung im Alter nach. Dies bedeutet, dass der Impfschutz bei älteren Menschen kürzer anhält. Zusätzlich verringert sich im Alter die Anzahl und Aktivität der T-Zellen. Das Abwehrsystem spricht weniger gut auf neue Antigene an. Der ältere Mensch reagiert schwächer auf Impfungen. Da durch die Alterung des Immunsystems auch das Risiko für tödlich verlaufende Infektionskrankheiten erhöht ist, empfiehlt die Ständige Impfkommission ab dem 60. Lebensjahr die jährliche Grippeschutzimpfung, eine einmalige Impfung gegen Pneumokokken, sowie alle zehn Jahre eine Auffrischung gegen Diphterie und Tetanus. Da es sich bei oben genannten Grippeimpfstoffen nicht um Lebendimpfstoffe handelt, ist die Verträglichkeit bei alten Menschen als gut einzustufen. Das Risiko an einer der oben genannten Infektionskrankheiten im Alter zu versterben ist hoch, deshalb sollte ein geringeres Ansprechen auf eine Schutzimpfung und eine niedrige Antikörperproduktion im Alter kein Vorwand sein, eine Schutzimpfung nicht durchzuführen.

Durch die Alterung des spezifischen Abwehrsystems sind ältere Menschen anfälliger für Infektionskrankheiten. Generell ist die Abwehr von Infektionen auch deutlich vom Ernährungsstatus abhängig. Alte Menschen mit einer Mangelernährung (s. S. 160) sind deutlich gefährdeter an einer Infektion zu erkranken.

Besonders Infektionen des Atemtrakts sind im Alter auffallend häufig anzutreffen und führen oft zum Tod. Hierbei ist nicht nur die Alterung der Immunabwehr von Bedeutung, auch die altersphysiologisch bedingten Veränderungen der Atemwege spielen eine Rolle. Die Pneumonie (s. S. 151) ist eine häufige Todesursache bei alten Menschen.

Eine deutliche Zunahme von Harnwegsinfektionen beim älteren Menschen ist ebenfalls zu verzeichnen. Neben den altersbedingten Veränderungen des Immunsystems sind auch hier spezielle Veränderungen im Harntrakt von Bedeutung. Abflussbehinderungen wie bei der gutartigen Vergrößerung der Prostata schaffen ein ideales Milieu zur Keimvermehrung. Inkontinenz und Katheter erhöhen das Risiko eines Harnwegsinfektes. Ebenfalls begünstigend für Infektionen des Harntrakts ist die meist zu geringe Flüssigkeitszufuhr des alten Menschen, welches die Harnausscheidung einschränkt. Im Alter können die Krankheitszeichen des Harnweginfektes (s. S. 114) weniger stark ausgeprägt sein. Einzige Symptome eines Harnweginfektes im Alter können eine Verschlechterung des Allgemeinzustandes, Inkontinenz oder ein unangenehmes Gefühl bei der Blasenentleerung sein. Eine Infektion muss als solche erkannt werden, damit eine Ausbreitung der Krankheit in Richtung der Nieren verhindert wird.

Die dritte große Gruppe der Infektionen im Alter stellen die Haut- und Weichteilinfektionen dar. Bei den altersphysiologischen Veränderungen der Haut sind für Infektionen die dünner werdende Epidermis und die nachlassende Schutzfunktion von Bedeutung. Bereits kleinste Verletzungen können zu Infektionen und Wundheilungsstörungen führen. Typische Infektionskrankheiten der Haut sind durch Eiterbakterien hervorgerufene Hauterkrankungen wie das Erysipel oder der Furunkel. Auch können Geschwüre (Ulcera) des Unterschenkels auftreten, insbesondere bei weiteren Vorerkrankungen, wie Diabetes mellitus Typ II, arterielle Durchblutungsstörungen oder Varikosis. Bei der Pflege der Altershaut (s. S. 57) sollte die abnehmende Talg- und Schweißdrüsenaktivität beachtet werden. Chronische Wunden bedürfen einer modernen Wundversorgung.

Fallsituation

Frau Merz, 83 Jahre alt, lebt im Rahmen eines „Betreutes Wohnen"-Konzeptes in ihrem eigenen Appartement. Da sie nie verheiratet war, gab es nur entfernte Verwandte, zu denen sie kaum Kontakt hatte. Als ihre letzten beiden Freundinnen verstarben, beschloss sie vor zwei Jahren ihre Dreizimmerwohnung aufzugeben und in das Appartement, welches dem Betreuten Wohnen angeschlossen war, zu ziehen. Durch ihre Tätigkeit als Gymnasiallehrerin in Deutsch und Französisch war sie geistig sehr rege und Neuem stets aufgeschlossen. Diese geistige Kompetenz hat sich Frau Merz bis jetzt erhalten. Einzig durch die Arthrose ihrer Kniegelenke ist sie in ihrer Mobilität eingeschränkt und deshalb auf den Rollator angewiesen. Sie versorgt sich dennoch selbst. Nur einmal pro Woche wird eine Pflegekraft benötigt, die die Medikamente für die Woche richtet.

Sie besuchen heute Frau Merz in ihrem Appartement. In der Wohnung kommt Ihnen ein stechender Uringeruch entgegen. Frau Merz liegt auf dem Sofa und versucht aufzustehen, als sie Sie sieht. Sie kann sich noch gerade abstützen. Frau Merz hatte Sie stets mit einem Zitat ihres Lieblingsdichters begrüßt, heute spricht sie nur unzusammenhängende Sätze. Offensichtlich hat Frau Merz die letzten Tage auf dem Sofa verbracht. Nach den verbrauchten Vorräten hat sie wenig gegessen und kaum getrunken.

Der hinzugezogene Hausarzt diagnostiziert eine akute Verwirrtheit, ausgelöst durch eine Exsikkose und einen Harnwegsinfekt, für den er ein Antibioitikum verschreibt. Als Trinkziel gibt er eine Menge von etwa 1,5 Litern Flüssigkeit pro Tag an.

1. *Beschreiben Sie die unspezifischen und spezifischen Abwehrmechanismen, die beim Eindringen von Erregern in den Organismus wirksam werden.*

2. *Welche Faktoren und altersphysiologischen Veränderungen können zum Harnwegsinfekt von Frau Merz geführt haben?*

3. *Welche Maßnahmen werden bei der Zystitisprophylaxe durchgeführt?*

14 Hormonsystem

Im menschlichen Organismus dienen das Nervensystem und das Hormonsystem der Steuerung des Stoffwechsels und des Wachstums, der Regulation des inneren Milieus (Kreislauf, Wasser- und Elektrolythaushalt, Temperatur) und steuern darüber hinaus die zur Fortpflanzung notwendigen Funktionen des Körpers. Mit beiden Systemen werden Signale übermittelt. Beim Nervensystem erfolgt die Weiterleitung der Impulse durch Neurone in rascher Weise. Beim Hormonsystem werden die Signale durch Botenstoffe (Hormone), die ins Blut abgegeben werden, übermittelt. Hormone werden von endokrinen Drüsenzellen gebildet und entfalten ihre Wirkung in langsamer Weise. Durch das Blut-Kreislauf-System können auch weiter entfernt liegende Körperregionen erreicht werden.

Die Schnittstelle zwischen Hormon- und Nervensystem ist der Hypothalamus. Hier können nervale Reize in hormonelle Signale umgewandelt werden. Spezielle Nervenzellen des Hypothalamus bilden Hormone, die auf ein Signal hin ins Blut abgegeben werden. Der Hypothalamus gilt auch als oberstes Regulationszentrum des vegetativen Nervensystems. Durch vegetative Nervenfasern werden die Hormone des Nebennierenmarks freigesetzt.

14.1 Hormone

Hormone sind chemische Überträgerstoffe. Sie übermitteln Signale an Zielzellen, an denen sie ihre Wirkung entfalten. Die meisten Hormone werden in den endokrinen Drüsen gebildet.

Da alle Hormone etwa zur selben Zeit im Blut zirkulieren, müssen sich Zielzellen und entsprechende Hormone erkennen können. Dazu dienen spezifische Bindungsstellen, die Rezeptoren. Sie funktionieren nach dem Schlüssel-Schloss-Prinzip. Ein Hormon passt auf seinen spezifischen Rezeptor wie ein Schlüssel in das richtige Schloss.

Rezeptoren können sich auf der Zellmembran oder innerhalb der Zielzelle befinden. Wo genau ein Hormon an den Rezeptor bindet, wird durch seine chemische Struktur und damit seine Wasser- bzw. Fettlöslichkeit bestimmt.

Die Hormone können in drei chemische Klassen unterteilt werden. Hormone, die aus drei oder mehr Aminosäuren, den Einfachbausteinen der Eiweiße, aufgebaut sind, werden als Peptidhormone bezeichnet. Hierzu gehören sämtliche Hormone des Hypothalamus und des Hypophysenvorderlappens sowie das Insulin der Bauchspeicheldrüse und das Parathormon der Nebenschilddrüse.

Zu den Steroidhormonen, deren Vorläufersubstanz das Cholesterin ist, gehören die männlichen und weiblichen Geschlechtshormone und das Stresshormon Cortisol aus der Nebennierenrinde.

Die dritte Gruppe stellen die Aminohormone dar, die sich aus den Aminosäuren Tyrosin oder Tryptophan herleiten lassen. Hierzu werden die Hormone des Nebennierenmarks (Adrenalin, Noradrenalin) und die Schilddrüsenhormone gezählt.

Peptidhormone	Steroidhormone	Aminohormone
Hypothalamus: Releasing-Hormone, Inhibiting-Hormone, ADH Hypophysenvorderlappen: Wachstumshormon, ACTH, TSH, FSH, LH Nebenschilddrüse: Kalzitonin Bauchspeicheldrüse: Insulin	Eierstöcke: Östrogene und Progesteron Hoden: Testosteron Nebennierenrinde: Aldosteron, Kortisol	Schilddrüse: Thyroxin und Trijodthyronin Nebennierenmark: Adrenalin, Noradrenalin

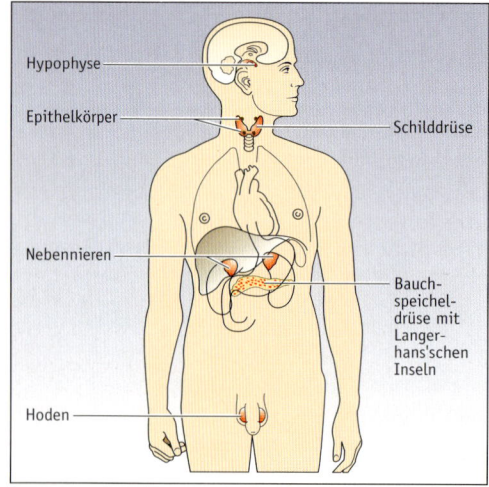

Hormondrüsen beim Mann

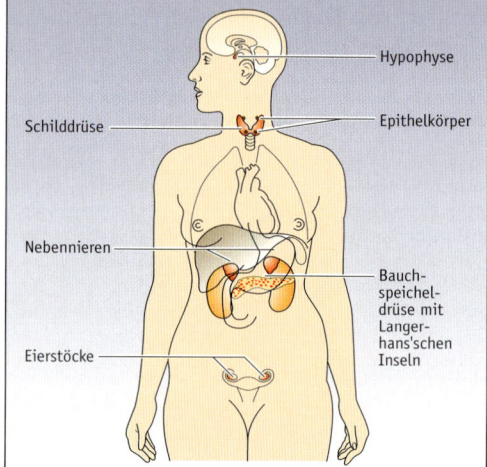

Hormondrüsen bei der Frau

Hormonrezeptoren

Die Peptidhormone und Aminohormone aus dem Nebennierenmark (Adrenalin und Noradrenalin) sind gut wasserlöslich und können deshalb die Zellmembran nicht durchdringen. Sie binden an Rezeptoren, die sich auf der Zellmembran befinden. Werden diese Hormone an ihren Rezeptor gebunden, löst sich an der Membraninnenseite ein weiterer Überträgerstoff, der als „second messenger" bezeichnet wird. Solch ein zweiter Überträgerstoff ist das zyklische Adenosinmonophosphat (cAMP), das eine Hemmung bzw. eine Freisetzung von Enzymen innerhalb der Zelle bewirkt. Diese führen zu vielfältigen Zellantworten, die als Hormoneffekte bezeichnet werden.

Steroidhormone und die Aminohormone der Schilddrüse dagegen haben ihre spezifischen Bindungsstellen innerhalb der Zielzellen. Sie sind gut fettlöslich und können deshalb die Zellmembran passieren. Die Hormon-Rezeptor-Bindung innerhalb der Zelle verursacht eine Bildung von m-RNA und damit eine vermehrte Proteinsynthese. Diese Eiweiße führen dann zum eigentlichen Hormoneffekt.

Gewebshormone

Die sogenannten Gewebshormone werden außerhalb der eigentlichen Hormondrüsen gebildet. Es handelt sich hierbei um Zellen, die sich spezialisiert haben, und innerhalb von anderen Geweben liegen. Sie wirken am Ort ihrer Ausschüttung, im Gegensatz zu den klassischen Hormonen, deren Wirkort weiter entfernt liegt.

Wichtige Gewebshormone sind:

◆ Prostaglandine, die im gesamten Körper gebildet werden und bei der Entstehung von Fieber, Entzündungen und Schmerzen beteiligt sind

◆ Gewebshormone des Magen-Darm-Traktes (gastrointestinale Hormone)
   – Gastrin wird in der Magenschleimhaut gebildet und fördert die Salzsäurebildung im Magen.
   – Cholezystokinin-Pankreozymin wird in der Dünndarmschleimhaut synthetisiert, steigert die Sekretion der Bauchspeicheldrüse und bewirkt die Kontraktion der Gallenblase.
   – Sekretin wird ebenfalls in der Dünndarmschleimhaut gebildet und führt zu vermehrter Bikarbonatbildung des Bauchspeichels, was eine Neutralisation des sauren Speisebreis bewirkt.

◆ Histamin, welches in den Mastzellen des Blutes gebildet wird und an allergischen Reaktionen beteiligt ist. Es führt zu Juckreiz und Schmerzen und bewirkt eine Verengung der Bronchien.

Hierarchie der endokrinen Drüsen

Hierbei handelt sich es um eine Rangordnung der endokrinen Drüsen.

An oberster Stelle steht der Hypothalamus. Durch einen nervalen Reiz im ZNS erfolgt im Hypothalamus die Hormonabgabe. Es handelt sich hierbei entweder um Freisetzungs-Hormone (Releasing-Hormone) oder um Hemm-Hormone (Inhibiting-Hormone), die über den Blutweg die Hormonfreisetzung im Hypophysenvorderlappen steuern.

Der Hypophysenvorderlappen bildet somit die zweite Stufe in der Rangordnung der endokrinen Drüsen. Der größte Teil der Hypophysenvorderlappen-Hormone bewirkt eine Hormonfreisetzung an peripheren endokrinen Drüsen. Da diese Hormone direkt auf Hormondrüsen in der Peripherie einwirken, werden sie auch als glandotrope Hormone bezeichnet.

Die endokrinen Drüsen wie Schilddrüse, Nebennierenrinde, Eierstöcke und Hoden nehmen somit die letzte Stufe in der Hierarchie der Hormondrüsen ein. Aus ihnen erfolgt die Freisetzung des Endhormons.

Nicht bei allen Hormonen erfolgt die Ausschüttung über diese komplizierte Rangordnung.

Beispiel: Die Hormone des Hypophysenhinterlappens, wie ADH, werden im Hypothalamus gebildet und zum Hypophysenhinterlappen transportiert. Die Freisetzung erfolgt durch Nervenimpulse. ADH wirkt direkt auf die Zielzellen der Niere. Vegetative Nervenfasern (Sympathikus) führen am Nebennierenmark zur Ausschüttung von Adrenalin und Noradrenalin.
Die Freisetzung der Bauchspeicheldrüsenhormone, der Nebenschilddrüse und teilweise der Nebennierenrinde erfolgt durch Veränderungen von bestimmten Blutparametern. Die Insulinausschüttung erfolgt durch einen erhöhten Blutzuckerspiegel. Die Freisetzung von Nebenschilddrüsenhormonen wird durch den Kalziumspiegel im Blut gesteuert. Die Ausschüttung von Aldosteron, einem Nebennierenrindenhormon, wird über das Renin-Angiotensin-Aldosteron-System gesteuert.

14.2 Hypothalamus und Hypophyse

Der Hypothalamus reguliert wichtige Funktionen zur Aufrechterhaltung des inneren Milieus des Körpers (Homöostase). Durch seine Verbindungen mit dem limbischen System, der Formatio reticularis und der Großhirnrinde zeigt seine Hormonfreisetzung auch eine Abhängigkeit vom Schlaf-Wach-Rhythmus und von psychischen Faktoren. Der Hypothalamus reguliert durch Freisetzungs- und Hemm-Hormone die Funktion des Hypophysenvorderlappens.

Die Hypophyse besteht aus einen Hypophysenvorderlappen und einem Hypophysenhinterlappen. Der Vorderlappen steht unter dem Einfluss des Hypothalamus und produziert und sezerniert Hormone, die größtenteils auf periphere Drüsen wirken und deren Hormonfreisetzung bewirken. Der Hypophysenhinterlappen stellt eigentlich einen Teil des Hypothalamus dar.

Releasing- und Inhibiting-Hormone des Hypothalamus und Hormone des Hypophysenvorderlappens

Der Hypothalamus reguliert durch die Releasing-Hormone die Freisetzung entsprechender Hormone aus dem Hypophysenvorderlappen, durch die Inhibiting-Hormone wird die Sekretion gehemmt. Die Hormone des Hypothalamus und des Hypohysenvorderlappens besitzen teilweise in der Literatur mehrere Namen, meist werden Abkürzungen gebraucht. Die wichtigsten Releasing-Hormone sind in der folgenden Tabelle aufgeführt.

Hormone des Hypothalamus	Hormone des Hypophysenvorderlappens	Periphere Hormondrüse	Endhormone
Tyreotropin-Releasing-Hormon (TRH)	Thyreoidea-stimulierendes Hormon (TSH)	Schilddrüse (Glandula tyreoidea)	Thyroxin (T4) Trijodthyronin (T3)
Corticotropin-Releasing-Hormon (CRH)	Adreno-Corticotropes-Hormon (ACTH)	Nebennierenrinde	Kortisol
Gonadotropin-Releasing-Hormon (Gn-RH)	Follikelstimulierendes Hormon (FSH) Luteinisierendes Hormon (LH)	Eierstöcke (Ovarien)	Östrogene Progesteron
Gonadotropin-Releasing-Hormon (Gn-RH)	Follikelstimulierendes Hormon (FSH) Luteinisierendes Hormon (LH)	Hoden (Testes)	Testosteron
Growth-Hormone-Releasing-Hormon (GH-RH)	Wachstumshormon oder somatotropes Hormon (STH)		

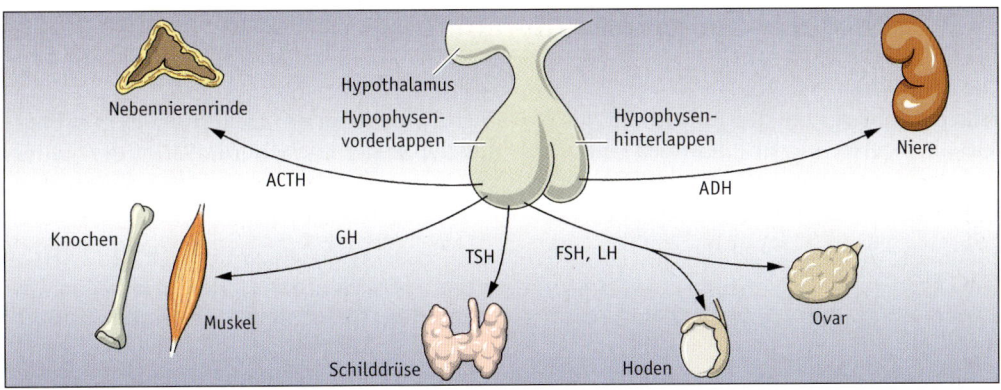

Hierarchie der Hormondrüsen

Wachstumshormon

Das Wachstumshormon besitzt keine entsprechende periphere Hormondrüse. Es wirkt direkt auf die Zielzellen. Wachstumshormon wird das ganze Leben ausgeschüttet, obwohl die maximale Ausschüttung in der Pubertät stattfindet. Insbesondere fördert das somatotrope Hormon das Wachstum von Knochen, Knorpel und Weichteilen, außerdem erhöht es den Blutzuckerspiegel. Es gilt als Eiweiß aufbauendes Hormon. Das Fehlen von Wachstumshormon während der Entwicklung führt zu Minderwuchs, eine zu hohe Ausschüttung führt zu Riesenwuchs. Kommt es nach Abschluss des Wachstums zu einer starken Sekretion von STH, vergröbern sich die Gesichtszüge, der Kiefer vergrößert sich, Hände und Füße wachsen.

Altersphysiologische Veränderungen der Wachstumshormon-Sekretion

Im Alter zeigt sich eine abnehmende Produktion und Sekretion von Wachstumshormon. Wachstumshormon gilt als Eiweiß und Knochen aufbauendes (anaboles) Hormon. Hormonersatztherapien mit Wachstumshormon führen aber zu unerwünschten Nebenwirkungen, wie Wasseransammlungen und Erhöhungen des Blutzuckerspiegels.

Mögliche „natürliche" Maßnahmen zum Muskelaufbau und zur Knochenstabilisierung wurden bereits in den Kapiteln zuvor angesprochen.

Hypothalamus und Hypophysenhinterlappen

In einem Kerngebiet oberhalb des Sehtraktes wird im Hypothalamus das antidiuretische Hormon (ADH) produziert. Das Hormon wird über Axone in den Hypophysenhinterlappen transportiert und von dort in die Blutbahn abgegeben. ADH hemmt die Wasserausscheidung (Diurese) und erhöht dadurch das Blutvolumen.

Altersphysiologische Veränderungen der ADH-Wirkung

Im Alter ist mit einem verminderten Ansprechen der Sammelrohre auf ADH zu rechnen. Durch die verminderte ADH-Wirkung wird vermehrt Wasser über die Niere ausgeschieden. Bei eingeschränkter Füssigkeitszufuhr droht dem alten Menschen eine Exsikkose (s. S. 112).

14.3   Schilddrüse (Glandula thyreoidea)

Die Schilddrüse ist eine endokrine Drüse, die sich beim Menschen unterhalb des Schild-knorpels vor der Luftröhre befindet. Sie besteht aus zwei Lappen, die durch einen schma-len Gewebestreifen miteinander verbunden sind. Von der Form her erinnert die Schild-drüse an einen Schmetterling. Die Lappen sind etwa 3–4 cm hoch und 1–2 cm breit. Durchschnittlich wiegt die Schilddrüse des Erwachsenen 18–60 g.

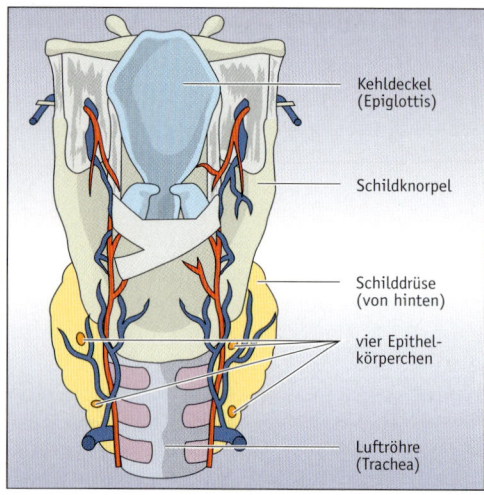

Kehldeckel (Epiglottis)

Schildknorpel

Schilddrüse (von hinten)

vier Epithel-körperchen

Luftröhre (Trachea)

Schilddrüse und Nebenschilddrüsen

Mikroskopisch wird das Schilddrüsen-gewebe in kleine Bläschen, die als Schild-drüsenfollikel bezeichnet werden, unter-teilt. Gebildet werden diese Follikel durch Follikelepithelzellen (Thyreozyten), die die Schilddrüsenhormone bilden. Die Thy-reozyten sind dabei um den Innenraum (Lumen) angeordnet. Innerhalb des Folli-kellumens findet sich eine trüb-glasige Masse, das Kolloid, in dem die von den Follikelepithelzellen gebildeten Hormone gespeichert werden.

Zwischen den Tyhreozyten liegen die C-Zellen. Sie sind größer und produzieren das Hormon Kalzitonin, welches zusam-men mit weiteren Hormonen den Kalzi-umhaushalt reguliert.

Bildung der Schilddrüsenhormone

Die Schilddrüsenhormone Thyroxin (T4) und Trijodthyronin (T3) werden von den Folli-kelepithelzellen gebildet. Sie sind dabei auf eine ausreichende Zufuhr von Jod angewie-sen. Der tägliche Jodbedarf beträgt ca. 200 µg. Um in Deutschland diesen Bedarf zu decken, sollte auf jodiertes Speisesalz zurückgegriffen werden.

T3 und T4 vermitteln ihre Wirkungen über Rezeptoren in den Zielzellen. T3 ist dabei um ein Vielfaches wirksamer als T4. Die Schilddrüsenzellen produzieren überwiegend T4, welches in den Zielzellen in T3 umgewandelt wird.

Wirkungen der Schildrüsenhormone

Die Schilddrüsenhormone gehören zu den Aminohormonen. Sie binden an Rezeptoren innerhalb der Zielzelle und regen über eine Aktivierung bestimmter DNA-Abschnitte im Zellkern eine vermehrte Eiweißsynthese an.

Die Wirkungen von Thyroxin und Trijodthyronin sind vielfältig:
◆ Erhöhung von Grundumsatz und Gesamtstoffwechsel: Sie steigern den Zucker-, Fett-und Bindegewebsstoffwechsel. Durch die gesteigerten Stoffwechselvorgänge zeigt sich ein Anstieg der Körpertemperatur. Es zeigt sich eine vermehrte Aktivität der Schweiß-drüsen. Die Peristaltik ist gesteigert.
◆ Vermehrte Herzarbeit: Herzfrequenz und Blutdruck steigen an.
◆ Wirkung auf das Nervensystem: Nervenzellen werden leichter erregbar.
◆ Fördernder Einfluss auf Wachstum und geistige Entwicklung beim Neugeborenen und Heranwachsenden

Regelkreis der Schilddrüsenhormone

Die Funktion der Schilddrüse wird durch den Hypothalamus und den Hypophysenvorderlappen reguliert. Steuerndes Hormon ist das TSH (Thyreoidea-stimulierendes Hormon) der Hypophyse, welches wiederum unter dem Einfluss des TRH des Hypothalamus steht. Steigt die Konzentration der Schilddrüsenhormone in der Peripherie an, so zeigt sich ein vermindertes Ansprechen des Hypophysenvorderlappens auf TRH, was wiederum zu einer verminderten TSH-Sekretion führt. Folge ist ein Abfall von T3 und T4. Dies wird auch als negative Rückkopplung bezeichnet. Das ursprünglich auslösende Signal (TRH und TSH) wird durch die Antwort der Schilddrüse (T3, T4) wieder verringert.

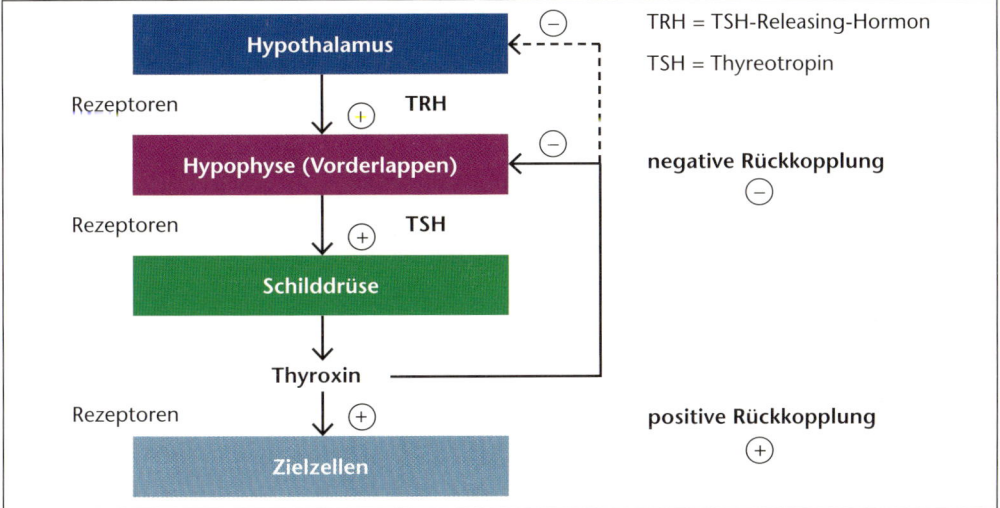

Regelkreis der Schilddrüse

Stuhlfrequenz und Muskelschwäche. Die Altershyperthyreose ist durch einen Kräfteverfall und Gewichtsverlust gekennzeichnet, der an einen bösartigen Tumor denken lässt. Oftmals zeigen sich Verwirrtheit und Apathie. Es können Herzrhythmusstörungen auftreten. Durch eine entsprechende medikamentöse Therapie kann die Funktion der Schilddrüse wieder normalisiert werden. Eventuell schließen sich eine Operation oder eine Radiojodtherapie an.

14.4   Nebenschilddrüsen, Vitamin-D-Stoffwechsel sowie Kalzium- und Phosphathaushalt

Kalzium ist mit etwa 2 % am Körpergewicht beteiligt, davon befinden sich etwa 99 % im Knochen und 1 % ist in den Körperflüssigkeiten gelöst. Kalzium spielt somit eine wichtige Rolle im Knochenstoffwechsel, ist aber auch an der Durchlässigkeit von Zellmembranen, bei der Blutgerinnung, bei der Muskelkontraktion und bei Enzymreaktionen beteiligt. Eng mit dem Kalziumhaushalt ist der Phosphathaushalt verknüpft. Sinkt der Kalziumspiegel im Blut, steigt der Phosphatspiegel, und umgekehrt. Der Kalzium- und damit der Phosphathaushalt werden von drei Hormonen gesteuert:

◆ Parathormon aus der Nebenschilddrüse

◆ Kalzitonin aus den C-Zellen der Schilddrüse

◆ Vitamin-D-Hormon

Nebenschilddrüsen und Parathormon

Die Nebenschilddrüsen (Epithelkörperchen) liegen an der Rückseite der beiden Schilddrüsenlappen. Es handelt sich um vier weizenkorngroße Epithelkörperchen, die je etwa 30 mg wiegen.

Parathormon (PTH) ist ein Peptidhormon, das in den Nebenschilddrüsen gebildet wird. Die Ausschüttung des Parathormons wird durch die Kalziumkonzentration im Blut gesteuert. Sinkt der Blutkalziumspiegel unter den Normwert, wird vermehrt Parathormon aus den Nebenschilddrüsen freigesetzt. Steigt der Blutkalziumspiegel, vermindert sich die Ausschüttung des Parathormons.

Parathormon wirkt an drei Organen: den Knochen, dem Darm und der Niere. Die Wirkungen **erhöhen** den Blutkalziumspiegel.

Knochen	Darm	Niere
Aktivierung der Knochen abbauenden Zellen (Osteoklasten) Knochenabbau Freisetzung von Kalzium	Förderung der Kalzium-Aufnahme	Erhöhung der Kalziumresorption Erhöhung der Phosphatausscheidung

Schilddrüse und Kalzitonin

Kalzitonin, wie Parathormon ein Peptidhormon, wird in den C-Zellen der Schilddrüse gebildet. Bei zu hohen Blutkalziumspiegeln wird vermehrt Kalzitonin freigesetzt, umgekehrt findet bei zu niedrigen Kalziumspiegeln keine Ausschüttung mehr statt. Kalzitonin ist damit ein Gegenspieler des Parathormons. Die Wirkungen des Kalzitonins zeigen sich im Knochen und an der Niere, was zur Erniedrigung des Blutkalziumspiegels führt.

Knochen	Niere
Hemmung der Osteoklastentätigkeit Einbau von Kalzium	Erhöhung der Kalziumausscheidung

Vitamin-D-Hormon (Calcitriol)

Die Bezeichnung Vitamin-D-Hormon ist eigentlich irreführend. Definitionsgemäß sind Vitamine Substanzen, die der Körper selbst nicht herstellen kann, aber zum Leben benötigt und die ihm daher zugefügt werden müssen. Die Vorstufen des Vitamin-D-Hormons werden bis zu 90 % vom Körper selbst hergestellt. Nur etwa 10 % werden mit der Nahrung aufgenommen. Als Vitamin-D-Quellen gelten fettreiche Fische, Pilze, Milchprodukte und angereicherte Speisefette.

In der Leber wird aus Cholesterin das 7-Dehydrocholesterol gebildet und in Stratum basale und Stratum spinosum der Oberhaut angelagert. Unter Einfluss von UV-Bestrahlung wird in der Haut das Vitamin D3 (oder Cholecalciferol) gebildet. Eine halbe Stunde UV-Strahlung pro Tag (selbst im Winter) genügt um die benötigte Menge an Vitamin-D-Hormon herzustellen.

In der Leber wird Vitamin D3 zu 25-Hydroxycholecalciferol umgewandelt. Erst in den Nieren entsteht das biolgisch aktive Vitamin-D-Hormon (Calcitriol). Die Vitamin-D-Hormon-Produktion in der Niere ist abhängig vom Parathormonspiegel. Wird zu wenig Calcitrol synthetisiert, steigt der Parathormonspiegel und führt damit zu einer Mobilisation von Kalzium aus den Knochen.

Die Wirkungen des Vitamin-D-Hormons zeigen sich im Knochen, im Darm und an der Niere. Vitamin-D-Hormon wirkt am Darm synergistisch mit Parathormon, am Knochen synergistisch mit Kalzitonin.

Knochen	Darm	Niere
Förderung der Mineralisation des Knochens (Kalziumeinbau)	Förderung der Kalziumaufnahme	Erhöhung der Resorption von Kalzium und Phosphat

Regulation des Kalziumhaushaltes

Sinkt der Blutkalziumspiegel im Blut, sezernieren die Nebenschilddrüsen Parathormon. Dies fördert unter anderem die Phosphatausscheidung an den Nieren. Das Absinken der Phosphatkonzentration erhöht die Bildung von Vitamin-D-Hormon in den Nieren. Parathormon und Vitamin-D-Hormon führen zu vermehrter Kalziumresorption im Darm. Gleichzeitig mobilisiert Parathormon vermehrt Kalzium und Phosphat aus den Knochen. Der Blutkalziumspiegel steigt wieder an.

Veränderungen der Produktion von Vitamin-D-Hormon im Alter

Im Alter ist eine verminderte Vitamin-D-Hormon-Produktion zu beobachten. Einerseits ist die Zufuhr Vitamin-D-haltiger Nahrungsmittel sowie ihre Resorption im Dünndarm vermindert, anderseits ist auch die Bildung des wirksamen Hormons reduziert. Der 7-Dehydrocholesterol-Gehalt in Stratum basale und Stratum spinale der Oberhaut nehmen mit dem Lebensalter ab. Ebenso ist die Fähigkeit der Haut aus 7-Dehydrocholesterol Vitamin D3 (Cholekalziferol) zu bilden reduziert. Insbesondere immobile und bettlägerige ältere Patienten sind besonders gefährdet einen Vitamin-D-Mangel zu entwickeln, da sie auch die notwendige UV-Bestrahlung nicht erhalten.

Der Organismus benötigt Vitamin-D-Hormon zur Resorption des Kalziums aus dem Dünndarm sowie für den Einbau der Kalziumionen in den Knochen. Bei einem Vitamin-D-Mangel zeigt sich eine ungenügende Mineralisation der Knochengrundsubstanz. Das Extrembild des Vitamin-D-Mangels ist die Knochenerweichung (Osteomalazie) mit Skelettschmerzen, Knochenverbiegungen und Gehstörungen. Derartige Vitamin-D-Defizite sind bei älteren Heimbewohnern eher selten. Dennoch kann ein Vitamin-D-Mangel zu einem Mineraldefizit ohne Symptome führen. Da bei verminderter Produktion von Vitamin-D-Hormon kompensatorisch die Parathormonausschüttung erhöht wird, resultiert hieraus ein verstärkter Knochenabbau. Dieser kann mit anderen Faktoren zu erhöhter Knochenbrüchigkeit führen. Besonders gefürchtet sind Oberschenkelhalsfrakturen.

In eingen Zentren für Altersmedizin wird eine generelle Gabe von Vitamin D für Personen, die älter als 65 Jahre sind, vorgeschlagen. Insbesondere bei pflegebedürftigen Heimbewohnern und zur Osteoporoseprophylaxe ist eine Gabe von Vitamin D anzustreben.

Allerdings können unkontrollierte Einnahmen und Überdosierungen von Vitamin D schwerwiegende Folgen haben. Es kommt zu Erhöhungen des Blutkalziumspiegels mit Nierensteinen, vermehrter Diurese, Übelkeit und Erbrechen.

Um bei älteren Menschen einen Vitamin-D-Mangel zu vermeiden, sollte möglichst häufig ein Aufenthalt im Freien angestrebt werden, außerdem sollte auf eine ausgewogene Ernährung geachtet werden, die auch Vitamin-D-haltige Lebensmittel erhält. Empfohlen wird zweimal pro Woche fettreicher Fisch.

14.5 Hormone der Nebennierenrinde und des Nebennierenmarks

Die Nebennieren (Glandula adrenalis oder Glandula suprarenalis) sitzen wie Hütchen auf den oberen Polen beider Nieren. Eine Nebenniere wiegt beim Menschen etwa 5–15 g und ist ca. 4 cm lang, 4 cm dick und 2 cm breit. Die Nebennieren sind zusammen mit den Nieren von der Nierenfaszie und der Fettkapsel umgeben.

Die Nebennniere weist funktionell zwei verschiedene Organe auf. Sie produziert Steroidhormone, deren Ausgangsstoff das Cholesterin darstellt. Zum Teil wird sie durch durch den Hypothalamus-Hypophysenvorderlappen-Regelkreis reguliert. Das Nebennierenmark gehört zum Sympathikus, einem Teil des vegetativen Nervensystems, und bildet die Aminohormone Adrenalin und Noradrenalin.

Nebennierenrinde

Die Nebennierenrinde lässt sich mikroskopisch in drei Zonen gliedern, die unterschiedliche Hormone bilden.

◆ Die äußerste Zone weist eine knäuelförmige Anordnung von Zellen auf. Sie wird deshalb als Zona glomerulosa (lat.: glomerlum = Knäuel) bezeichnet und synthetisiert Mineralokortikoide, vor allem das Aldosteron. Die Freisetzung erfolgt über das Renin-Angiotensin-Aldosteron-System.

◆ Die mittlere Zone zeigt strangartig angeordnete Zellen, die Zona fasciculata (lat.: fasciculus = Strang). Sie produzieren überwiegend Glukokortikoide wie das Kortisol. Die Ausschüttung der Glukokortikoide erfolgt durch das adrenocorticotrope Hormon (ACTH) aus dem Hypophysenvorderlappen.

◆ Die innerste Zone besitzt netzförmig angeordnete kleine Zellen, die Zona reticularis (lat.: reticulum = Netz). Sie bildet vor allem männliche Sexualhormone (Androgene), wie das Dehydroepiandosteron (DHEA).

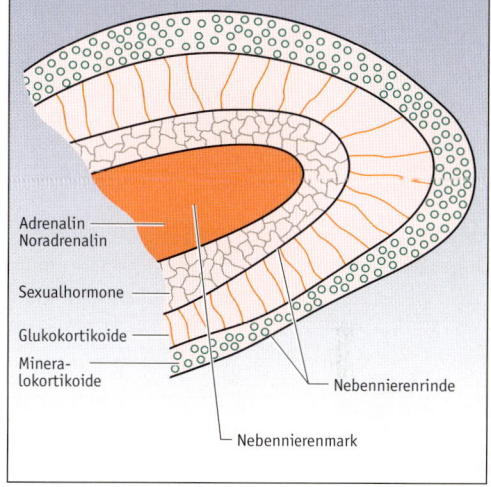

Nebenniere und Hormone

Mineralokortikoide

Das wichtigste Mineralokortikoid der Nebennierenrinde ist das Aldosteron. Aldosteron führt vor allem an der Niere zu einer Zurückhaltung (Retention) von Natrium und zu einer Mehrausscheidung von Kalium. Sekundär wird dabei auch Wasser zurückgehalten, was das Blutvolumen und den Blutdruck steigert. Der primäre Reiz für die Sekretion von Aldosteron ist die Freisetzung von Renin in der Niere. Dies geschieht bei verminderter Durchblutung der Niere und geringem Natriumspiegel im Blut.

Glukokortikoide

Die Zona fasciculata synthetisiert hauptsächlich Glukokortikoide. Der wichtigste Vertreter ist das Kortisol, dann folgen Kortison und Kortikosteron.

Die beiden inneren Zonen der Nebennierenrinde sind hypophysenabhängig. Der Hypothalamus stimuliert durch das Corticotropin-Releasing-Hormon (CRH) die Ausschüttung von adrenocorticotropem Hormon (ACTH). Dieses bewirkt eine Freisetzung von Glukokortikoiden aus der Nebennierenrinde. Auch hier besteht eine negative Rückkopplung. Hohe Glukokortikoidspiegel hemmen die Freisetzung von CRH und ACTH, niedrige Spiegel bewirken eine vermehrte Ausschüttung. Diese Sekretion zeigt eine natürliche tageszeitabhängige (zirkadiane) Rhythmik mit einem Maximum am Morgen und einem Minimum am Abend.

Beispiel: Bei der therapeutischen Gabe von Glukokortikoiden sollte die zirkadiane Rhythmik der Hormonausschüttung beachtet werden. Glukokortikoide sollten morgens verabreicht werden.

Die Glukokortide werden auch als Stresshormone des Körpers bezeichnet, sie spielen eine wichtige Rolle bei lang anhaltendem Stress. Die Hormone des Nebennierenmarks, Adrenalin und Noradrenalin, sind für schnelle Stoffwechselreaktionen verantwortlich, die bei kurzfristigen Stresssituationen sinnvoll sind. Die allerwichtigste Wirkung von Kortisol auf den Stoffwechsel ist die Vorbeugung einer Unterzuckerung (Hypoglykämie).

Die Wirkungen der Glukokortikoide sind in folgender Tabelle aufgeführt.

Wirkungsbereich	Wirkung
Kohlehydratstoffwechsel	Förderung der Zuckerneubildung (Glukoneogenese) in der Leber aus Aminosäuren Erhöhung des Blutzuckerspiegels
Eiweißstoffwechsel	Abbau von Eiweißen zu Aminosäuren in der Skelettmuskulatur
Fettstoffwechsel	Abbau von Fetten (Lipolyse) zu Fettsäuren Zuckerneubildung (Glukoneogenese) aus Fettsäuren
Immunsystem	Hemmung der Antikörperproduktion (B-Lymphozyten) Hemmung der Entzündungsreaktion durch verminderte Beweglichkeit der Leukozyten
Kalziumhaushalt	Verminderte Resorption von Kalzium aus dem Darm Erhöhte Kalziumausscheidung über die Niere
Gehirnfunktion	Beeinflussung der Stimmung Beeinflussung des Lernens und des Gedächtnisses

Glukokortikoide werden bei lang anhaltenden Stresssituationen ausgeschüttet.

Altersphysiologische Veränderungen der Glukokortikoidsekretion

Im Gegensatz zu anderen Hormonen nimmt die Kortisolsekretion mit dem Alter zu. Im Blutplasma zeigt sich bei alten Menschen ein erhöhter Kortisolspiegel. Die Auswirkungen der erhöhten Kortisolproduktion sind nur schwer einzuschätzen, da sich möglicherweise auch auf Rezeptorebene oder im Bedarf Veränderungen im Alter ergeben.

Nebennierenandrogene

In der Zona reticularis werden sowohl beim Mann als auch bei der Frau männliche Sexualhormone produziert. Es handelt sich vor allem um das Dehydroepiandosteron (DHEA), einem Vorläufer der Sexualhormone. Dieses Hormon kann in der Peripherie sowohl in Testosteron als auch in Östron oder Östradiol (weibliche Sexualhormone) umgwandelt werden.

Dehydroepiandosteron wirkt Gewebe aufbauend, was insbesondere bei Skelettmuskulatur und Knochenmasse zum Tragen kommt.

Altersphysiologische Veränderungen der DHEA-Sekretion

Mit zunehmendem Alter ist eine Abnahme der DHEA-Sekretion zu finden. Die Hormonspiegel von Dehydroepiandosteron sinken, die von Kortisol steigen. Das Verhältnis von Kortisol zu DHEA nimmt mit dem Alter zu. Manche Wissenschaftler betrachten diesen Quotienten als Maß für den Alterungsprozess.

Dehydroepiandosteron gilt als Vitalitätshormon, da es die Leistungsfähigkeit, die Muskel- und Knochenmasse günstig beeinflusst. Bisher gibt es jedoch keine eindeutigen Ergebnisse, die eine Hormonersatztherapie mit DHEA rechtfertigen würden.

Nebennierenmark und seine Hormone

Das Nebennierenmark bildet den Innenteil der Nebennieren, die den Nieren aufsitzen. Es ist als Teil des sympathischen Nervensystems anzusehen. Die aus dem Rückenmark kommenden sympathischen Nervenfasern werden im Nebennierenmark umgeschaltet. Es werden die Aminohormone Adrenalin und Noradrenalin gebildet. Innerhalb von Sekunden kommt es bei Stressreaktionen zur Aktivierung des Sympathikus. Etwa 90 % Adrenalin und 10 % Noradrenalin werden ausschüttet. Stresssituationen können körperlich oder psychisch bedingt sein. Verletzungen, Operationen, Schmerzen, Kälte, Sauerstoffmangel und niedrige Blutzuckerspiegel zählen zu den körperlichen Ursachen. Psychische Stressreaktionen können durch vielfältige Situationen entstehen, die Angst, Leistungsdruck oder Freude auslösen. Die Wirkungsdauer ist kurz.

Die Katecholamine verschieben den Stoffwechsel in Richtung Zuckerneubildung um zusätzlichen Brennstoff für die Skelettmuskulatur und das zentrale Nervensystem zur Verfügung zu stellen.

Die Wirkungen von Adrenalin und Noradrenalin auf den Körper sind:

◆ Abbau von Glykogen in der Leber und Muskulatur, Glucosebereitstellung, Steigerung des Blutzuckerspiegels

◆ Abbau von Fetten (Lipoplyse) zu Fettsäuren

◆ Steigerung der Herzfrequenz, des Schlagvolumens und des Herzzeitvolumens

◆ Blutdruckerhöhung

◆ Drosselung der Magen-Darm-Durchblutung zugunsten der Skelettmuskulatur

◆ Erhöhung der Auschüttung von ACTH und damit der Glukokortikoide

Adrenalin und Noradrenalin werden bei kurzfristigen Stresssituationen ausgeschüttet.

14.6   Bauchspeicheldrüse und Insulin

Den endokrinen Anteil der Bauchspeicheldrüse bilden die Langerhans-Inseln, die aus drei verschiedenen Zelltypen bestehen. In den A-Zellen wird Glucagon gebildet, in den B-Zellen Insulin und in den D-Zellen Somatostatin. Die Aufgabe der Hormone Insulin und Glucagon besteht darin, den Blutzuckerspiegel konstant zu halten.

Zelltyp	Hormon	Wirkung des Hormons
A-Zellen	Glucagon	Erhöht den Blutzuckerspiegel Gegenspieler des Insulins Abbau von Glykogen (Speicherform von Glucose) in der Leber Stimulation der Zuckerneubildung (Glukoneogenese) Fett abbauende Wirkung im Fettgewebe
B-Zellen	Insulin	Senkt als einziges Hormon im menschlichen Körper den Blutzucker Hemmt den Abbau von Eiweißen und Fetten Fördert die Glykogenbildung
D-Zellen	Somatostatin	Senkt die Magensaftsekretion Senkt die Beweglichkeit im Magen-Darm-Trakt Hemmt die Nahrungsresorption im Dünndarm Hemmt die Ausschüttung von Insulin und Glucagon

Insulin

Insulin ist ein Peptidhormon, das an Rezeptoren auf der Zelloberfläche bindet. Der wichtigste Stimulus für die Insulinausschüttung ist ein hoher Blutzuckerspiegel, der nach der Nahrungsaufnahme festzustellen ist. Das in der Bauchspeicheldrüse gespeicherte Insulin wird in den Blutkreislauf abgegeben, zugleich wird neues Hormon produziert. Die Zellen von Leber, Fettgewebe und Muskulatur besitzen Insulinrezeptoren. Durch die Bindung des Insulins an seinen Rezeptor kann die Glucose in die Zellen eindringen und verwertet werden. In Leber und Muskulatur wird die überschüssige Glucose in Form von Glykogen gespeichert. In den Fettzellen kann Glucose in Fett umgewandelt werden, gleichzeitig wird der Fettabbau gehemmt. Auch die Eiweißbildung wird durch Insulin gefördert, indem Aminosäuren in die Zelle aufgenommen werden. Insulin gilt somit als aufbauendes (anaboles) Hormon. Es ist das einzige Hormon im menschlichen Körper, das den Blutzuckerspiegel senken kann.

Einzig Gehirnzellen sind bei der Verwertung von Glucose nicht auf Insulin angewiesen.

Regulation des Blutzuckerspiegels

Beim gesunden Menschen wird die Konzentration des Blutzuckers (Glucose) relativ konstant gehalten. Der Gehalt an Glucose im Blut wird durch das Zusammenwirken von Hormonen auf 80–100 mg pro 100 ml konstant gehalten. Die Regelung des Blutzuckerspiegels erfolgt hauptsächlich durch das Hormon Insulin und den Gegenspieler Glucagon.

Nach einer Mahlzeit steigt der Blutzuckerspiegel bei Gesunden auf einen Wert von ca. 140 mg/dl an. Dadurch wird die Bauchspeicheldrüse angeregt, Insulin zu sezernieren. Glucose wird daraufhin in die Muskel- und Leberzellen transportiert. Überschüssige Glucose wird in Glykogen verwandelt. Bei ständiger kohlehydratreicher Ernährung wird in den Fettzellen Glucose vermehrt in Fett umgewandelt und es werden Fettreserven angelegt.

Auch im Hungerzustand darf der Blutzuckerspiegel nicht zu stark absinken. Glucagon führt dazu, dass das in Leber und Muskeln gespeicherte Glykogen in Glucose umgewandelt wird und ins Blut abgegeben wird. Auch der Fettabbau und die Zuckerneubildung werden stimuliert. Der Blutzuckerspiegel steigt wieder an. Unterstützt wird Glucagon in seiner Wirkung durch die Stresshormone Kortisol und Adrenalin sowie durch das Wachstumshormon.

Insulin ist das einzige Hormon im Organismus, welches den Blutzuckerspiegel senken kann.

Altersdiabetes (Diabetes mellitus Typ II)

Mit dem Alter steigt das Vorkommen des Diabetes mellitus Typ II an. Mindestens 75 % der Diabetiker vom Typ II sind älter als 60 Jahre. Hierbei kann nicht nur das Alter als alleiniger Risikofaktor gesehen werden. Überernährung mit Übergewicht und insbesondere die Zunahme des Fettgewebes innerhalb des Bauchraumes sind eng verknüpft mit dem Auftreten eines Diabetes. Somit ist der Begriff „Altersdiabetes" eher irreführend.

Beim Diabetes mellitus Typ II handelt es sich zunächst **nicht** um eine Erschöpfung der Insulinproduktion aus der Bauchspeicheldrüse. Für die Entstehung der Erkrankung sind die **Insulinrezeptoren** entscheidend.

Durch Überernährung werden hohe Insulinmengen aus der Bauchspeicheldrüse ausgeschüttet. Die hohen Insulinspiegel vermindern die Empfindlichkeit und Dichte der Insulinrezeptoren an den Zielzellen (Leber, Muskulatur, Fettgewebe). Hierdurch wird auch die Wirkung des Insulins herabgesetzt. Ein Teufelskreis beginnt. Die Bauchspeicheldrüse muss immer mehr Insulin produzieren, damit noch Glucose in die Zellen transportiert werden kann.

Auch die altersphysiologische Abnahme der Muskelmasse und der körperlichen Aktivität sind hier bedeutend, da sie zu einer weiteren Reduktion der Rezeptoren an der Zelloberfläche führen. Die Aufnahme von Glucose in die Muskulatur wird zusätzlich verringert.

Die Sekretionsleistung der Langerhans-Inseln wird mit der Dauer des Diabetes mellitus Typ II beeinträchtigt. Endstadium ist der insulinpflichtige Diabetiker vom Typ II, dessen Bauchspeicheldrüse kaum noch Insulin produziert.

Diabetes mellitus Typ II ist keine Alterserscheinung. Diese Erkrankung muss rechtzeitig erkannt und behandelt werden, um Spätfolgen zu vermeiden. Zu den Folgen des Diabetes gehören Durchblutungsstörungen insbesondere des Herzens, Nierenschädigung mit Niereninsuffizienz, Erblindung und diabetische Nervenerkrankung.

Therapeutisch steht zunächst die Gewichtsreduktion im Vordergrund, die eine vermehrte Empfindlichkeit und Dichte der Insulinrezeptoren bewirkt. Bei noch ausreichender Insulinsekretion der Bauchspeicheldrüse kann die Behandlung mit oralen Antidiabetika den Blutzuckerspiegel senken. Erst wenn die Insulinreserven erschöpft sind, wird der Typ-II-Diabetiker insulinpflichtig.

14.7 Hoden und männliche Sexualhormone

Die Hoden zählen zu den inneren männlichen Geschlechtsorganen. In ihnen findet die Bildung der männlichen Keimzellen, der Spermien (Spermatozoen), statt. Außerdem werden im Hoden die männlichen Sexualhormone (Androgene) produziert.

Hoden (Testes)

Die paarig angelegten Hoden liegen außerhalb der Körperhöhle im Hodensack. Sie sind etwa 4–5 cm lang und 3 cm breit und von prall-elastischer Konsistenz. Den eiförmigen Hoden liegen sichelförmig die Nebenhoden an. Von jedem Nebenhoden zieht ein Samenleiter durch den Leistenkanal, tritt dort in den Unterbauch ein und mündet in die Harnsamenröhre.

Der Hoden wird von einer dicken, weißen Bindegewebskapsel umgeben, von der Bindegewebsstränge in das Innere des Hodens ziehen. Dadurch wird das Hodengewebe in etwa 250 kleine Läppchen unterteilt. Jedes Hodenläppchen besitzt stark geschlängelte Hodenkanälchen. Darin erfolgt im Keimepithel die Bildung und Entwicklung der Spermien. Bis zur vollständigen Reifung verbleiben die Spermien im Hoden. Die reifen Spermien werden im Nebenhoden gespeichert und über den Samenleiter in die Harnröhre transportiert.

Die stark geschlängeleten Hodenkanälchen sind von Bindegewebe umgeben, in dem sich die Hormon produzierenden Zellen finden. Diese werden als Leydig-Zwischenzellen bezeichnet und produzieren die männlichen Sexualhormone (Androgene).

Männliche Sexualhormone (Androgene)

Hauptvertreter der Androgene ist das Testosteron. Seine Produktion unterliegt dem Hypothalamus-Hypophysenvorderlappen-Regelkreis. Gondotropin-Releasing-Hormon (GnRH) aus dem Hypothalamus fördert die Ausschüttung von LH und FSH aus dem Hypophysenvorderlappen. LH wirkt vor allem auf die Leydig-Zwischenzellen, die Testosteron produzieren. Hohe Testosteronspiegel im Blut hemmen die Freisetzung von GnRH und LH. Die Sperminenreifung wird durch FSH, aber auch durch Testosteron bewirkt.

Die Hauptwirkungen des Tesosterons sind während der verschiedenen Entwicklungsphasen des Mannes unterschiedlich. Beim Ungeborenen sorgt die Testosteronwirkung für die Entwicklung der männlichen Geschlechtsorgane (Geschlechtsdifferenzierung). In der Pubertät ist Testosteron für die Ausbildung der sekundären männlichen Geschlechtsorgane, wie Genitalwachstum, Behaarungstyp, Körperbau, Kelhkopfgröße (Stimmbruch) und Talgdrüsenaktivität, verantwortlich. Beim erwachsenen Mann steuert Testosteron die Sexualfunktionen, den Geschlechtstrieb und die Spermienbildung.

Zudem wirkt Testosteron Gewebe aufbauend (anabol), was vor allem die Skelettmuskulatur und das Knochengewebe betrifft. Es fördert auch die Blutbildung.

Altersphysiologische Veränderungen der Testosteronsekretion

Die Regelung der Testeronausschüttung erfolgt durch die Hypophysenvorderlappenhormone. Die Sekretion der Hypophysenvorderlappenhormone erfolgt beim Mann, im Gegensatz zur Frau, kontiniuierlich. Es resultiert eine tägliche Testosteronausschüttung, die bis zum Lebensende anhält. Normalerweise werden beim erwachsenen Mann täglich etwa 7 mg Testosteron pro Tag sezerniert, jedoch sinkt diese Rate mit zunehmendem Alter.

Inwieweit die abnehmende Muskel- und Knochenmasse sowie Leistungsfähigkeit des alten Mannes durch ein Absinken des Testosteronspiegels bedingt sind, ist schwer zu beantworten, da auch andere anabole Hormone wie Wachstumshormon und Dehydroepiandosteron mit zunehmendem Alter vermindert sezerniert werden.

Substitutionstherapien mit einem der drei Hormone brachten bisher keine eindeutig positiven Effekte, zumal negative Folgen durch Hormonersatztherapien nicht auszuschließen sind.

Grundsätzlich sind Maßnahmen wie Kraft-, Ausdauer- und Koordinationstraining sinnvoller, um Muskel- und Knochenmasse zu erhalten.

14.8   Eierstöcke und weibliche Sexualhormone

Die Eierstöcke (Ovarien) gehören zu den inneren weiblichen Geschlechtsorganen, zu denen auch die Eileiter (Tuba unterina), die Gebärmutter (Uterus) und die Scheide (Vagina) zählen. Der Eierstock ist die weibliche Keimdrüse und entspricht den Hoden des Mannes. Er enthält die Eizellen und gibt sie bei der geschlechtsreifen Frau zyklusabhängig ab. Außerdem produzieren die Eierstöcke weibliche Sexualhormone, vor allem Östrogene und Gestagene.

Eierstöcke (Ovarien)

Die Eierstöcke liegen innerhalb des Bauchfells in der seitlichen Beckenwand. Sie haben eine mandelförrmige Gestalt und sind etwa 4 cm lang, 2 cm breit und etwa 1 cm dick. Über die Eileiter sind die Ovarien mit der Gebärmutter verbunden. Der Eileiter nimmt bei der geschlechtsreifen Frau die befruchtungsfähige Eizelle am Eierstock auf und transportiert sie zur Gebärmutter. Der Eileiter ist auch gleichzeitig der Befruchtungsort, wo Eizelle und Spermium miteinander verschmelzen können. Während einer Schwangerschaft dient die Gebärmutter als Fruchthalter und als Austreibungsmotor bei der Geburt.

Das Aussehen der Oberfläche des Eierstocks ist vom Alter der Frau abhängig. Bei Kindern besitzt der Eierstock eine glatte Oberfläche, bei der geschlechtsreifen Frau zeigen sich Vorwölbungen, bei der alten Frau sind narbige Einziehungen zu sehen.

Der Eierstock besitzt eine derbe bindegewebige Kapsel, von der Septen ins Innere des Eierstocks strahlen und ein Bindegewebsgerüst bilden. Das Organinnere lässt sich in die Rinde und das Mark unterteilen. In der Rinde des Eierstocks liegen bis zum Zeitpunkt der letzten Monatsblutung bläschenartige Strukturen (Follikel), in denen die Eizellen eingebettet sind.

Das Mark des Eierstocks ist gefäß- und nervenreich und enthält Zwischenzellen, die den Leydig-Zwischenzellen des Mannes entsprechen und Androgene produzieren.

Eizellbildung und Hormonproduktion

Die Hormonproduktion im Eierstock ist eng mit der Bereitstellung von befruchtungsfähigen Eizellen verknüpft.

Schon beim weiblichen Neugeborenen finden sich in der Rinde des Eierstocks bläschenartige Strukturen, in denen die primären Eizellen liegen. Die Zahl der primären Eizellen beträgt bei der Geburt etwa 400.000, die aber teilweise nach und nach absterben. Bis zu Beginn der Pubertät sind noch etwa 30.000 Eizellen vorhanden. Bis zum 30. Lebensjahr sinkt diese Zahl weiter auf etwa 10.000. Zur Zeit der letzten Monatsblutung (Menopause) sind nur noch wenige primäre Eizellen vorhanden.

Die monatliche Bereitstellung von reifen Eizellen beginnt mit der Pubertät. Hormonell ist dies gekennzeichnet durch eine vermehrte Freisetzung von follikelstimulierendem Hormon (FSH) und luteinisierendem Hormon (LH), die durch GnRH aus dem Hypothalamus stimuliert wurden.

Ab der Pubertät bis zur Menopause entstehen monatlich eine, teilweise auch mehr reife Eizellen. Im Verlauf der fruchtbaren Jahre werden etwa 400 reife Eizellen produziert. Die Hormonproduktion der Frau erfolgt zyklisch und kann in mehrere Phasen unterteilt werden.

Unter dem Einfluss von follikelstimulierendem Hormon (FSH), was in der ersten Hälfte des monatlichen Zyklus vermehrt ausgeschüttet wird, entwickeln sich ein oder mehrere Follikel. Sie wachsen bis zum sprungbereiten Follikel heran, bei dem dann die reife

Eizelle ausgestoßen wird. In der ersten Phase des Menstruationszyklus werden unter dem Einfluss von FSH im Follikelepithel Östrogene gebildet. Diese erste Phase dauert in der Regel 14 Tage.

Die hohe Östrogenproduktion verursacht eine Ausschüttung des luteinisierenden Hormons (LH) aus dem Hypophysenvorderlappen, was wiederum die Ausstoßung der reifen Eizelle aus dem Follikel bewirkt. Dieser Zeitpunkt wird als Eisprung (Ovulation) bezeichnet. Die Eizelle wird vom Eileiter aufgenommen.

Im Anschluss an die Ovulation bildet sich aus dem Follikel der Gelbkörper. Dieser produziert das Progesteron. Der Gelbkörper baut sich ohne Befruchtung ab und die Progesteronproduktion fällt somit aus. Dies leitet die monatliche Blutung ein.

Wirkungen der Östrogene

Östrogene gehören ebenfalls zu den Steroidhormonen und werden aus Cholesterin gebildet. Das wichtigste Östrogen ist das Östradiol. Östrogene werden vor allem in den Follikeln des Eierstockes gebildet. Die Wirkungen der Östrogene zeigen sich sowohl an den Geschlechtsorganen als auch an weiteren Organsystemen im Körper.

Analog zu den Androgenen beim Mann kontrollieren sie die Entwicklung der primären Geschlechtsorgane. Auch für die meisten weiblichen sekündären Geschlechtsmerkmale, wie die Brustentwicklung und die Verteilung des Fettgewebes, sind die Östrogene verantwortlich.

Am Eierstock fördern sie die Ei- und Follikelreifung. An der Gebärmutter führen sie in der ersten Zyklusphase zum Aufbau der Schleimhaut.

Östrogene beeinflussen aber auch andere Organsysteme:

◆ Blut: Sie erhöhen die Gerinnungsfähigkeit des Blutes.

◆ Salz- und Wasserhaushalt: Sie führen an der Niere und lokal zur Zurückhaltung von Wasser und Natrium.

◆ Knochenstoffwechsel: Sie fördern die Osteoblastentätigkeit und den Einbau von Kalzium in den Knochen.

◆ Fettstoffwechsel: Unter Östrogeneinfluss wird vermehrt schützendes Cholesterin (HDL- Cholesterin) produziert und so eine Arteriosklerose vermieden.

◆ Haut: Die Östrogene führen zur Wasser- und Salzretention, was die Haut straffer erscheinen lässt. Zudem führen sie zu vermehrter Fettablagerung in der Unterhaut.

◆ ZNS: Östrogene beeinflussen das sexuelle und soziale Verhalten.

Wirkungen der Gestagene

Die Gestagene werden nach dem Eisprung vom Gelbkörper gebildet. Das wichtigste Gestagen ist das Progesteron.

Für die Wirkung des Progesterons ist der Einfluss von Östrogenen notwendig. Die Hauptaufgabe des Progesterons ist es, die Gebärmutter für die Aufnahme und Reifung eines befruchteten Eies vorzubereiten und die Schwangerschaft zu erhalten.

Altersphysiologische Veränderungen der Östrogenproduktion

Mit der Menopause, die definiert ist als letzte spontane Monatsblutung, auf die ein Jahr lang keine weitere Regelblutung erfolgt, kommt es zum Versiegen der Hormonproduktion im Eierstock. Das durchschnittliche Alter dafür liegt um die 50 Jahre, wobei Abweichungen nach unten und oben durchaus im Bereich des Möglichen sind. Hormonell zeigen sich ein Anstieg von FSH und LH aus dem Hypophysenvorderlappen, die bei fehlender Hormonproduktion in den Eierstöcken vermehrt freigesetzt werden. Der Östradiolspiegel ist abgesunken.

Durch den Östrogenmangel zeigen sich körperliche Veränderungen, aber auch Änderungen im Stoffwechsel der Frau. Diese werden erst nach drei bis fünf Jahren deutlich und erreichen ihre stärkste Ausprägung erst zehn bis 15 Jahre nach der Menopause.

Die körperlichen Folgen durch den Östrogenmangel betreffen insbesondere die Geschlechtsorgane, die Gebärmutter, die Scheide, die großen und kleinen Schamlippen. Sie erfahren eine zunehmende Rückbildung. Der zunehmende Östrogenmangel führt zur Minderdurchblutung, die Gewebe schrumpfen und werden für Infektionen empfindlicher. Insbesondere die Scheidenhaut wird atrophisch, ist weniger gut durchfeuchtet, das bakterielle Mileu der Scheide ändert sich. Folgen sind eine erhöhte Verletzlichkeit und eine Anfälligkeit für bakterielle Infektionen, die bis in die Gebärmutter aufsteigen können. Die Schrumpfungsprozesse an der Scheide können so weit führen, dass die Scheidenwände miteinander verkleben. Zur Therapie und Linderung können östrogenhaltige Salben lokal angewendet werden.

Auch die Harnröhren- und Blasenschleimhaut kann durch den Östrogenmangel atrophisch werden. Es kann zu ungewolltem Harnverlust in Verbindung mit starkem Harndrang kommen (sensorische Drang- oder Urge-Inkontinenz, s. S. 117).

In der Postmenopause zeigen sich Veränderungen im Fettstoffwechsel. Östrogene senken den Anteil des Cholesterins (LDL-Cholesterin), welches zu Ablagerungen in den Gefäßen führt, und heben den Anteil des gefäßschützenden HDL-Cholesterins. In der Menopause fällt die gefäßschützende Wirkung der Östrogene fort. Es können sich arteriosklerotische Veränderungen in den Gefäßen bilden. Besonders deutlich zeigt sich dies am Herzen. Durch die nachlassende Östrogenproduktion erleiden Frauen nach der Menopause genauso häufig einen Herzinfarkt wie Männer. Vor dem Zeitpunkt der letzten Monatsblutung ist der Anteil der Frauen sehr viel geringer als der der Männer. Auch zeigt sich eine Zunahme des systolischen Blutdrucks. Spätestens ab diesem Zeitpunkt sollten auch Frauen eine „gefäßschützende" Ernährung anstreben, Rauchen und große Mengen von Alkohol vermeiden und sich ausreichend bewegen.

Große Bedeutung hat der Wegfall der Östrogene für den Knochenstoffwechsel. Östrogene fördern die Osteoblastentätigkeit und sorgen für den Einbau von Kalzium in den Knochen. Ab der Menopause verringert sich der Mineralsalzgehalt des Knochens. Wenn zusätzliche Risikofaktoren, wie familiäre Belastung, Untergewicht, mangelnde körperliche Aktivität, langzeitige Einnahme von Glukokortikoiden oder Alkohol- und Nikotimmißbrauch, hinzukommen, kann sich eine Osteoporose (s. S. 102) entwickeln. Besonders Frauen sollten schon frühzeitig mit entsprechenden prophylaktischen Maßnahmen einer erhöhten Knochenbrüchigkeit vorbeugen.

Eine Hormanersatztherapie mit Östrogenen führt zu einem erhöhten Risiko für bösartige Tumoren der Brust und der Gebärmutter. Deshalb ist heute nur noch in ausgewählten Fällen eine Substitution der weiblichen Sexualhormone angezeigt, zumal Östrogene auch zu einer erhöhten Gerinnungsfähigkeit des Blutes führen und somit eine Thrombose verursachen können.

Fallsituation

Das Seniorenheim „Haus Sonnenschein" hat sich auf die Pflege von Heimbewohnern mit Diabetes mellitus spezialisiert. Seit einigen Wochen lebt Herr Markwart (80 Jahre alt) im Haus Sonnenschein. Vor einem halben Jahr verstarb seine Frau. Herr Markwart hatte zunächst versucht sich seine Selbstständigkeit zu bewahren und den Haushalt selbst zu führen. Seine Tochter, die im selben Ort lebt, wollte ihn zunächst unterstützen. Da sie jedoch beruflich sehr eingespannt ist, konnte sie die Betreuung ihres Vaters nicht mehr gewährleisten.

Trotz des Todes seiner Frau ist Herr Markwart ein lebensfroher Mann, der gerne viel unternimmt. Vor seiner Pensionierung arbeitete er als Schreiner. Auch heute liebt er es noch sich handwerklich zu betätigen. Seine Meinung war immer. „Ein hart arbeitender Mann muss richtig essen." Obwohl ihn seine Frau, die früher als Krankenschwester tätig war, öfters darauf hingewiesen hat, dass sein Übergewicht auch in Verbindung zum Diabetes stehe, hat Herr Markwart sich nie darum gekümmert. Seine Frau hatte stets eingekauft und auch gut gekocht. Auch wegen seiner Diabetes-Erkrankung hatte sich Herr Markwart immer auf seine Frau verlassen. Sie hat ihm den Blutzucker gemessen, ihm seine Tabletten gegeben und ihm regelmäßig Mahlzeiten zubereitet.

In einem Gespräch mit Herrn Markwart erzählt er Ihnen als betreuende Pflegekraft, warum er seit einigen Wochen im „Haus Sonnenschein" lebt:

„Ich habe nie über meine Zuckerkrankheit nachgedacht. Das hat alles meine Frau, die Krankenschwester war, für mich getan. Seit sie nicht mehr lebt, habe ich nur noch den Blutzucker beim Hausarzt überprüfen lassen. Mit Kochen und Einkaufen hatte ich nie zu tun. Seit dem Tod habe ich nur noch unregelmäßig gegessen und dann meist Süßigkeiten. Die Tabletten habe ich nur eingenommen, wenn ich daran gedacht habe. Als mir richtig schwindelig wurde, bin ich zu meinen Hausarzt gegangen. Er hat mich untersucht und Blut abgenommen. Jetzt bin ich hier im Haus Sonnenschein und werde Insulin bekommen. Was ist Insulin eigentlich? Hat der Diabetes etwa mit meinem Alter zu tun?"

1. *Herr Markwart möchte gerne von Ihnen wissen, wo Insulin im Körper produziert wird und welche Wirkungen dieses Hormon auf den Stoffwechsel hat. Beantworten Sie seine Fragen.*

2. *Wie stehen Sie zu der Frage von Herrn Markwart, ob Diabetes mellitus Typ II eine Alterserscheinung sei?*

3. *Insulin gehört zu den Peptidhormonen und kann deshalb nicht als Tablette eingenommen werden. Wer darf Insulininjektionenen dürchführen? Was müssen Sie im Zusammenhang mit Insulininjektionen wissen bzw. berücksichtigen?*

Sachwortverzeichnis